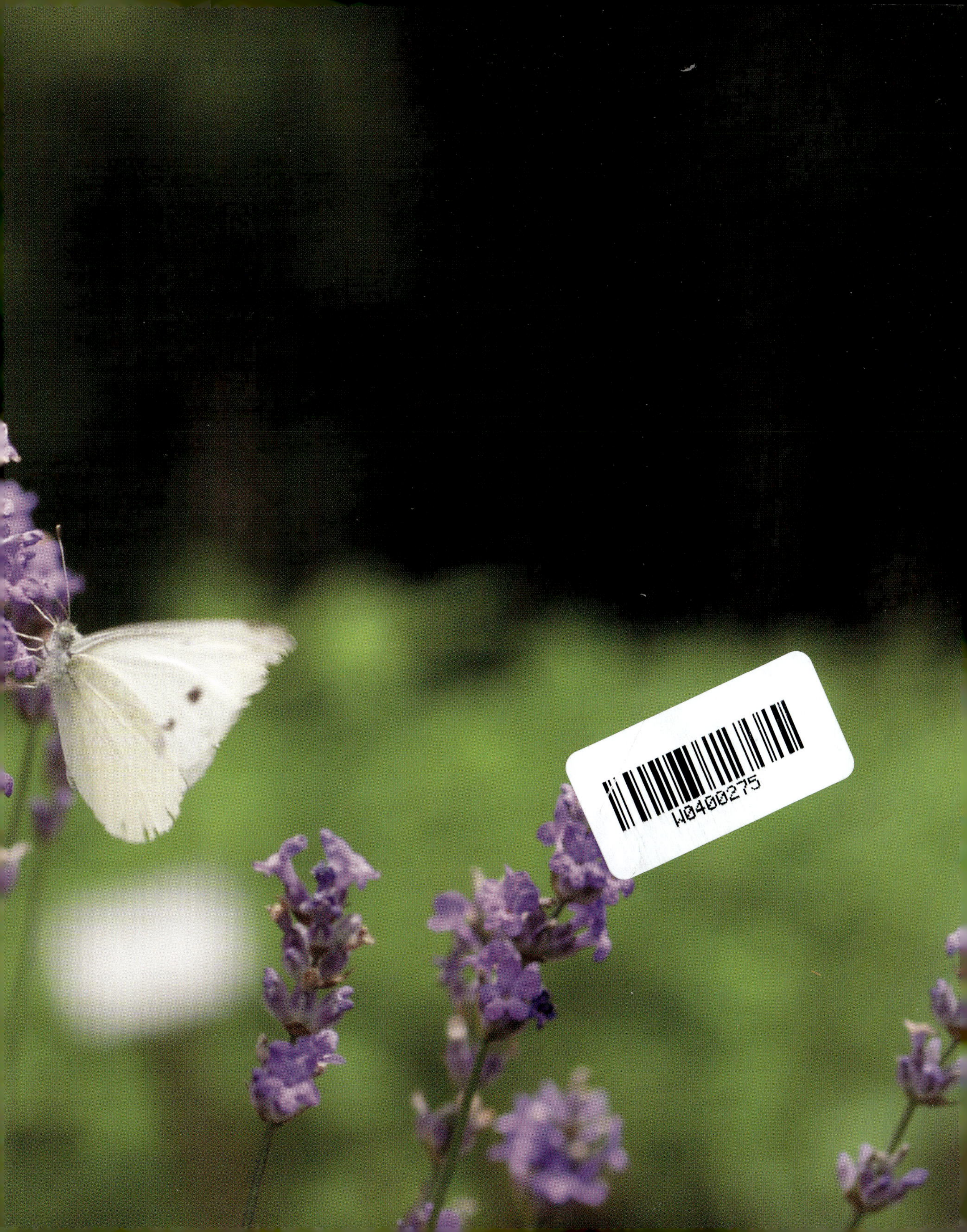

Bildnachweis:

alle Fotos:	FARBRAUM.cc – Marcus Auer, Josef Holzer
außer	
Foto Eisl:	Seite 28, 29, 32, 54, 58, 60, 72, 76, 78, 94, 108, 120, 124, 154, 155, 156, 160, 164, 169, 175, 177, 178, 180, 184, 195, 196, 198 (rechts), 202 (rechts), 205, 230, 236, 246, 276, 278
Simone Andress:	Seite 128
Photo Alto:	Seite 131, 132, 248
Corbis Images:	Seite 150
Peter Bàrci:	Seite 238, 295 (Mitte)
MEV:	Seite 270, 280
Imagesource:	Seite 297

ISBN 10 3-7088-0394-9
ISBN 13 978-3-7088-0394-9

Herausgeber Dr. Alfred Klement
unter Mitarbeit von Prof. Mag. pharm. Bernd Milenkovics, Agnes Baum, Claudia Költringer.

Lektorat: Martina Raffler, Martina Schäffer; Kneipp-Verlag

Grafik,
technische Bearbeitung Hubert Liebenberger, Kneipp-Verlag

Druck Theiss GmbH, A-9431 St. Stefan
Printed in Austria

1. Auflage, November 2006

Herausgegeben von

Dr. Alfred Klement

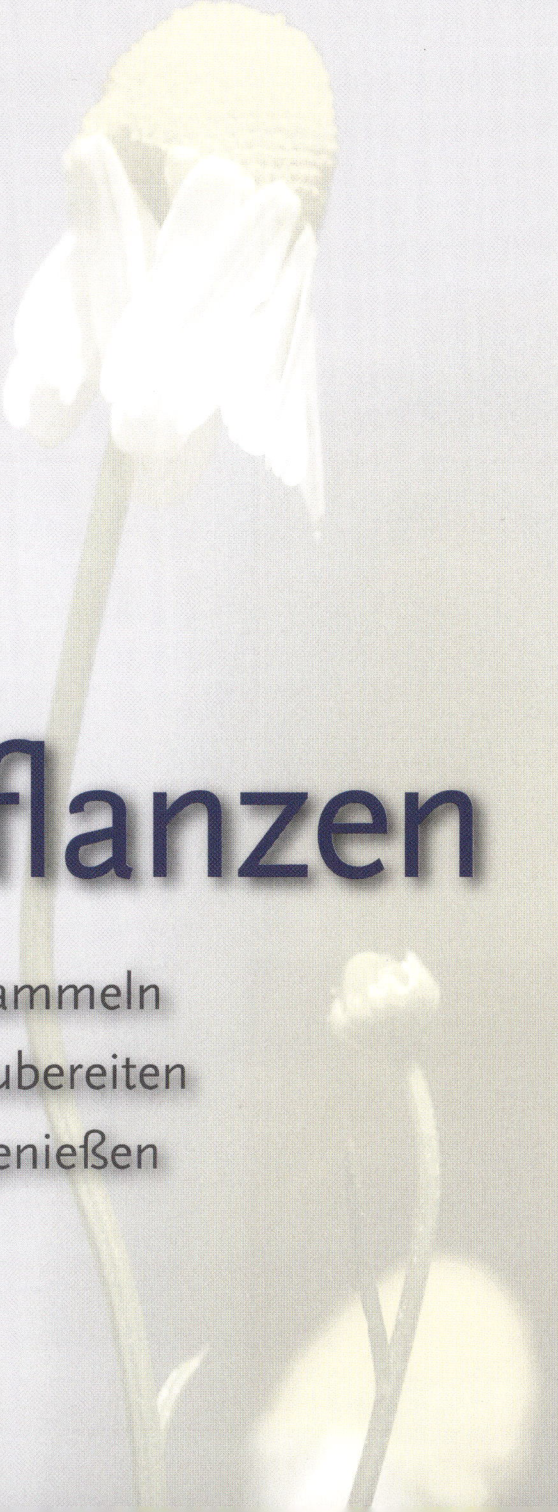

Heilpflanzen

sammeln
zubereiten
genießen

Inhalt

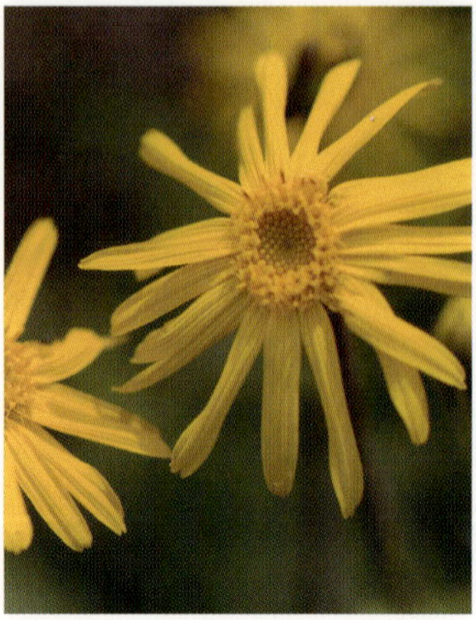

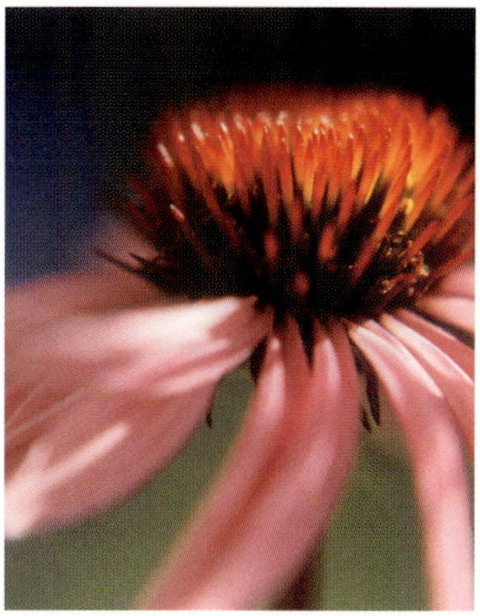

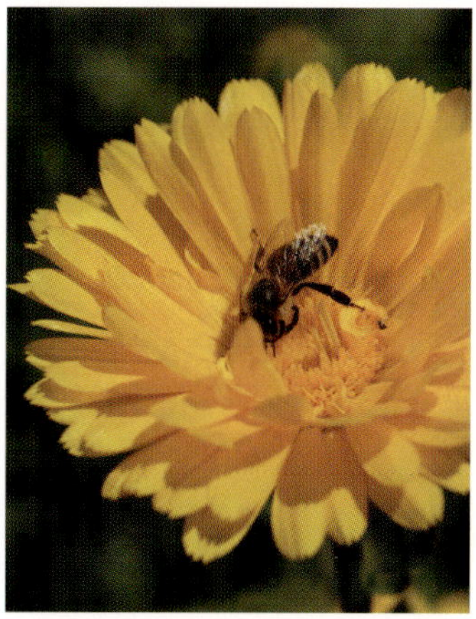

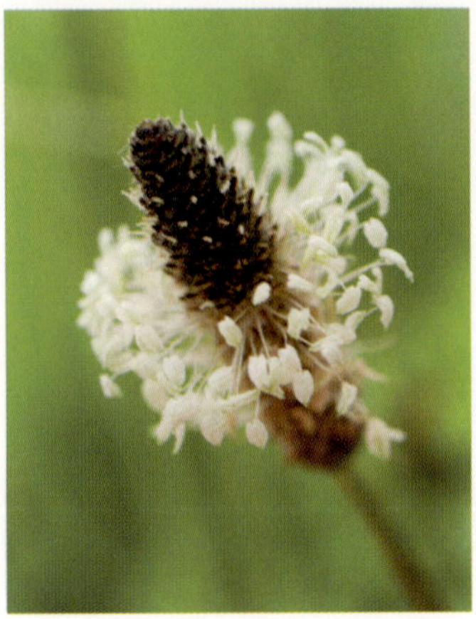

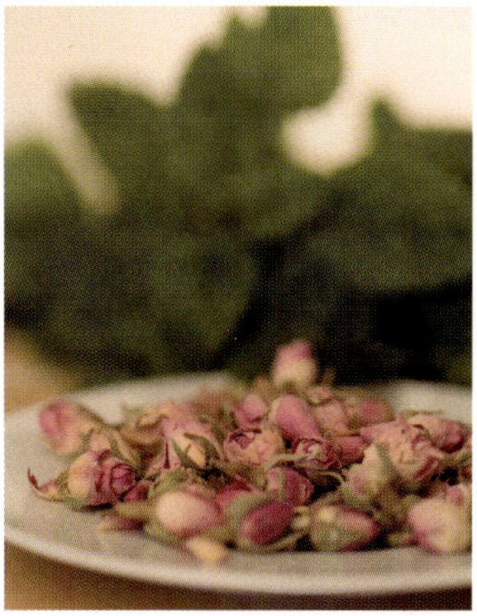

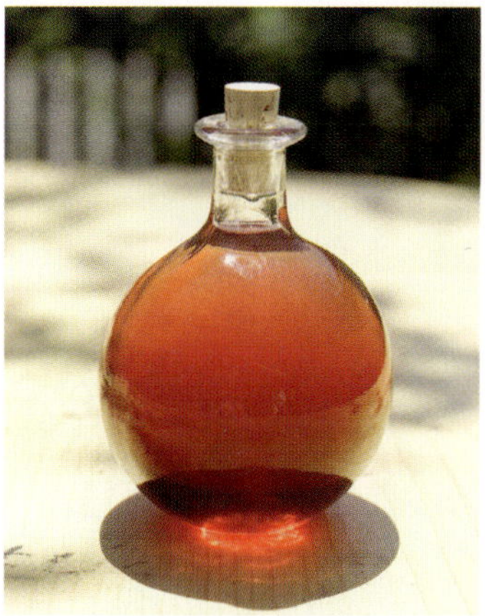

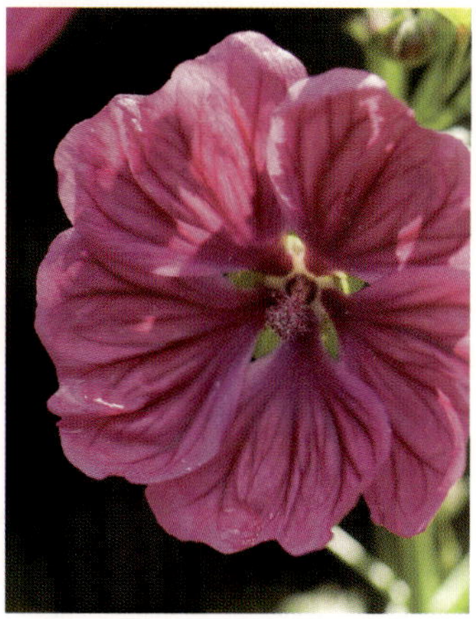

Heilkräuter – Arzneidrogen – Phytopharmaka

Schätze oder verzichtbare Relikte einer vergangenen Epoche?

Die moderne Medizin verfügt heute über Arzneimittel in einer Qualität und Wirksamkeit, die noch zu Beginn des 20. Jahrhunderts unvorstellbar waren.

Damals 1899 galt die Herstellung der chemisch sehr einfachen Acetylsalicylsäure als Pioniertat. Im Jahr 1935 ermöglichte die zufällige Entdeckung der antibakteriell wirkenden Sulfonamide erstmalig die Behandlung von einzelnen Infektionskrankheiten und während des II. Weltkrieges gelang es dann den Amerikanern mit dem gerade erfundenen Penicillin als erstem Antibiotikum zahllosen verwundeten Soldaten das Leben zu retten.

Ab 1950 setzte sich die Erfolgsserie der modernen Pharmaforschung fort und ermöglichte die immer wirksamere und nebenwirkungsärmere Therapie von Krankheiten, wie z. B. Bluthochdruck, Herzschwäche, Lungenasthma, multiple Sklerose, Parkinsonismus, rheumatoide Arthritis etc.

Ein eigenes Erfolgskapitel ist die Chemotherapie von Krebserkrankungen.

In Kenntnis der molekularbiologischen Vorgänge bei Tumoren gelang es auf gentechnologischem Weg Substanzen zu entwickeln, die in Milligramm-Mengen die Krebszellen zielgenau bekämpfen, ohne die gesunden Zellen zu schädigen.

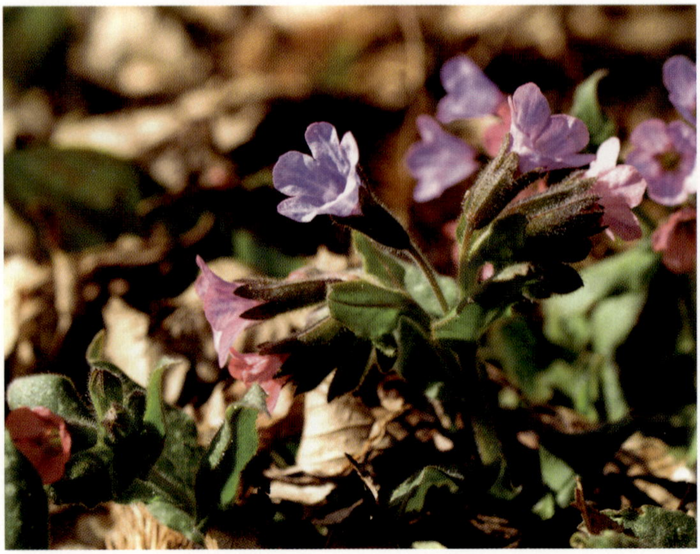

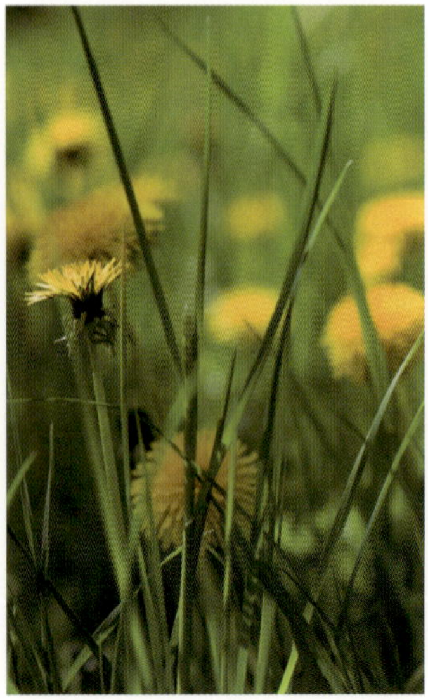

Stellenwert der Behandlung mit pflanzlichen Arzneimitteln

Die Mediziner und Arzneimittelforscher verloren bei diesem Siegeszug chemisch-synthetischer, biologischer oder gentechnologisch hergestellter neuer Arzneistoffe sehr bald das Interesse an pflanzlichen Arzneistoffen, weil diesen dramatische Wirkungen fast immer fehlen und sie keine spektakulären Erfolge bei lebensbedrohlichen Krankheiten vorweisen können.
Nur in der Bevölkerung und bei den Apothekern blieben Arzneipflanzen beliebt. Große Arzneimittelkonzerne investierten auf der einen Seite Millionenbeträge in die Forschung patentierbarer Einzelsubstanzen, während auf der anderen Seite eine ganze Reihe mittelständischer Arzneimittelfirmen in Deutschland, Schweiz, Österreich, Italien und Frankreich den pflanzlichen Arzneimitteln – Phytopharmaka genannt – treu blieben und sie mit beträchtlichem finanziellem Einsatz und heutigem technologischem Know-how weiter entwickelten.

Es entstand also in Europa ein Angebot von pflanzlichen Heilmitteln, deren Qualität und Wirkungen in unterschiedlicher Form dokumentiert sind.

Heilpflanzen beruhen auf traditionellen Erfahrungen, ihre Anwendung erfolgt als Tee, Bad, Inhalation, Presssaft oder Tinktur. In einer ganzen Reihe von Anwendungsgebieten gilt diese volksmedizinische Behandlungsform noch immer als Mittel der Wahl, wie bei Erkältungen, Magen- und Darmbeschwerden, Reizungen der Harnwege usw.

Einheimische Pflanzen dienen dabei als Ausgangsmaterial, die in bäuerlicher Tradition zum Teil auch noch selber gesammelt werden.

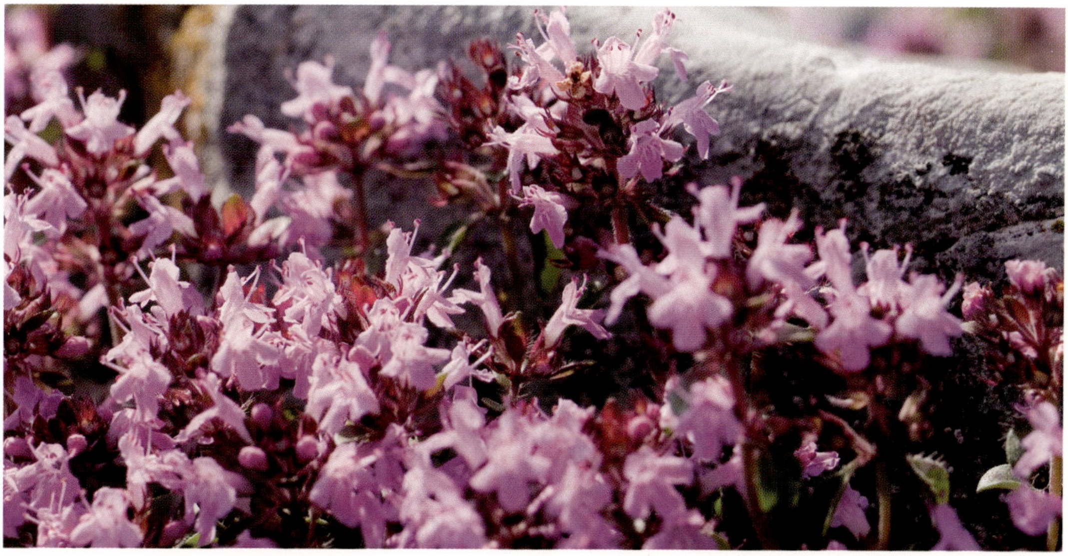

Arzneidrogen haben einen fachmännischen Trocknungsvorgang hinter sich, der ihre Haltbarkeit sicherstellt. Im amtlichen nationalen oder im europäischen Arzneibuch sind ihre Herkunft und Qualität genau beschrieben.

Dieser Arzneischatz ist internationaler Herkunft und umfasst Arzneidrogen aus Europa, Asien, Afrika und Amerika. Man kennt entweder die wirksamen Inhaltsstoffe oder die enthaltenen Leitsubstanzen, um ihre Qualität eindeutig und reproduzierbar festzulegen und damit gleichbleibende Wirksamkeit zu sichern.

Phytopharmaka werden aus Arzneidrogen durch Konzentrationsprozesse hergestellt, bei denen erwünschte Inhaltsstoffe angereichert und unerwünschte entfernt werden. Sie stellen Konzentrate dar und kommen meist als Trockenextrakt in Kapsel-, Dragee- oder Filmtablettenform in den Handel.

Entsprechen das Herstellverfahren und das gewonnene pflanzliche Arzneimittel den gesetzlichen Vorgaben und kann es in klinischen Studien an Patienten seine Wirksamkeit eindeutig nachweisen, dann steht einer Zulassung als Arzneimittel nichts mehr im Wege.

Zum vorliegenden Buch

Wir haben versucht eine Brücke von der Vergangenheit in die Gegenwart zu schlagen und dabei in den einzelnen Kapiteln sowohl die traditionellen Grundlagen der altertümlichen „Kräutermedizin“ behandelt, als auch den heutigen Wissensstand der modernen Arzneipflanzenforschung einfließen lassen. Beides hat seine Berechtigung, denn so komplex wie die Zusammensetzung sind auch die mit Pflanzen erzielten Wirkungen. Nur in den seltensten Fällen lässt sich ein direkter Bezug zwischen einem einzelnen Inhaltsstoff und der Wirkung einer Pflanze herstel-

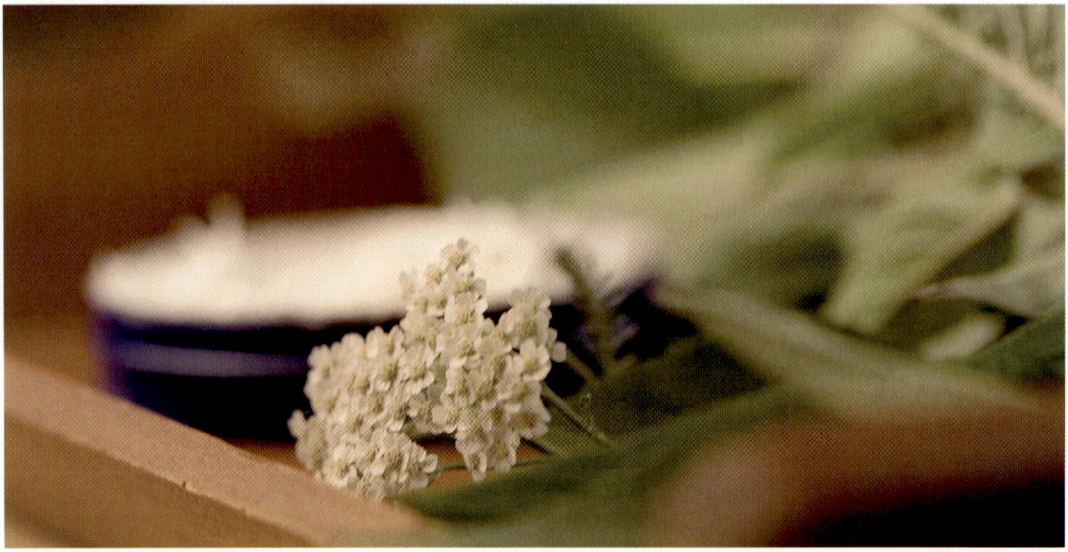

len, meist resultiert ein multifaktorielles Wirkspektrum, das sich nur grob im Körper verfolgen lässt.
Somit finden Sie nach einer erklärenden Einführung in die allgemein üblichen Bezeichnungen der Kräuterheilkunde:

- **Im ersten Kapitel** eine Übersicht über die gebräuchlichsten Arzneipflanzen. Es werden der historische Hintergrund, das Aussehen und der Standort, der Erntezeitpunkt und die Verarbeitung sowie die Verwendung in der Medizin (gegebenenfalls auch in der Küche, wenn es sich um ein Gewürz handelt) geschildert.
- **Im zweiten Kapitel** die wichtigsten Gewürzkräuter. Beschrieben wird die Herkunft, die bevorzugte Verwendung in der Küche und die Wirkung.
- **Im dritten Kapitel** eine alphabetische Auflistung jener Krankheiten, die guten Gewissens mit pflanzlichen Mitteln behandelbar sind. Nach einer kurzen Beschreibung der Krankheit samt Beschwerden werden die verwendbaren Heilpflanzen aufgezählt. Es folgen dann noch Zubereitungs- und Anwendungshinweise.
- **Im vierten Kapitel** Empfehlungen dafür, welche Wohltaten man sich mit Kräutern bereiten kann. Wer will, findet Anleitungen für Kräuterbäder und sogar Tipps, wie man sich seine eigene Kräuterseife herstellen kann!
- **Im fünften Kapitel** Anleitungen dafür, wie verschiedene Kräuterzubereitungen das persönliche Erscheinungsbild verbessern können.
- **Im sechsten und letzten Kapitel** Unterhaltsames, das mit einem Augenzwinkern geschrieben wurde. Es verrät, wie man mystisch mit Kräutern umgeht und welche Folgen man sich davon erwarten darf.

Vielleicht ist dieser zuletzt geschilderte „Zauber“ der Kräutermedizin auch für einen Teil der Wirkung verantwortlich, denn alles, was auf der Erde wächst, hat Bedeutung über das Stoffliche hinaus und schafft damit eine Beziehung zwischen dem Kranken und seinem pflanzlichen Heilmittel.

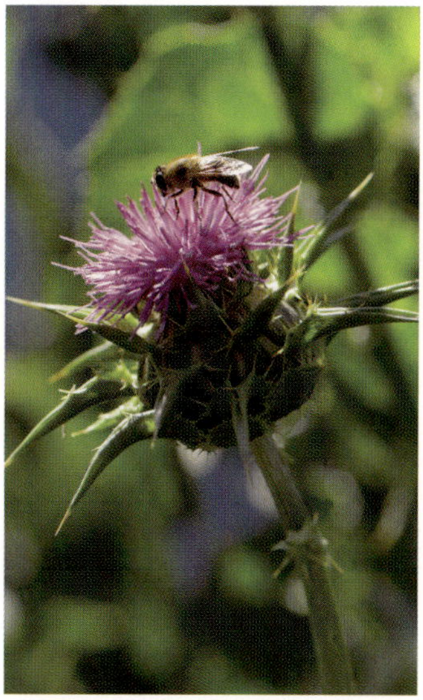

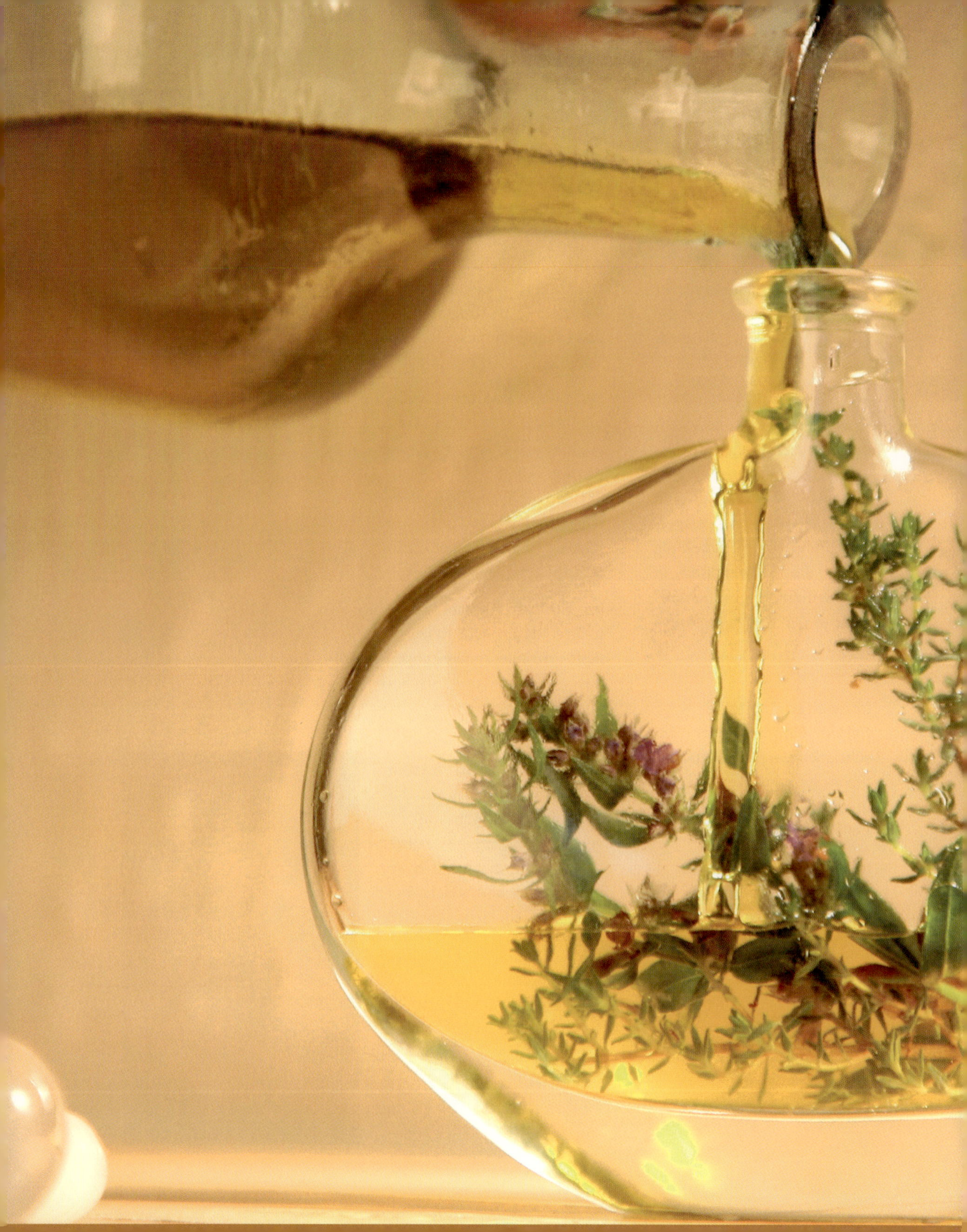

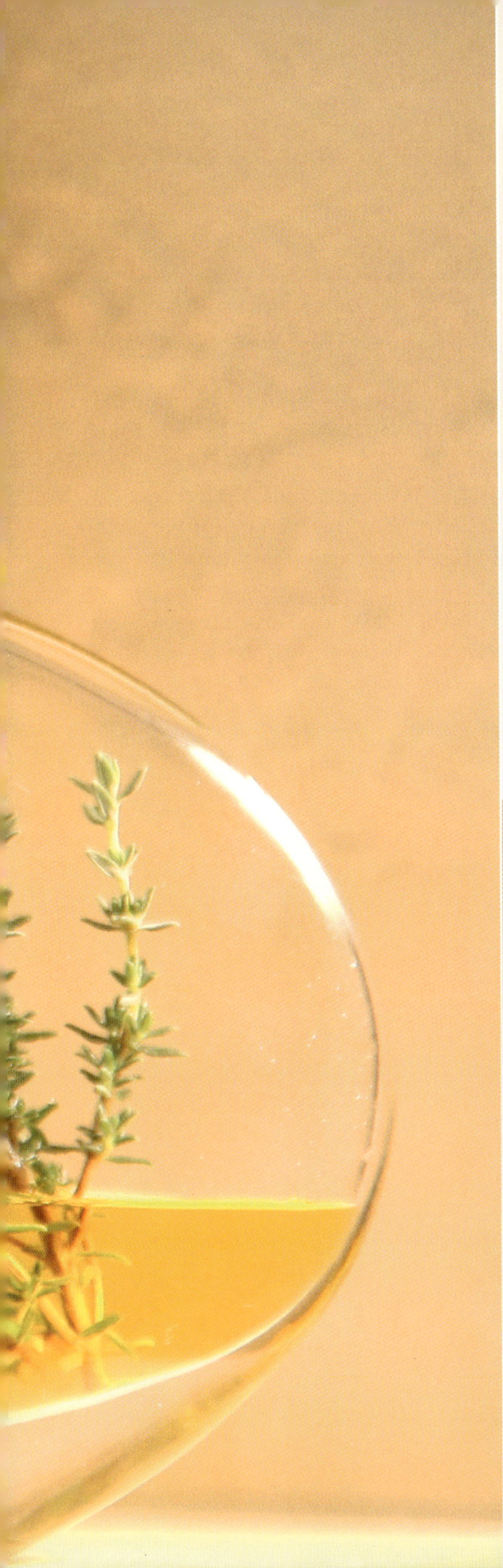

Kräuterwissen

Von Generation zu Generation wurde das Wissen um die Wirkung einzelner Kräuter und unterschiedlichster Anwendungen weitergegeben. Über die Jahre hinweg verfeinert, steht uns heute ein unschätzbares Wissen zur Verfügung.

Einleitung

Die Geschichte der Heilkräuter ist so alt wie die Geschichte der Menschheit. Am Anfang stand der Instinkt, so wie er auch heute noch Tiere leitet, bei Unpässlichkeiten bestimmten Pflanzen den Vorzug zu geben. Der Mensch konnte dank seiner geistigen Fähigkeiten dieses Grundwissen ausbauen und verfeinern.

Von Generation zu Generation wurden auf allen Kontinenten über Jahrhunderte Erfahrungen gesammelt und weitergegeben – die Pflanzenheilkunde florierte.

Wurzeln, Rinden, Blätter, Blüten, Früchte, Samen – man experimentierte und erprobte, um die wirksamsten Teile zu bestimmen und auf effizienteste Art zu nutzen.

Lange war das Wissen um Heilkräuter nur einigen Auserwählten vorbehalten, doch bald kam die Zeit, da auch »einfache« Menschen über die richtigen Pflanzen zur Herstellung von Balsam, Öl, Kraftwasser, Sirup, Latwerge, Saft, Arznei-Wein, Pillen, Salzen, Pulver, Salben und Pflaster unterschiedlichster Wirkung Bescheid wussten. Schließlich waren Ärzte rar und ordinierten nicht gleich »ums Eck« – bis der Doktor eintraf, musste die wohl sortierte Hausapotheke dem Patienten helfen oder ihn gar am Leben erhalten. Erst recht waren Heilkräuter dort gefragt, wo die wirtschaftliche Situation einen Arztbesuch ausschloss. Als Ärzte nicht mehr ganz so selten (und teuer) waren, sank bei der Bevölkerung vorübergehend das Interesse an pflanzlichen Heilstoffen.

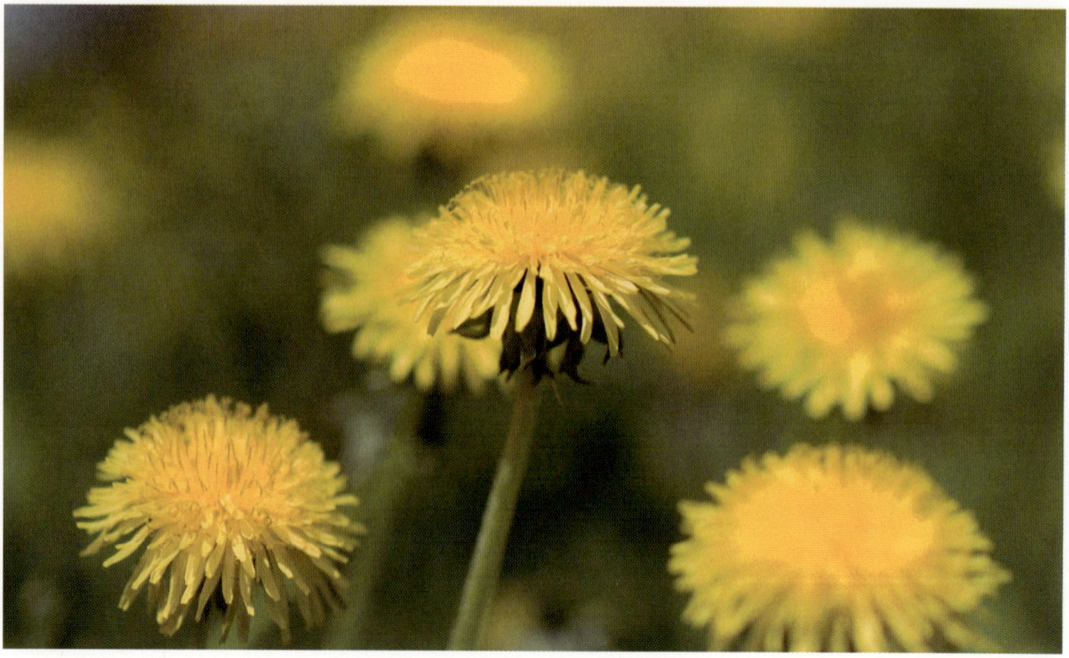

Umso interessierter waren Forscher und Pharmaindustrie: Viele unserer erfolgreichsten modernen Arzneimittel enthalten Wirkstoffe, die aus der Pflanzenwelt stammen – so das Morphium, enthalten im Opium, dem getrockneten Milchsaft von unreifen Schlafmohnkapseln (Papaver somniferum), das Strychnin (Brechnuss, Strychnos nux-vomica L.) oder das Chinin (aus der Chinarinde). Agave (Agave L.) und Yamswurzel (Dioscorea L.) beispielsweise enthalten Stoffe, die zur Nachahmung von verschiedenen Hormonen nötig sind.
Es ist erstaunlich, wie exakt unsere Ahnen – trotz Aberglauben und Hokuspokus – die Möglichkeiten der Pflanzen ausgelotet haben. Die Wissenschaft wird noch geraume Zeit benötigen, um allen Heilpflanzen ihre Geheimnisse zu entlocken, man darf noch auf Überraschungen gefasst sein.
Dem zunehmenden Umweltbewusstsein verdankt die Pflanzenheilkunde heutzutage eine Renaissance.

Mehr oder weniger chemieverdrossen, ist bei kleinen Befindlichkeitsstörungen der Griff zur Tablette nicht mehr obligat – man vertraut wieder auf die seit Jahrhunderten erprobten Heilkräfte der Natur.

Wirkung

Pflanzen als Vitaminspender sind jedermann geläufig. Sie liefern aber auch Spurenelemente (Zink, Eisen, Kobalt, Kupfer, Mangan, Lithium, Nickel u.s.w) und Mineralstoffe (Kalium, Kalzium, Natrium, Phosphor u.s.w.). Glykoside (Saponine, Flavonoide, Blausäure-, Phenol-, Cumaringlykoside u. a.), Alkaloide und ätherische Öle, Bitter-, Schleim- und Gerbstoffe (Tannine) sind weitere Pflanzenbestandteile, deren Einfluss auf den menschlichen Organismus nachgewiesen ist. Natürlich ist diese Aufzählung pflanzlicher Wirkstoffe unvollständig, doch repräsentiert sie die charakteristischen Inhaltsstoffe, auf die es bei Heilerfolgen ankommt.

Selbstverständlich wirkt nicht eine Komponente allein; das harmonische Zusammenspiel verschiedener Bestandteile macht den besonderen gesundheitlichen Nutzen der Heilpflanzen aus – die Drogenkeule des isolierten, konzentrierten Wirkstoffes wird vermieden.

Glykoside

Glykoside sind Naturstoffe, bestehend aus einem Zucker- und einem Nichtzuckeranteil. Der Nichtzuckeranteil ist für die arzneiliche Wirkungen verantwortlich, wie z. B. das Digitalis des Fingerhutes (für das Herz), das Querzetin im Blatt der Stieleiche oder das Cumarin im Honigklee, der auf Venen wirkt und bei Krampfadern und Hämorrhoiden eingesetzt wird.

Unterschiede

- Heilpflanze – komplexes Zusammenspiel vieler Wirk- und Begleitstoffe
- Synthetisches Arzneimittel – konzentrierte Wirkung einer einzelnen Substanz

Alkaloide

Alkaloide sind eigentlich giftig, aber – wie so oft im Leben – hängt »gut« oder »böse« von der Dosis ab. Es gibt an die tausend verschiedene Alkaloide; so finden sich allein in der Milch unreifer Schlafmohnkapseln – dem Opium – 25 verschiedene Sorten.

Tabakpflanzen (Nikotin), Kaffeestrauch (Koffein), Chinarindenbaum (Chinin), Tollkirsche (Atropin) sind die bekanntesten – man schätzt, dass etwa 15 Prozent aller Blütenpflanzen über Alkaloide in unterschiedlichs-

ter Konzentration verfügen. Vor allem die pharmazeutische Industrie ist auf Alkaloide angewiesen.
Für den Hausgebrauch kommen nur Heilpflanzen mit schonender Wirkung in Frage.

Ätherische Öle

Ätherische Öle machen sich vor allem in der Nase bemerkbar – in den meisten Fällen angenehm. Es gibt fast keine Pflanze ohne Duft, also ohne ätherisches Öl, aber für die Hausapotheke sind nur Gewächse mit mehreren Prozenten Öl interessant.

Sie können harntreibend, stärkend für die Verdauungsorgane, krampflösend und desinfizierend wirken, das Abhusten von Schleim erleichtern und Bakterien, Viren und Pilze bekämpfen.

Bitterstoffe

Viele Pflanzen schmecken bitter, die einheimischen meist aromatisch-bitter.

Wermut, Schafgarbe, Engelwurz, Kalmus, Tausendguldenkraut und Enzian gehören zu den bekanntesten Vertretern.

Bitterstoffe locken die Magensäfte und machen wieder Appetit.

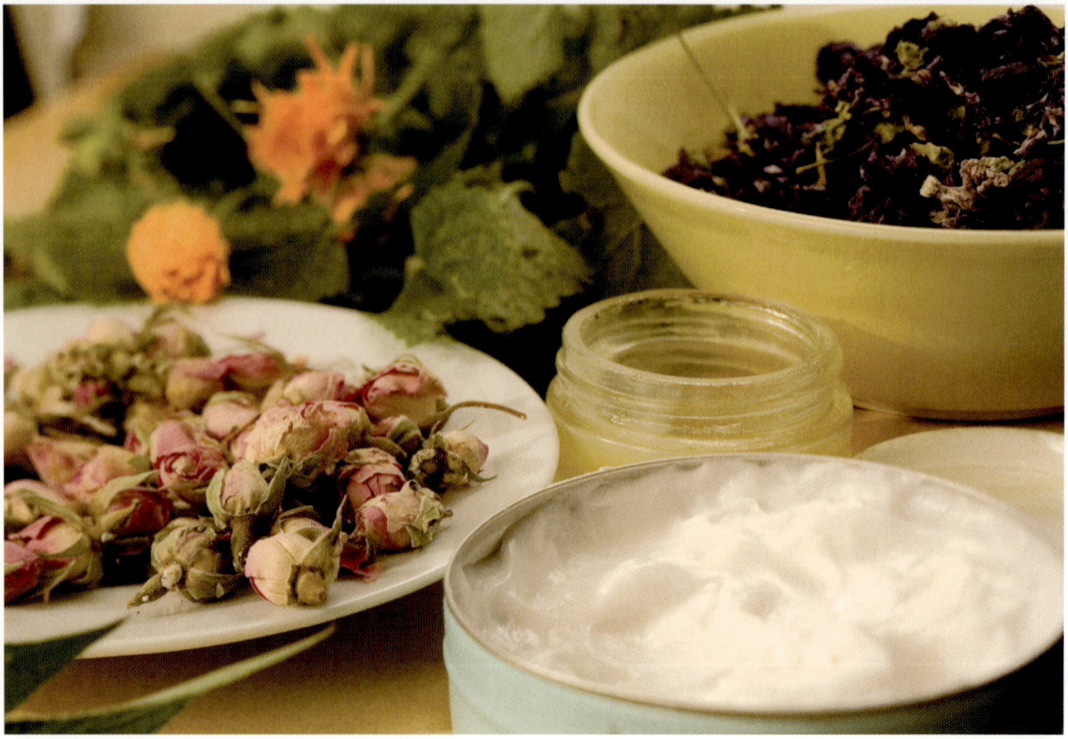

Gerbstoffe

Gerbstoffe können hingegen Eiweißstoffe in Haut und Schleimhaut binden. Diese Fähigkeit ist zur Bakterienbekämpfung wichtig. Gurgellösungen, Umschläge, Teilbäder sind die typischen Verabreichungsformen für Eichenrinde und Blutwurz.

Bei Durchfall helfen z. B. gerbstoffhaltige Pflanzen wie Mäuseklee und getrocknete Heidelbeeren.

Pflanzliche Schleimstoffe

Pflanzliche Schleimstoffe spielen eine nicht zu unterschätzende Rolle in der Volksmedizin, weil sie quellfähige Zuckerketten (Polysaccharide) beinhalten, welche Wasser binden und dadurch schleimartige Konsistenz annehmen. Sie helfen recht gut bei Schleimhautentzündungen in den Atemwegen und im Verdauungstrakt. Eibisch ist so ein nützlicher Schleimlieferant, ebenso Leinsamen.

Wie schon erwähnt, hat natürlich keine der Heilpflanzen lediglich einen einzigen der wirkungsvollen Bestandteile. Es gibt immer mehrere Wirkstoffgruppen in einem Gewächs. Das »Kraut gegen alles« ist noch nicht entdeckt, aber sehr wohl sind etliche Kräuter bekannt, die gegen mehrere gesundheitliche Störungen gleichzeitig helfen. Diese Vielseitigkeit ermöglicht auch, für jeden Menschen sozusagen eine maßgeschneiderte Kräuterauswahl zu treffen. Ein Beispiel ist die Heidelbeere: Im frischen Zustand wirkt sie abführend, getrocknet bremst sie Durchfall, wird als Tee zum Gurgeln und Spülen aufgekocht und bekämpft Zungenentzündungen und Entzündungen der Mundschleimhaut. Schließlich verwendete man früher die Blätter der Heidelbeerpflanze als Diabetesmittel. Davon ist heute abzuraten, weil bei Dauergebrauch eine Hydrochinonvergiftung (Leberschäden) auftreten kann.

Die verschiedenen Wirkstoffgruppen der Heilpflanzen

- Glykoside
- Alkaloide
- Ätherische Öle
- Gerb- und Bitterstoffe
- Pflanzliche Schleimstoffe

Zubereitungen

Die wirksamsten Substanzen der Pflanze werden auf die verschiedenartigste Weise gewonnen und weiter verarbeitet. Oft sind jedoch die Unterschiede nicht ganz klar.
Die folgenden Erläuterungen sollen bei der Orientierung helfen. Nicht mehr alle Zubereitungsformen sind heute noch gebräuchlich. Sie wurde aber zur Vervollständigung aufgenommen.

Abkochung

Bei der Abkochung werden die Pflanzenteile mit kochend heißem Wasser übergossen und dem Rezept entsprechend kürzer oder länger erhitzt. Holzige Wurzeln und Rinden müssen bis zu 30 Minuten lang kochen. Das Zudecken des Gefäßes ist wichtig, damit sich die flüchtigen Wirkstoffe nicht verabschieden.

Aufguss

Der Aufguss ist die bekannteste Art – die meisten Tees werden auf diese Art zubereitet: Siedendes Wasser über die Pflanzenteile schütten und dann – meist zugedeckt – vor dem Abseihen einige Zeit (laut jeweiliger Vorschrift) stehen lassen.

Augenwasser
Beim Augenwasser muss die Herstellung unter besonderen hygienischen Aspekten erfolgen – höchste Reinheit ist nötig. Ausschließlich abgekochtes Wasser verwenden und vor dem Abfüllen einen besonders feinen Filter verwenden, damit ja kein Fremdkörper ins Auge gelangt.

Dämpfe
Dämpfe müssen in den meisten Fällen eingeatmet (inhaliert) werden, oder sie sollen auf die Gesichtshaut einwirken. Das Wasser mit den jeweiligen Kräutern oder Extrakten muss in einem weiten, offenen Gefäß, nahe am Siedepunkt, gehalten werden.

Destillat
Ein Destillat ist mit Wasser oder Alkohol durchführbar.

Die Pflanzenbestandteile (Kräuter, Früchte, Wurzeln) müssen in der Flüssigkeit ziehen, um ihre Wirkstoffe abzugeben.

Anschließend wird destilliert.

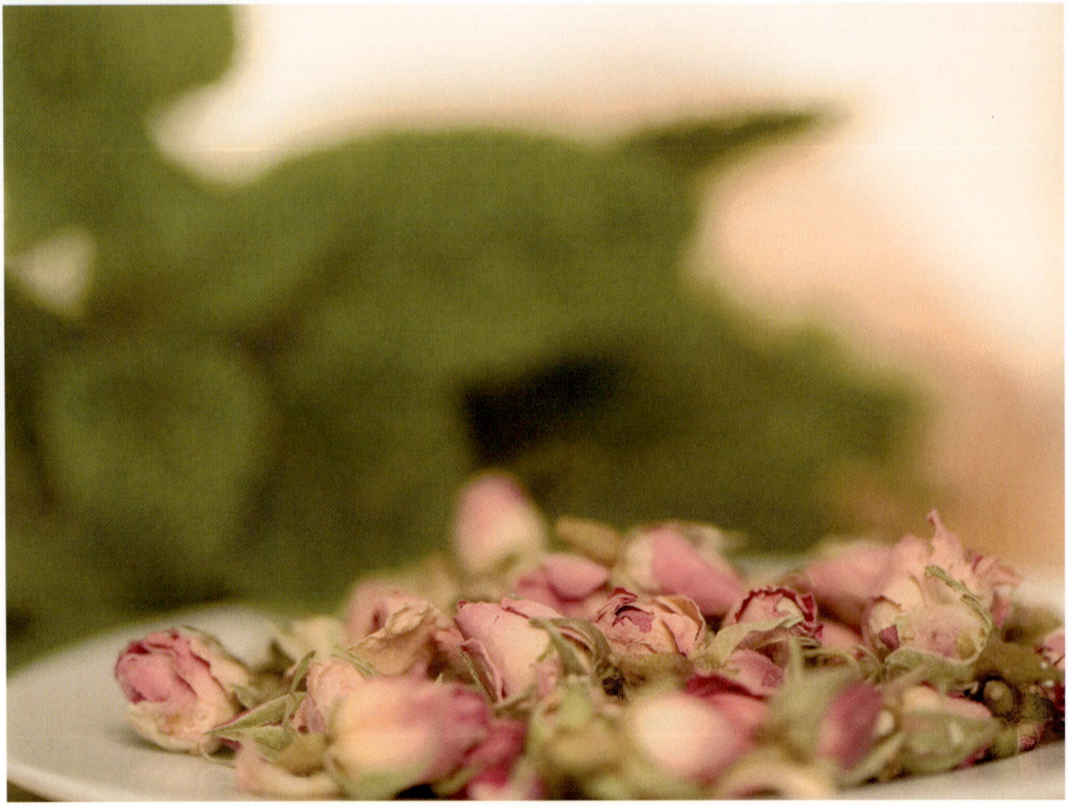

Elixier
Zum Elixier gehören Alkohol und Zucker, worin Pflanzen oder deren Extrakte bestimmte Zeiten ziehen müssen.

Extrakte
Extrakte haben meist getrocknete Pflanzen als Ausgangsbasis. Sie werden mit Wasser, Alkohol oder auch Äther hergestellt, ein Teil der Flüssigkeit wird anschließend verdampft. Über die Konzentration entscheidet die Verdampfungsmenge.
Flüssige Extrakte weisen eine schwächere Konzentration auf, zähflüssige Extrakte haben eine starke Konzentration der Wirkstoffe.
Man erhält sie durch längeres Eindampfen.

Honig
Auch Honig kann Grundlage der Pflanzenheilmittel sein. Entweder werden die wirksamen Pflanzenteile in Honig eingelegt, oder der wässrige Pflanzenauszug wird mit Honig gemischt.

Kaltauszug
Ein Kaltauszug verzichtet auf Hitzebehandlung, die manche Wirkstoffe nicht vertragen. Die pflanzliche Droge wird über Stunden, bisweilen auch Tage oder Wochen, in kalter Flüssigkeit (Wasser, aber auch Öl, Wein oder reinem Alkohol) angesetzt und an einen kühlen Ort (aber nicht in den Eiskasten) gestellt.

Liniment
Das Liniment ist ein (dick-) flüssiges Mittel, oft mit Öl oder Alkohol, das zur Heilung von Verletzungen, aber auch zur Linderung von Muskelschmerzen und Rheumatismus auf der entsprechenden Körperstelle eingerieben wird.

Lösung
Zur Lösung gehört Wasser bzw. Alkohol, Öl oder Äther u.s.w. als Lösungsmittel, in dem die jeweiligen Substanzen aufgelöst werden.

Milch
Wird Milch empfohlen, so bleibt in diesem Fall die Kuh aus dem Spiel.

Ölhaltige Körner werden in Wasser zerstoßen. Mandelmilch beispielsweise entsteht so.

Mixtur
Eine Mixtur hat immer mehrere Bestandteile, wobei aber meist Pflanzen mit ähnlicher Wirkung vermischt werden, um diese zu verstärken.

Öl
Aus vielerlei Grundsubstanz kann Öl gewonnen werden. Pflanzenöl entsteht durch Auspressen von Früchten und Samen.

Pasten
Für Pasten bilden Zucker und arabischer Gummi die Grundlage, der man die heilkräftige Substanz beimengt.

Pomade
Pomade erhält man, wenn die wirksamen Substanzen in Fettkörpern gelöst werden.

Puder
Puder – allerdings nicht für das Make-up – gewinnt man aus getrockneten Pflanzen, die im Mörser zerrieben werden, auch eine Mühle kann gute Dienste leisten.

Die pudrige Beschaffenheit der Kräuter erleichtert deren Beimengung zu Extrakten etc. und auch die Auflösung in Flüssigkeiten.

Saft
Als Saft wird jene pure Flüssigkeit bezeichnet, die durch Auspressen der jeweiligen Pflanzen, Wurzeln oder Früchte gewonnen wird.

Sirup
Sirup ist sozusagen »veredelter« Aufguss oder Absud: Zucker oder andere Süßstoffe sind zugesetzt.

Tinktur
Die Tinktur hat in den meisten Fällen eine alkoholische Basis: Die Wirkstoffe werden in Alkohol aufgelöst, wobei das Mischungsverhältnis ein Teil Pflanzensubstanz und fünf Teile Alkohol ist.

Tonikum
Das Tonikum ist ein kräftigendes Mittel, dient zur Stärkung nach Erschöpfungszuständen und Krankheiten und enthält meist Vitamine, Spurenelemente, Kräuterextrakte, Lecithin und Ähnliches.

Urtinktur
Eine Urtinktur lässt sich auf zwei Arten herstellen. Entweder fügt man dem durch Auspressen der Pflanzen gewonnenen Saft die gleiche Gewichtsmenge 90%igen Alkohol hinzu und lässt das Gemisch vor dem Filtern einige Tage stehen, oder man lässt die frischen Pflanzen (oder deren wirksame Teile) in der gleichen Gewichtsmenge 95%igen Alkohols acht Tage ziehen, bevor man filtert.

Wein
Wein wird zur speziellen Medizin, wenn man Blätter oder Rinden, manchmal auch Wurzeln der Heil- und Gewürzpflanzen darin ziehen lässt.

Zubereitungen
- Abkochung
- Aufguss
- Augenwasser
- Dämpfe
- Destillat
- Elixier
- Extrakt
- Honig
- Kaltauszug
- Liniment
- Lösung
- Milch
- Mixtur
- Öl
- Paste
- Pomade
- Puder
- Saft
- Sirup
- Tinktur
- Tonikum
- Urtinktur
- Wein

Nicht nur Tee – weitere Anwendungsmöglichkeiten

Augentropfen
Augentropfen werden mit der Pipette direkt auf die Bindehaut geträufelt oder als Augenbad angewendet, dafür gibt es speziell geformte Augenwannen aus Glas.

Bad
Das entsprechende Bad bringt bei vielen gesundheitlichen Störungen Erleichterung. Neben Vollbädern werden oft auch Sitz-, Arm- und Fußbäder empfohlen.

Beim Kräuterbad nimmt man im Allgemeinen 500 g Trockenkräuter auf 2 – 3 Liter Wasser, wenn es eine Abkochung oder ein Aufguss aus getrockneten Pflanzenteilen sein soll.

Auch wässrige Extrakte oder emulgierte ätherische Öle finden Verwendung.

Breiumschläge
Breiumschläge sind vor allem bei Hautschäden gefragt – sowohl zur Heilung als auch zur Aufweichung oder Reizung.

Einpinselung
Die Einpinselung ist ausschließlich für Zahnfleisch und Zunge bestimmt und wird mit einem weichen Pinsel aufgetragen.

Gurgeln
Mit Gurgeln bekämpft man Probleme im Bereich der Schleimhaut von Mund, Hals, Rachen, Mandeln. Gurgelwasser nicht schlucken.

Inhalation
Inhalationen wirken nicht nur bei Atemwegserkrankungen und verstopfter Nase – über die Lunge können auch Wirkstoffe für »fernere« Organe vom Körper aufgenommen werden.
Die »klassische« Inhalation – Kopf unter einem Tuch über dem dampfenden Topf mit dem heilenden Wirkstoff – wird zunehmend von handlichen Inhalationsgeräten abgelöst.

Klistier
Das Klistier, der Einlauf, war früher ein beliebtes Mittel bei Verstopfung.

Mit Darmkanüle oder Klistierbirne wird Flüssigkeit in den Dickdarm eingeführt, um eine erweichende Wirkung auf den Stuhl zu erzielen.

Kompressen
Kompressen sind bei vielen Gelegenheiten hilfreich.

Diese Umschläge, meist ein Tuch entsprechender Größe, werden mit lindernder Flüssigkeit bestrichen und längere Zeit auf der erkrankten Körperstelle belassen.

Warme Umschläge bleiben nur kurze Zeit auf der Haut.

Packung
Bei der so genannten Packung werden die – meist gekochten – Pflanzenteile in ein Tuch eingeschlagen und aufgelegt.

Pflaster
Das Wort Pflaster bezeichnet nicht nur Wundschnellverbände mit Wundauflage, sondern es wird auch für eine Art Umschlag verwendet: die verwendeten Heilstoffe haften, unterstützt durch Fette, Harze, manchmal auch Wachs in einer halbfesten Konsistenz oft besser an der gewünschten Hautstelle als Salben.

Spülung
Unter Spülung versteht man das Einführen von Flüssigkeiten – meist abgekühlter Aufguss – in Körperhöhlen wie Nase, Ohren, Scheide.

Anwendugsmöglichkeiten
- Augentropfen
- Bad
- Breiumschläge
- Einpinselung
- Gurgeln
- Inhalation
- Klistier
- Kompressen
- Packung
- Pflaster
- Spülung

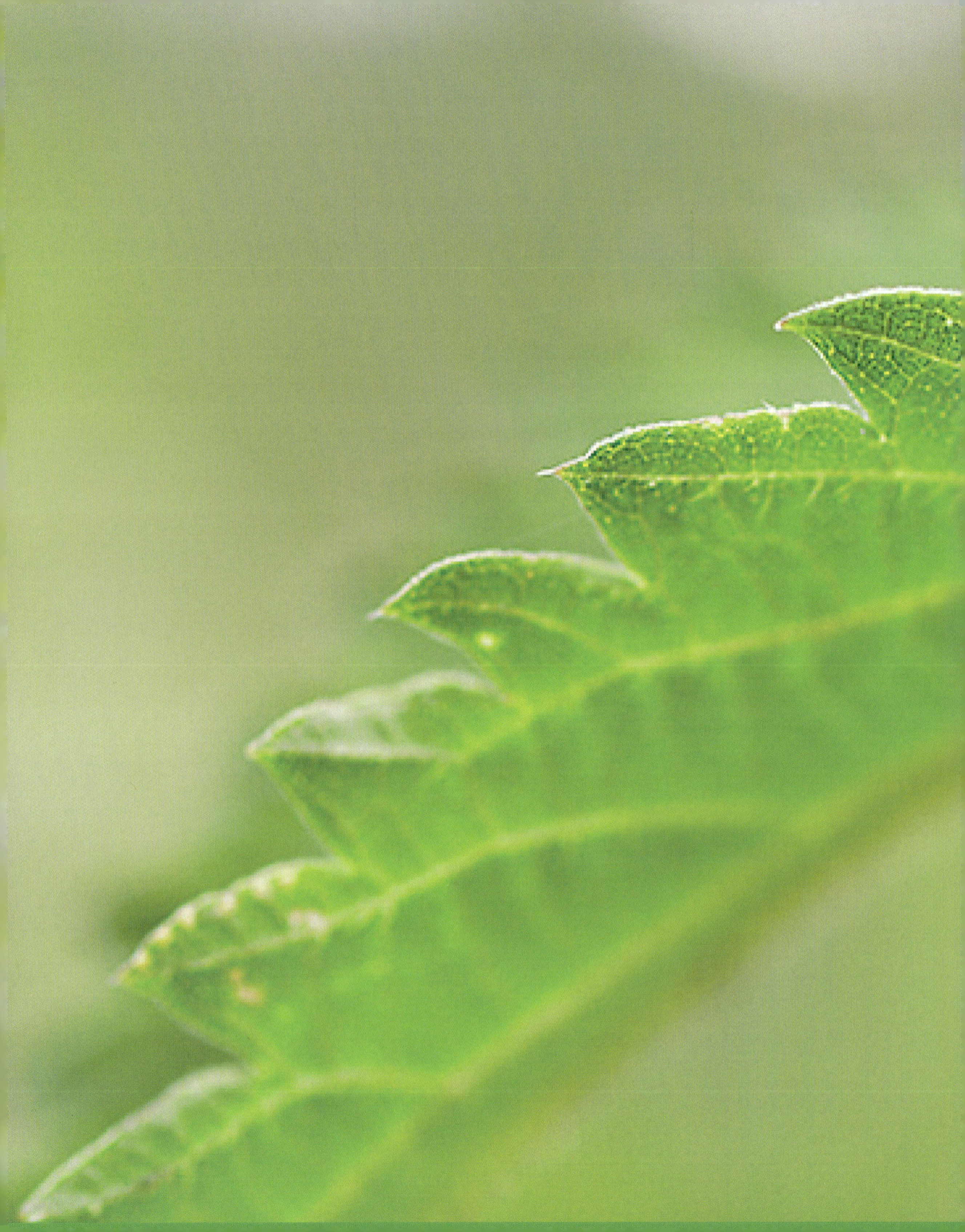

Die Kräuter

»Gegen das aber, was man im Überfluss hat, wird man gleichgültig; daher kommt es auch, dass viele hundert Pflanzen und Kräuter für wertlose Unkräuter gehalten und mit den Füßen zertreten werden, anstatt dass man sie betrachtet, bewundert und gebraucht.«

Sebastian Kneipp

Alant

»Inula helenium« heißt der Alant lateinisch, im Volksmund wird er »Helenenkraut« genannt. Der Sage nach soll die schöne Helena die Pflanze in ihren Händen gehalten haben, als Paris sie entführte. Wahrscheinlich leitet sich der lateinische Name aber von »helios«, dem griechischen Wort für Sonne, ab. Denn goldgelb wie die Sonne sind die Blüten der Heilpflanze.

Der Alant galt als Zauberkraut. In einem alten englischen Segensspruch aus dem 11. Jahrhundert wird er als ideales Mittel genannt, um Hexenschuss – so er dem bedauernswerten Opfer von einem Widersacher »angehext« wurde – wirksam zu vertreiben. Und in manchen bäuerlichen Gegenden wurde am Heiligen Abend zum Räuchern der Wohnräume Alant verwendet, weil er besonders dazu geeignet schien, Dämonen zu vertreiben.

Hildegard von Bingen empfahl die Anwendung von Alant. Ihr »Alantwein« sollte bei Lungenleiden vor und nach dem Essen getrunken werden, denn »er nimmt das Gift von den Lungen«. So hilfreich der Alantwein ist, trinken sollte man ihn nur bei Bedarf – »zu fleißig

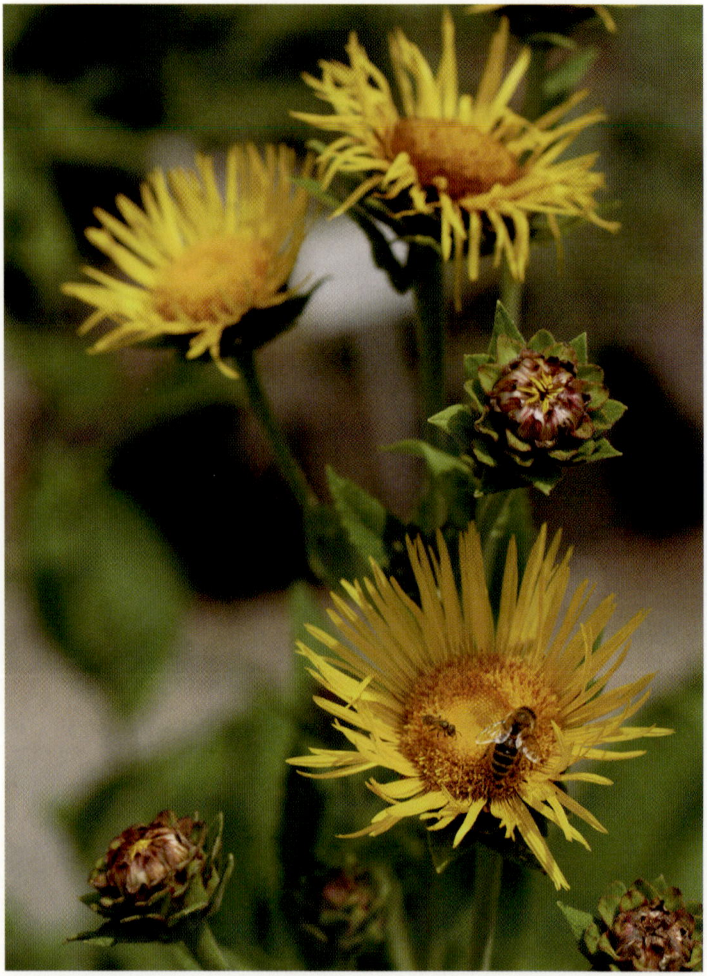

Schutz

Sechs Kräuter waren es, die während der Raunächte zur Weihnachtszeit zum Räuchern von Haus und Hof verwendet wurden, um Menschen und Tiere vor bösen Geistern zu schützen: Alant, Baldrian, Eberraute, Rainfarn, Wasserdost und Wermut.

getrunken schadet er«, schreibt Hildegard.
Der Alant stammt aus Zentralasien, ist aber schon seit langem in Europa heimisch und heute längst »ausgewildert«, er wächst auch frei, an feuchten Standorten, an Waldrändern oder unter Hecken.

Wer die Pflanze nicht wirklich gut kennt, sollte nur Alant aus dem Kräutergarten verwenden, oder die getrockneten Wurzeln in der Apotheke kaufen.

Im Garten zählt der Alant zu den schönsten Blumen, seine großen gelben Blütenköpfe sehen wie kleine Sonnenblumen aus. Die Stängel können bis zu 2 m hoch werden, die Blätter bis zu 40 cm groß.

Das Wichtigste am Alant sind die Wurzeln. Sie stammen von Pflanzen, die bereits zwei oder drei Jahre alt sind. Die Wurzeln werden im Herbst ausgegraben, gesäubert, getrocknet und besonders dicke werden der Länge nach halbiert.

Die Heilkräfte der Alantwurzeln haben in früheren Zeiten viele Menschen gesund über den Winter gebracht. Vor allem bei Bronchitis und Husten war die schleimlösende Wirkung der »Alantwurz« stets eine große Hilfe. Alant wirkt auch krampflösend und hilft, den Hustenreiz zu mildern. Allerdings ist der Alanttee sehr bitter und führt in größeren Mengen zu Erbrechen.

Wer unter Allergien leidet, sollte Alantwurzelzubereitungen meiden. Eine Kombination mit anderen Kräutern ist ratsam. Schon eine kleine Menge Süßholzwurzeln gibt dem Alanttee einen besseren Geschmack.

Hustenzuckerl

Vor rund 2.000 Jahren wurde aus der Alantwurzel eine Art »Hustenzuckerl« bereitet. Um den bitteren Geschmack der Wurzel zu überdecken, kandierten die Römer Alantwurzelstücke und färbten sie mit der aus Schildläusen gewonnenen Farbe (»Koschenille«) rot.

Auch in der Küche wurde Alant verwendet und in kleinen Mengen als verdauungsförderndes Gewürz den Speisen beigemengt.

Alanttee

- *1 TL getrocknete Alantwurzel*
- *1 Tasse Wasser*

Für einen Aufguss die Wurzeln überbrühen und 10 Minuten ziehen lassen. Vor oder zu den Mahlzeiten getrunken, hilft der mild harntreibende Alanttee gegen Appetitlosigkeit. Gemischt mit Spitzwegerich lindert der Tee Bronchitis und chronischen Husten.

Alantwein

- *30 g frische Alantwurzeln*
- *30 g 80%iger Weingeist*
- *960 g Weißwein*

Wurzeln in Scheiben schneiden, mit Weingeist übergießen und gut durchmischen. Weißwein dazugießen und die Flasche bei 25 bis 30 °C 2 Tage stehen lassen. Die Flüssigkeit abseihen und die Wurzeln gut auspressen.

Alanttinktur

- *50 g fein geschnittene Alantwurzel*
- *20 g Wermut*
- *30 g Tausendguldenkraut*
- *50 g süße Orangenschalen*
- *1,5 l 60%iger Ansatzbranntwein*

Gegen Appetitlosigkeit, aber auch gegen Verschleimung der Atmungsorgane, helfen 3-mal täglich 15 bis 20 Tropfen Alanttinktur. Alantwurzeln, Wermut, Tausendguldenkraut und Orangenschalen in Ansatzbranntwein bei Zimmertemperatur stehen lassen. Nach 10 bis 12 Tagen abseihen und gut auspressen.

Aloe

Die Aloe zählt zu den Liliengewächsen, kommt in Afrika, Arabien und auch im Mittelmeer in vielen verschiedenen Arten vor.

Die heute so moderne Aloe vera (»Aloe barbadensis«) wurde in den mittelalterlichen Klostergärten Europas bereits als kostbare Heilpflanze angebaut und zur Behandlung von Wunden und Geschwüren verwendet.

Dafür wurden oft Blätter angebrochen und das austretende Gel wie eine Salbe aufgetragen.

Frisch sollte die Aloe innerlich nicht verwendet werden – die Blätter wirken stark abführend. Grundsätzlich ist es empfehlenswert, die Aloeprodukte – Saft, Pulver oder Trockenextrakt – in der Apotheke zu kaufen.

Aloegewächse sind sehr empfindlich und müssen vor der winterlichen Kälte geschützt werden.
Einen ganz großen Stellenwert hatte die Aloe als magische Pflanze. Schon die Sumerer haben Aloe bei magischen und religiösen Riten zum Räuchern eingesetzt. Auch in Indien war im heiligen Räucherwerk Aloe enthalten.
In Lateinamerika galt die Aloe als heiliges Wesen, dessen immergrüne Lebenskraft Kranke wieder gesunden lässt.

Ein Stück getrocknete Aloe, am Leib getragen, schützte vor dem bösen Blick und galt den Bewohnern des mittelalterlichen Europas als Talisman. Und in alten Rezepturen für erotisierende Getränke aus den so genannten Zauberbüchern dieser Zeit kommt immer auch als fester Bestandteil die Aloe vor.

Aloe-Dragees

Der Saft der Aloe-Blätter ist als Trockenextrakt in vielen Abführmitteln enthalten, oft gemeinsam mit anderen abführenden Extrakten. Die Mittel sollten während der Schwangerschaft und bei Darmerkrankungen nicht eingenommen werden.

Aloe-Hautpflegemittel

Die wundheilende und feuchtigkeitsspendende Wirkung des abgepressten dickflüssigen Aloe-Extraktes macht sich die Kosmetikindustrie seit langem zunutze. Es gibt zahlreiche Salben, Cremes und Gels mit Aloe auf dem Markt.

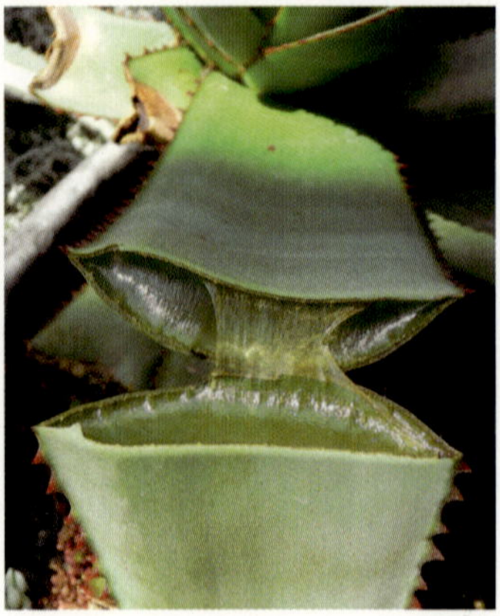

Bereits Alexander der Große ließ Verletzungen der Soldaten mit dem Saft der Aloe Vera behandeln. Nofretete und Cleopatra verwendeten eine Aloe-Paste zur Haut- und Schönheitspflege.

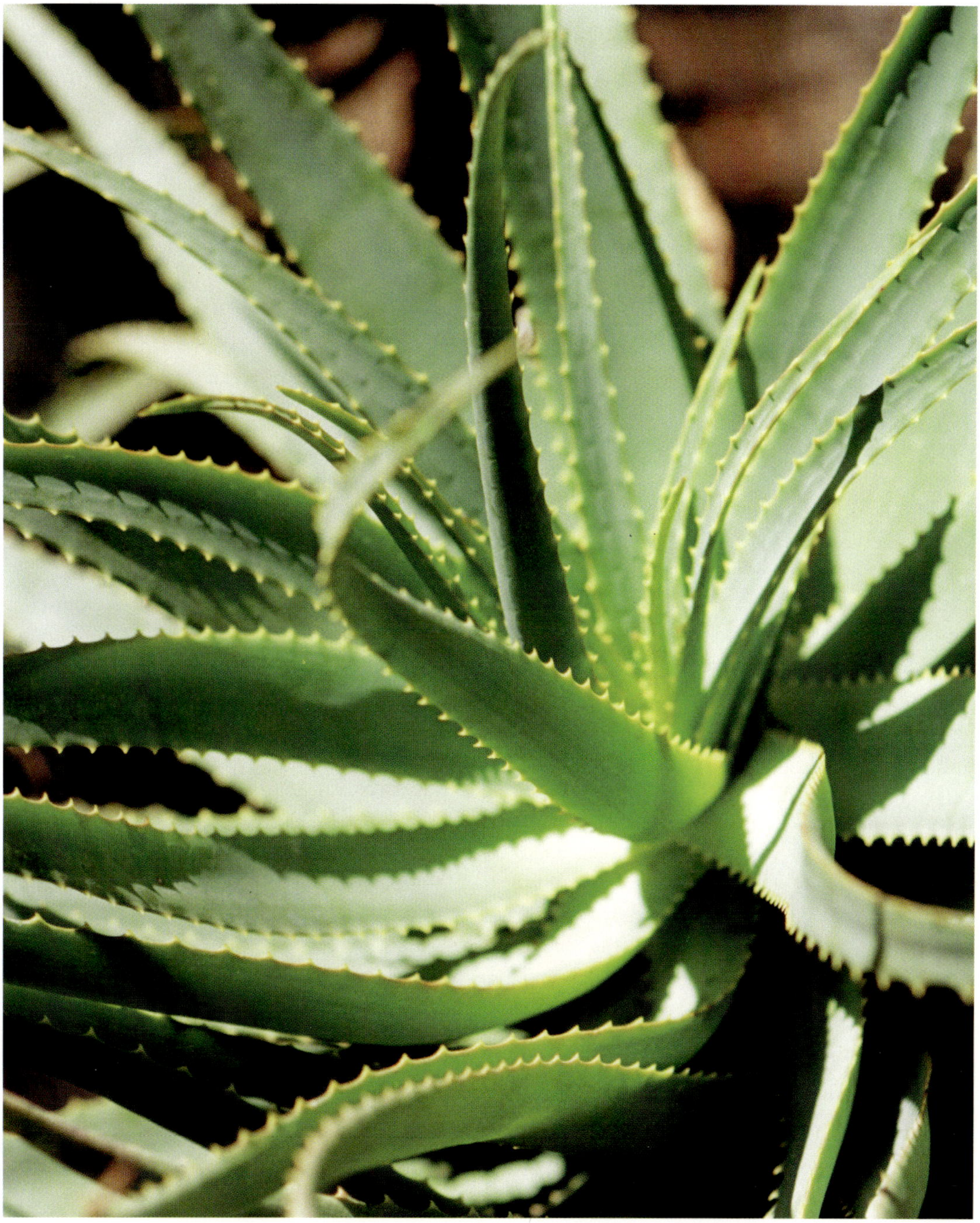

Angelika

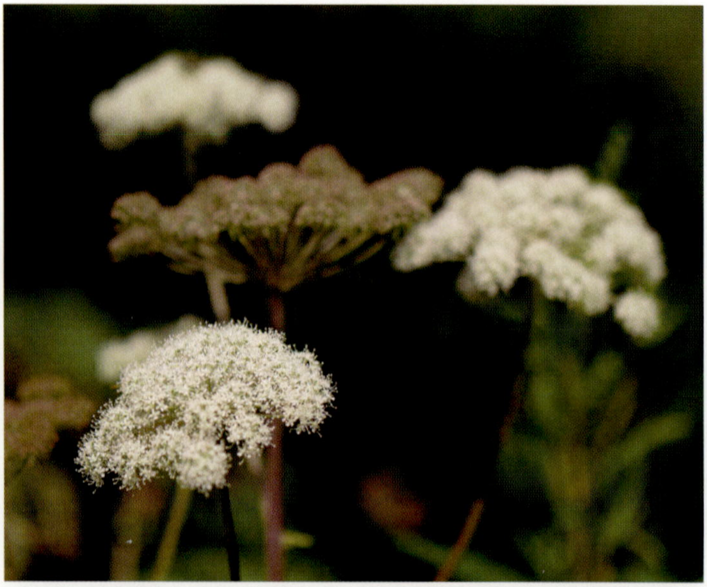

»Angelica archangelica« lautet der lateinische Name der Pflanze. Im Volksmund wird sie Engelswurz genannt, auch Heiligen-Geist-Wurz, Heiligenwurzel, Brustwurz oder Zahnwurzel.

Ursprünglich kommt die Engelswurz aus dem hohen Norden – Island, Grönland und Skandinavien. In Deutschland und Österreich wurde sie zuallererst in den Heilkräutergärten der Klöster kultiviert und war als Medizinalpflanze äußerst geschätzt. Aus dem geschützten Garten ist die Angelika, wie so viele Pflanzen, »ausgewildert« und wächst heute weit verbreitet, vorwiegend an feuchten, halbschattigen Stellen.

Die ganze Pflanze hat einen intensiv-würzigen Geschmack, auch die recht fleischige Wurzel riecht würzig. Die Blüten der Echten Engelswurz bleiben grün, die der wild wachsenden Pflanzen blühen weiß bis rötlich, alle Blüten duften süßlich und Bienen und Schmetterlinge lieben sie. Im Kräutergarten braucht die Angelika viel Platz, die Pflanzen werden bis zu zwei Meter hoch.
Für Liköre, Tees und Ansätze werden die Wurzeln verarbeitet, diese werden im Spätherbst von der bereits zweijährigen Pflanze ausgegraben, gewaschen, in grobe Teile geschnitten und getrocknet. Angelika wirkt krampflösend, appetitanregend und entwässernd. Wer unter Magen- und Darmgeschwüren leidet, sollte keine Angelikaprodukte zu sich nehmen. Angelika sollte auch nur von wirklich Kräuterkundigen gesammelt werden, da die Pflanze schon mit dem giftigen Schierling verwechselt worden ist. Angelikawurzeln sind in der Apotheke erhältlich.

Die Engelswurz gilt als eine Symbolpflanze des Christen-

In der Küche

Die frischen Blätter und die Stängel werden gerne in der Küche verwendet: Junge Blätter kommen in den Salat, die Stiele werden in Stücke geschnitten, gekocht und kommen in die Gemüsesuppe. In den nördlichen Ländern wird aus Angelikablättern und -stielen auch eigenes Gemüse bereitet. Selbst im Apfelkompott werden Angelikastängel gerne mitgekocht und gegessen. Die Stiele können auch kandiert und als gesunde Süßigkeit gereicht werden.

Chartreuse und Theriak

Angelika wird gerne mit anderen Kräutern gemeinsam für Liköre angesetzt und ist in beinahe allen Klosterlikören enthalten.

Das angenehme, blumige Aroma der Pflanze bereichert auch die berühmten Liköre wie den »Benediktiner« oder den »Chartreuse«. Ihre bittere, verdauungsstärkende Kraft ist überdies in diesen Likörmischungen unverzichtbar.

Auch im berühmten »Melissengeist«, einem Destillat der Karmeliternonne Maria Clementine Martin, ist Angelika enthalten. Die Wurzel war ebenso fixer Bestandteil des berühmten »Theriak«, der beinahe 2.000 Jahre lang als wichtigster Heiltrank galt – vom Römischen Reich bis ins 19. Jahrhundert. Theriak dürfte dem heute erhältlichen »Schwedenbitter« ähnlich gewesen sein.

tums, in der Volkskunst wurde mit ihrer Hilfe versucht, die Dreifaltigkeit darzustellen – einfach deshalb, weil ihr Stängel zwischen zwei Häuten wächst, die sich gegenseitig umschlingen.

Der Name der Pflanze soll daher kommen, dass einem heilkundigen Mönch ein Engel erschienen sei und ihm die wohltätige Pflanze überreicht haben soll. Bis heute wird der Angelika auch seelische Heilkraft zugeschrieben. Menschen, die ängstlich sind, mutlos und ohne Vertrauen, sollten einige Tage lang täglich zwei Schalen Angelikatee trinken. Das soll die Angst mindern, das Selbstvertrauen fördern und den Menschen alles in allem ruhiger werden lassen. Auch eine Duftlampe mit echtem ätherischem Angelikaöl, die im Zimmer aufgestellt wird, beruhigt die Nerven.

Angelikalikör

- *2 Hand voll Angelikawurzel*
- *1 l Branntwein*
- *500 g Honig*

Für einen appetitanregenden Likör Angelikawurzel in Branntwein ansetzen. Nach 1 Woche filtern und Honig darin auflösen. Mittags und abends 1 Likörglas vor den Mahlzeiten.

Angelikawein

- *60 g fein geschnittene Angelikawurzel*
- *2 g Anissamen*
- *1 l Weißwein*

Angelikawurzel in Weißwein ansetzen. Nach 1 bis 2 Tagen Anis hinzufügen, noch einmal 1 bis 2 Tage stehen lassen, abseihen.

Ein- bis zweimal pro Tag 1 Esslöffel hilft gut gegen Verdauungsbeschwerden.

Angelikatee

- *1 TL zerkleinerte Angelikawurzel*
- *1 Tasse Wasser*

Gegen Verdauungsbeschwerden, Appetitlosigkeit, Blähungen hilft täglich 1 Tasse Angelikatee, lauwarm und eine halbe Stunde vor dem Essen getrunken. Dazu aus zerkleinerter Angelikawurzel einen Aufguss bereiten, 10 Minuten ziehen lassen.
Die gleiche Wirkung hat auch eine Abkochung. Nur kurz aufwallen und einige Minuten ziehen lassen.

Anis

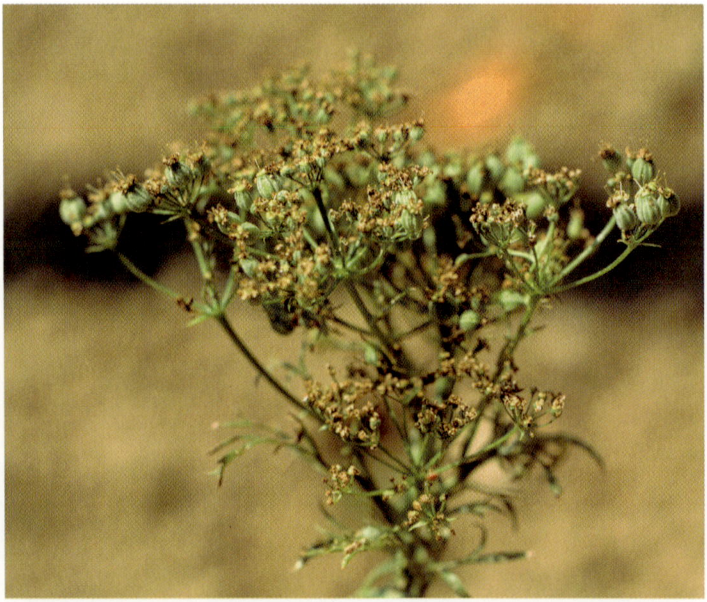

Anis – »Pimpinella anisum« – im Volksmund auch »süßer Kümmel« oder »runder Fenchel« genannt, zählt zu den ältesten Heilkräutern und wird auch gern als Küchengewürz verwendet. Anis wurde bereits auf einem Papyrus aus etwa 1500 vor Christus erwähnt, war im Griechenland der Antike eine geschätzte Kulturpflanze und wurde sowohl von Plinius wie auch von Dioskurides ausdrücklich gelobt.

Anis wirkt antibakteriell, löst Krämpfe und Schleim, vertreibt Blähungen und regt die gesamte Verdauung an.

In den antiken Kulturen wurde Anis nicht nur wegen seiner Heilkräfte geschätzt, sondern auch wegen seiner anregenden Düfte. Sanfter Anisduft strömte durch die Dichterstuben, denn er half, »die Gedanken fließen« zu lassen. Und von alters her gilt Anis als heiliges Kraut und wurde bereits in den antiken Tempeln zum Räuchern bei wichtigen Zeremonien verwendet. In mittelalterlichen Ritualen wurden zur Anrufung oder Vertreibung von Geistern Aniszweige samt ihren Früchten gemeinsam mit einem Thymian- und einem Lorbeerzweig als Räucherwerk genutzt. Auch in den Liebeselixieren dieser Zeit durfte Anis (bei Vollmond gepflückt) nicht fehlen. Und ätherisches Öl aus Anissamen wurde immer wieder auch als Rausch- und Betäubungsmittel genutzt und hat, exzessiv verwendet, durchaus schädliche Wirkungen.

Schöne Träume

»Anis gibt dem Atem guten Geruch, dem Gesicht frisches Aussehen und erleichtert schwere Träume, hängst du ihn so über dem Schlafenden auf, dass er den Anis nicht riecht.«

Plinius

Karl der Große hat die Anpflanzung von Anis in den Kräutergärten seines Reiches veranlasst und so den Anis in Mitteleuropa heimisch werden lassen. Zwar kann Anis auch als Wildpflanze vorkommen, gesammelt werden aber nur die Kräuter aus den Gärten und Kulturen. Es gibt verschiedenste Arten von Anisfrüchten – schwarze, weiße, grüne. Anis braucht grundsätzlich viel Wärme und wird daher nur in wärmeren Gebieten gepflanzt. Oder er muss sehr sorgfältig behandelt und vor Kälte geschützt werden.

Geerntet werden die Früchte den ganzen Sommer über. Sobald die Blütendolden braun werden, wird die ganze Pflanze abgeschnitten, aufgehängt und sanft abgeklopft, damit die reifen Samenfrüchte herausfallen. Bei großen Pflanzenmengen geschieht das tatsächlich durch Dreschen, wie früher beim Getreide. Anis kann man auch im Lebensmittelhandel in einwandfreier Qualität bekommen und natürlich in der Apotheke.

Raki und Ouzo

Der süß-würzige Geschmack des Anis und sein ganz spezielles Aroma haben der Pflanze einen festen Platz in der Likörbereitung gesichert. Ob »Abteilikör«, »Stonsdorfer« oder das berühmte »Goldwasser«, in allen ist Anissamen enthalten. Auch für den »Ouzo« aus Griechenland und den »Raki« aus der Türkei werden Anissamen verwendet.

Gegen Husten

Bei »zähem Bronchialkatarrh« und »Krampfhusten« sollen 4 bis 7 Tropfen auf Zucker geträufelt und 1- bis 2-mal am Tag eingenommen werden (chronischer Bronchialkatarrh, Krampfhusten: Arztbesuch!).

Anislikör

- *40 g frischer, zerstoßener Anissamen*
- *1 l Weinbrand*
- *1 g Zimt*
- *500 g Zucker*

Zerstoßenen Anissamen mit Weinbrand aufgießen und Zucker dazumischen. Den Ansatz ca. 6 Wochen stehen lassen, dann abfiltern. Nach dem Essen wirkt ein Gläschen gegen Magendrücken, Völlegefühl und Blähungen.

Anis-Ölauszug

- *2 EL zerstoßene Anissamen*
- *1 Tasse hochwertiges Olivenöl*

Die Samen in ein Glas geben und das Öl langsam darüber träufeln. Gut verschlossen in die Sonne stellen und jeden Tag vorsichtig schütteln. Nach 2 Wochen abseihen, in eine dunkle Flasche umfüllen.

Einige Tropfen auf einem Stück Würfelzucker helfen gegen Blähungen. Sanft in die Haut einmassiert, lindert das Anisöl den Juckreiz bei Insektenstichen.

Anistee

- *1 TL Anissamen*
- *1 Tasse Wasser*

Einen Tee bereiten, nach dem Aufwallen abseihen.

Warm im Fläschchen verabreicht, hilft der Tee gegen Blähungen bei Babys. Anistee soll außerdem laut Volksheilkunde auch den Milchfluss von stillenden Frauen fördern.

Anistinktur

- *40 g zerstoßener Anissamen*
- *0,5 l 40%iger Korn*

Anissamen in eine Flasche füllen, mit Korn übergießen und gut verschlossen in die Sonne stellen. Von Zeit zu Zeit etwas schütteln. Nach 4 Wochen abseihen und noch 2 Monate stehen lassen.

Ein Likörglas nach dem Essen vertreibt Völlegefühl und Blähungen. Eine Spülung mit einem Schluck Anistinktur ist auch gut gegen Mundgeruch.

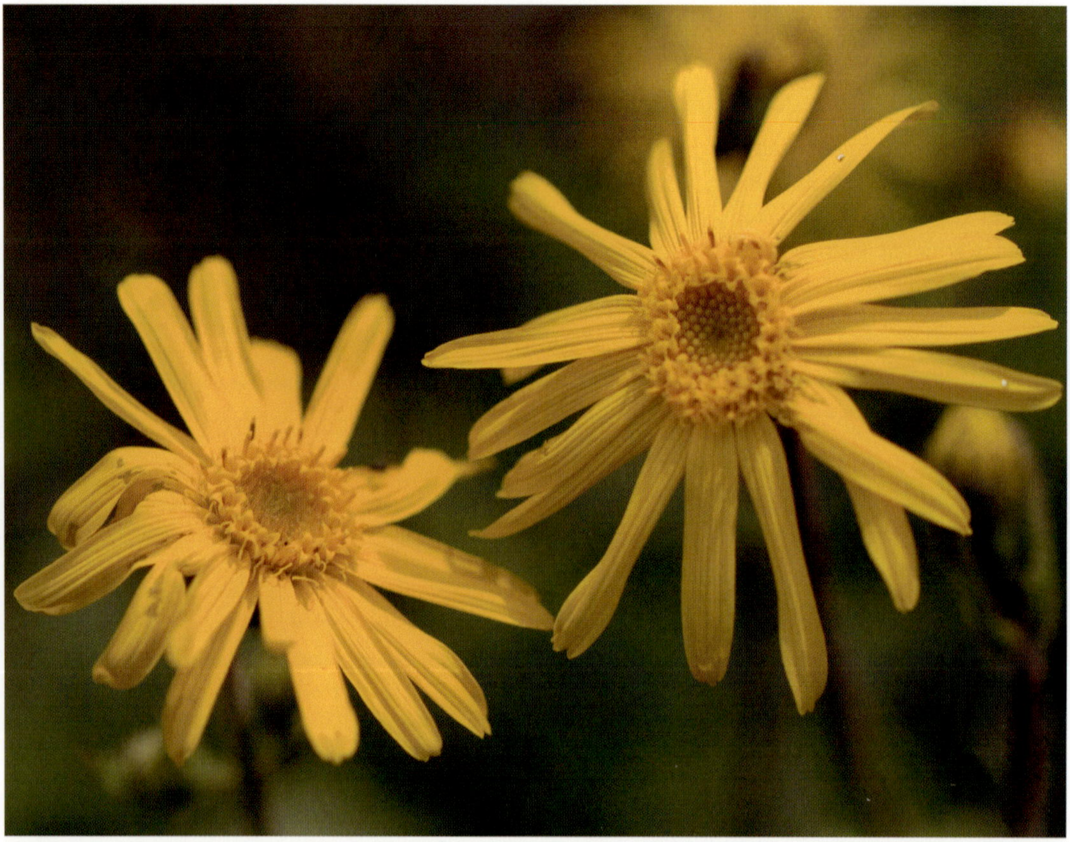

Arnika

Arnika (»Arnica montana«) wird auch Bergwohlverleih oder Bergwurz genannt – und Mönchswurz. Was wohl als Hinweis darauf gelten kann, dass in früheren Zeiten die kostbaren Arnikasalben und -tinkturen, die bei Entzündungen so hilfreich sind, zumeist aus der Klosterapotheke oder vom heil-

Heilende Wirkung und magische Kräfte

Wenn ein Mann oder eine Frau in Liebe erglüht, dann wird, wenn jemand sie oder ihn auf der Haut mit Wolfesgelena (=Arnika) berührt, der Berührte in der Liebe zum anderen verbrennen, und wenn das Kraut vertrocknet ist, dann werden Mann oder Frau durch die Liebesglut fast rasend, so dass sie schließlich unsinnig werden.

Hildegard von Bingen

Achtung, Allergiker

Menschen, die zu Allergien neigen, sollten bei der Anwendung von Arnikaprodukten vorsichtig sein. Sie könnten eine Kontaktallergie mit Hautentzündungen und Bläschenbildung entwickeln.

kundigen Mönch geholt wurden. Bei allen bösen Wunden, wie Bissen, aber auch Quetschungen, Verstauchungen und Blutergüssen, war Arnika das beste und oft einzige Mittel, das die Heilung fördern konnte. Pfarrer Kneipp beschreibt die Wirkung der Arnikatinktur als »zauberhaft«.

Die Pflanze mit den leuchtend dunkelgelben Blütenköpfen liebt die Bergwelt und ist bis in eine Höhe von 2.000 Metern zu finden. Wächst sie in tieferen Gebieten, liebt sie feuchte Wiesen, torfige Böden, helle Wälder und in jedem Fall ungedüngten Boden.

Arnika hat einen stark aromatischen Geruch, würzig-aromatisch. Ein bisschen bitter schmeckt auch die Tinktur. Allerdings sollte man Arnika nur äußerlich verwenden. Vor dem Trinken von Arnikatee wird stets gewarnt, weil es zu innerlichen Reizerscheinungen und Vergiftungen mit Schwindel, Zittern, Herzjagen und -stolpern kommen kann.

Geerntet werden die Blüten während der Sommermonate. Wer selbst Arnika im Garten hat, sollte für die Ernte erst die Blüten des 2. Jahres verwenden. Das Sammeln in den Bergen ist aus Naturschutzgründen verboten. Von den Blütenköpfen werden die Blütenblätter abgezupft. Die Blütenböden werden weggeworfen, da sich darin gerne kleine Larven der Insekten ansiedeln. Man kann getrocknete Arnikablüten auch in der Apotheke beziehen.

Tipp

Bei Haarausfall soll es helfen, 2-mal täglich die Kopfhaut mit Arnikatinktur einzureiben und gut einzumassieren.

Arnikasalbe

Salben und (kühlende) Gels mit 10 bis 15 Prozent Arnika-Extrakt gibt es in Drogerien und Apotheken.

Arnikasalbe oder -gel wirkt bei Verletzungen gegen die Schwellungen und Entzündung.

Daraus ergeben sich die zusätzlichen Anwendungen bei örtlichem »Muskelrheuma« und Insektenstich.

Arnika-Umschlag

- *4 TL Arnikablüten*
- *1 Tasse Wasser*

Zur Linderung chronischer Arthrose- oder Rheumaschmerzen hat sich ein warmer Umschlag bewährt. Dazu einen Aufguss aus Arnikablüten 5 bis 10 Minuten ziehen lassen. Ein Leinentuch damit tränken, ausdrücken und warm für 1/4 bis 1/2 Stunde auf die betroffenen Stellen legen.

Arnikatinktur

- *30 Blütenköpfe*
- *0,5 l Weingeist oder Korn*

Zum Einreiben bei Quetschungen, Verstauchungen und Prellungen oder auch bei Insektenstichen eignet sich eine im Verhältnis 1 : 3 verdünnte Arnikatinktur.

Dazu Blüten 1 : 5 mit starkem Weingeist ansetzen, die Flasche für 3 bis 5 Wochen in die Wärme stellen und täglich schütteln.

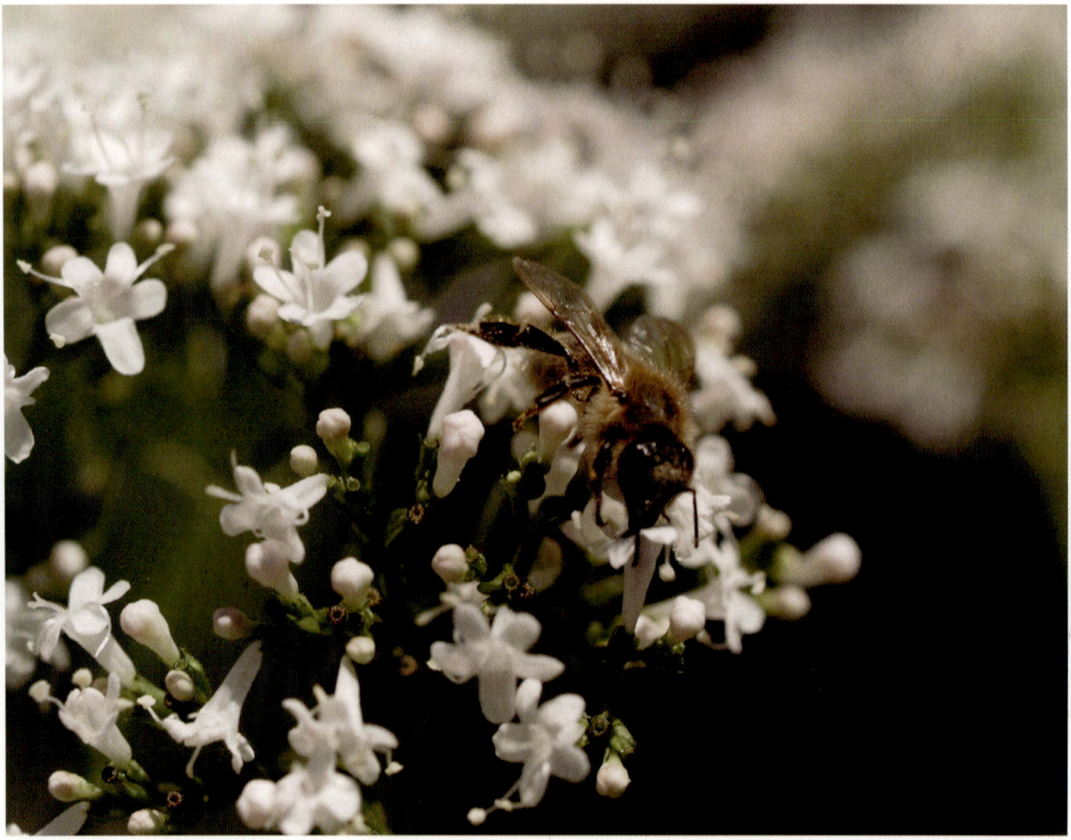

Baldrian

Baldrian – »Valeriana officinalis« – heißt im Volksmund Katzenkraut oder auch Hexenkraut. Wie auch immer das mit den Hexen sein mag – die Katzen lieben den Baldrian über alles. Allerdings in erster Linie die Wurzeln – was manchen Kräuterbeet-Liebhaber schon zur Verzweiflung gebracht

»Dass im Baldrian etwas Besonderes stecken muss,
darüber belehren uns die Katzen,
die er so betäubt,
dass sie sich in ihm wälzen.«

Sebastian Kneipp

hat. Denn nur wenig findet die Katze erregender, als sich in den Boden zu arbeiten und an der süßlich-würzigen Wurzel zu lecken.

Die Baldrianwurzel ist es auch, die im Herbst gesammelt wird. Davor treibt die groß gewachsene Pflanze – sie wird über einen Meter hoch – wunderschöne weiße bis hellrosa, intensiv duftende Blüten. Werden die Blüten nicht rechtzeitig abgeschnitten und samen aus, so wird im nächsten Jahr aus dem Kräutergarten eine Baldrian-Monokultur. Das Hexenkraut ist eben hartnäckig.

Hexenkraut wird der Baldrian wohl wegen seiner beruhigenden, schlaffördernden Wirkung genannt. Dieses frühe »Beruhigungsmittel« wurde bereits im antiken Griechenland

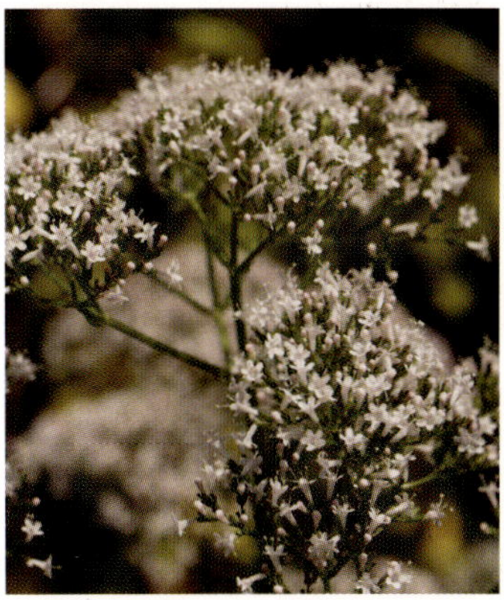

geschätzt. Aber keine Angst – alle Baldrian-Produkte können unbedenklich verwendet werden.

Viele Apotheken haben heute eigene Baldrianzubereitungen. Sie sind sehr beliebte Einschlafhilfen, vor allem, weil sie nicht süchtig machen und den natürlichen Schlafablauf ungestört lassen.

Baldrian nimmt die Nervosität und hilft Aufgeregten sich zu beruhigen.

Hildegard von Bingen empfahl, aus pulverisiertem Baldrian, Dinkelmehl und Wasser Fladen zu backen und davon reichlich zu essen.

So werden, sagte sie, Bauchkrämpfe oder Nervenschmerzen verschwinden. Und in alten Kräuterbüchern wird empfohlen, bei Niedergeschlagenheit, Angst und Mutlosigkeit morgens und abends eine Messerspitze der pulverisierten Baldrianwurzel mit einem Löffel Honig einzunehmen.

Baldrianbad

- *100 g zerkleinerte getrocknete Baldrianwurzel*
- *2 l Wasser*

Aus den Wurzeln einen Aufguss bereiten, nach 10 Minuten abseihen und dem Badewasser beigeben.

Ein Baldrianbad wirkt abends herrlich beruhigend und entspannend. Es sollte jedoch nicht länger als eine Viertelstunde dauern.

Baldriantee

- *1 TL zerkleinerte getrocknete Baldrianwurzel*
- *1 Tasse Wasser*

Aus der Baldrianwurzel einen Aufguss bereiten, nach 10 Minuten abseihen und bei Unruhezuständen – etwa vor Prüfungen – oder bei Schlafstörungen schluckweise trinken.

Für die optimale Wirkung sollte der Tee jedes Mal frisch gekocht werden.

Baldriantinktur

- *200 g zerkleinerte getrocknete Baldrianwurzel*
- *1 l 40%iger Korn oder Obstbrand*

Die Wurzelstücke in ein gut verschließbares Gefäß geben und den Alkohol darüber gießen, an einen warmen Ort stellen. Nach ca. 4 Wochen abseihen.

Gegen Nervosität oder Schlafprobleme helfen 10 bis 12 Tropfen.

Basilikum

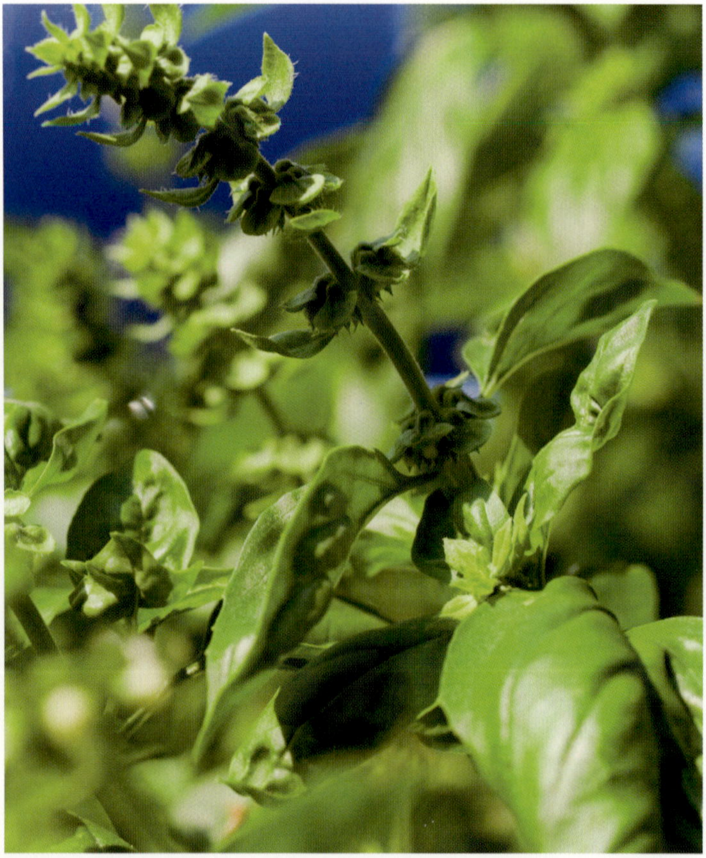

Das Wort Basilikum – »Ocimum basilicum«, so der lateinische Name – leitet sich von »Basilieus«, dem griechischen Wort für König ab. Basilikum gilt auch als »Kraut der Könige« oder einfach als königliche Pflanze. Im antiken Griechenland war das würzig-duftende Basilikum hoch geschätzt und bereits die Ägypter legten ihren Herrschern Kränze aus Basilikum in die Grabkammern. Basilikum war also stets auch eine Pflanze, die bei religiösen Riten eingesetzt worden ist – ein heiliges Kraut. Sogar im Öl, mit dem die Könige gesalbt wurden, soll Basilikum enthalten gewesen sein.

Zu den magischen Kräften, die dem »Basilienkraut«, so wird es im Alpenraum gern genannt, zugeschrieben werden, gehört auch der Liebeszauber.

Natürlicher Schutz

Im Gegensatz zu den Menschen mögen Fluginsekten Basilikum gar nicht. Ein Topf mit Basilikum auf dem Fensterbrett schlägt Fliegen in die Flucht.

In alten Rezepturen für »Speisen, die verliebt machen« oder luststeigernde Mittel darf Basilikum nicht fehlen. In Griechenland wurde bei Hochzeiten der Fußboden des Schlafzimmers des Brautpaars mit Basilikum und Ginster bestreut und noch heute räuchert man Räume mit Basilikum aus, um sie zu »erotisieren«. Auch in den Rezepten für »Hexensalben«, von denen man sich immer erhoffte, man möge einen »Hexenflug« erleben, kam neben Bilsenkraut und Eisenhut das Baslikum in heißes Schweineschmalz, um daraus die »Flugsalbe« zu bereiten.

In Indien, wo das Basilikum ursprünglich herkommt, wird die Pflanze wegen ihrer Heilkräfte seit langem geschätzt. Sie lindert Kopfschmerzen und empfiehlt sich grundsätzlich bei geistiger Erschöpfung, weil sie die Nerven stärkt und beruhigt.

Basilikum fördert den Schlaf, aber es vertreibt auch »die Melancholie aus dem Herzen«. Wissenschaftlich belegt ist allerdings keine dieser Anwendungen.

Basilikum fördert als Gewürz die Verdauung, regt den Appetit an und wirkt grundsätzlich belebend und anregend. Die wunderbar blühende Pflanze hat einen intensiven Duft, der einerseits sehr würzig, andererseits auch süß ist. Ein reizvolles Nebeneinander, das typisch ist für das Basilikum und wohl seinen wahren Zauber ausmacht.

Im Mittelmeerraum wächst das Basilikum frei auf sonnigen Plätzen, bei uns muss es im Frühling vorgezogen werden, bis es ins Kräuterbeet gesetzt werden kann. Und nasskalte Sommer mag das Basilikum gar nicht. Trotzdem ist es alles in allem eine pflegeleichte Pflanze im Kräutergarten. Nur vor den Nacktschnecken muss man sich in Acht nehmen, auch sie lieben das Basilikum – leider.

Basilikumessig

- *1 l Apfelessig*
- *2 bis 3 Zweige frisches Basilikum*

Die Basilikumzweige für 2 bis 3 Wochen in die Essigflasche legen. Das verbessert nicht nur den Geschmack, sondern soll überdies »die Manneskraft fördern und die Frauenlust heben«.

Basilikum-Ölauszug

- *40 g getrocknete Basilikumblätter*
- *0,5 l Olivenöl*

Basilikum in eine dunkle Flasche oder ein Keramikgefäß geben, Öl darüber gießen. Gut verschlossen an einen warmen Ort stellen, hin und wieder etwas schütteln. Nach ca. 2 Wochen abseihen und die Blätter gut ausdrücken. Das Öl noch einmal abseihen, in einer dunklen Flasche kühl aufbewahren.

Bei geistiger Überanstrengung oder gedrückter Stimmung einige Tropfen auf einem Stück Würfelzucker nehmen.

Basilikumsalbe

- *5 EL Basilikum-Ölauszug*
- *1 EL Bienenwachs*

Wachs und Öl im Wasserbad erhitzen, bis das Wachs flüssig geworden ist. Den Topf aus dem Wasserbad nehmen und bis zum Erkalten rühren. In ein gut verschließbares Gefäß umfüllen und kühl aufbewahren.
Die Salbe ist gut gegen raue Haut.

Basilikumwein

- *1 Bund frisches Basilikum*
- *1 l trockener Weißwein*

Basilikumblätter etwas zerkleinern, in eine Flasche geben, den Wein darüber gießen und verschlossen kalt stellen. Nach 2 Tagen abseihen, in eine dunkle Flasche füllen und im Kühlschrank aufbewahren.

Basilikumwein wirkt gläschenweise als Aperitif appetitanregend und nach dem Essen verdauungsfördernd.

Kräutersalz

Die Missionsschwestern vom Kostbaren Blut im Kloster Wernberg in Kärnten bieten in ihrem Klosterladen ein Kräutersalz an, das aus Salz und getrockneten, zerkleinerten Basilikumblättern hergestellt wird. Es hilft, den blutdrucksteigernden Salzkonsum einzuschränken.

Nicht kochen

Das frische Basilikum sollte den Speisen zuletzt beigemengt werden, damit es nicht durch »Mitkochen« seine Kraft verliert. Man kann Blüten und Blätter über Salate und Gemüse, auch über Suppen streuen. Und Feinspitze schneiden Basilikum nicht, sondern zupfen es einfach mit den Händen in kleinere Stücke.

Beifuß

»Artemisia vulgaris« heißt im Volksmund Jungfernkraut oder Weiberkraut. Auch Besenkraut wird der Beifuß genannt, weil die arme Bevölkerung die kräftigen verholzten und getrockneten Stiele der Staude gebündelt zum Kehren verwendet hat.

Der Beifuß wächst in ganz Europa und vielen anderen Teilen der Erde wild, ist anspruchslos, liebt Wegränder und sogar Geröllhalden.

Der Name »Beifuß« leitet sich vom mittelalterlichen Wort »bozen« für »stoßen« ab, er wurde

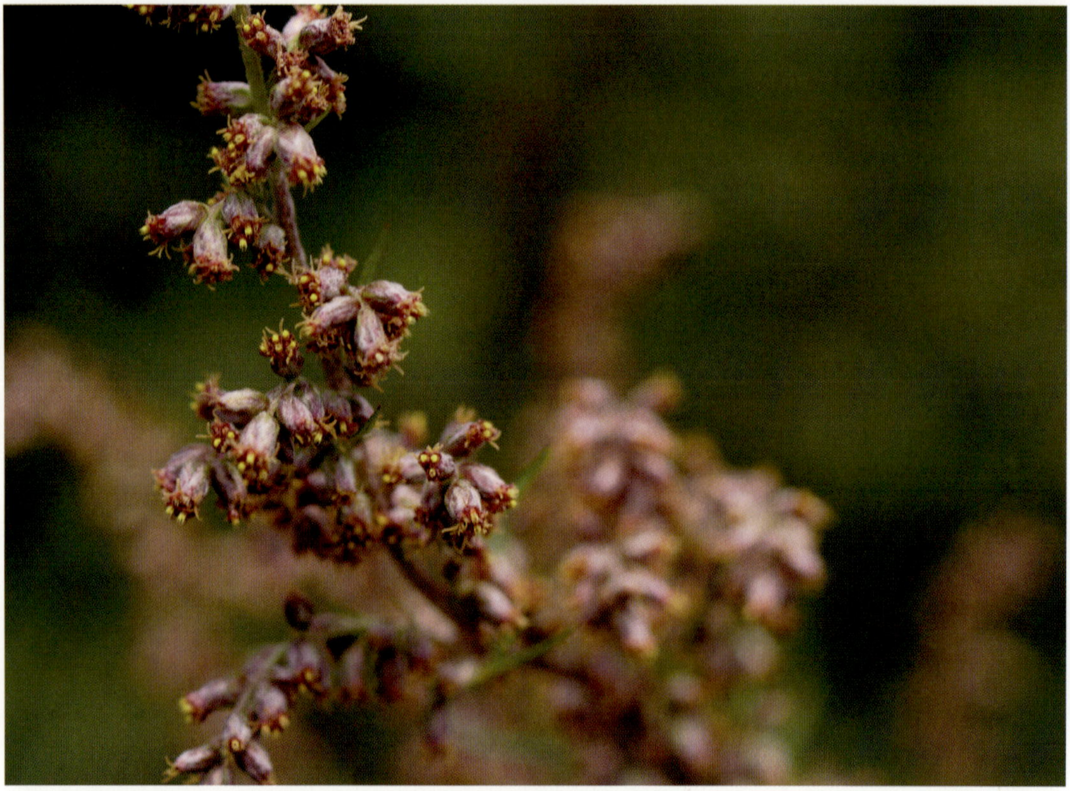

Aus einem alten englischen Kräutersegensspruch

Dort heißt es über den Beifuß:
»Du, das älteste aller Kräuter, du hast Macht gegen 3 oder gegen 30, du hast Macht gegen Gift und Ansteckung, du hast Macht gegen das Übel, das über das Land dahinfährt.«

zerstoßen und als Gewürz in die Speisen gegeben.
Der Beifuß war ein ungemein vielseitig verwendetes Kraut – Küchengewürz, Heilpflanze und Zauberpflanze. In den »magischen Rezepturen« des Mittelalters wird der Beifuß ständig erwähnt – zum Erlangen hellseherischer Kräfte, als Jungbrunnen oder zum Entfachen des Liebesfeuers, vor allem aber zum Abwehren jeglicher böser Kräfte. Beifuß war auch eines der neun heiligen Kräuter der keltischen Druiden, jenes, das gegen das Böse und gegen Gift schützen sollte.

In der Frauenheilkunde war Beifuß – als Tee oder Sirup – eine wichtige Heilpflanze, um die Menstruation zu fördern.

Schmerzen vom Essen

»Wenn jemand vom Essen oder Trinken Schmerzen bekommt«, so sagt Hildegard von Bingen, soll er Beifuß »mit Fleischgerichten oder im Gemüse mitkochen und essen«.

Achtung, Allergiker

Die Blüten des Beifuß sind ein starkes Allergen.

In alten Kräuterbüchern wird auch die Beifußwurzel genannt. Sie wurde im Spätherbst ausgegraben, getrocknet und zu Pulver verarbeitet. Dieses Beifußpulver galt als Mittel gegen Epilepsie.

Beifuß wirkt verdauungsfördernd, schweißtreibend, krampflösend und bei Blähungen. Auch Magenbeschwerden, vor allem in Folge von schwerem Essen, lassen sich durch Beifuß gut lindern. Seine Wirkung ist mit jener des Wermutkrautes vergleichbar, aber schwächer.

In der Küche hatte Beifuß als Gewürz seinen Platz – allen fetten Speisen kann man getrocknete Blütenknospen beigeben. Das herbe, würzige, leicht bittere Aroma verbesserte den Braten, die Heilkräfte aber halfen beim Verdauen und machten noch so fette Gänse dem Magen zuträglich.
Wer Beifuß selbst trocknet, um ihn in der Küche zu verwenden, sollte die Stiele abschneiden, knapp bevor die Blüten zu blühen beginnen.
Die geschlossenen Blütenknospen werden dann abgezupft und nur sie werden verwendet. Haben sich die Blüten einmal geöffnet, wird der Geschmack bitter.

Beifußtee

- *1 TL geschnittenes Beifußkraut*
- *1 Tasse Wasser*

Den Aufguss 1 bis 2 Minuten ziehen lassen, dann abseihen.

Bei Verdauungsbeschwerden und Mundgeruch sowie bei Menstruationsbeschwerden 1- bis 3-mal täglich ungesüßt trinken.

Beifußwein

- *20 g Beifußblätter*
- *1 Prise Pfefferminze*
- *1 Prise Rosmarin*
- *0,75 l süßer Weißwein*

Beifuß, Pfefferminze und Rosmarin in ein Gefäß füllen, mit Weißwein übergießen und gut verschließen. Nach 10 Tagen abseihen. Bei Verdauungsstörungen vor jeder Mahlzeit ein Likörglas trinken.

Wer Beifuß im Garten anbaut, hat wohl mit einer Staude genug, denn es sind schon ansehnliche Pflanzen von bis zu 150 cm, die da heranwachsen. Geerntet wird über den ganzen Sommer, wobei man den Beifuß bei rund 60, 70 cm abschneidet, sobald die Pflanze blüht.

Beinwell

Der Beinwell – »Symphytum officinale« – zählt zu den ältesten Heilpflanzen. In früheren Zeiten war er das einzige hilfreiche Mittel bei allen Verletzungen der Knochen und auch bei allen eitrigen Wunden – bei Zerrungen, Prellungen, Verstauchungen wurde Beinwell erfolgreich eingesetzt. Die getrocknete Wurzel wurde zu Pulver zerrieben, in warmem Wasser zu einem dicken Brei angerührt und auf ein Stück Leinen gestrichen, das auf Bruchstellen und Wunden gelegt

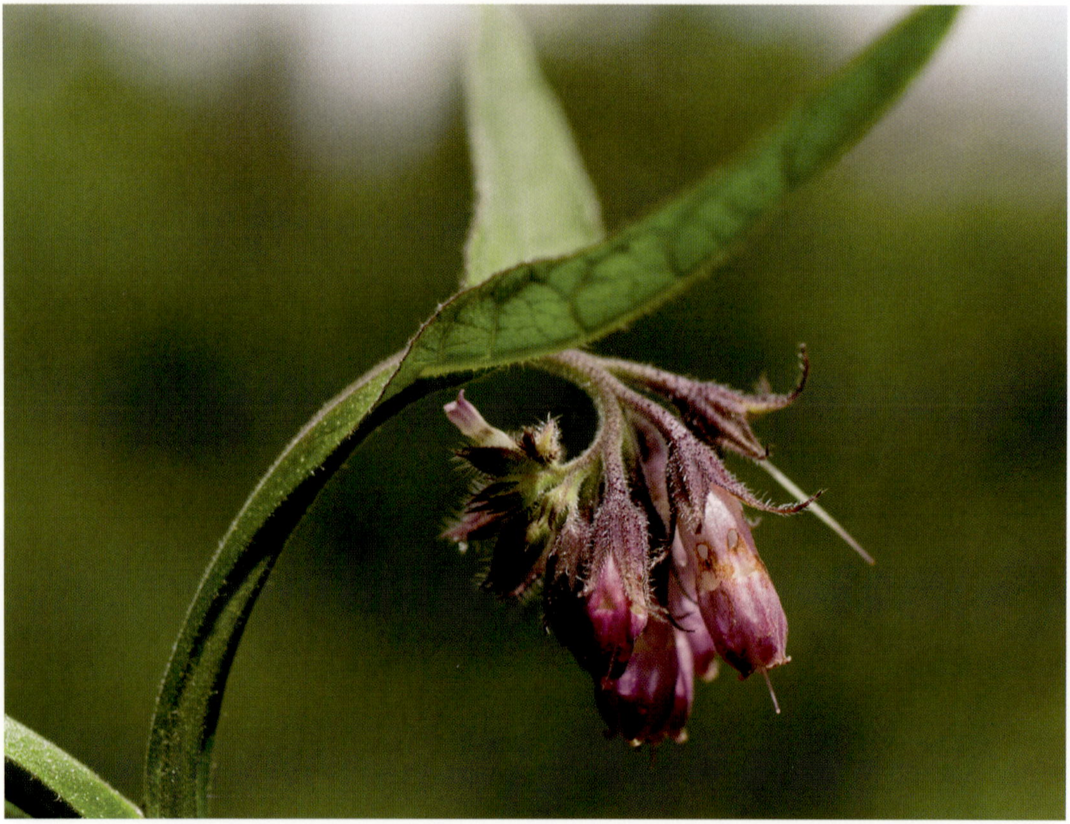

Vorsicht geboten

»Die innere Anwendung von Beinwell bringt die gesamte Ordnung der Körpersäfte durcheinander.«

Hildegard von Bingen

Aus einem alten Kräuterbuch

Bei schmerzenden Gichtknoten koche man 3 Esslöffel Beinwellwurzeln und 2 Esslöffel Klettenwurzel in 1 Liter kochendem Wasser auf und lasse sie danach 15 Minuten ziehen. Abseihen und mit dieser Flüssigkeit alle zwei Stunden warme Umschläge auf die schmerzenden Stellen machen.

wurde. Der Brei wurde auch aus frischen, klein geschnittenen Wurzeln bereitet. Besonders in ländlichen Gebieten erinnern sich alte Menschen noch gut an dieses Hausmittel, das auch bei Knochenbrüchen, die schlecht heilten, eine Hilfe war.

An Stelle dieses Breis ist später die Beinwell-Salbe getreten. Einfach deshalb, weil man sie nicht frisch bereiten musste und sie schnell und umkompliziert aufzutragen war. In den Arzneischränken der Klöster hatte die Beinwellsalbe ihren Ehrenplatz. Heute wird sie nicht mehr zum Verkauf angeboten. Der Grund dafür liegt in den strengen Arzneivorschriften, denen die selbst gemachte Beinwellsalbe nicht entsprechen kann, weil der Anteil eines giftigen Bestandteiles (Pyrrolizidinalkaloide) in üblichen Beinwellextrakten zu hoch liegt.

Der Beinwell – auch Beinwurz, irreführenderweise auch »Schwarzwurz« genannt – ist natürlich längst »ausgewildert« und auf Wiesen, Waldrändern, an Bachufern oder in Gräben zu finden. Er liebt alle feuchten Standorte. Mit seinen dunkelvioletten und rosa Blüten, die Glocken ähneln, ist er wunderschön anzusehen und die Bienen lieben ihn. In Notzeiten wurden seine jungen Blätter gerne in der Küche verwendet und wie Spinat als Gemüse bereitet. Beim Sammeln muss man allerdings Acht geben – die Blätter sind mit kleinen, beinahe borstenartigen Härchen bedeckt, empfindliche Menschen können davon Ausschläge bekommen.

In der Behandlung ihrer Haustiere haben viele Bauern Beinwellblätter auf Wunden gelegt, um sie zum Abheilen zu bringen.

Beinwellsalbe

Da die Inhaltsstoffe (»Pyrrolizidinalkaloide«) lebertoxisch sind, wurde durch Züchtung eine pyrrolizidinfreie Sorte produziert, die unbedenklich ist. Es empfiehlt sich daher, zur Behandlung von Prellungen oder Zerrungen, fertige Beinwellsalben mit diesem Extrakt in der Apotheke zu kaufen. Die Salbe sollte nach heutigen Erkenntnissen nur auf intakter Haut angewandt werden.

Bibernelle

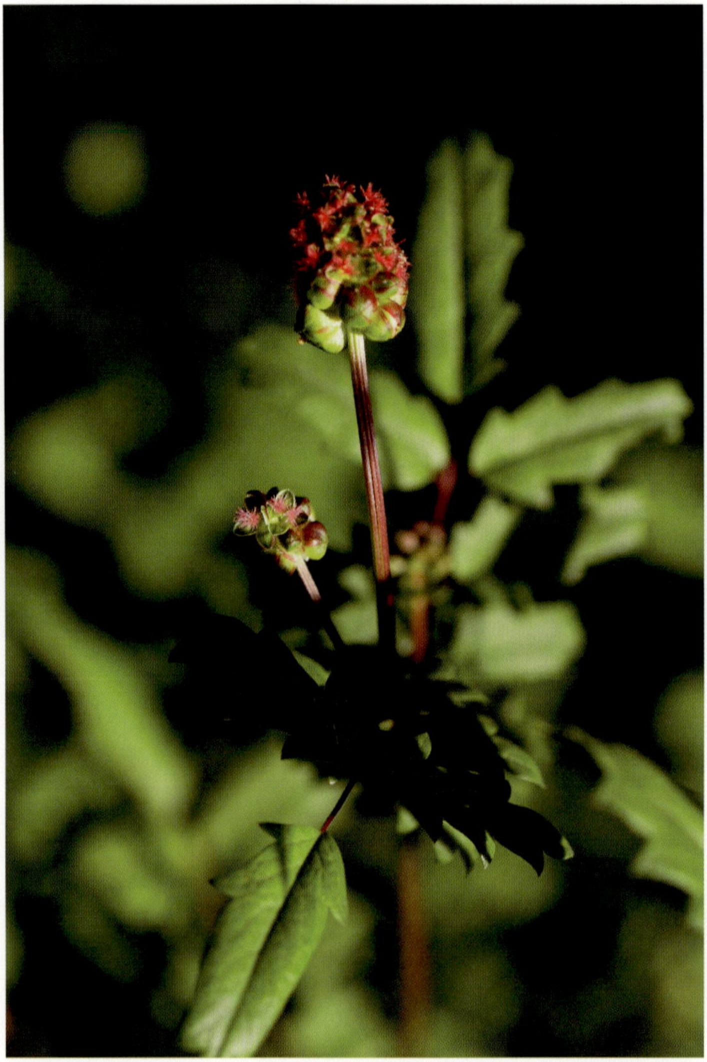

Die Bibernelle, auch kleine oder große Pimpinelle genannt – »Pimpinella saxifraga oder major« ist ihr lateinischer Name – heißt auch Bockswurz oder Pfefferwurz. Sie zählt zu jenen Pflanzen, deren Anbau um 800 von Karl dem Großen angeordnet wurde. Angeblich soll dem Kaiser ein Engel erschienen sein, der ihn auf die wohltuende Wirkung der Bibernelle aufmerksam gemacht hat.
Die Wurzel der Bibernelle wurde damals zum Bekämpfen einer Seuche, die unter den Soldaten des Kaisers grassierte, erfolgreich eingesetzt und soll, so heißt es, sogar ein Mittel gegen die Pest gewesen sein. »Esset die Pimpernelle, so sterbt ihr nicht schnelle!«

Das wurde einem Bauern in der Schweiz im Jahr 1629, als die Pest ausgebrochen war, via himmlischer Stimme mitgeteilt. Auch aus Bayern ist eine ähnliche Geschichte überliefert.

Der Bibernellewurzelstock hilft gegen alle Entzündungen, besonders jene der Atemwege. Er wirkt schleimlösend und fördert die Magen-Darm-Tätigkeit. Ob er tatsächlich gegen Pest und Cholera erfolgreich war, ist nicht mehr überprüfbar.

»Esset die Pimpernelle,
so sterbt ihr nicht schnelle!«

Volksweisheit

Ein anderer Name für die Bibernelle ist »weiße Theriakwurzel« und somit ein Hinweis darauf, dass sie Bestandteil des seit der Antike geheimnisumwitterten Heilmittels »Theriak« war.

Die Bibernelle kommt ursprünglich aus dem Mittelmeerraum, wächst seit langem »wild« auf feuchten Wiesen, schattigen Plätzen, Berghängen oder Äckern. Im Garten wird sie auch zur Zierde angepflanzt.

Sie zählt zu den Doldengewächsen, trägt weiße Blüten und hat zierlich gefiederte Blätter.
Sie blüht den ganzen Sommer über, ihre Wurzel wird vor oder nach der Blüte gesammelt – im März oder dann erst Ende September.

Die Wurzel hat einen scharfen Geruch, der an den der Ziegenböcke erinnert – wahrscheinlich ist das der Grund für die Bezeichnung »Bockswurz«.

Tipps aus alten Kräuterbüchern

Bei Appetitlosigkeit: Täglich 20 Tropfen der Bibernelltinktur auf ein Stück Zucker träufeln und einnehmen.

Bei Halsschmerzen und Heiserkeit: Mit Bibernelltee gurgeln.

Bei Rheumatismus: Von der pulverisierten Bibernellwurzel täglich 1 bis 2 Messerspitzen mit ein wenig Honig oder Flüssigkeit einnehmen.

Bibernelltee

- *2 EL fein geschnittene Bibernellwurzel*
- *1 Tasse Wasser*

Für den Aufguss die Wurzelstücke 1 Stunde in kaltem Wasser ziehen lassen, aufkochen, 2 bis 3 Minuten ziehen lassen.

3- bis 4-mal täglich eine Tasse hilft beim Abhusten von Schleim.

Bibernelltinktur

- *200 g zerkleinerte getrocknete Bibernellwurzel*
- *1 l 40%iger Korn oder Obstbrand*

Die Wurzelstücke in ein gut verschließbares Gefäß geben und den Alkohol darüber gießen, an einen warmen Ort stellen. Nach ca. 4 Wochen abseihen.

10 – 12 Tropfen täglich bei Erkrankungen der oberen Atemwege.

Bibernellwein

- *50 g fein geschnittene Bibernellwurzel*
- *1 l Weißwein*

Bibernellwurzel in ein Gefäß geben, mit Weißwein übergießen und gut verschlossen 10 Tage ruhen lassen, danach abseihen.

Bei Erkrankungen der oberen Atemwege täglich ein Gläschen davon trinken.

Bohnenkraut

Das Bohnenkraut – »Satureja hortensis« – heißt im Volksmund auch Pfefferkraut und wurde früher in ländlichen und allen Haushalten, wo gespart wurde, als Pfefferersatz verwendet. In der Küche hat es seinen festen Platz, vor allem zu Gemüse, Hülsenfrüchten, Kartoffeln und Fleisch- und Fischgerichten passt es hervorragend. Auch frisch über den Salat gestreut gibt es ein besonders würziges Aroma.

»Der armen Leute Würz« so wird das Bohnenkraut in alten Kräuterbüchern genannt, »dienet dem Magen und reizt zu ehelichen Werken«. Die Pflanze mit den kleinen schmalen Blättern und den weiß bis lila Blüten galt seit jeher als »wirksames Erotikum«, mit dessen blühendem Kraut der Körper auch an intimsten Stellen eingerieben wurde. Seinen würzig-pfeffrigen Geschmack und das starke Aroma verdankt das Bohnenkraut dem hohen Anteil an ätherischen Ölen und seinen Gerbstoffen.

Bohnenkraut kommt ursprünglich aus den Mittelmeerländern und vom Balkan, wurde von den Mönchen über die Alpen gebracht und bereits in den

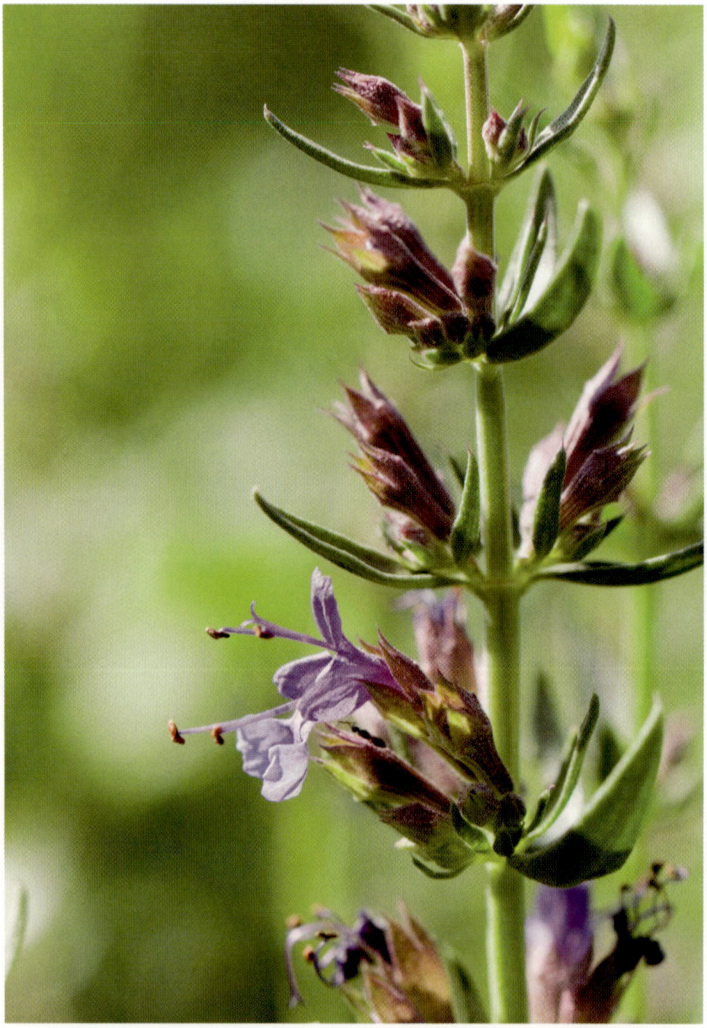

Bohnenkrautpulver

Hildegard von Bingen hat für »Gliederzittern« ein Bohnenkrautpulver entwickelt, das aus pulverisiertem Bohnenkraut, Salbei und Mutterkümmel besteht: »Mische diese Pulver unter Honigwürze und trinke das oft nach dem Essen, und es wird besser.«

Kräftigend

In alten Kräuterbüchern wird Bohnenkraut für Bäder empfohlen.

Reichlich Bohnenkraut wie Tee bereiten und dem Badewasser zusetzen.

Das wirkt »kräftigend, vor allem nach langen Krankheiten«.

»capitulare de villis« von Karl dem Großen erwähnt. Als Heilpflanze wird vor allem seine krampfstillende und verdauungsfördernde Kraft geschätzt. Bei Magen- und Darmkrämpfen und Brechreiz soll eine Tasse Bohnenkraut-Tee helfen.

Aufgrund seiner blähungslindernden Wirkung wurde das Bohnenkraut früher ganz selbstverständlich den blähenden Speisen – Kohl (Grünkohl) zum Beispiel – beigegeben. Womit die blähungstreibende Kraft des Gemüses bereits durch das Gewürz gemildert wurde.

Im Garten zählt Bohnenkraut zu den anspruchslosen Pflanzen, es liebt Sonne und Trockenheit und benötigt nur etwas mehr Platz, damit sich die Blätter gut entwickeln.

Geerntet wird das Kraut zur Zeit der Blüte (ab Juni), zwischendurch können auch immer Stiele geschnitten werden, wenn man die Blätter frisch verwenden will. Getrocknetes Bohnenkraut ist nur mehr selten im Handel zu finden.

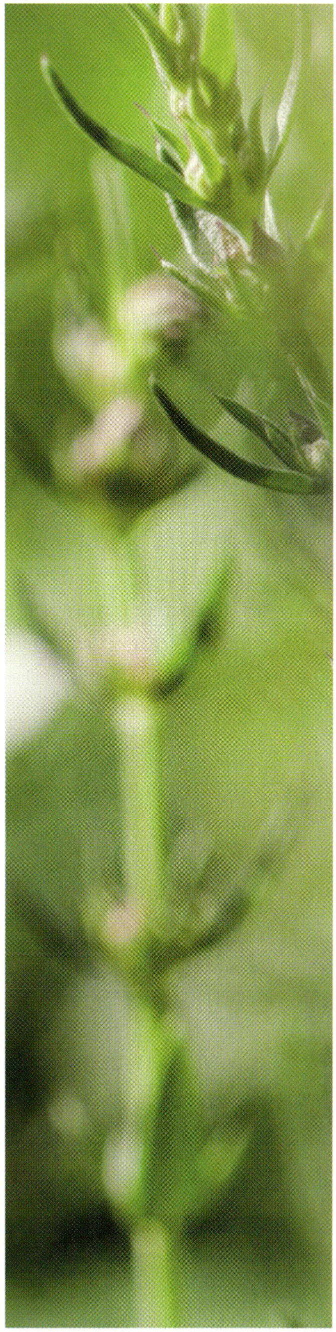

Bohnenkrauttee

- *1 TL Bohnenkraut*
- *1 Tasse Wasser*

Den Aufguss 10 Minuten zugedeckt ziehen lassen, dann abseihen.

Täglich 3 Tassen Bohnenkrauttee helfen bei schlechter Verdauung und Blähungen.

Brennnessel

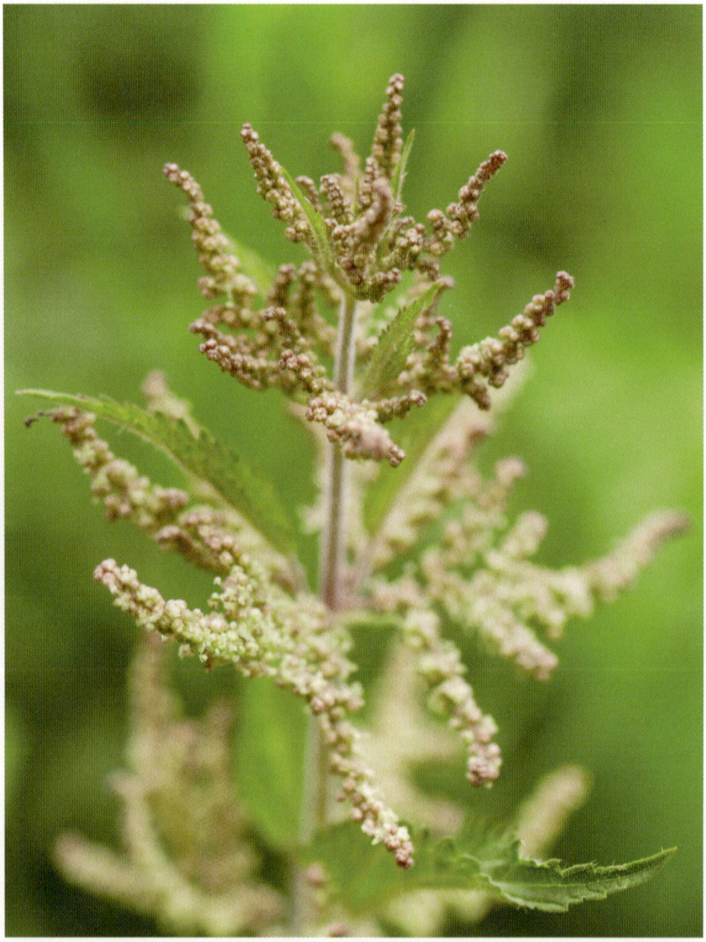

Schön langsam spricht es sich schon herum: Die lange als »Unkraut« verrufene Pflanze hat ausgesprochen wohltuende Wirkungen. Für viele ist die Brennnessel – »Urtica dioica« – mit unliebsamen Erinnerungen an Spaziergänge verbunden, weil sie sich die Hände an den feinen Härchen der Stiele und Blätter »verbrannt« haben. »Juckreiz und Quaddelbildung« verursachen die Brennhaare der Pflanze, so liest man in der Fachliteratur. Pfarrer Kneipp wiederum preist gerade diese Eigenschaft und empfiehlt intensiven Hautkontakt mit der Brennnessel bei Rheumatismus.

Heute ist bekannt, dass dort, wo Brennnesseln wachsen dürfen, auch Schmetterlinge tanzen. Und obwohl das handfeste Gründe sind – die Brennnessel ist Lebensraum der Schmetterlingsraupen – nähert man sich damit auch dem ursprünglichen, oft zauberhaften Zugang zur Pflanze. Wo Brennnesseln wachsen, erzählt die Mythologie, haben die Erdwesen ihre Haustüren.

Ein Platz mit Brennnesseln sichert den Schutz von Stall und Hof und wenn in der Nachbarschaft eine schlimme Seuche

Gegen Rheuma

»Wer an Rheumatismus leidet, und kein Mittel mehr findet, denselben auszutreiben, bestreiche oder schlage die schmerzenden Stellen täglich ein paar Minuten lang mit frischen Brennnesseln!«

Sebastian Kneipp

ausbricht, hängen noch heute manche Bauern ein Sträußchen Brennnesseln an die Stalltür.

In früheren Zeiten und in allen Zeiten der Not war die Brennnessel wichtiger Bestandteil der Nahrung – als spinatähnliches Gemüse, als Suppe, als Salat wurde sie gegessen. Heute findet man sie wieder auf dem alternativen oder vegetarischen Mittagstisch. Verwenden sollte man nur die jungen Triebe und Blätter, später werden sie rau und hart und sind nicht mehr so bekömmlich.

Im volksmedizinischen Bereich wurde die Brennnessel wegen ihrer blutreinigenden, harntreibenden und stoffwechsel-anregenden Wirkung immer geschätzt und bei Erkrankungen der Harnwege, Leber- und Gallenbeschwerden oder zur Anregung des Stoffwechsels eingesetzt. In der Kosmetik wurde und wird sie gerne als Haarwuchsmittel und zur Bekämpfung von Schuppen eingesetzt.

Verwendet wird das ganze Kraut, aber auch die Wurzel. Während das getrocknete Kraut oder der Presssaft der Frischpflanze die Harnmenge steigern können, erleichtert der Wurzelextrakt das Wasserlassen bei Prostatabeschwerden im fortgeschrittenen Mannesalter.

Brennnessel-Alkoholauszug

- *2 Hand voll frische Brennnesselblätter*
- *1 Liter 40%iger Korn*

Brennnesselblätter ein paar Mal durchschneiden, in eine Flasche füllen, mit Schnaps übergießen und gut verschlossen in die Sonne stellen. Nach 4 bis 8 Wochen abseihen.
Verdünnt mit warmem Wasser (1 : 7) in die Kopfhaut massiert, ist diese Brennnesseltinktur ein wirksames Mittel gegen fettes Haar und Schuppen.

Brennnesseltee

- *2 TL Brennnesselwurzel oder -blätter (frisch oder getrocknet)*
- *1 Tasse Wasser*

Den Aufguss mit heißem Wasser übergießen, 10 Minuten stehen lassen, dann abseihen.
Bei Harnwegsentzündungen oder Rheuma hilft eine Kur mit 2 Tassen Tee pro Tag über 3 Wochen. Um die Durchspülung zu unterstützen, ist es günstig, nach jeder Tasse Tee ein Glas Wasser zu trinken.

Brennnesselöl

- *2 Hand voll getrocknetes Brennnesselkraut*
- *0,5 l Olivenöl*

Olivenöl in ein weites Gefäß gießen, Brennnesselkraut dazugeben und gut verschließen. An einem hellen Ort, aber nicht in der prallen Sonne, etwa 4 Wochen stehen lassen und jeden Tag ein wenig durchschütteln. Durch ein Tuch abseihen, in eine Flasche gießen, gut verschließen und nicht zu warm lagern.

Hildegard von Bingen empfiehlt, dieses Öl bei Vergesslichkeit, Gedächtnisschwäche und Nervosität auf Brust und Schläfen zu träufeln. Man kann es aber auch, wenn man nicht so viel davon für »medizinische Zwecke« braucht, als »ganz normales Kräuteröl« in der Küche für die Bereitung von Salaten verwenden.

Brennnesselsaft

- *1 großer Bund Brennnesseln*
- *etwas Wasser*

Die gewaschenen, frischen Pflanzen in ein Gefäß legen und mit Wasser beträufeln, so dass sie gut benetzt sind. Nach 3 Stunden die gut durchtränkten Pflanzen im Mixer zerkleinern, den Kräuterbrei anschließend in ein Tuch schlagen und fest ausdrücken. Den Saft in einem Gefäß sammeln.

Morgens und abends 2 EL Brennnesselsaft sind ein probates Mittel gegen Frühjahrsmüdigkeit und wirken zudem blutbildend.

Der Saft sollte aber immer nur frisch genommen werden, keinesfalls, wenn er bereits zu gären beginnt. In Reformhäusern gibt es haltbaren qualitativ hochwertigen Brennnesselsaft zu kaufen.

Dill

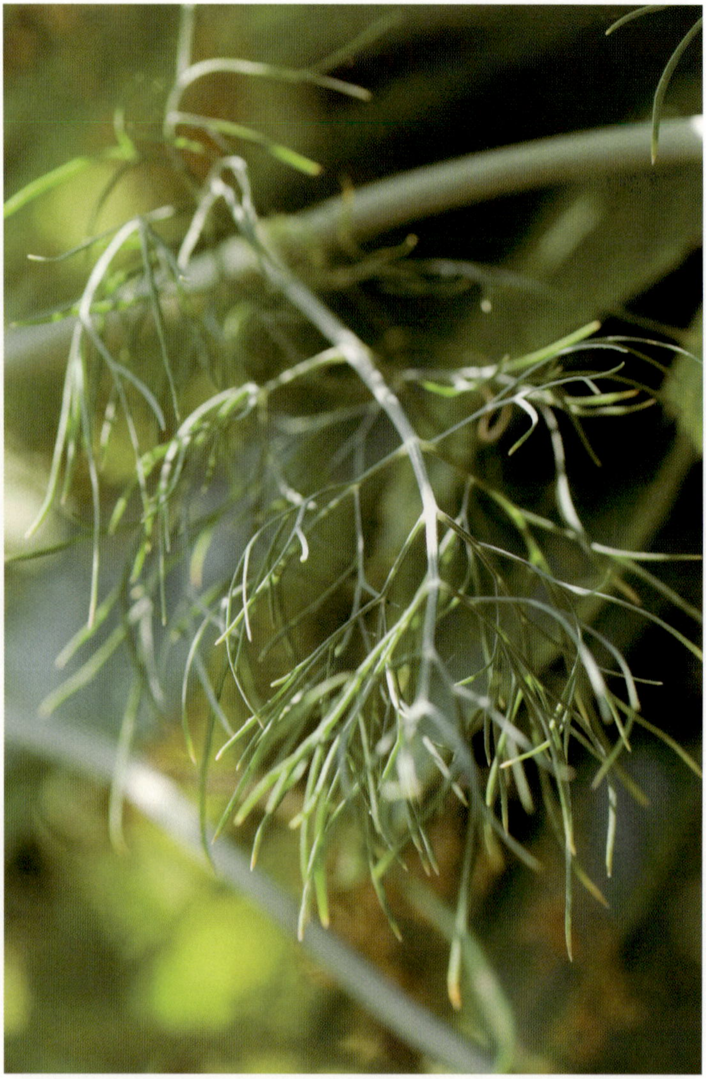

Die Dille (»Anethum graveolens«) zählt zu den alten Heil- und Gewürzpflanzen. »Gurkenkraut« oder »Blähkraut« wird sie auch genannt und zum Einlegen von Gurken oder für den Gurkensalat ist Dille ja das klassische Gewürz. Für Fischspeisen, in Suppen oder auch für das Brot (wie Kürbiskörner oder Anis) wird Dille gern verwendet.

Die Dille kommt ursprünglich aus dem Nahen Osten, wird aber heute beinahe in aller Welt gepflanzt.

Bereits vor 5.000 Jahren war Dille bekannt, in Ägypten wurde sie bei Kopfschmerzen eingesetzt und auch in der Bibel wird sie erwähnt.

Im frühen Mittelalter brachten Benediktinermönche die Dille nach Mitteleuropa und schon bald hatte sie ihren festen Platz in Klöster- und auch in Bauerngärten.

Im südlichen Europa wächst Dille auch frei, bei uns als Heilpflanze nur im Garten. Sie liebt einen sonnigen, nicht zu feuchten Platz, kann über einen Meter hoch werden und ihre Blüten mit den großen gelben Dolden bilden später Samenkörner.

»Ich habe Senf und Dille,
Mann, wenn ich rede,
schweigst du stille.«

Volksweisheit

Geerntet werden die Dillsamen, aber auch das frische blühende Kraut. Für das Kraut werden die Dolden zur Zeit der Blüte abgeschnitten, für die Samen kurz danach.
Um die Samen zu gewinnen, wird das Kraut getrocknet, dabei fallen die Samen aus. Die ganze Pflanze hat einen erfrischenden, angenehmen Duft, die Samen sind anfangs süßlich, trocken dann doch recht würzig.
Dillsamen und -kraut gibt es im Lebensmittelhandel und in der Apotheke.

Als Heilpflanze hilft Dille bei Blähungen und Störungen im Verdauungstrakt.

Sie löst Krämpfe, regt die Produktion des Magensaftes an und wirkt ganz allgemein beruhigend. Tee aus Dille und Anis gilt als sanftes Mittel bei Bauchgrimmen und Blähungen von Babys.

Wer üblen Mundgeruch bekämpfen will, kaut am besten ein paar Dillsamen. Ein Gläschen vom Dillwein regt die Verdauung an.

Aus einem alten Kräuterbuch

Frisches Dillkraut, mit den Blüten, klein zerschnitten, in Baumöl gekocht und als Umschlag auf den Kopf gelegt, stillt den Kopfschmerz.

Gegen unruhigen Schlaf und schwere Träume binde dir Dillkraut um den Kopf.

Dill-Mischtee

- *5 g Dillsamen, 5 g Anissamen*
- *5 g Majorankraut, 1 Tasse Wasser*

Einen Aufguss aus 1 Teelöffel der Kräutermischung bereiten und 5 Minuten zugedeckt ziehen lassen. Frisch gequetschte Dill- und Anisssamen geben die Inhaltsstoffe besser ab. Täglich 2 bis 3 Tassen des Tees, mit etwas Honig gesüßt, fördern die Milchproduktion stillender Mütter – und lindern gleichzeitig Blähungen des Babys.

Dill-Ölauszug

- *2 Hand voll getrocknetes Dillkraut*
- *0,5 l reines Olivenöl*

Das Kraut in einem weithalsigen Keramik- oder Glasgefäß mit dem Öl begießen. Das dicht verschlossene Gefäß an einen warmen Ort stellen. Nach 2 Wochen abseihen und kühl und dunkel lagern. Dillöl kann als Einreibung gegen Kopfschmerzen helfen. Ein Teelöffel davon oder ein paar Tropfen auf einem Stück Zucker genommen, wirken beruhigend auf den Verdauungsapparat.

Dillwein

- *1 EL zerstoßener Dillsamen*
- *0,25 l trockener Weißwein*

Wein aufkochen lassen, über die Dillsamen gießen, zugedeckt 15 Minuten ziehen lassen, dann abseihen. Dillwein, lauwarm getrunken, ist in der Volksmedizin eine probate Einschlafhilfe.

Eibisch

Der Eibisch heißt lateinisch »Althea officinalis«, der Volksmund hat daraus den Namen Althewurzel oder Altee gemacht. Auch Heilwurz, weiße Pappel oder wildes Malvenkraut wird der Eibisch genannt. Die wunderbar blühende Pflanze ist eigentlich eine Staude, wird bis zu 150 Zentimeter hoch und ist an den grünen Teilen samtartig behaart.

Ursprünglich kommt der Eibisch aus dem Gebiet um das Schwarze Meer und das Kaspische Meer, bei uns ist er kaum wild wachsend.

Wegen seiner schönen lila- bis rosafarbenen Blüten ist er eine beliebte Gartenpflanze. In der Heilkunde wird vorrangig die Wurzel der Pflanze verwendet.

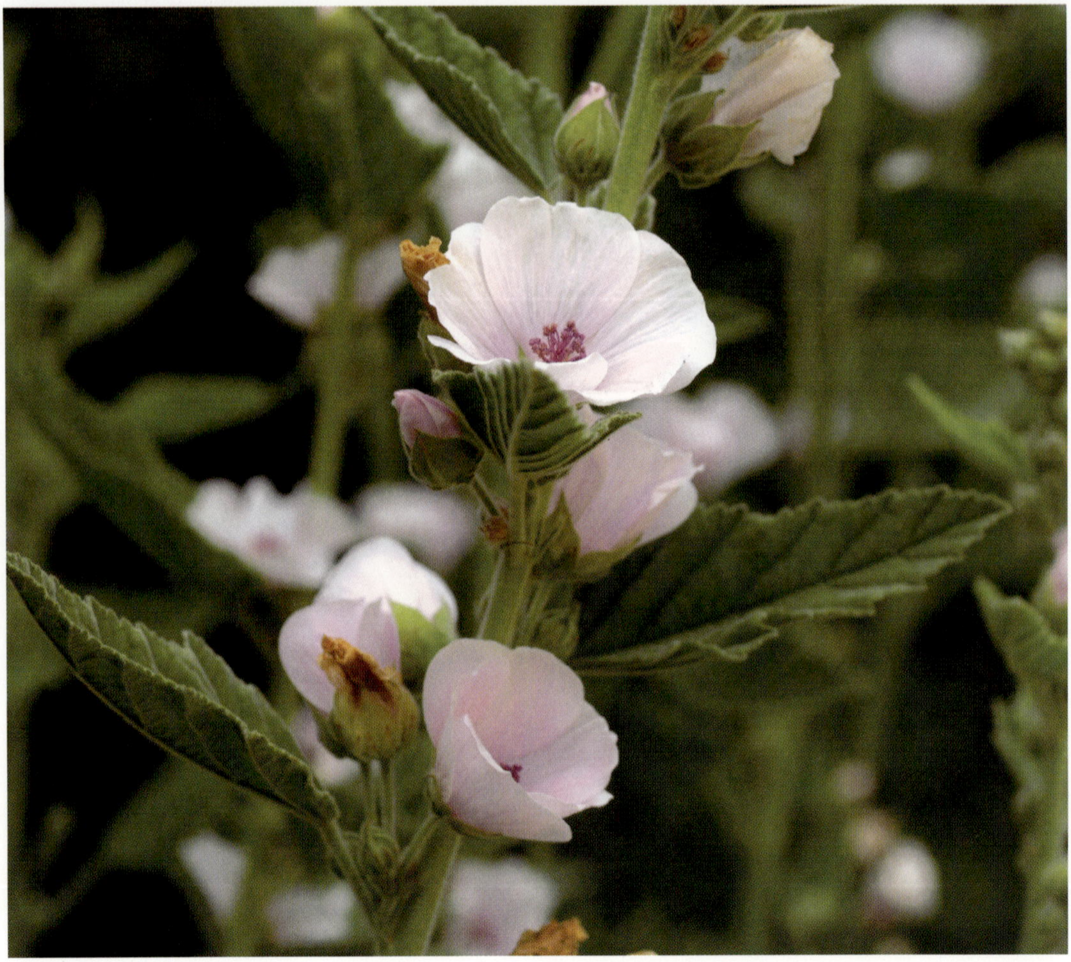

Eibisch zählt seit der Antike zu den wichtigsten Heilpflanzen bei Erkältungen, Husten, Hals- oder Brusterkrankungen. Er wirkt schleimlösend und reizlindernd und wirkt sich auch bei Störungen im Verdauungstrakt beruhigend aus. Die Eibischprodukte sind stark schleimhaltig und dieser Schleim legt sich, so erklärt das die Volksheilkunde, wie eine Schutzschicht auf die entzündeten Stellen und mildert so den Reiz.

Auch bei Hauterkrankungen wird daher empfohlen, die betroffenen Stellen mit Eibischtee zu waschen. Eibischsirup durfte früher in keinem Haushalt fehlen, später war Eibisch dann fester Bestandteil der Hustenbonbons, die der Apotheker selbst zubereitete.

Eibischpackung

- *2 EL frische oder getrocknete Eibischblätter*
- *1 1/2 EL Salbeiblätter*
- *etwas Olivenöl*

Die Kräuter mit dem Olivenöl zu einer nicht zu dünnflüssigen Masse vermengen und in ein Leinentuch einschlagen. Im Backofen erwärmen.

Hildegard von Bingen empfiehlt, diese Packung gegen Kopfschmerzen auf die Stirn zu legen.

Eibischtee

- *1 TL getrocknete zerkleinerte Eibischwurzel*
- *1 Tasse Wasser*

Wurzelstücke im kalten Wasser ziehen lassen, nach ca. 2 Stunden abseihen und auf Trinktemperatur erwärmen.

Bis zu 4-mal täglich 1 Tasse hilft gegen Husten, leicht erwärmter Tee kann aber auch bei Halsentzündungen oder Heiserkeit zum Gurgeln verwendet werden.

Die richtige Zubereitung, nämlich als Kaltauszug, ist wichtig.

Eibischsirup

- *2 EL getrocknete zerkleinerte Eibischwurzel*
- *130 ml Wasser*
- *100 g Zucker*

In einem Keramik- oder Glasgefäß die Wurzelstücke mit Wasser begießen. Gut zudecken und kalt stellen.

Nach ca. 24 Stunden abseihen und in einem Topf langsam erhitzen.

Zucker nach und nach unter ständigem Rühren beigeben. Einmal aufkochen lassen und abgekühlt in eine Flasche füllen.

Da der Sirup nicht lange haltbar ist, sollte man keine allzu großen Mengen davon anfertigen.

Zum Stillen des Hustenreizes 1 bis 2 TL Sirup unverdünnt oder in einer Tasse Tee nehmen.

Eibischwein

- *2 EL getrocknete Eibischwurzel*
- *250 ml trockener Weißwein*

Die Wurzeln in einem Glas- oder Keramikgefäß mit Wein übergießen, das Gefäß gut verschließen.

Nach ca. 24 Stunden abseihen und den Wein in eine Flasche füllen.

Bei Erkältungskrankheiten ein Gläschen vom Eibischwein, etwas erwärmt, trinken.

Eisenkraut

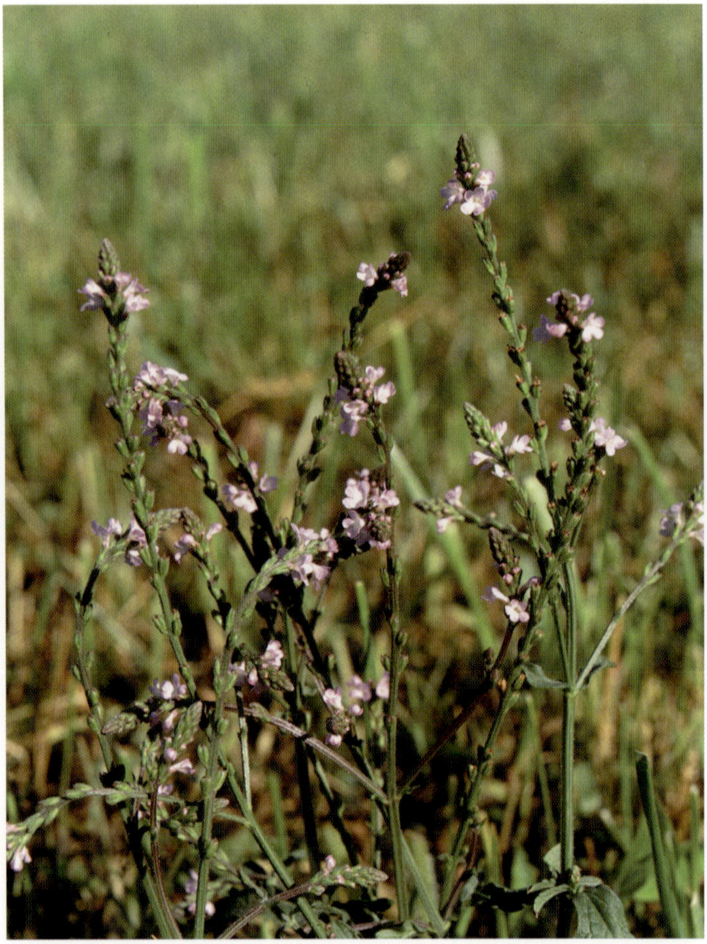

»Verbena officinalis« heißt im Volksmund auch Heiliges Kraut oder Wunschkraut, auch Eisenherz, und gilt als Pflanze der Liebe.
Wer Eisenkraut um den Hals trägt, bevor er zu seiner Liebsten geht, der wird einfach unwiderstehlich. Auch als Zauberkraut war die Pflanze berühmt. Eisenkraut half, Geister und Dämonen zu verjagen, bewahrte Haus und Hof vor Unwetterschäden und wurde sogar den Wöchnerinnen ins Bett gelegt, damit Mutter und Kind keinen Schaden erleiden konnten.

In den mittelalterlichen magischen Rezepturen für Liebestränke oder Elixiere »zum Entflammen der Sinne« ist Eisenkraut fester Bestandteil. Und sogar in den Rezepten der »Flugsalben« der Hexen kommt neben Salbei und Minze das Eisenkraut vor. Eisenkraut wurde bereits im Altertum als Heil- und Kultpflanze genutzt, bei den Ägyptern, in Persien, Griechenland und später in Rom. Auch die Kelten und Germanen nutzten es, in erster Linie als Wundheilmittel.

Ein paar hundert Jahre später, im Mittelalter, wurde das Kraut wesentlich vielfältiger

Mundhygiene

»Wälzt man den lauen Saft im Mund, reinigt und heilt er Wunden in der Mundhöhle. Und gleiche Wirkung tut die frische Abkochung des Krautes, denn auch durch sie wird jegliche Eiterfäule im Munde vertrieben.«

Odo Magdunensis

verwendet – bei Fieber und Kopfschmerzen, rheumatischen Erkrankungen, Gallen- und Leberbeschwerden und Erkrankungen der Atemwege.

Eisenkraut wirkt harntreibend, fördert die Verdauung und regt den Appetit an. Es gilt als Pflanze, die helfen kann, seelische Verspannungen zu lösen. Damit scheint der Kreis zu den alten Geistern und Dämonen geschlossen zu sein. Vielleicht benennen wir die Dinge heute nur einfach anders.

Wissenschaftlich abgesichert ist die Behandlung von Stirnhöhlenentzündungen zusammen mit anderen Pflanzenauszügen von Enzianwurzel, Holunder- und Primelblüte.

Eisenkraut wird bis zu einem Meter hoch, hat kleine blasslila Blüten, die aber kaum duften. Heute ist es fast überall wild wachsend zu sehen – an Wegrändern und Zäunen wie auf Schutthalden. Und natürlich in den Kräutergärten, wo das Eisenkraut einen Platz in der Sonne oder im Halbschatten liebt.

Geerntet wird das blühende Kraut während des Sommers, wobei man nur die oberen Teile der Pflanze abschneidet, damit das Eisenkraut nachwachsen kann. Danach an schattiger Stelle zum Trocknen aufhängen. Eisenkraut gibt es natürlich auch in der Apotheke zu kaufen.

Aus einem alten Kräuterbuch

Bei Kopfschmerzen mache Umschläge mit Eisenkrauttee.

Eisenkraut-Gurgelwasser

- *2 EL Eisenkraut*
- *0,5 l Wasser*

Das Kraut für einen Kaltauszug mit dem Wasser übergießen und zugedeckt ruhen lassen. Nach ca. 10 Stunden abseihen.

Der Kaltauszug eignet sich zum Gurgeln bei Halsschmerzen oder Mundgeruch.

Eisenkrauttee

- *2 TL Eisenkraut*
- *1 Tasse Wasser*

Den Aufguss 10 Minuten ziehen lassen.

Einige Tassen täglich regen den Appetit an. Gurgeln mit lauwarmem Tee vertreibt Mundgeruch.

Der Eisenkrauttee schmeckt übrigens ziemlich bitter. Schwangere sollten Eisenkrauttee nicht trinken.

Estragon

»Artemisia dracunculus« heißt der Estragon im Lateinischen. Der Volksmund hat daraus das »Drachenkraut«, auch »Dragonkraut« oder »Schlangenkraut« gemacht. Interessant ist, welch alte Wurzeln diese Namen doch haben. Denn bereits Plinius beschreibt Estragon als Pflanze, die bei Schlangenbissen hilfreich ist. Man legte die Estragonblätter auf die wunde Stelle – so sollte das Gift herausgezogen werden.

Der Estragon stammt ursprünglich aus Asien und ist durch die ersten Kreuzritter zu uns gekommen. Hier ist er vor allem als Gewürzpflanze geschätzt worden. Katharina von Aragon soll ihn so reichlich verwendet haben, dass ihr Mann, der berühmt-berüchtigte Heinrich VIII., Grund genug für eine Trennung hatte. Aber das ist wohl eher aus dem Reich der Legenden. Estragon jedenfalls war und ist in England und Frankreich ein beliebtes Gewürz – für Gemüse, Salate, Fisch- und Fleischspeisen. Wegen der verdauungsfördernden Kraft der Pflanze setzte man sie besonders gerne zu fetten Speisen.

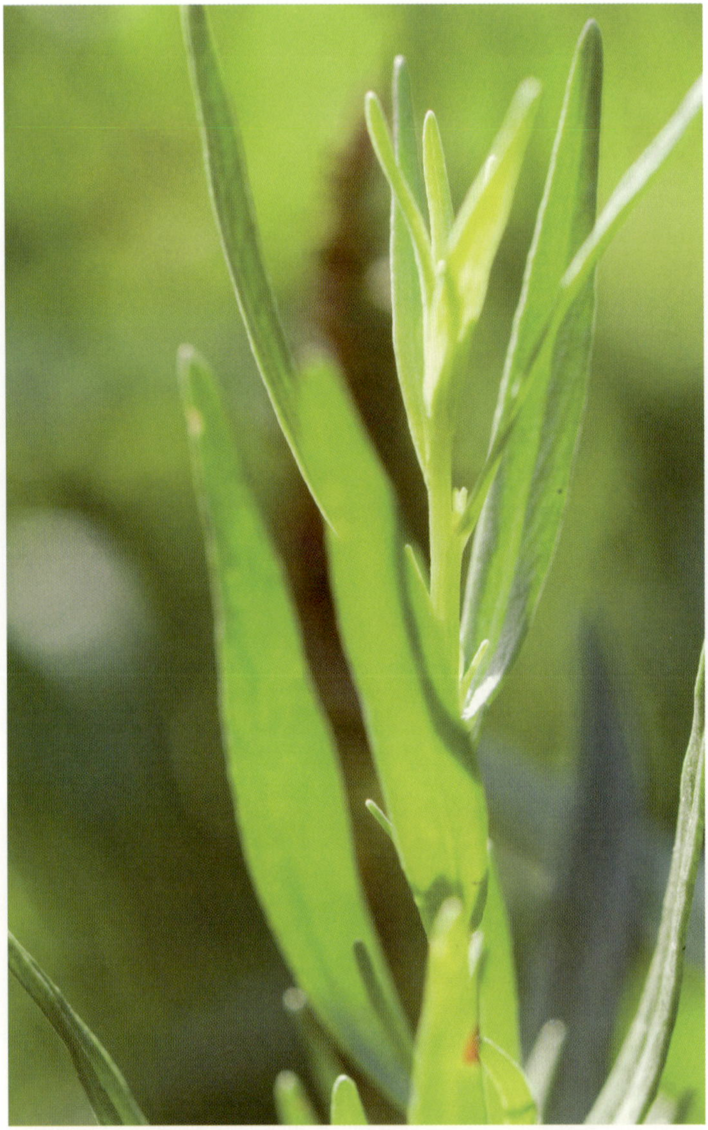

Katharina von Aragon soll soviel Estragon zum Würzen verwendet haben, dass sich Heinrich VIII. von ihr trennte.

Estragonblätter können frisch über Salate gestreut werden,

man legt sie in Essig ein und hat dadurch sowohl den besseren Geschmack als auch die Kräfte des Estragons zur Verfügung. Auch die Tinktur ist eine gute Möglichkeit, seine Heilkraft zu nutzen.

Der Estragon wirkt nämlich nur frisch wirklich gut, er lässt sich nicht sehr gut konservieren. Es gibt zwar auch getrockneten Estragon, er hat aber nicht die Kraft der frischen Pflanze.

Die frischen grünen Triebspitzen kann man den ganzen Sommer über ernten. Die Blütenköpfe, die sich später entwickeln, sind kugelig wie Knospen und duften intensiv. Geerntet wird zur Zeit der Blüte, die Pflanzen werden 30 Zentimeter über dem Boden abgeschnitten und in Essig oder Alkohol eingelegt.

Als Heilpflanze wird der Estragon volksmedizinisch wegen seiner verdauungsfördernden Kraft geschätzt. Er lindert Blähungen, treibt den Harn, hilft bei Völlegefühl und regt den Appetit an.

Die Volksheilkunde hat ihn als menstruationsförderndes Mittel eingesetzt, auch zur Anregung der Nierentätigkeit.

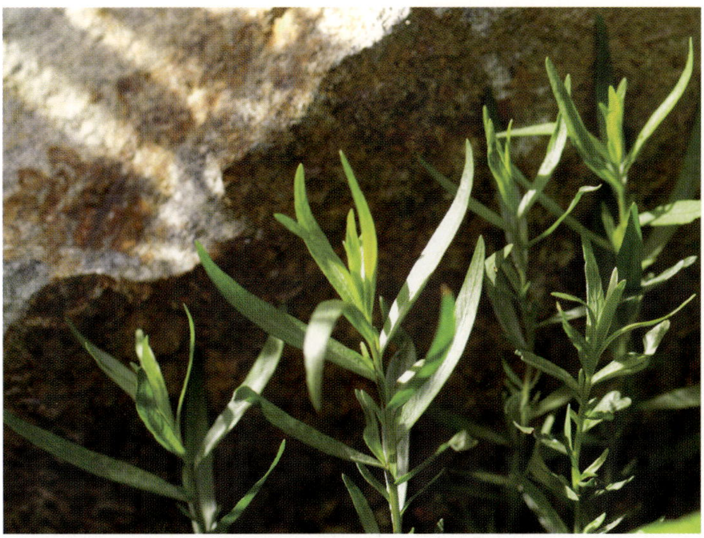

Estragonessig

- *3 Estragonzweige*
- *1 l Weinessig*

Die Estragonzweige in den Essig geben, gut verschlossen an einen warmen Ort stellen. Nach 2 bis 3 Wochen abseihen, kühl und dunkel aufbewahren.

Ein schmackhafter Essig, der Salate bekömmlicher macht.

Estragontee

- *1 TL Estragonkraut*
- *1 Tasse Wasser*

Den Aufguss 10 Minuten zugedeckt ziehen lassen, dann abseihen.
Nach dem Essen getrunken, bekämpft Estragontee Völlegefühl und fördert die Verdauung.

Estragonlikör

- *30 g Estragonblätter*
- *300 g Zucker*
- *1 Vanillestange*
- *1 l 40%iger Korn*

Alle Zutaten in ein weithalsiges Gefäß füllen. Gut verschlossen an einen warmen Ort stellen, öfter schütteln. Nach 4 Wochen abseihen und in eine Flasche füllen.
Ein Gläschen Estragonlikör nach dem Essen ist ein wohltuender Verdauungsschnaps.

Frauenmantel

Der Frauenmantel – »Alchemilla vulgaris« – zählt zu den Rosengewächsen. Im Volksmund wird die Pflanze auch »Taufänger« genannt, weil sich auf ihren graugrünen behaarten Blättern am Morgen die Tautropfen sammeln, und das ist ein wunderschöner Anblick. Den Tau haben früher die Alchemisten gesammelt, als magisch bedeutsames Zubehör für ihre geheimen Rezepte. Bei den Germanen galt der Frauenmantel als Pflanze, die der Göttin Frigga geweiht war. Später, im Christentum, wurde der Frauenmantel zum »Marienkraut«, der Pflanze der Madonna. Die Blätter erinnern, so sagte man, an den Mantel »unserer lieben Frau«.

In der Frauenheilkunde hatte diese Heilpflanze bereits in der Antike große Bedeutung. Bei Akneproblemen in der Pubertät, Menstruationsbeschwerden jeglicher Art und Beschwerden im Klimakterium wurde Frauenmanteltee oder ein Frauenmantelbad empfohlen. Die Pflanze wirkt antibakteriell und adstringierend, also »zusammenziehend«.

Bei Entzündungen im Mund- und Rachenbereich hilft es, mit

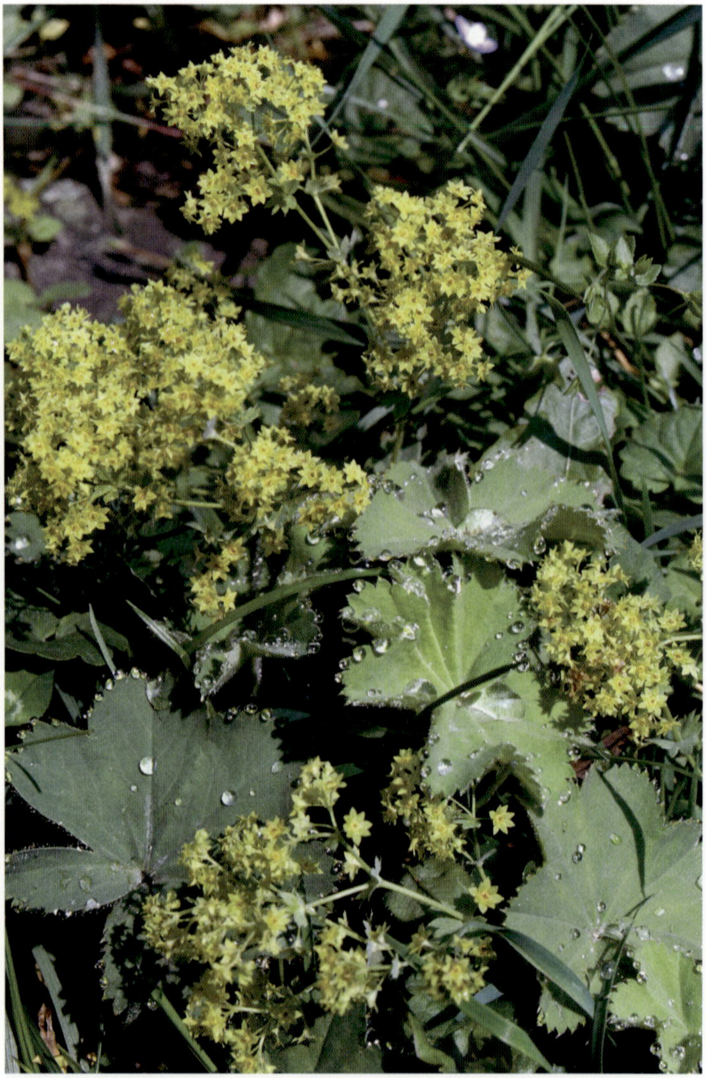

Leuchtend grün

Die Blätter des Frauenmantels wurden früher zum Färben von Wolle verwendet. Sie sollen eine leuchtend grüne Farbe gegeben haben.

Frauenmantel zu gurgeln und bei Darm-Störungen, vor allem aber bei Durchfall, hilft die Heilpflanze Frauenmantel mit ihrem Gerbstoffgehalt. Der Frauenmantel enthält Bitterstoffe – der Tee schmeckt daher recht bitter. »Das Bittere aber«, so sagen die Kräuterkundler, »ist gerade das Hilfreiche.«

Der Frauenmantel wächst in Europa, Asien, Amerika, sogar in Grönland – auf Wiesen, in Wäldern, an Waldrändern. Er liebt sonnige Plätze, auch Halbschatten. Wächst er einmal im Garten, sät er sich selbst gern aus.

Für den Tee wird die blühenden Pflanze mit Blätter und Stielen geerntet und zwar den ganzen Sommer über.
Die Pflanze wächst recht rasch wieder nach. Die jungen Blätter können auch als Küchenkräuter frisch in den Salat gegeben werden.

Frauenmantel-Gurgelwasser

- *100 g Frauenmantelkraut*
- *1 l Wasser*

Die Abkochung 2 Minuten kochen und 10 Minuten ziehen lassen, danach abseihen.

Durch seine adstringierende und antibakterielle Wirkung wirkt Gurgeln mit der abgekühlten Abkochung lindernd bei Halsschmerzen.

Frauenmanteltee

- *2 TL Frauenmantelkraut*
- *1 Tasse Wasser*

Den Aufguss 10 Minuten ziehen lassen, dann abseihen.

Bei Menstruationsbeschwerden oder Durchfall täglich 1 bis 3 Tassen trinken.

Frauenmantelbad

- *Die gleiche Menge:*
- *Brombeerblätter*
- *Frauenmantelkraut*
- *Salbeiblätter*
- *Taubnesselblüten*
- *1 l Wasser*

Einen Aufguss von 4 EL der Kräuter bereiten und 10 Minuten ziehen lassen.

Abgeseiht in eine Sitzbadewanne mit ca. 10 l körperwarmem Wasser gießen.

Bei Scheidenentzündungen soll man mehrmals täglich ein 10-minütiges Sitzbad nehmen.

Gänsefingerkraut

Das Gänsefingerkraut – »Potentilla anserina« – war früher tatsächlich oft auf Gänseweiden zu finden.

Gänserich oder Gänsekraut wurde es im Volksmund gern genannt. Und ganz respektlos »Dreckkraut«, denn oft hatte die Pflanze ein wenig unter dem Zusammenleben mit den Gänsen gelitten und man musste aufpassen, dass man saubere Pflanzen für den Tee pflückte.

Das Gänsefingerkraut ist eine recht kleine Pflanze mit leuchtend gelben Blüten, wächst häufig auf Wiesen, Waldrändern, gerne auf Weiden.

Das Gänsefingerkraut war eine Heilpflanze, die die Germanen sehr schätzten, auch im Mittelalter wird es oft genannt, als Mittel gegen Durchfall, Krämpfe und Menstruationsbeschwerden. Bei Ausschlägen oder Hautentzündungen wurde Gänsefingerkrauttee zum Reinigen verwendet, bei schlecht heilenden Wunden zum Auswaschen.

Bei Entzündungen der Schleimhäute, auch bei kleinen Wunden in der Mundhöhle, empfiehlt es sich, mit Gänsefingerkrauttee zu spülen oder zu gurgeln. Die

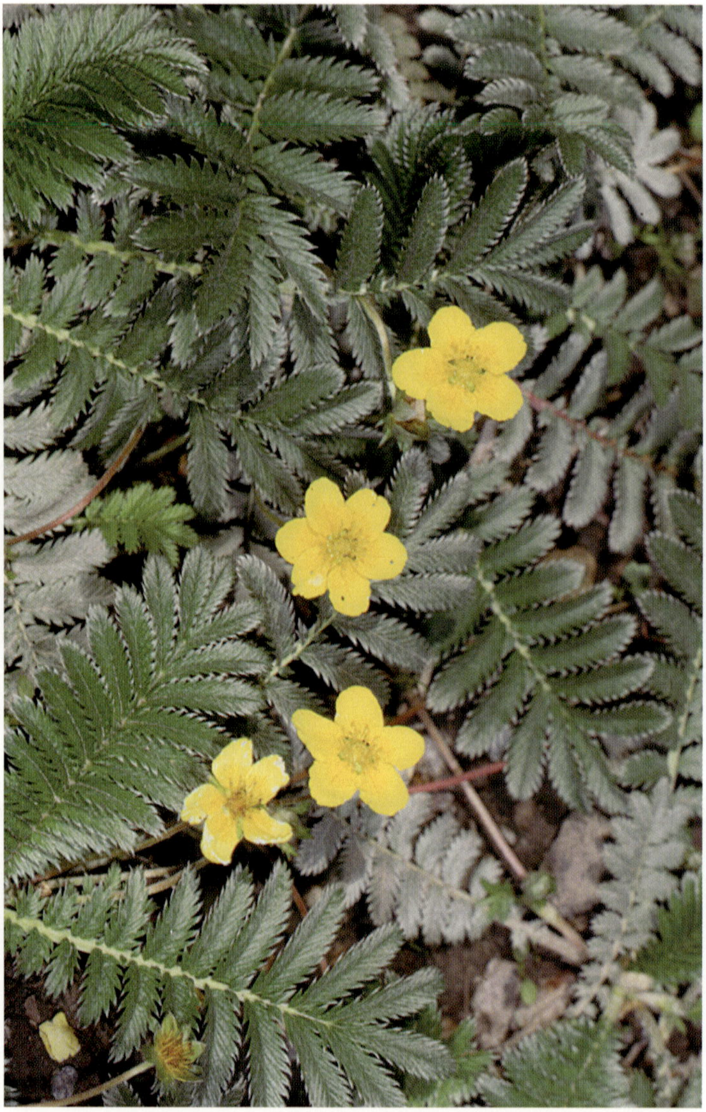

Ein Zweiglein Gänsefingerkraut um den Hals getragen soll Glück in allen Geldangelegenheiten bringen.

Aus einem alten Kräuterbuch

Nimm einige Hände voll Gänsefingerkraut, überbrühe die Kräuter mit kochendem Wasser und verwende sie noch heiß als Umschläge. Das Kraut, solcherart auf schmerzende Stellen gelegt, hilft, Wadenkrämpfe zu vertreiben.

Pflanze enthält viele Gerbstoffe mit einer stark zusammenziehenden Wirkung. »Krampfkraut« wird die Pflanze im Volksmund auch genannt, weil sie bei Koliken und Störungen im Verdauungsbereich hilfreiche Dienste leisten kann. In der Tiermedizin wurde der Tee als Heiltrank gereicht, vor allem, wenn die Kühe Probleme mit der Verdauung oder dem Magen hatten.

Geerntet wird das Kraut kurz vor und während der Blüte den ganzen Sommer hindurch. Der Volksglaube hat das Gänsefingerkraut stets mit Geld in Verbindung gebracht, möglicherweise wegen der kleinen, kaum münzgroßen Blüten.

Ein Zweiglein um den Hals getragen »bringt Glück in allen Geldangelegenheiten« oder »macht, dass das Geld nie ausgeht.«

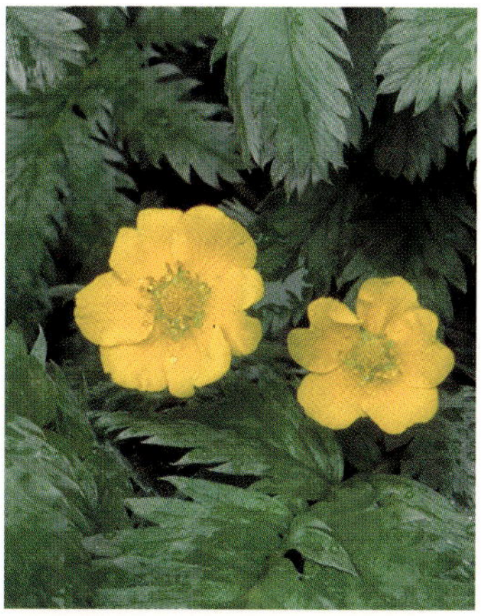

Gänsefingerkrautmilch

- *2 TL Gänsefingerkraut*
- *1 Tasse Milch*

Das Kraut mit der heißen Milch übergießen, 10 Minuten ziehen lassen und dann abseihen.

Sebastian Kneipp empfahl, die Milch bei Menstruationsbeschwerden und Unterleibskrämpfen sehr heiß zu trinken.

Gänsefingerkrauttee

- *2 TL Gänsefingerkraut*
- *1 Tasse Wasser*

Mit heißem Wasser übergießen, 10 Minuten stehen lassen, dann abseihen.

Bis 3 Tassen täglich sollen gegen Krämpfe während der Menstruation und gegen Durchfall helfen.

Hauhechel

Der Hauhechel – »Ononis spinosa« – gehört zu den Schmetterlingsblütlern. »Dorniger Hauhechel« heißt er auch oder Stallkraut, Harnkraut, Ochsenkraut.

Und damit ist auch schon viel über die Verwendung der Heilpflanze gesagt: Sie ist harntreibend und entwässernd. Sie hilft, mit milder Kraft die Nieren zu entwässern, Nierengrieß durchzuspülen, erleichtert rheumatische Erkrankungen und sogar Gicht.

Der Hauhechel hat einen Stiel, der im unteren Teil meist recht dornig ist, hübsche rosa Blüten und eine kräftige, lange Wurzel. Die Wurzel wird zeitig im Frühjahr oder im Herbst ausgegraben und getrocknet. Früher wurde auch das Kraut selbst verwendet, man sammelte es im Sommer kurz vor oder während der Blüte.

Hauhechelwurzel gibt es auch in der Apotheke, sie ist in vielen Mischungen für Blasen- und Nierentee enthalten. Die Pflanze selbst riecht süßlich, die Wurzel aber schmeckt recht herb und beinahe scharf.

Die Pflanze wächst weit verbreitet an Wegrändern und eher kargen Wiesen. Kühe fressen den Hauhechel nicht, daher ist er auf den Weiden leicht zu erkennen.

Die Hauhechelwurzel hatte immer auch große magische Bedeutung. Ein Stück um den Hals getragen, schützt, so glaubte man, vor Dieben und Räubern, deren Überfällen und deren Hieben. Wer also nicht »gehauen« werden wollte, baute mit »Hauhechel« vor.

Hauhecheltee

- *2 TL klein geschnittene, getrocknete Hauhechelwurzel*
- *1 Tasse Wasser*

Die Wurzelstücke mit kochendem Wasser überbrühen, kurze Zeit kochen lassen, dann abseihen. Der Tee darf nicht länger gekocht werden, denn sonst würden die Wirkstoffe verloren gehen.

Mehrere Tassen pro Tag helfen zum Durchspülen bei Entzündungen der ableitenden Harnwege und bei Nierengrieß sowie bei rheumatischen Erkrankungen.

Als Mundspülung ist der Tee wirksam gegen Zahnfleischbluten.

Vielerlei Anwendung

In der Volksmedizin wurden frische Blätter des Hauhechels auf besonders juckende Hautstellen gelegt. Bei Zahnschmerzen kochte man ein Stück der Wurzel eine Viertelstunde lang in Essig und spülte danach den Mund mit dem Absud aus. Bei Wadenkrämpfen kochte man die Hauhechelwurzel in Weißwein und machte mit dem Absud feuchte Umschläge.

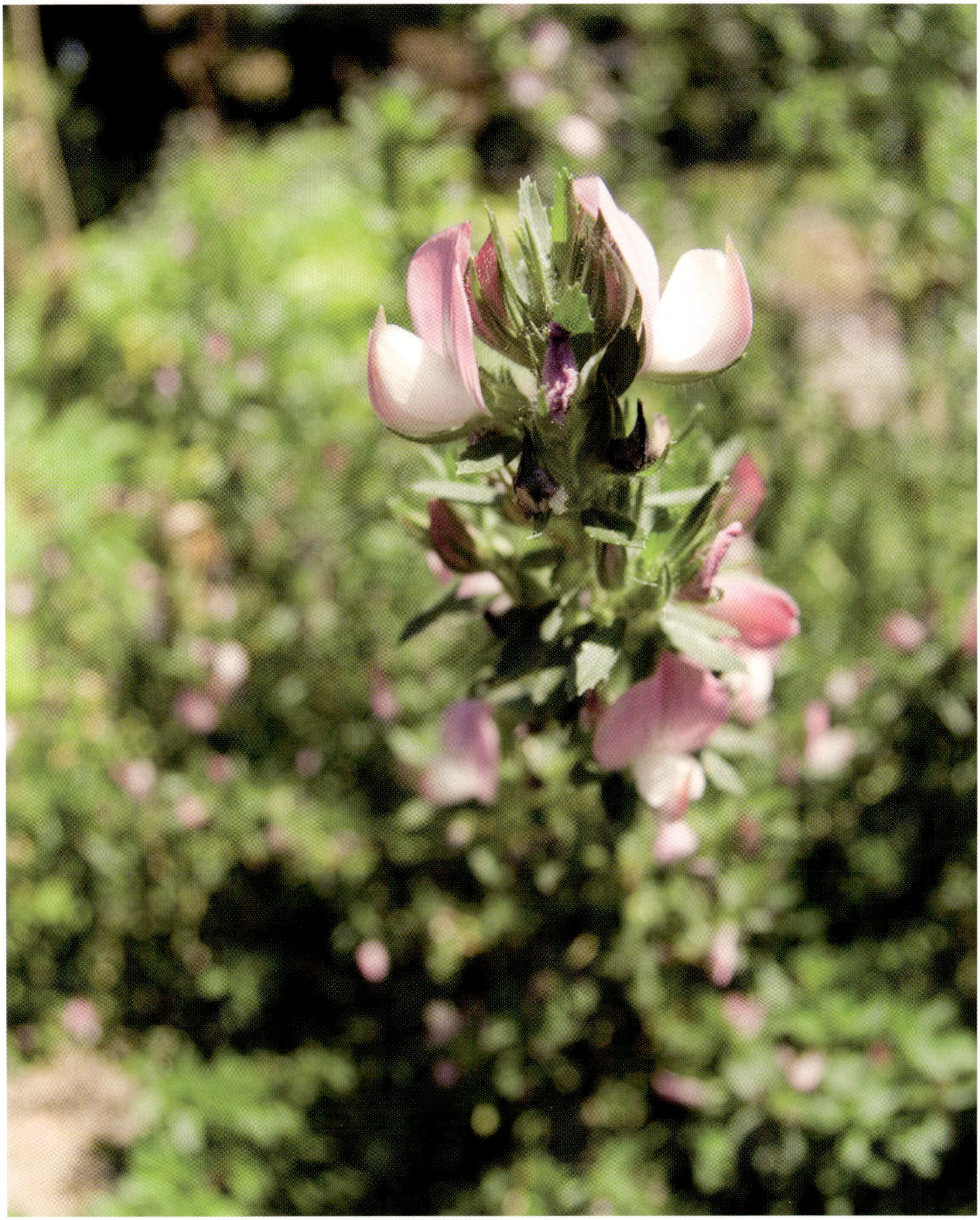

Herzgespann

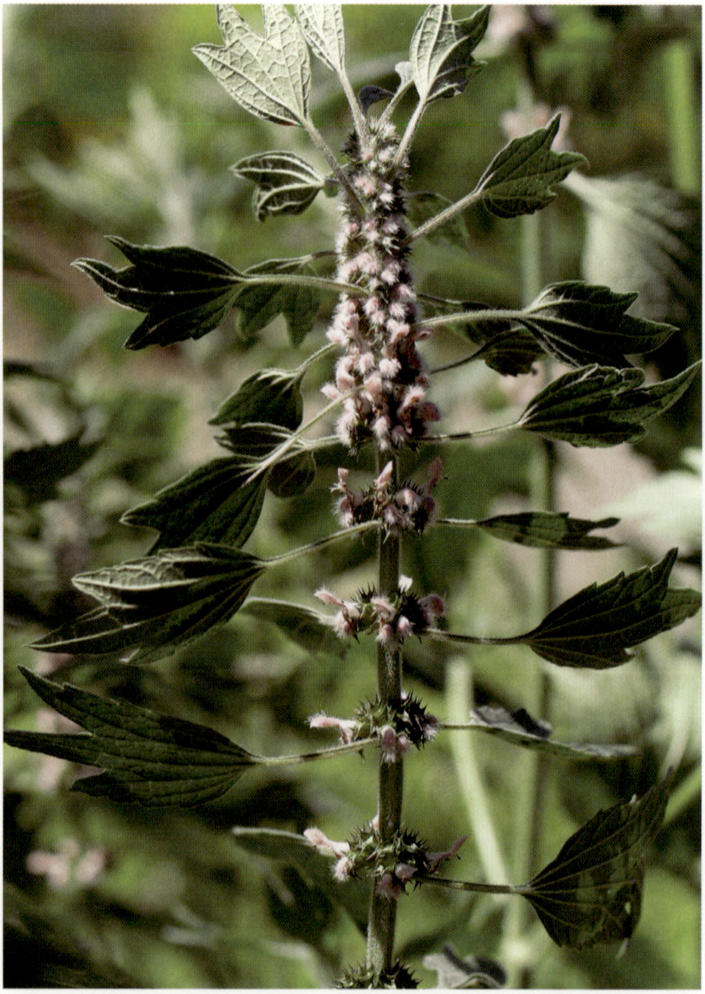

Herzgespann – »Leonurus cardiaca« – auch Herzkraut oder Engeltrank genannt, zählt zu den Heilkräutern, die schon in der Antike gepflanzt und genutzt wurden.
Auch in den mittelalterlichen Kräuterbüchern wird Herzgespann oft erwähnt.

Das Wort »Gespann« ist eine alte Bezeichnung für den Krampf. Herzgespann wurde damals bei Herzbeschwerden, Herzschwäche, nervösen Herzleiden oder Herzklopfen verwendet.

Früher galt es als Magenmittel, das wussten schon die antiken Autoren Theophrast und Dioskurides.

Bei nervösen Beschwerden, Unruhe, Gereiztheit – die ja oft Hand in Hand mit Magen- oder Herzbeschwerden gehen – war Herzgespann das Hausmittel, das in keiner Hausapotheke fehlen durfte.
Bei Angst, Schlaflosigkeit und den Beschwerden der Wechseljahre wurde Tee getrunken oder die Tinktur, manchmal auf einem Stück Würfelzucker, eingenommen.

Heute zählt das Heilkraut zu den eher unbekannten Pflan-

»In allen Geschöpfen, den Tieren, Pflanzen, Bäumen sind geheime Mysterien Gottes verborgen, die kein Mensch und kein Geschöpf weiß, wenn sie ihm nicht von Gott geoffenbart werden.«

Hildegard von Bingen

zen und ist auch frei wachsend selten geworden, obwohl es früher häufig an Zäunen und Wegrändern zu finden war.

Es zählt daher zu den geschützten Pflanzen und darf nur im Kräutergarten gepflückt werden. Herzgespann gibt es natürlich auch in der Apotheke zu kaufen. Das rot bis rosa blühende Herzgespann riecht nicht wirklich angenehm, eher scharf.

Gesammelt wird das Kraut während des ganzen Sommers zur Zeit der Blüte, die Wurzel wird nicht verwendet.

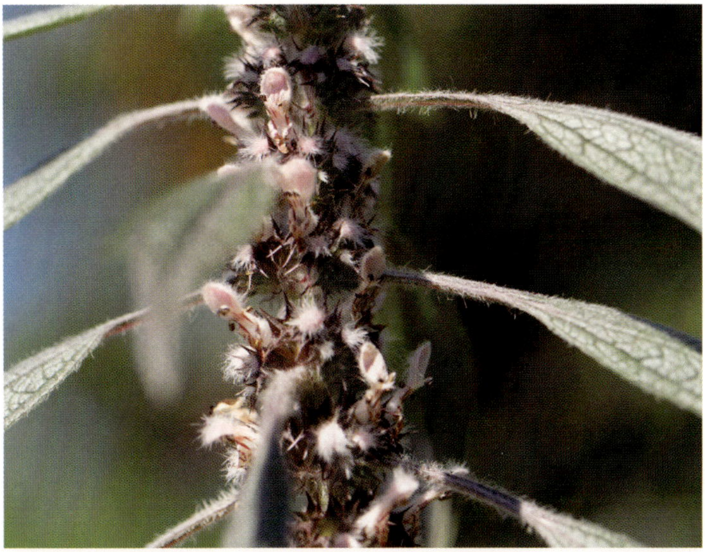

Herzgespanntee

- *1 TL geschnittenes Herzgespannkraut*
- *1 Tasse Wasser*

Den Heißwasseraufguss 10 Minuten ziehen lassen, dann abseihen.

Täglich 2 Tassen Herzgespanntee haben eine ähnliche Wirkung wie Baldrian (siehe Seite 36) und helfen vor allem bei nervösen Herzbeschwerden und Angstzuständen.

Herzgespanntinktur

- *20 g Herzgespannkraut*
- *100 ml 20%iger Alkohol*

Das Kraut mit dem Alkohol übergießen und gut verschlossen an einen warmen Ort stellen.

Nach 10 Tagen abseihen.

2 Teelöffel pro Tag gegen Wechselbeschwerden mit starker Nervosität.

Johanniskraut

Das Johanniskraut – »Hypericum perforatum« – ist nicht nur seit Jahrtausenden eine wichtige Heilpflanze, es ist auch ein Kraut, dem stets große magische Kraft zugeschrieben wurde.

Das Blut von Johannes dem Täufer, dem Märtyrer, soll auf die Pflanze getropft sein und ihr dadurch auf ewig Kraft gegeben haben. Wenn man die gelben Blüten zerdrückt, tritt rötlicher Saft aus. Auch das Öl, in das Blüten eingelegt werden, färbt sich nach einiger Zeit rot.

Dies alles hat, so erklärte es der Volksglaube, seinen Ursprung in der Geschichte mit dem heiligen Johannes. Daher ist das Johanniskraut auch ein höchst wirksames Mittel, um böse Geister und Dämonen zu vertreiben. Und in den vielen magischen Rezepturen des Mittelalters durfte das Johanniskraut nicht fehlen.
Angeblich gibt sie einen vorzüglichen Liebeszauber ab, ein paar Zweiglein Johanniskraut, an der Stalltüre befestigt, schützen das Vieh vor Krankheiten und den Stall vor Blitzschlag und es hilft, wie schon der Arzt Paracelsus im Jahr 1525 wusste, »gegen die doll machenden Geister«. Daher solle man es »unter dem

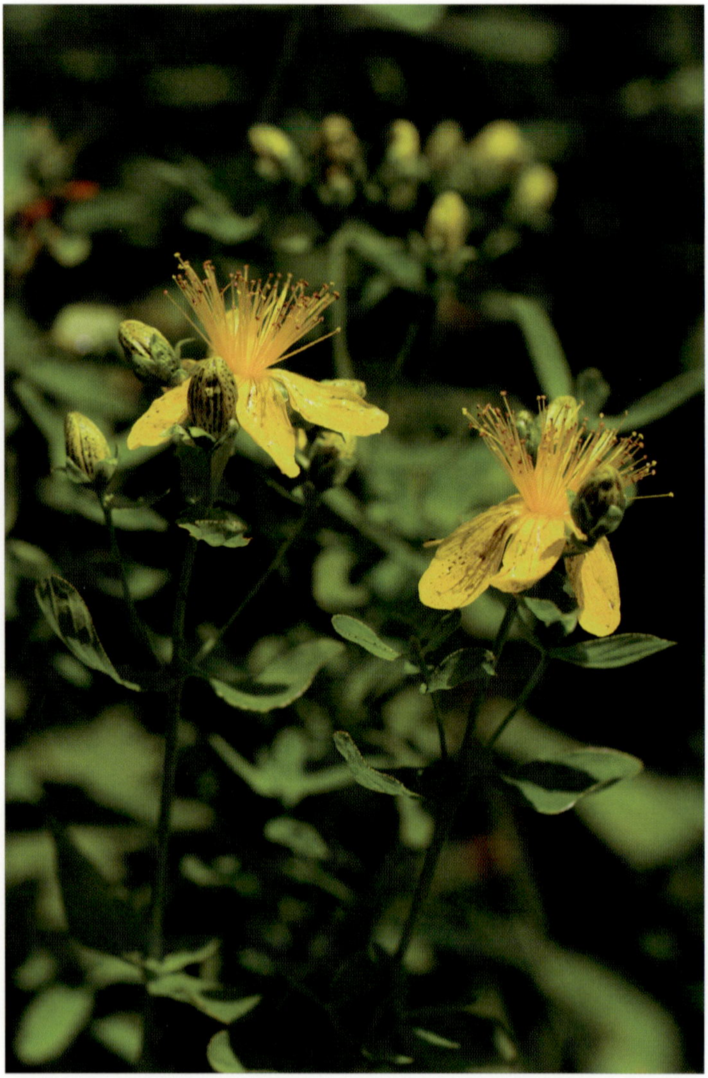

Achtung

Johanniskraut erhöht die Lichtempfindlichkeit der Haut und führt zu rascherer Hautrötung nach Sonnenbestrahlung.

Barett« tragen, unter dem Hemd und zur Nacht unter das Kissen tun, denn »Gott hat ein großes Geheimnis in das Kraut gelegt«.

Das Johanniskraut wächst weit verbreitet, an Waldrändern und sonnigen, trockenen Plätzen. Wer es nicht gut kennt, verwendet besser die Pflanzen aus dem Kräutergarten oder die getrockneten Blüten aus der Apotheke. Geerntet wird das oberste Drittel des ganzen Krautes im Juli und August, am besten dann, wenn die Pflanze zu blühen beginnt. Zum Trocknen wird sie dann gebündelt und im Schatten aufgehängt, man kann die Blüten auch frisch verwenden.

Johanniskraut gilt als Pflanze gegen Angst, Niedergeschlagenheit, depressive Verstimmungen und Nervosität. Es hilft sowohl bei Hautrötungen als auch bei Muskelverletzungen, Blutergüssen, Quetschungen.

Sogar bei Gicht, Rheuma oder Arthritis soll man die betroffenen Stellen mit Johanniskrautöl einreiben, ebenfalls bei Sonnenbrand oder Insektenstichen. Johanniskraut wirkt schmerzstillend, krampflösend, antiseptisch und beschleunigt den Heilungsprozess. Es ist in vielen Arzneimitteln – vor allem zur Behandlung von Depressionen – enthalten.

Johanniskraut-Ölauszug

- *3 Hand voll frische Johanniskrautblüten und -blätter*
- *0,5 l gutes Olivenöl*

Die Kräuter in ein weithalsiges Keramik- oder Glasgefäß geben und mit Olivenöl aufgießen, so dass Blüten und Blätter locker schwimmen.

Gut verschlossen an einen warmen, eventuell sonnigen Ort stellen, das Gefäß öfter schütteln.

Nach ca. 6 Wochen das rot gefärbte Öl durch ein Tuch seihen und die Kräuter gut ausdrücken.

In einer Flasche fest verschlossen kühl und dunkel lagern, die Haltbarkeit ist dann bis zu 2 Jahren gegeben.

Johanniskrautöl wirkt wundheilend, aber auch lindernd bei rheumatischen Erkrankungen.

Johanniskrauttee

- *1 TL getrocknetes blühendes Johanniskraut*
- *1 Tasse Wasser*

Den Aufguss mit heißem Wasser durchführen, zugedeckt 10 Minuten ziehen lassen und dann abseihen. Am Abend vor dem Schlafengehen getrunken, wirkt der Tee entspannend und beruhigend, vor allem nach geistiger Überanstrengung.

Leichte depressive Verstimmungen können mit einer Teekur über 6 Wochen gemildert werden.

Ein Abklingen der Symptome zeigt sich allerdings erst nach 2 Wochen.

Johanniskrauttinktur

- *2 Hand voll frische Blüten*
- *0,7 l 40%iger Korn*

Die Blüten in einer weithalsigen Flasche mit Alkohol übergießen und zugedeckt in die Wärme stellen.

Nach ca. 2 Wochen zuerst durch ein Sieb und dann noch einmal durch ein Tuch oder einen Papierfilter abseihen. In einer gut verschließbaren Flasche lagern.

Die Tinktur wirkt bei depressiven Verstimmungen.

Johanniskrautumschlag

- *10 ml Johanniskrautöl auch Rotöl genannt*
- *90 ml gutes Olivenöl*

Die Öle gut miteinander vermischen und ein Leinentuch darin tränken. Bei Prellungen oder Quetschungen auf die betroffene Stelle legen, mit einem trockenen Tuch abdecken und fixieren.

Den Umschlag nach ca. 8 Stunden wechseln.

Kamille

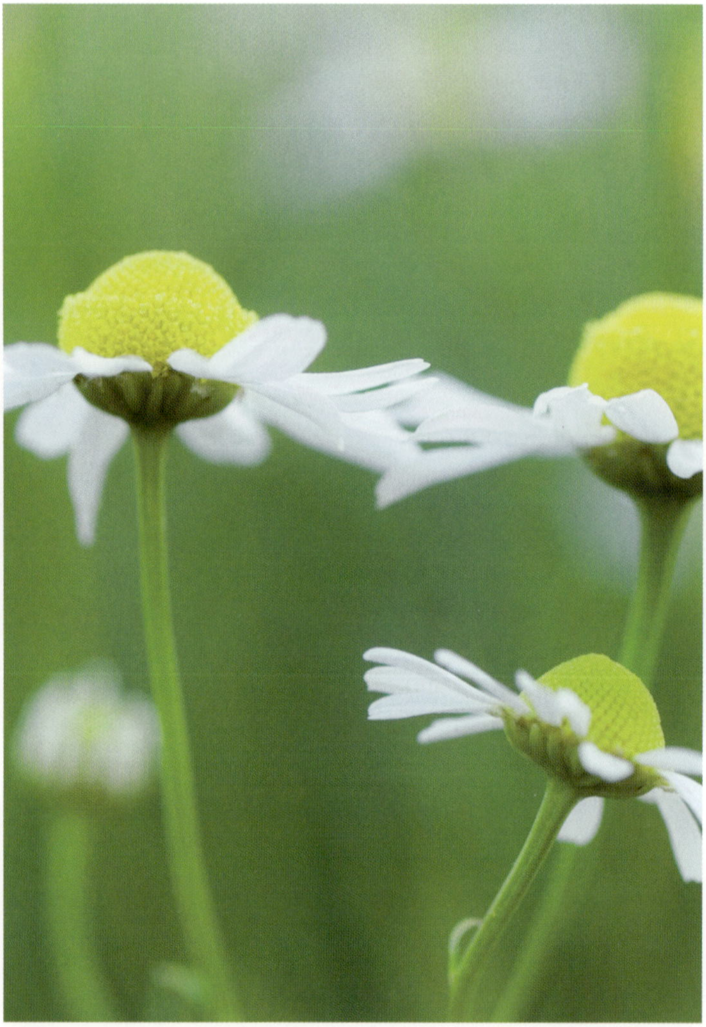

Die Echte Kamille – »Matricaria chamomilla« – zählt zu den ältesten Heilpflanzen und ist eine der beliebtesten geblieben. In vielen Wundsalben, Handcremes und Kosmetika ist Kamille enthalten.

Die Pflanze mit den kleinen gelb-weißen Blütenköpfchen wirkt beruhigend, entzündungshemmend und wundheilungsfördernd und wurde schon im Altertum zum Reinigen und Pflegen von Wunden und oft bösen Hautausschlägen genutzt.

Ob Abszesse, Nagelbetteiterung oder Bindehautentzündung – alles wurde mit Kompressen aus Kamillentee, mit Kamillenöl oder -salbe behandelt.

Der Kamillentee wirkt entspannend, krampflösend und beruhigend bei Bauchschmerzen, Blähungen und einfach allen Störungen im Magen-Darm-Bereich.

Bei Zahnschmerzen soll man mit Kamillentee spülen, bei schmerzenden Hämorrhoiden ein beruhigendes Kamillenbad nehmen. Bei nervösen Anspannungen und Unruhe, bei Angst oder seelischen Problemen beruhigt ein Tässchen Kamillentee.

Beruhigend

»Es beruhigt auch das Grimmen,
und eine Aufblähung des Magens vertreibt
man durch den Trunk.«

Odo Magdunensis

Im Kräutergarten der Klöster hat die Kamille seit jeher ihren Platz. Karl der Große hat sie dann in der Zeit um 800 als wichtige Heilpflanze hervorgehoben und bis heute ist ein traditioneller Bauerngarten ohne Kamille undenkbar. »Die Mutter hat das Fläschchen mit dem Kamillenöl stets zur Hand gehabt«, erinnern sich noch die alten Bauersleute.

Es ist ratsam, Kamille aus dem Kräutergarten zu ernten oder getrocknete Blüten aus der Apotheke zu besorgen. Geerntet werden die Kamillenblüten vom Frühling bis Ende August, zur Zeit der Blüte, möglichst an sonnigen Tagen. Während des Trocknens soll man die Blütenköpfe nicht wenden, auch nicht berühren.

Die Kamille war stets eine Pflanze, der eine starke religiöse Kraft zugeschrieben wurde. Im alten Ägypten galt sie als Blume des Sonnengottes, ab dem frühesten Mittelalter als Pflanze der Jungfrau Maria – als Sinnbild der Kraft und auch der Bescheidenheit.

Kamillenbad

- *50 g getrocknete Kamillenblüten*
- *1 l Wasser*

Einen Aufguss zugedeckt 15 Minuten ziehen lassen, abseihen und ins Badewasser gießen.

Ein Kamillenbad wirkt nicht nur beruhigend und entspannend, es empfiehlt sich auch bei entzündlichen Erkrankungen im Genitalbereich.

Kamillen-Ölauszug

- *50 g getrocknete Kamillenblüten*
- *0,5 l gutes Olivenöl*

Die Kamillenblüten in einem Glas- oder Keramikgefäß mit Öl übergießen. Gut verschlossen an einem warmen, eventuell sonnigen Ort stehen lassen. Nach 2 Wochen durch ein Tuch seihen und die Blüten gut ausdrücken, anschließend noch durch einen Papierfilter seihen. Das Öl in einer Flasche kühl lagern.

Kamillenöl ist ein angenehmes Hautöl.

Kamillensalbe

- *5 EL Kamillen-Ölauszug*
- *1 EL Bienenwachs*

Die Salbe wird im Wasserbad zubereitet. Dazu Ölauszug und Bienenwachs in ein Gefäß geben und dieses in einen Topf mit Wasser stellen. Auf dem Herd ca. 5 Minuten erhitzen. Das Gefäß aus dem Wasserbad nehmen und die Masse rühren, bis sie abgekühlt ist. Noch flüssig in eine Dose füllen, fest werden lassen und erst dann verschließen.

Kamillensalbe hilft bei rauen, aufgesprungenen Händen und Hautrötungen.

Kamillentee

- *1 EL getrocknete Kamillenblüten*
- *1 Tasse Wasser*

Den Aufguss vor dem Abseihen 10 Minuten zugedeckt ziehen lassen.

Vor dem Essen regt der Kamillentee den Appetit an, nach dem Essen wirkt er verdauungsfördernd und gegen Blähungen. Kamillentee lindert laut Volksmedizin auch Menstruationsschmerzen.

Gurgeln mit Kamillentee empfiehlt sich bei Entzündungen der Mundschleimhaut und bei Halsschmerzen.

Kamillentinktur

- *50 g getrocknete Kamillenblüten*
- *0,5 l 40%iger Korn*

Die Blüten in einem Keramik- oder Glasgefäß mit dem Alkohol übergießen. Gut verschlossen an einen warmen Ort stellen. Nach 4 Wochen abseihen, anschließend durch einen Papierfilter laufen lassen. Noch weitere 4 Wochen ruhen lassen.

10 bis 20 Tropfen der Tinktur in einer Tasse warmem Wasser können wie Tee getrunken werden.

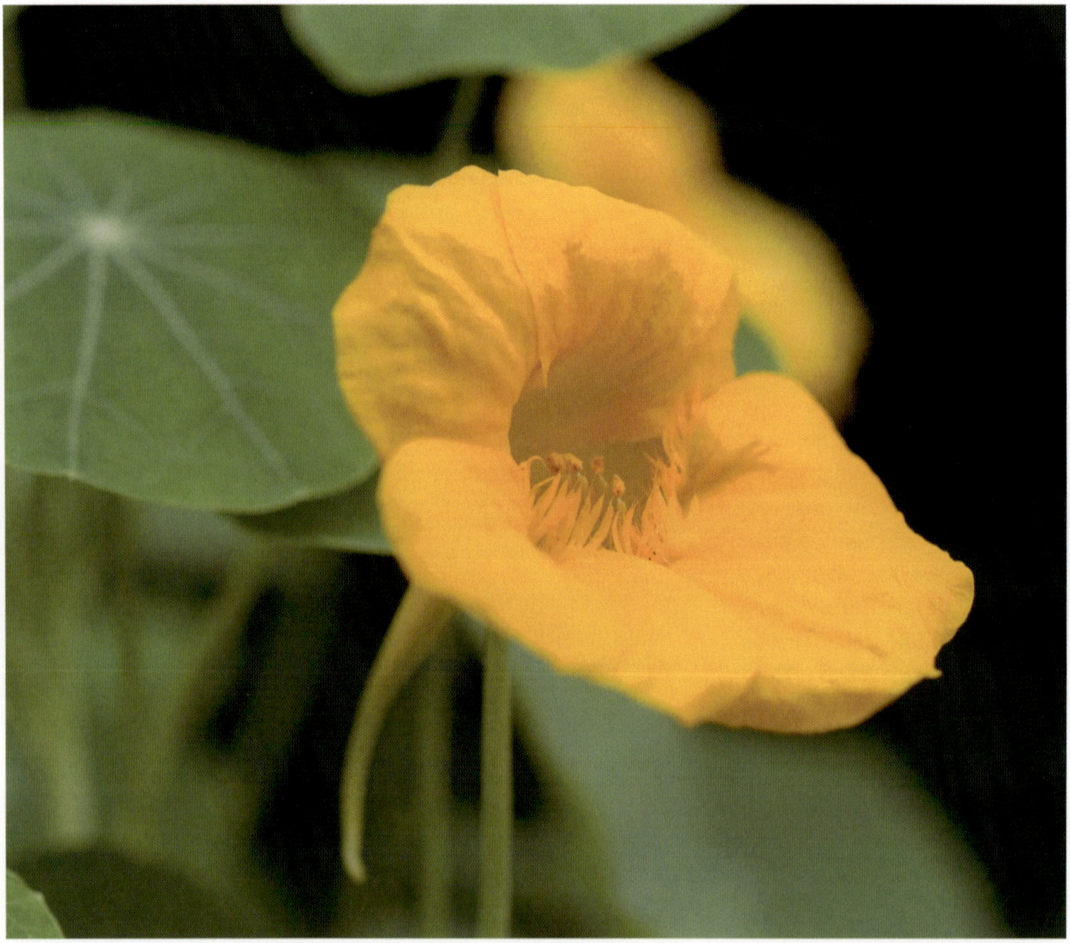

Kapuzinerkresse

Die Kapuzinerkresse (»Tropaeolum majus«) stammt ursprünglich aus Peru und wurde von den spanischen Eroberern im 16. Jahrhundert nach Europa gebracht. »Indische Kresse« nannte man sie wegen ihres

Blütenknospen als Kapern

Geschlossene Blütenknospen werden gepflückt, kurz mit siedendem Salzwasser überbrüht, abgeseiht und dann in ein Glas gegeben. Mit erhitztem Essig übergießen und verschließen. Diese »Kapuziner-Kapern« passen gut zu Salaten und Aufstrichen, auch zu Fleischspeisen.

pfeffrigen Aromas – Pfeffer konnte eben damals nur aus Indien kommen.

Die Pflanze ist schnell berühmt geworden, denn dass eine Gewürz- und Heilpflanze auch so schöne Blüten bekommt, war aufsehenerregend. Die Kapuzinerkresse ist aber auch wirklich eine schöne Sommerblume und mit ihren farbenfrohen großen gelben, orangen oder roten Blüten eine Augenweide. Im Garten wird sie gerne in Zaunnähe gepflanzt, rankt sich dann um die Holzlatten oder klettert auf Spalieren am Rand der Gemüsebeete hoch. Sogar auf Balkonen fühlt sich die Kapuzinerkresse wohl. An den dünnen Stielen wachsen schildförmige Blätter, die eine wachsähnliche Oberfläche haben.

Die ganze Pflanze verströmt einen ausgesprochen würzigen Geruch. Das Schöne an der Kapuzinerkresse ist, dass man sowohl Blätter als auch Blüten essen kann. Die Blüten werden über den Salat gestreut und der ist dann auch ein Blickfang auf dem Tisch.

Die Blätter können ganz oder in Stücke zerschnitten auch anderen Speisen beigemengt werden, sie geben damit der Speise eine ganz besondere Würze und sind außerdem noch gesund. Die Blütenknospen der Kapuzinerkresse werden gerne wie Kapern verwendet. Im Garten ist die Pflanze frostempfindlich und braucht einen sonnigen Platz.

Als Heilpflanze hilft sie bei Erkältungen, bekämpft Bakterien und hilft bei Infektionen der unteren Harnwege. Als Teedroge ist die Kapuzinerkresse nicht mehr allzu oft im Gebrauch.

Kapuzinerkressetee

- *6 frische Kresseblüten*
- *1 Tasse Wasser*

Den Aufguss zugedeckt 5 Minuten ziehen lassen.

Zwei Tassen Tee, über den Tag verteilt, wirken harntreibend und bei Erkältungen.

Kapuzinerkressetinktur

- *1 Hand voll frische Kresseblätter*
- *0,25 l 40%iger Korn*

Die Blätter in einem weiten Glasgefäß mit Korn übergießen. Gut verschlossen an einen sonnigen Ort stellen. Nach 10 Tagen abseihen und kühl lagern.

15 bis 20 Tropfen der Tinktur helfen bei Atemwegsbeschwerden.

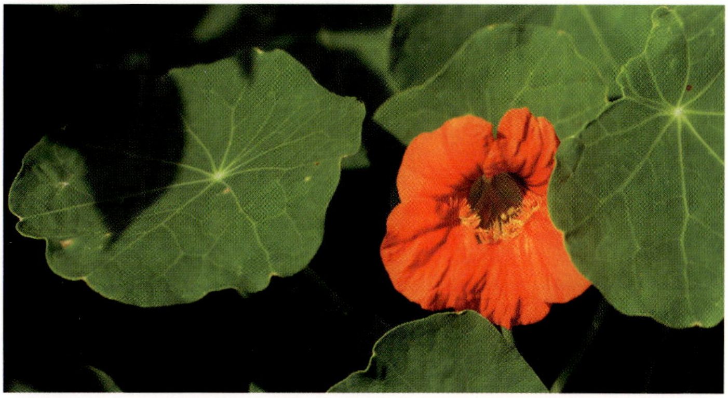

Kardamom

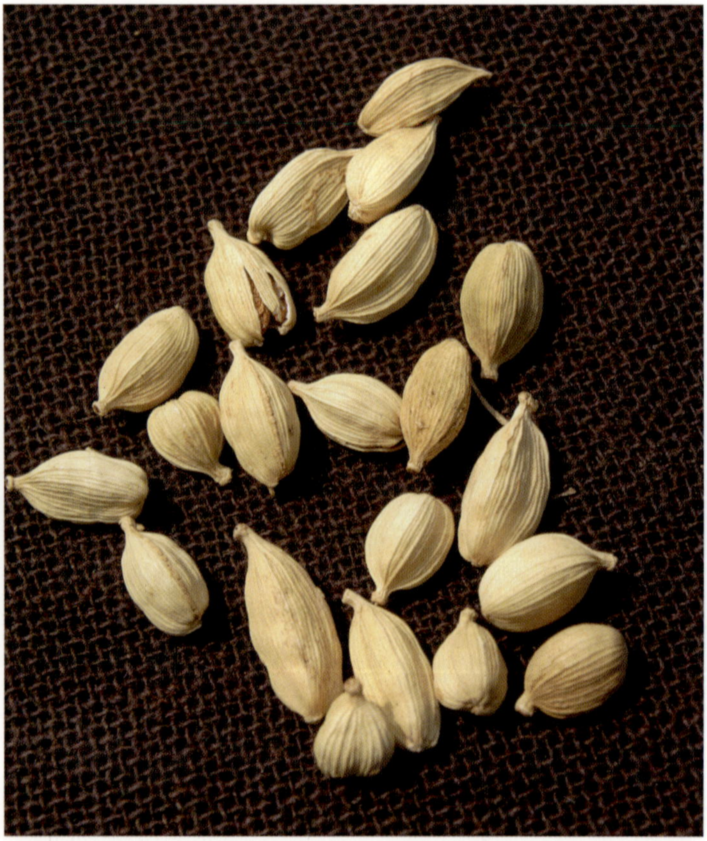

Bereits vor 3.000 Jahren wurde Kardamom – »Elettaria cardamomum« – in den indischen Veden als wichtige Heilpflanze erwähnt.

Er war auch eine wichtige Gewürzpflanze und galt als gutes Mittel, um die Verdauung anzuregen. Im alten Ägypten war er als heilige Pflanze Bestandteil des magischen Räucherwerks. Im antiken Griechenland und in Rom wurde er vor allem als Heilpflanze verwendet – als Mittel gegen Ischias, Unterleibsschmerzen, Harnverhalten, auch Husten.

Ganz wichtig ist die Wirkung des Kardamoms bei Verdauungsproblemen, ob Übelkeit oder Blähungen – eine Tasse vom Kardamomtee sollte da Erleichterung schaffen.

Zur Verbesserung des Atems hilft es, Kardamomsamen zu kauen, und Kardamomtee bekämpft Appetitlosigkeit.

Kardamom zählte auch stets zu den magischen Pflanzen. In den wundersamen Rezepturen der mittelalterlichen Bücher wird der Kardamom oft genannt – als wichtiger Bestandteil der Hexensalben, Zaubertränke und Liebeselixiere.

Ausgleichend

In der Ernährungslehre der Traditionellen Chinesischen Medizin wird Kardamom als ausgleichendes Gewürz vor allem starken Kaffee- und Schwarzteetrinkern empfohlen. Einige Kardamomsamen (oder zerdrückte Kapseln) beim Kaffee- oder Teebereiten beifügen und mitkochen. Im arabischen Raum und in Indien wird das ebenso gemacht. Vor allem in den Gewürztees (Yogitee zum Beispiel) ist Kardamom enthalten.

Ursprünglich kommt der Kardamom aus Südwestindien. Die schilfartige Staude zählt zu den Ingwergewächsen und wird in Indien drei Meter hoch.

In Mitteleuropa gedeiht sie im Gewächshaus oder als Topfpflanze, bildet nur selten ihre blassgelben Blüten aus, aber auch ihre Blätter duften recht würzig, vor allem, wenn man sie zwischen den Fingern zerreibt. In den Kräutergärten der Klöster findet sich oft ein Kardamomstock – einfach, weil er aus guter Tradition dazugehört, denn in der Klostermedizin des Mittelalters hatte Kardamom einen festen Platz. Albertus Magnus, Dominikanermönch und Naturwissenschaftler des 13. Jahrhunderts, empfahl die Pflanze als Heilmittel bei Fieber.

Verwendet werden die Kardamomkapseln, die im Mörser zerstoßen werden, oder die aus den Kapseln gelösten Samen. Im Handel gibt es beide in bester Qualität zu kaufen.

Kardamomtee

- *1 TL zerstoßene Kardamomsamen*
- *1 Tasse Wasser*

Den Aufguss 10 Minuten zugedeckt ziehen lassen, dann abseihen.

Kardamomtee hilft, nach dem Essen getrunken, gegen Blähungen und Völlegefühl.

1 Tasse Tee vor dem Essen regt den Appetit an.

Tipp

Hildegard von Bingen bäckt aus pulverisierten Heilkräutern, Mehl und Wasser gerne »Küchlein«, also Fladen. Kardamom kann den Speisen ganz einfach als Gewürz beigemengt werden. Er eignet sich sowohl für Getreide- oder Fleischspeisen als auch für Kompotte oder Süßes (Kardamom kommt auch im Lebkuchengewürz vor). In dieser Form ist Kardamom ein wichtiges, verdauungsanregendes Gewürz, das den Gerichten eine besondere Note und guten Geschmack gibt.

Königskerze

Es gibt an die zwei Dutzend Arten von Königskerzen, in der Pflanzenheilkunde verwendet werden die Großblütige Königskerze – »Verbascum phlomoides« und die Kleine Königskerze – »Verbascum thapsiforme«.

Frauenkerze oder Marienkerze nennt der Volksmund die oft bis zu zwei Meter große Pflanze mit den leuchtend gelben Blüten und auch Wollkraut, wegen der wollähnlichen Staubgefäße.

Die antike Medizin hat die Königskerze bereits genutzt, vor

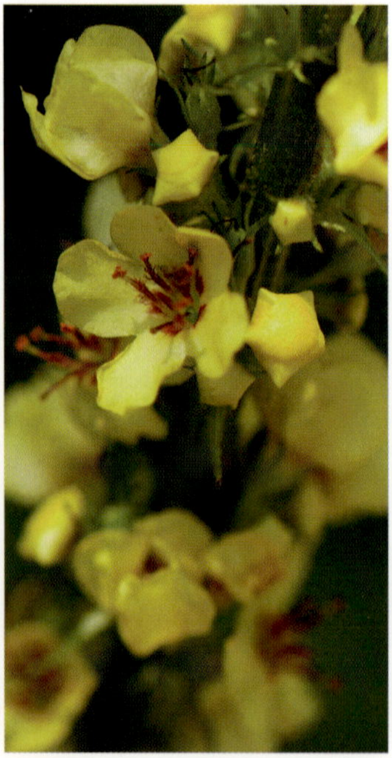

allem bei Erkrankungen der Luftwege – sie ist reizlindernd und fördert »den Auswurf«, also das Abhusten von Schleim.

Die Königskerze zählt neben dem Eibisch zu den Heilpflanzen mit starker schleimlösender Wirkung und wird auch in der Tiermedizin bei hustenden Tieren gerne eingesetzt.

Wenn das Vieh krank wird, mischt man ein paar Blüten unter das Futter.

Frei wachsend findet man diese wirklich prächtige Pflanze mit einem fast unangenehmen Geruch an sonnigen Plätzen auf Weg- und Waldrändern, steinigen Flussufern und sogar Schuttplätzen. In den Kräutergärten hat die Königskerze ihren festen Platz.

Geerntet werden die Blüten während der Sommermonate, möglichst zur Mittagszeit und nur bei trockenem, sonnigem Wetter.

Die Weiterverarbeitung ist gar nicht so einfach, denn die Blüten müssen sofort nach dem Ernten aus den Blütenkelchen gezupft und rasch getrocknet werden. Das duftet dann sehr angenehm nach Honig.

Königskerzentee

- *1 EL Königskerzenblüten*
- *1 Tasse Wasser*

Den Aufguss 10 bis 15 Minuten ziehen lassen, dann abseihen.

Es wird empfohlen, den Aufguss zu filtern, da die feinen Härchen der Blüten im Hals unangenehm kratzen können.

Bei Erkältungskrankheiten mehrmals täglich 1 bis 3 Tassen Tee trinken.

Bei Erkältungskrankheiten

»Wer in der Stimme und in der Kehle heiser ist und wer in der Brust Schmerzen hat, der koche Königskerze und Fenchel ... in gutem Wein.«

Hildegard von Bingen

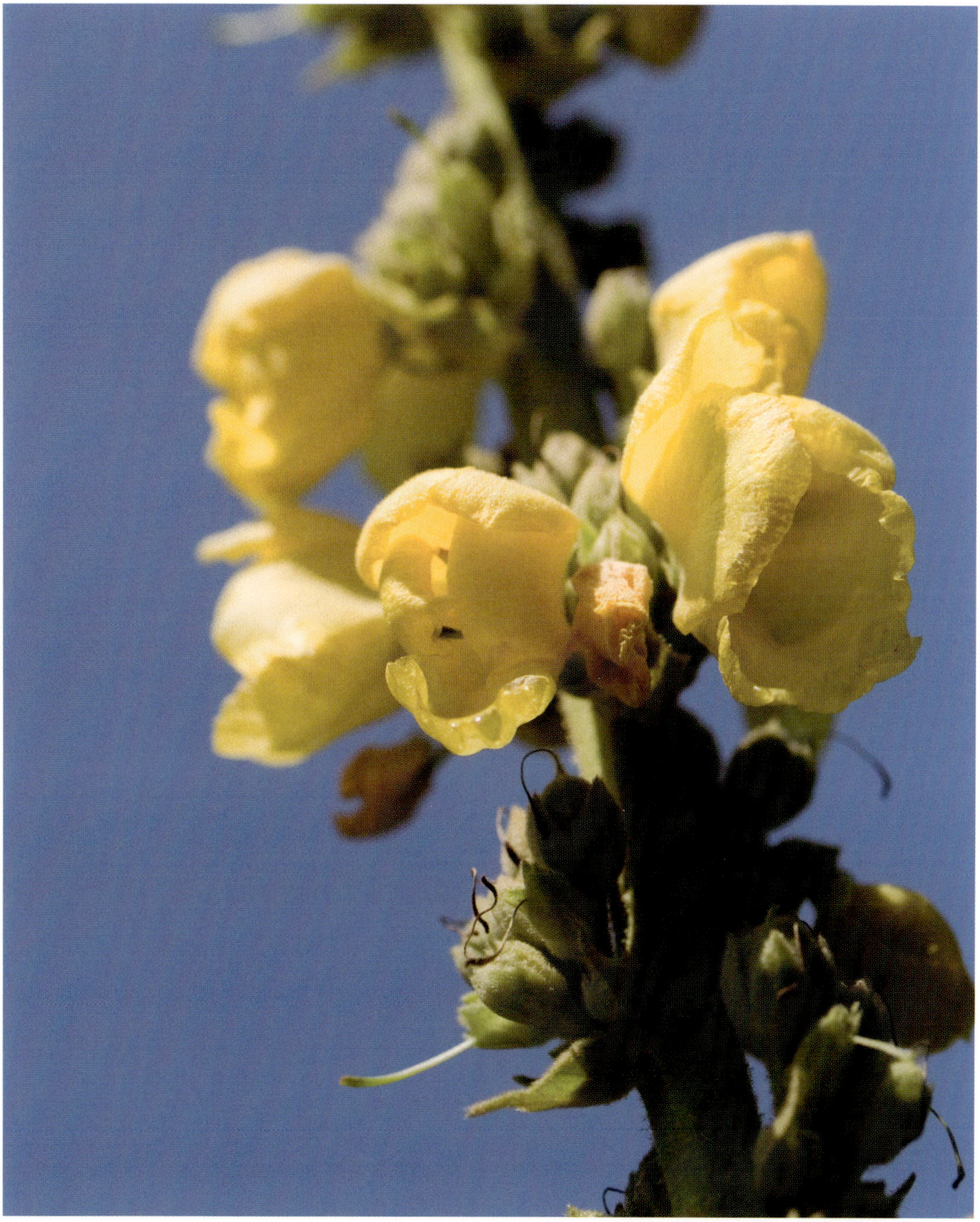

Koriander

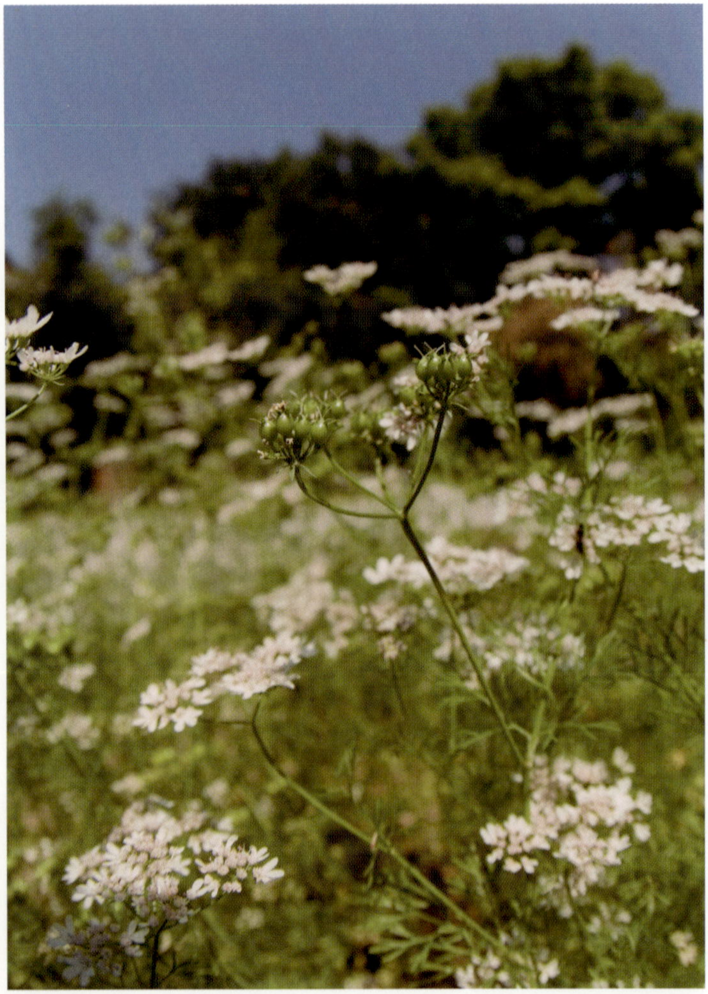

Koriander – »Coriandrum sativum« – wird bereits im Alten Testament erwähnt, dem ägyptischen Herrscher Tutenchamun wurde Koriandersamen mit ins Grab gegeben und in China war Koriander als Heil- und Gewürzpflanze bereits vor 3.000 Jahren bekannt.

Die Chinesen glaubten auch, dass der Genuss von Koriander unsterblich machen kann, in Europa zur Zeit des Mittelalters galt die Pflanze als Zauberkraut und in Marokko ist Koriander noch heute eines der wichtigsten Mittel gegen Dämonen.

Ursprünglich kommt Koriander aus Nordafrika und Asien, die Römer brachten ihn nach Europa und in den »Capitulare de villis« von Kaiser Karl dem Großen ist er ausdrücklich als wichtige Heilpflanze, die in einem gut angelegten Kräutergarten zu stehen hat, beschrieben. Der Volksmund nennt den viel gerühmten, hoch angesehenen Koriander »Wanzenkraut«, weil er zum Vertreiben von Läusen, Flöhen und Wanzen wirksam eingesetzt werden konnte. Interessanterweise ist das griechische Wort für Wanzen »koris«, also hat man schon in der Antike mit Hilfe des

Beruhigend und lösend

Die Volksmedizin nennt den Koriander »ein blähungstreibendes, den Schleim in den Lungen und Verdauungsorganen auflösendes Mittel. Außerdem besitzt dieses Gewürz etwas Beruhigendes, Krampfstillendes.«

Korianders das lästige Ungeziefer vertrieben. Vielleicht war der doch eher unangenehme Geruch der Pflanze dabei auch hilfreich. Der reife Samen hingegen duftet gut.

Was seine Heilwirkung betrifft, so wirkt er verdauungsfördernd und appetitanregend, er hilft, Krämpfe zu lösen und erleichtert in der Volksmedizin die Beschwerden rheumatischer Erkrankungen.

In der Küche der Balkanländer und im Orient zählt Koriander zu den alltäglichen Gewürzen, bei uns ist er Bestandteil des Lebkuchengewürzes.

Wer Koriander zum Würzen der Speisen einsetzt, tut ganz allgemein der Verdauung etwas Gutes. Im Kräutergarten ist Koriander anspruchslos, er braucht nur einen sonnigen Platz und lockeren Boden.

Geerntet werden die Samen während des Sommers und zwar dann, wenn sie braun werden und gerade noch nicht ausfallen.

Die Dolden werden von den Pflanzen geschnitten, gebündelt, zum Trocknen aufgehängt. Ein Tuch darunter legen, damit die ausfallenden Samen nicht verloren gehen und letztendlich alle Dolden ausschütteln.

Blüten und Blätter kann man auch frisch für den Salat verwenden.

Rauch der Liebe

Zum Räuchern wird Koriander gerne eingesetzt. Vor allem für einen »Rauch der Liebe«, der die Stimmung zum Knistern bringen soll. In diesem Fall wird Koriander gemeinsam mit Kardamom, Anis und Zimt dem Sandelholz als Grundsubstanz beigemengt und entzündet.

Kräuterbitter mit Koriander

- *6 g Koriandersamen*
- *je 2 g Angelikawurzel, Melissenkraut, Süßholzwurzeln,*
- *je 1 g Nelken, Zimt, Kardamom*
- *1 Vanillestange*
- *300 g Rosinen*
- *1,5 l 40%iger Ansatzkorn*

Kräuter, Vanillestange und Rosinen in ein Gefäß geben, mit Alkohol übergießen, gut verschließen und 3 Wochen stehen lassen.

Abseihen, in Flaschen füllen und bei Bedarf zur Verdauungsförderung oder bei Verdauungsbeschwerden ein Gläschen trinken.

Für den Kräuterlikör kocht man 500 g Zucker in ca. 1/2 l Wasser auf und mischt ihn unter den Kräuterbitter.

Koriander wird zur Herstellung verschiedenster Liköre verwendet.

Koriandertee

- *2 TL getrocknete, zerstoßene Korianderfrüchte*
- *1 Tasse Wasser*

Den Aufguss 10 Minuten ziehen lassen, dann abseihen.

Lauwarm zwischen den Mahlzeiten getrunken, hilft der Koriandertee gegen Oberbauchbeschwerden wie Völlegefühl und gegen Blähungen.

Kümmel

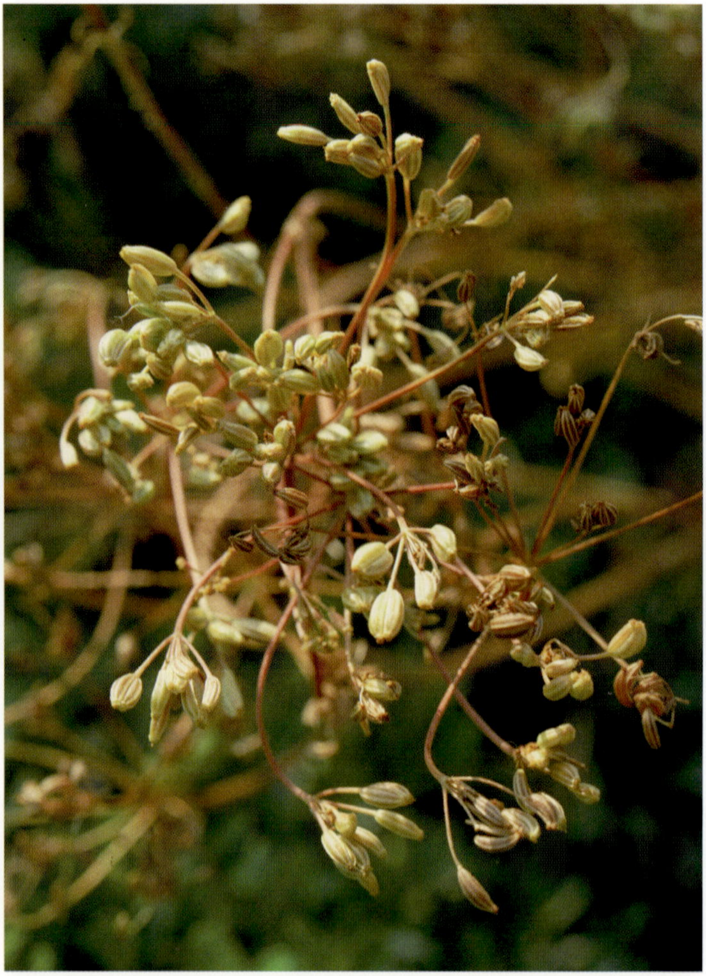

Der Kümmel (»Carum carvi«) zählt zu den ältesten Heil- und Gewürzpflanzen. In ägyptischen Gräbern wurde Kümmel als Grabbeigabe gefunden, Griechen und Römer haben seine verdauungsfördernde Kraft geschätzt.

In Rom hatten die Reichen stets eine Tasse Kümmelsamen auf dem Tisch – die wurden gekaut, damit die üppigen Mahlzeiten dem Magen besser bekommen konnten.

Ob damals unser schwarzer Kümmel oder der Kreuzkümmel gemeint war, ist nicht wirklich geklärt. In mittelalterlichen Kräutersammlungen ist oft vom Kümmel die Rede, aber auch hier vermutet man, dass eigentlich Quendel, eine Thymianart, gemeint ist.

Fest steht, dass ab dem 16. Jahrhundert Kümmel selbstverständlich verwendet wurde – in der Küche genauso wie als Heilpflanze. Genau genommen wurde ja auch das Gewürz Kümmel in der Küche wegen seiner heilenden Kraft eingesetzt.

Der blähende Kohl (Grünkohl) wird mit Kümmel gewürzt, Kümmel wird Käse beigemengt und auch frischem Brot – und

Zahn-, Ohren- und Kopfschmerzen

In der Volksheilkunde hat man bei Zahn-, Ohren- und Kopfschmerzen Kümmelsamen grob zerstoßen und mit warmem Wein beträufelt, anschließend in kleine Leinensäckchen gegeben und auf die schmerzenden Stellen gelegt.

immer geht es darum, die Speisen für den Organismus besser verträglich zu machen.

Es gibt kaum ein anderes Kraut, das derart die Verdauung unterstützt und anregt wie der Kümmelsamen. Er lindert Blähungen, treibt den Harn, stärkt ganz allgemein den Magen und regt den Appetit an. Kümmel fördert den Gallenfluss.

Auch bei Bauchgrimmen hat man so Abhilfe geschaffen. Kümmel wird gerne in der Tiermedizin eingesetzt – auch hier als krampfstillendes, blähungstreibendes Mittel.

Der Kümmel wächst heute frei auf Wiesen, sollte aber für die Verwendung in Küche und Heilkunde nur aus dem Kräutergarten genommen werden. Kümmelsamen gibt es im Lebensmittelhandel und in der Apotheke. Für die Arzneipflanzen wird der Kümmel auf großen Feldern angebaut – in Ostfriesland und Holland gedeiht er aufgrund des Seeklimas besonders gut. Gesammelt werden im Hochsommer die reifen Früchte (Samen).

Kümmel zählt seit jeher auch zu den magischen und heiligen Pflanzen. Beim Übergang vom Leben zum Tod, bei heiligen Ritualen und in Liebesdingen hatten die Kräuter stets einen Platz.
Kaum ein Liebeszauber, ein liebesstärkendes Getränk, in dem Kümmel als »Zauberkraut« nicht dabei ist.

Kümmeltee

- *1 Teelöffel zerdrückte Kümmelsamen*
- *1 Tasse Wasser*

Den Aufguss 15 Minuten zugedeckt ziehen lassen, dann abseihen.

Kümmeltee sollte bei Neigung zu Blähungen zwischen den Mahlzeiten ungesüßt getrunken werden. Er wirkt auch milchfördernd bei stillenden Frauen.

Kümmeltinktur

- *4 TL Kümmelsamen*
- *0,25 l 40%iger Korn*

Den Kümmel in ein Glasgefäß geben, mit dem Alkohol übergießen. Gut verschlossen an einen sonnigen Ort stellen. Nach 10 Tagen abseihen, in einer Flasche aufbewahren.

30 Tropfen Kümmeltinktur in einem Glas mit Wasser helfen gegen Blähungen und Völlegefühl.

Beliebt ist auch der »Kümmellikör«. Er wird im Grunde wie die Tinktur bereitet. Diese wird nach der Reifezeit abgeseiht und es kommt ein wenig gekochte Zuckerlösung hinzu. Kümmel ist auch in vielen Bitterlikören (»Kräuterbitter«) enthalten.

Lavendel

Der Lavendel – »Lavandula angustifolia« – hat seinen Namen möglicherweise vom lateinischen Wort »lavare« – waschen. In der Antike hat man Lavendel dem Waschwasser zugesetzt – auch jenem, in dem die Kleidung gereinigt wurde. Und bis heute ist ein Sträußchen getrockneter Lavendel im Kleiderkasten ein guter Schutz gegen Motten.

Der Lavendel kommt aus den Mittelmeerländern und wurde durch Benediktinermönche zu uns gebracht.

Hildegard von Bingen hat ihn offenbar als Erste empfohlen, allerdings vor allem »gegen Läuse« und erst ab dieser Zeit wurde er in den Bauerngärten angebaut.

Heute hat er in vielen Gärten einen festen Platz, mit seinen kleinen blauen Blüten und dem betörenden Duft ist er einfach wunderschön und Bienen und Schmetterlinge lieben ihn.

Lavendel liebt kargen, trockenen Boden, ist aber ansonsten anspruchslos. Die Blüten und Blätter können frisch geerntet und über Fleisch-, Fisch- und Gemüsespeisen oder den Salat gestreut werden.

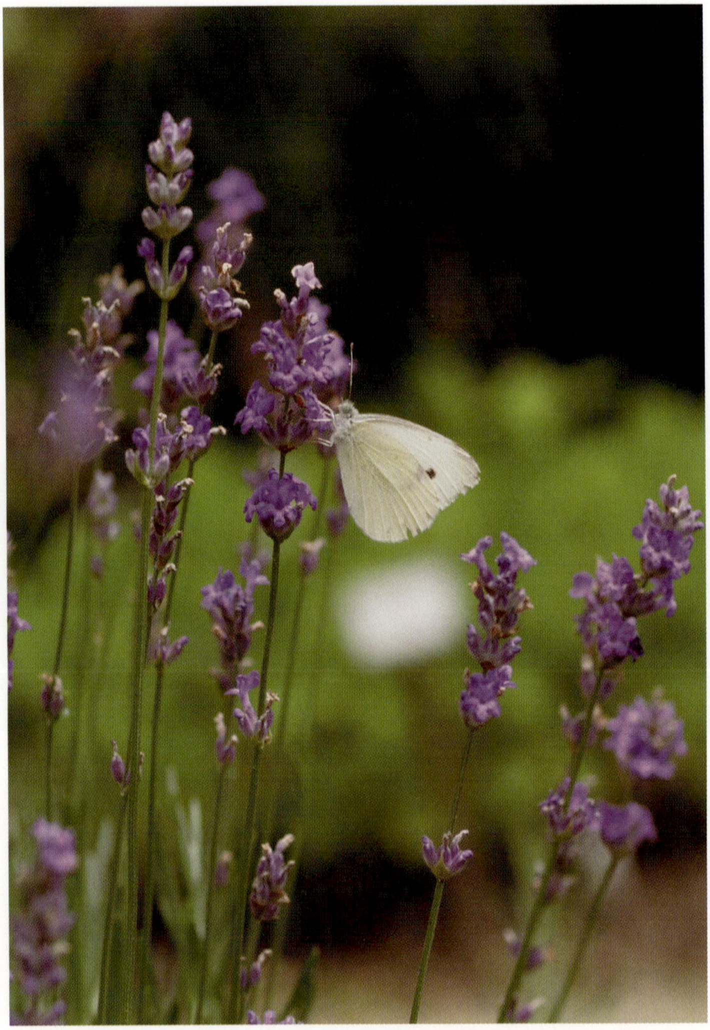

Erleichternd

»Trinkt man sie, so pflegt sie die Windblähung,
die sich im Magen
eingeschlossen hat, hinauszutreiben.«

Odo Magdunensis

Lavendelbad

- *50 g getrocknete Lavendelblüten*
- *1 l Wasser*

Den Aufguss zugedeckt 15 Minuten ziehen lassen, dann abseihen und ins Badewasser gießen.

Das Lavendelbad hilft bei Unruhezuständen und am Abend gegen Einschlafstörungen.

Lavendel-Ölauszug

- *1 EL getrocknete Lavendelblüten*
- *200 ml süßes Mandelöl (oder gutes Olivenöl)*

Die Blüten in einem weithalsigen Glasgefäß mit Öl begießen, gut verschließen und an einen warmen Ort stellen.

Jeden Tag sanft schütteln. Nach 4 Wochen abseihen und in eine Flasche füllen.
Rheumatische Beschwerden können durch Einreiben mit wärmendem Lavendelöl gemildert werden.

Lavendelsalbe

- *5 EL Lavendel-Ölauszug*
- *1 EL Bienenwachs*

In einem Topf im Wasserbad Öl und Bienenwachs langsam erhitzen, bis das Wachs geschmolzen ist. Gut verrühren, nicht kochen lassen. Topf aus dem Wasser nehmen, Inhalt abkühlen lassen und in eine Dose füllen. Erst nach dem Erkalten verschließen, kühl aufbewahren.

Die Salbe lindert rheumatische Schmerzen und hilft bei gereizter Haut durch die beruhigende Wirkung.

Lavendeltee

- *1 TL getrocknete Lavendelblüten*
- *1 Tasse Wasser*

Den Aufguss 5 Minuten ziehen lassen.

Lavendeltee wirkt besonders abends beruhigend und schlaffördernd. Die beruhigende Wirkung kann noch verstärkt werden, wenn man eine Teemischung aus Lavendel und Baldrian trinkt.

Lavendeltinktur

- *100 g getrocknete Lavendelblüten*
- *0,5 l 40%iger Korn*

Die Blüten in einem weithalsigen Glasgefäß mit dem Korn übergießen. Gut verschlossen an einen warmen, sonnigen Ort stellen.
Nach ca. 3 Wochen abseihen, in eine Flasche füllen und verschließen.

Die Tinktur wirkt als Einreibung gegen Rheuma- und Kopfschmerzen.

Lavendel-Kräuterkissen

Die herrlich duftenden Lavendelblüten sollten wegen ihrer beruhigenden Wirkung in keinem Schlaf-Kräuterkissen fehlen.

Auch wenn Babys oder Kleinkinder Einschlafschwierigkeiten haben, hilft ein solches Kräuterkissen – dann allerdings sollte man es vorsichtshalber außen an das Gitterbett binden.

Zur Zeit der Blüte wird die Pflanze geschnitten, gebündelt und zum Trocknen im Schatten aufgehängt.
Diese Sträußchen hängt man dann in Kästen als Mottenschutz. Für Tee und Öl werden die Blüten geerntet und getrocknet.

Lavendelblüten gibt es in der Apotheke zu kaufen. Lavendel gilt als beruhigend und harmonisierend, hilft bei Einschlafstörungen, Unruhe und Nervosität. Besonders gerühmt wird seine Fähigkeit, den Menschen wieder ins seelische Gleichgewicht zu bringen.

Bei Kopfschmerzen hat man früher Stirn und Schläfen mit Lavendelöl eingerieben oder auch kalte Kompressen damit auf Stirn und Nacken gemacht. Auch bei Menstruationsbeschwerden und rheumatischen Schmerzen helfen Massagen mit Lavendelöl.

Leinkraut

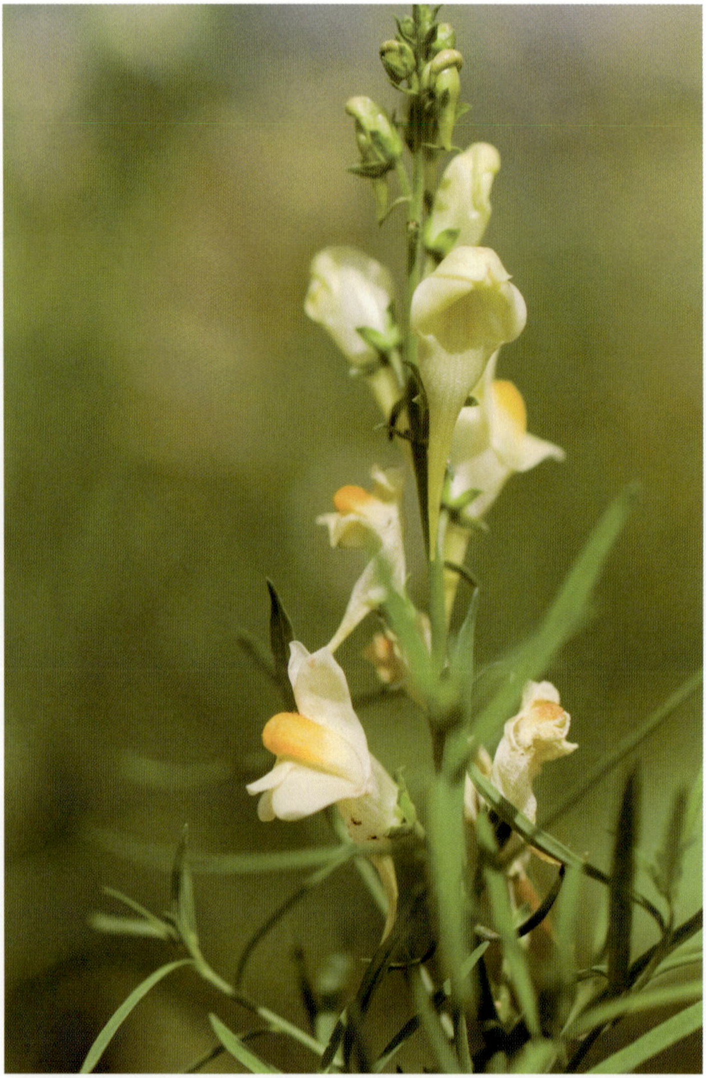

Das Leinkraut – »Linaris vulgaris« – wird im Volksmund auch Gelbes Löwenmaul genannt, letzteres wegen der fast rachenförmigen gelben Blüten mit dem orangefarbenen Grund. Auch als Marienkraut, Katharinenkraut oder Frauenkraut wird das Leinkraut bezeichnet, denn es ist, wie ein altes Kräuterbuch sagt, »für das stolze Frauenzimmer«.

Schon im Mittelalter wurden aus dem Leinkraut kosmetische Wässerchen bereitet, mit deren Hilfe unreine Haut bekämpft und Hautflecken beseitigt werden sollten. »Glatt und hell« sollen der frische Leinkrautsaft und die frischen Blätter die Haut machen. Auch Abszesse und Furunkel wurden mit Leinkraut bekämpft. Bei entzündeten Hämorrhoiden hilft die Leinkrautsalbe. Der Tee wirkt harntreibend und somit entgiftend, hilft bei Verstopfungen und reguliert die Verdauung, soll aber nur bei Bedarf getrunken werden.

Das Leinkraut zählte auch immer zu den magischen Pflanzen, es gilt als »Beschreikraut« und diente in erster Linie dazu, sich vor bösen Geistern zu schützen. Neugeborenen legte man ein paar Leinkrautpflanzen in die

Im Mittelalter wurde Neugeborenen zum Schutz vor bösen Geistern Leinkraut in die Wiege gelegt.

Volksweisheit

Wiege. Und wer sich von bösen Nachbarn »magisch verfolgt«, also »verhext« fühlte, konnte sich mit Leinkraut gegen die »schlimmen Finger« wehren.

Wenn dann noch der entsprechende Satz dazu gesprochen wurde, war der Abwehrzauber perfekt und man konnte sich wieder dem Alltag zuwenden.

Leinkraut ist oft an Straßen-, Acker- und Wegrändern anzutreffen, es wächst im flachen Land genauso wie in einer Höhe von 1.500 Metern.

Im Kräutergarten fühlt es sich wohl und man muss aufpassen, dass es sich nicht zu stark vermehrt.
Geerntet wird das Kraut während der Blüte den ganzen Sommer über, man sammelt nur das obere Drittel, auf dem sich die Blüten befinden.
Der Geruch ist anfangs intensiv bis unangenehm, verflüchtigt sich dann aber. Leinkraut kann frisch und getrocknet verwendet werden.

Wissenschaftlich abgesicherte Anwendungen sind nicht bekannt. Volksmedizinisch wird Leinkraut bei Harnwegsirritationen und bei Verstopfungen eingesetzt.

Leinkrauttee

- *1 TL getrocknetes Leinkraut*
- *1 Tasse Wasser*

Den Aufguss 10 Minuten ziehen lassen und abseihen.

Der Tee wirkt harntreibend und abführend.

Leinkrautsalbe

- *3 EL zerkleinertes frisches Leinkraut*
- *125 g Butter oder Schmalz*

Das Fett in einem Topf im Wasserbad schmelzen, es darf nicht zu rauch beginnen. Die Kräuter einstreuen und ca. 20 Minuten darin belassen, ohne dass das Fett zu heiß wird. Noch warm abseihen und in eine Dose füllen. Wenn die Salbe erkaltet ist, die Dose gut verschließen und kühl lagern.

Die Leinkrautsalbe wirkt schmerzstillend bei juckenden Hämorrhoiden und ist eine gute Wundsalbe.

Liebstöckel

Der Liebstöckel – »Levisticum officinale« – gilt als »Kraut der Liebe«.
Viele Legenden ranken sich um die staudenähnlich wachsende Pflanze, die bis zu zwei Meter hoch werden kann.

Sie hilft, Liebe zu erwecken, zu bewahren, zu steigern und wird in den magischen Rezepten des Mittelalters für Liebestrank und -zauber oft genannt. Ursprünglich dürfte der Liebstöckel aus dem Iran stammen, er wurde von Mönchen aus den Mittelmeerländern zu uns gebracht und bereits Karl der Große hat ihn zum Anbau vorgeschrieben. Allerdings nicht wegen der aphrodisierenden Wirkung, sondern wegen der Heilkraft und weil der Liebstöckel ein wunderbares Gewürzkraut ist. »Maggikraut« nennt man ihn im Volksmund, und wer Liebstöckelblätter zwischen den Fingern reibt und danach an den Fingern riecht, weiß warum. Herr Maggi muss ein absoluter Liebstöckel-Fan gewesen sein, als er seine Suppenwürze kreiert hat.

Als Heilpflanze wird der Liebstöckel bereits in der Antike verwendet, Plinius lobt ihn und auch Dioskurides. Er gilt als gutes Mittel bei Verdauungsbe-

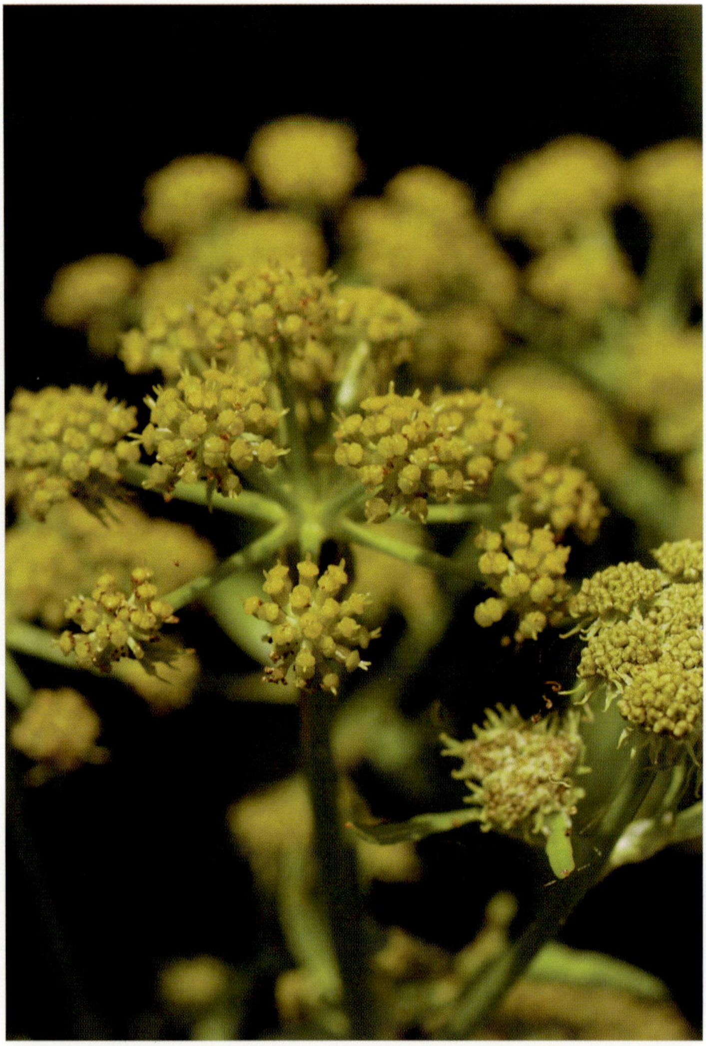

Achtung

Liebstöckel sollte bei akut entzündlichen Nierenerkrankungen nicht genommen werden. Bei empfindlichen Personen können Hautreaktionen unter Sonnenlicht provoziert werden.

schwerden, löst Krämpfe, wirkt harntreibend.
Blüten und Blätter können frisch für die Küche verwendet werden, für Suppen, Gemüse und Salate. Allerdings in kleinen Mengen, denn sie schmecken sehr intensiv.
Man kann sie auch trocknen, dabei verlieren sie aber viel vom Aroma, beim Einfrieren bleibt das Aroma erhalten.

Für Tees und Wein wird die Wurzel verwendet, man erntet sie im Herbst, sie kann sofort verwendet werden oder wird getrocknet.

Die Liebstöckelwurzel wird gerne zur Likörbereitung verwendet, vor allem bei Gewürzlikören, die aus verschiedensten Zutaten bestehen.

Sie hat einen süßlich-würzigen Geruch und schmeckt recht bitter. Liebstöckel gibt es in der Apotheke zu kaufen.

Im Garten braucht der Liebstöckel einen feuchten, eventuell halbschattigen Platz.

Die Pflanze mit den gelb-grünen Doldenblüten kann bis zu zwei Meter groß werden und breitet sich gerne aus.

Liebstöckelkompresse

- *1 TL Liebstöckelwurzel*
- *1 Tasse Wasser*

Den Aufguss 10 Minuten zugedeckt ziehen lassen, abseihen und überkühlen lassen. Ein Leinentuch damit tränken.

Die Kompresse, eine 1/4 Stunde aufs Gesicht gelegt, hilft gegen unreine Haut.

Liebstöckeltee

- *1 TL Liebstöckelwurzel*
- *1 Tasse Wasser*

Den Aufguss 10 Minuten zugedeckt ziehen lassen, dann abseihen.

Liebstöckeltee sollte am besten ungesüßt getrunken werden. Er entwässert und ist wirksam gegen Blähungen.

Liebstöckelwein

- *1 Hand voll frische Liebstöckelwurzel*
- *1 l Weißwein*

Die zerkleinerte Wurzel in ein weites Glasgefäß geben und den Wein darüber gießen. Verschlossen an einen kühlen Ort stellen. Nach 10 Tagen abseihen. 1 Likörglas vor jeder Mahlzeit hilft gegen Aufstoßen, Sodbrennen und Völlegefühl.

Löwenzahn

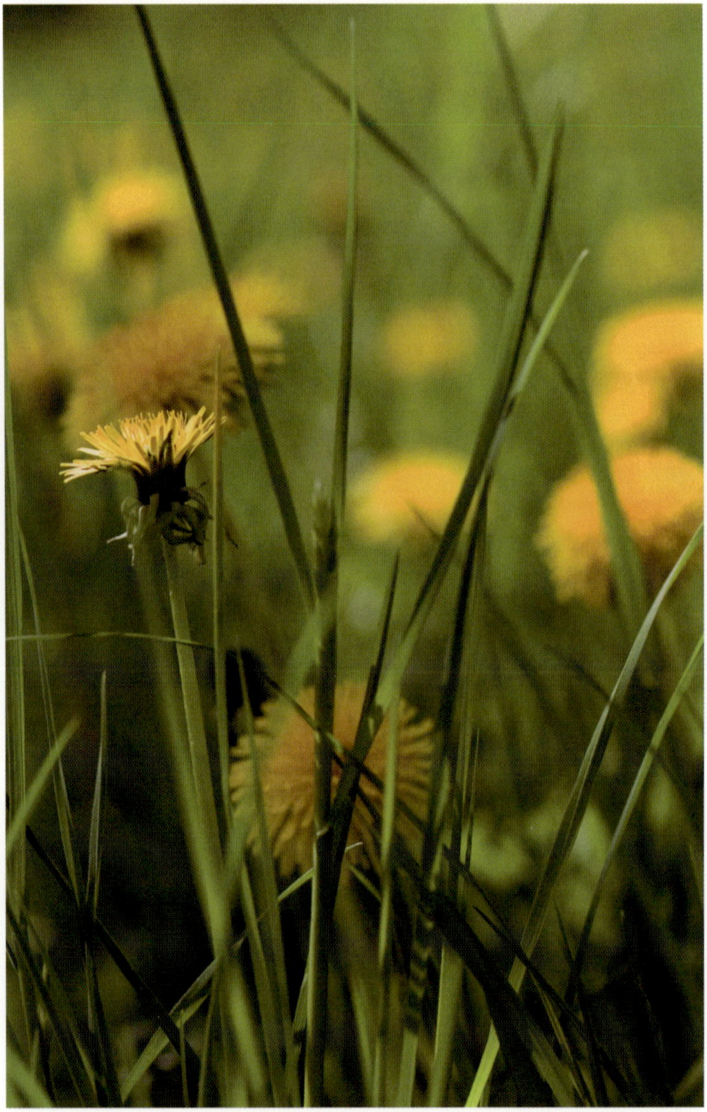

Der Löwenzahn – »Taraxacum officinale« ist zwar im arabischen Raum schon lange als Heilpflanze verwendet worden, dürfte bei uns aber erst gegen Ende des Mittelalters bekannt geworden sein.

Im 16. Jahrhundert wird er in Kräuterbüchern als »gebenedeite Arznei« bezeichnet. Löwenzahn wurde und wird vor allem wegen seiner blutreinigenden Wirkung geschätzt, er gilt als Kraut, das den Körper im Frühjahr so richtig »ausputzt« und reinigt.

Auch bei Gicht und rheumatischen Erkrankungen ist er aufgrund dieser Wirkung sehr hilfreich. Der Löwenzahn wirkt außerdem harntreibend, regt den Appetit an und ist Bestandteil vieler Tees gegen Leber- und Gallenleiden.
Zu finden ist der Löwenzahn – auch als »Pusteblume« bekannt – beinahe überall. Er wächst an Weg- und Straßenrändern, auf Schutthalden und in Gräben und mancher Gartenbesitzer klagt über reichen Löwenzahnbewuchs seiner Wiese.
Oft als »Unkraut« bezeichnet, ist der Löwenzahn doch auch eine Augenweide – und er schmeckt gut.

Achtung

Bei Gallensteinleiden soll der Anwendung ein Gespräch mit dem Arzt vorausgehen.

Pferde wissen das, sie sind im Frühjahr ganz versessen auf die gelben kugeligen Blütenköpfe und bekommen meist ein gelbliches Maul vom Blütenstaub. Auch Menschen können die frischen Löwenzahnblüten kosten – und werden überrascht sein, wie süß sie schmecken.

Wer Löwenzahn im Kräutergarten anbaut, sollte darauf achten, dass er gut feucht gehalten wird, dann werden die Blätter nicht so schnell bitter. »Röhrlblume« heißt die Pflanze auch im Volksmund und die schmalen gezahnten Blätter werden im Frühling grob geschnitten und als eigener Salat gegessen – der »Röhrlsalat«.

Löwenzahnblätter können natürlich auch unter andere Salate gemischt werden, man erhält durch diese Mahlzeit alle wertvollen Inhaltsstoffe der Heilpflanze gleichsam mit dem Menü.

Gesammelt werden die Blütenköpfe, die Blätter und auch die Wurzeln, aber nur im Frühling, also Anfang April bis Ende Mai – je nach Wetterlage. Die Wurzel kann auch im Oktober gestochen werden. Für den Sirup sollten die Blütenköpfe bei strahlend schönem Wetter gepflückt werden, dann haben sie ihre stärkste Kraft entwickelt.

Löwenzahnsirup

- *2 bis 3 Hand voll Löwenzahnblüten*
- *0,5 l Wasser*
- *400 g Zucker*
- *1 TL Zitronensäure*

Die Blüten mit dem Wasser in einem Topf zum Kochen bringen und bei schwacher Hitze köcheln lassen. Nach einer Viertelstunde abseihen, den Zucker beifügen und die Flüssigkeit noch einmal aufkochen lassen. Zitronensäure einrühren. Den Sirup in eine Flasche füllen und verschließen.

Der nach Honig schmeckende Sirup wirkt »blutreinigend«.

Löwenzahntee

- *2 TL Löwenzahnkraut und -wurzel*
- *1 Tasse Wasser*

Die Abkochung kurz aufkochen und 10 Minuten zugedeckt ziehen lassen.

Vor den Mahlzeiten getrunken, kommt die harntreibende Wirkung des Tees am besten zur Geltung.

Eine 4-wöchige Kur mit täglich 2 bis 3 Tassen Löwenzahntee ist anzuraten.

Gebräuchlicher ist die Anwendung bei Oberbauchbeschwerden wegen der bitteren Inhaltsstoffe zur Verdauungsförderung.

Löwenzahnwurzel-Tinktur

- *3 bis 4 Löwenzahnwurzeln*
- *0,5 l 40%iger Korn*

Die Wurzeln gut abbürsten und waschen, in nicht zu kleine Stücke schneiden.

In einem weiten Glasgefäß mit dem Alkohol übergießen. Das Gefäß gut verschlossen an einen sonnigen Ort stellen. Nach 3 Wochen abseihen.

Nach dem Essen fördert ein Likörglas Wurzeltinktur die Verdauung.

Löwenzahnwein

- *1 Hand voll Löwenzahnblüten*
- *0,5 l trockener Weißwein*

Die Blütenblätter abzupfen, in ein Glas- oder Keramikgefäß geben und mit Wein übergießen.

Zugedeckt an einen kühlen Ort stellen. Nach ungefähr 24 Stunden abseihen.

Als Aperitif getrunken, regt Löwenzahnwein den Appetit an und wirkt regulierend auf die Verdauung.

Majoran

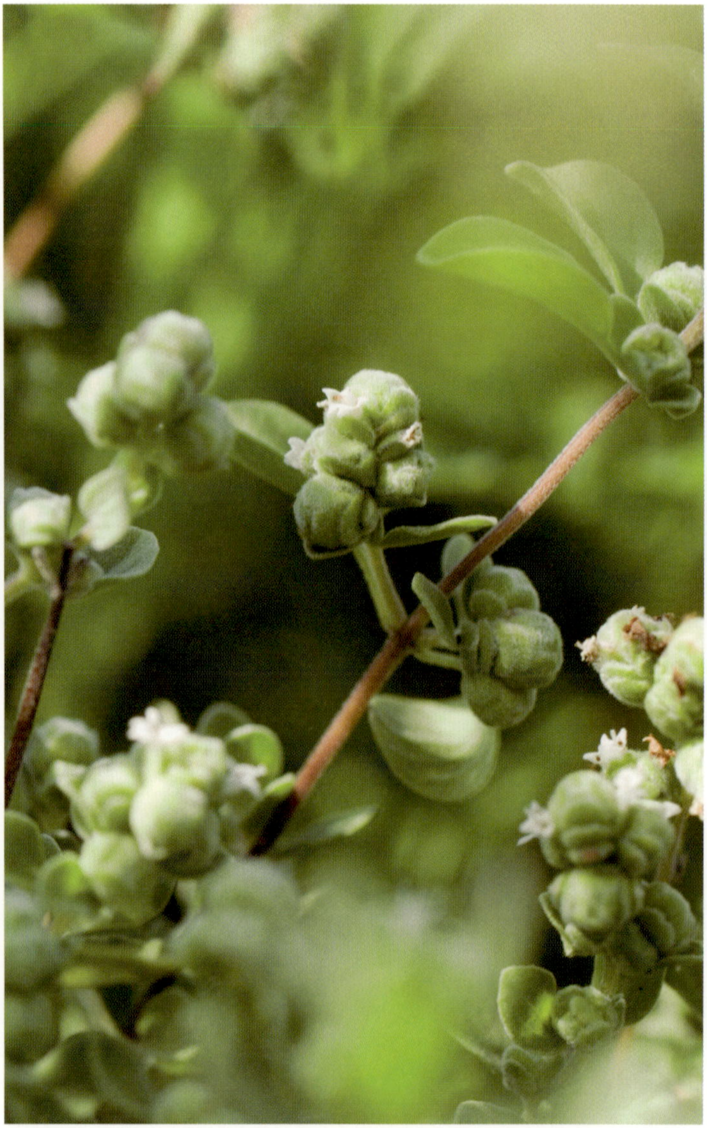

Der Majoran – »Majorana hortensis Moench« – zählt zu den ganz alten Heilpflanzen.

Er wurde bereits im alten Ägypten und in Arabien angebaut und verwendet, kam dann über Griechenland nach Rom und erst etwa ab dem 16. Jahrhundert in unsere heimischen Kräutergärten.

In den Mittelmeerländern wächst der Majoran frei in kleinen Sträuchern mit weißen, blaulila oder rosa Blüten. Bei uns braucht er schon einen sonnigen Platz um sich wohl zu fühlen, denn er ist ein wenig kälteempfindlich.

Majoran wird seit jeher auch in der Küche als Gewürzkraut verwendet. »Bratlkraut« nennt ihn der Volksmund, nicht nur wegen seines kräftig-würzigen Aromas, sondern auch wegen seiner verdauungsfördernden Wirkung, die sich gerade beim Verzehr von fettem Braten als günstig erweist.

Majoran gilt überhaupt als ein Heilkraut des Magen- und Darmtrakts. Bei allerlei Beschwerden in diesem Bereich, vor allem bei Krämpfen oder Blähungen, hilft eine Tasse Tee oder ein Gläschen vom Wein.

Volksmedizinisch sind einige Heilanwendungen überliefert, wissenschaftlich begründete aber keine.

Auch eine harntreibende und antibakterielle Wirkung wird dem Majoran zugeschrieben.

Geerntet werden die Pflanzen zur Zeit der Blüte den ganzen Sommer über, möglichst an sonnigen Tagen und zur Mittagszeit, wenn das Kraut seine stärkste Kraft entwickeln kann.

Getrockneter Majoran duftet angenehm würzig und schmeckt recht bitter. Majoran kann getrocknet aus der Apotheke bezogen werden, auch im Lebensmittelhandel ist Majoran erhältlich.

Majoran-Ölauszug

- *1 Hand voll frischer Majoran*
- *250 ml reines Olivenöl*

Majoran in einem weiten Glasgefäß mit Öl übergießen. Dicht verschlossen an einen warmen Ort stellen, öfter etwas schütteln. Nach 4 Wochen abseihen, in eine Flasche füllen und kühl lagern.

Eine Einreibung mit Majoranöl wirkt wohltuend bei müden Füßen und schmerzenden Gelenken. Bei Erkältungen erleichtern ein paar Tropfen Öl, auf der Brust verrieben, das Atmen.

Majoransalbe

- *5 EL Majoran-Ölauszug*
- *1 EL Bienenwachs*

Ölauszug und Bienenwachs in ein Gefäß geben und im Wasserbad ca. 5 Minuten erhitzen. Anschließend die Masse rühren, bis sie abgekühlt ist. Noch flüssig in eine Dose füllen, fest werden lassen und erst dann verschließen.
Bei Schnupfen von Zeit zu Zeit die wunden Stellen unter der Nase mit Majoransalbe bestreichen.

Majorantee

- *1 TL getrockneter Majoran*
- *1 Tasse Wasser*

Den Aufguss 10 Minuten zugedeckt ziehen lassen.

Bei Verdauungsstörungen je 1 Tasse am Morgen und am Abend trinken. Gurgeln mit lauwarmem Majorantee hilft gegen Entzündungen im Mundraum.

Majoranwein

- *30 g getrockneter Majoran*
- *0,7 l trockener Weißwein*

Majoran in einem weithalsigen Glas- oder Keramikgefäß mit Wein übergießen. Zugedeckt an einen kühlen Ort stellen, nach 24 Stunden abseihen. Gut verschlossen kühl lagern.

Ein Glas Majoranwein wirkt am Abend sehr entspannend. Doch Achtung: Mehr als zwei Gläser können benommen machen.

Malve

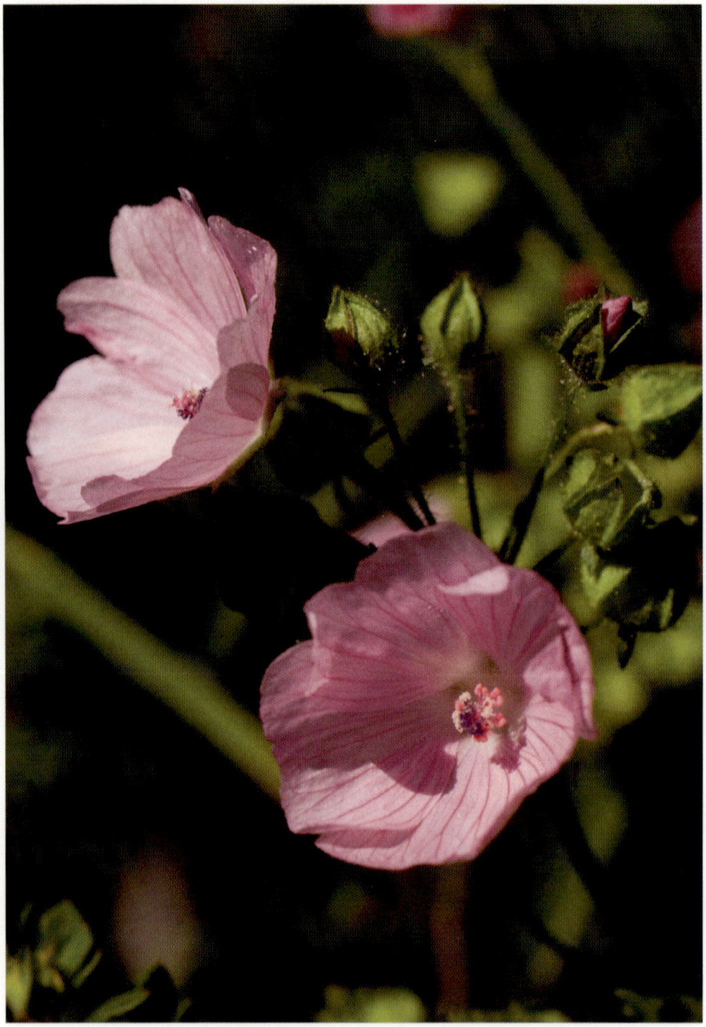

Die Malve – »Malva« heißt sie lateinisch – ist bei uns auch unter ihrem volkstümlichen Namen gut bekannt: Käsepappel.

Wobei sich das Wort »Pappel« nicht von Baum ableitet, sondern von »Papp«, also einer breiartigen Masse, denn die Malve wurde stets gerne für Breiumschläge verkocht.

In der Volksheilkunde zählt die Malve zu den »Umschlagkräutern«.

Die entzündungshemmende und reizlindernde Wirkung der Malve wurde bei verschiedensten Leiden genutzt: bei Entzündungen im Mund- und Rachenraum genauso wie im Magen-Darm-Trakt, bei Hautentzündungen, Furunkeln, Insektenstichen und Hämorrhoiden.

Malventee wird auch bei Fieber und Erkältungskrankheiten, vor allem aber bei Husten empfohlen, weil die Malve Schleim löst.

Schon Moses gab einem Fieberkranken Malventee zu trinken, so steht es in der Bibel.

Die Malve zählt zu den ältesten Heilpflanzen, in China, Ägypten und Griechenland war

»Unter den Blumen im Garten dürfen die Malven nicht fehlen. Als der gute Schöpfer ihre uns erfreuende Blüte malte, hat er mit der Farbe in jedes Blättchen einen Tropfen Heilsaft gegossen.«

Sebastian Kneipp

Aus einem alten Kräuterbuch

Nimm das ganze Kraut samt den Wurzeln, gib Gerstenmehl dazu und siede es in Wasser, bis ein Brei entsteht. Zerstampfe nun diesen ein wenig. Das ergibt einen guten Umschlag für entzündete Hautstellen, Beulen und Geschwüre.

sie bekannt und auch Karl der Große beschreibt sie in seinen »Capitulare de villis«.

Die Malve zählt auch den zu »essbaren« Pflanzen – schon die Römer aßen die jungen Triebe im Frühling als Gemüse und ein Salat mit Malvenblättern und -blüten bestreut sieht nicht nur schön aus, er schmeckt auch gut.

Auch als Zauberpflanze hatte die Malve große Bedeutung – die Kelten gaben sie ihren Verstorbenen mit auf die Reise ins Jenseits, das Christentum erklärte die Malve zur »Pflanze der Vergebung« und im Mittelalter galt die Malve als Kraut mit großer Liebeskraft.

Malvenstängel wurden übrigens noch vor hundert Jahren von den Armen als Zahnbürste benutzt oder, abgeschält, den zahnenden Kindern zum Kauen gegeben.

Die Malve ist im Freien vielfach anzutreffen, im Garten wächst sie gern und problemlos. Geerntet wird das Kraut zur Zeit der Blüte während des ganzen Sommers.

Hinweis: Im Lebensmittelhandel wird unter der Bezeichnung Malventee oft die Hibiskusblüte (Hibiscus sabdariffa) angeboten, die ein abweichendes Indikationsgebiet besitzt.

Malven-Ölansatz

- *30 g getrocknete Malvenblüten*
- *0,3 l reines Olivenöl*

Blüten in einem weithalsigen Glas- oder Keramikgefäß mit dem Öl übergießen. Verschlossen an einen warmen Ort stellen, hin und wieder schütteln. Nach 2 Wochen abseihen, die Blüten fest ausdrücken. In einer dunklen, gut verschließbaren Flasche kühl aufbewahren.

Eine Einreibung mit Malvenöl tut müden Füßen gut.

Malventee

- *2 TL getrocknete Malvenblüten und/oder -blätter*
- *1 Tasse Wasser*

Den Kaltauszug über Nacht stehen lassen, am Morgen abseihen und zum Trinken erwärmen. 2 bis 3 Tassen pro Tag helfen gegen Husten.

Malvenwein

- *3 EL getrocknete Malvenblüten*
- *0,25 l trockener Weißwein*

Blüten in einem weithalsigen Gefäß aus Glas oder Keramik mit Wein übergießen, zugedeckt kalt stellen. Nach 5 Stunden in einem Topf erhitzen und einmal aufwallen lassen. Zugedeckt ziehen lassen, nach 15 Minuten abseihen.

Warm getrunken – eventuell mit etwas Honig –, lindert der Malvenwein Zahnschmerzen, so sagt es die Volksmedizin.

Mariendistel

Die Mariendistel – »Carduus marianus« – wird im Volksmund auch Frauendistel oder Magendistel genannt. Sie kommt aus Nordafrika und dem Mittelmeergebiet und wurde im Mittelalter nach Mitteleuropa gebracht. Sie ist genügsam und wild wachsend häufig anzutreffen – auf warmen, steinigen Plätzen, an Wegrändern, aber auch auf den Feldern.
Viele Gartenbesitzer und auch Bauern sehen in den »Disteln« nur lästiges Unkraut und wissen oft nicht (mehr), welch heilende Kräfte in diesen Disteln wohnen.

Die Kräuterheilkundigen des Mittelalters schätzten die Mariendistel außerordentlich.

»Das Kraut treibt Schweiß, Harn und die Menses, stillt den weißen Fluss und dient äußerlich wider den anfangenden Krebs der Brust und Nase«, heißt es in einem alten Kräuterbuch.

Die Mariendistel hat stark entgiftende Wirkung und wurde bei Erkrankungen der Leber und der Milz, bei Gelbsucht und Gallensteinkoliken eingesetzt.

Als Gegengift bei Pilzvergiftungen durfte die Mariendistel in keiner Kräuterapotheke fehlen. In der homöopathischen Medizin wird die Tinktur aus den Samen der Mariendistel auch heute noch verwendet.

Gesammelt werden das blühende Kraut und die Samen – das Kraut im Sommer, die Samen im frühen Herbst, kurz vor der Reife.
Die Pflanze wird gebündelt und aufgehängt und die trockenen Samen werden herausgeklopft. (Die Haarkrone soll nicht verwendet werden.) Die Pflanze wird an die 1,5 Meter hoch und hat wunderschöne rote, halbkugelige Blütenköpfe. Sie dient heute als Quelle für die Herstellung eines Mariendisteltrockenextraktes aus den Früchten, der in der Medizin als Leberschutzpräparat eingesetzt wird.

Mariendisteltee

- *1 TL zerstoßener Mariendistelsamen*
- *1 Tasse Wasser*

Den Aufguss zugedeckt 10 Minuten ziehen lassen.

Nach einer feuchtfröhlichen Nacht tut der Tee gut und unterstützt den Körper bei der Entgiftung.

Bei Stechen in den Gliedern

»Nimm Mariendistel und etwas weniger Salbei und mache unter Zugabe von wenig Wasser davon Saft. Gerade zur Stunde, wenn das Stechen einsetzt, trinke es, und es wird besser.«

Hildegard von Bingen

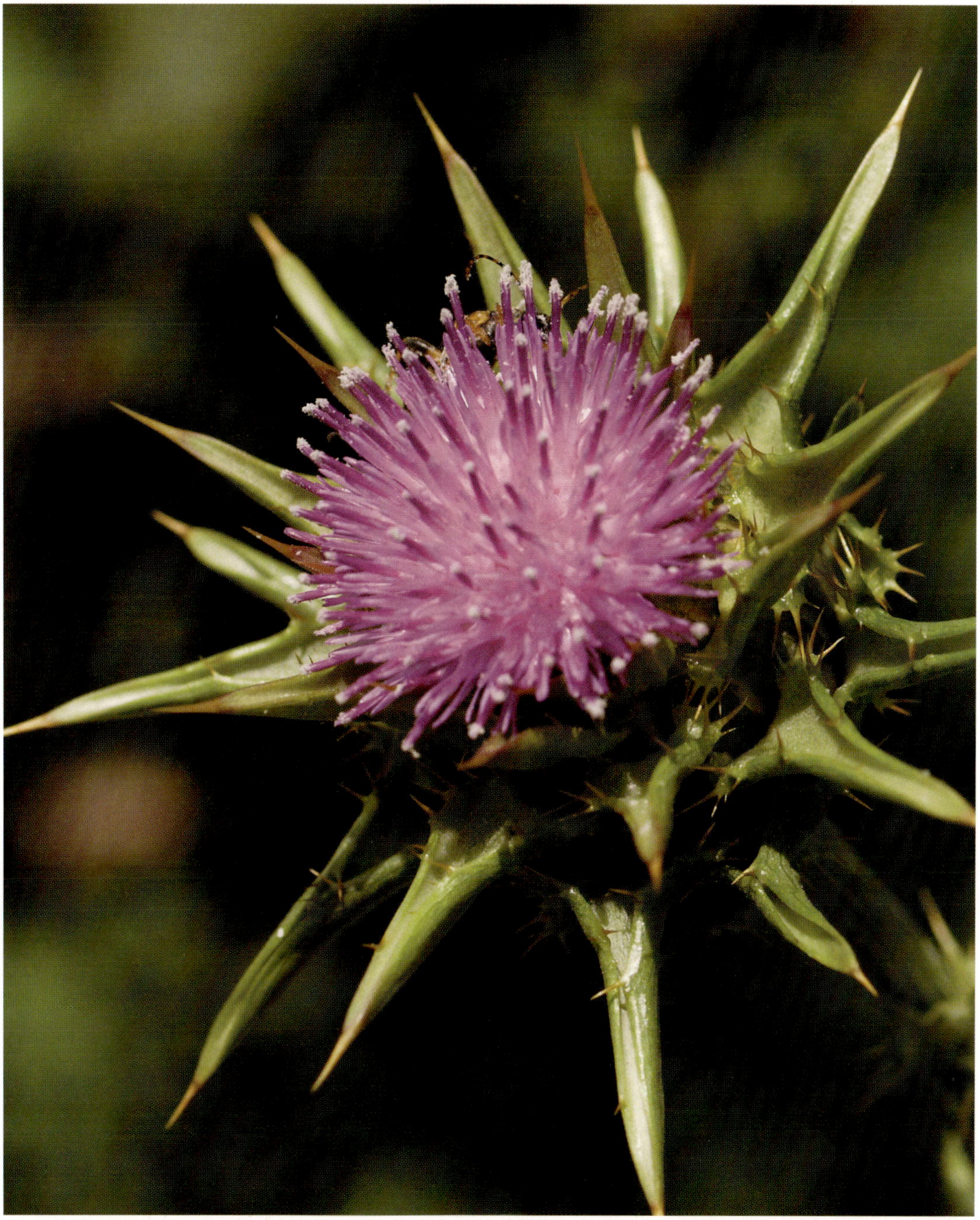

Meisterwurz

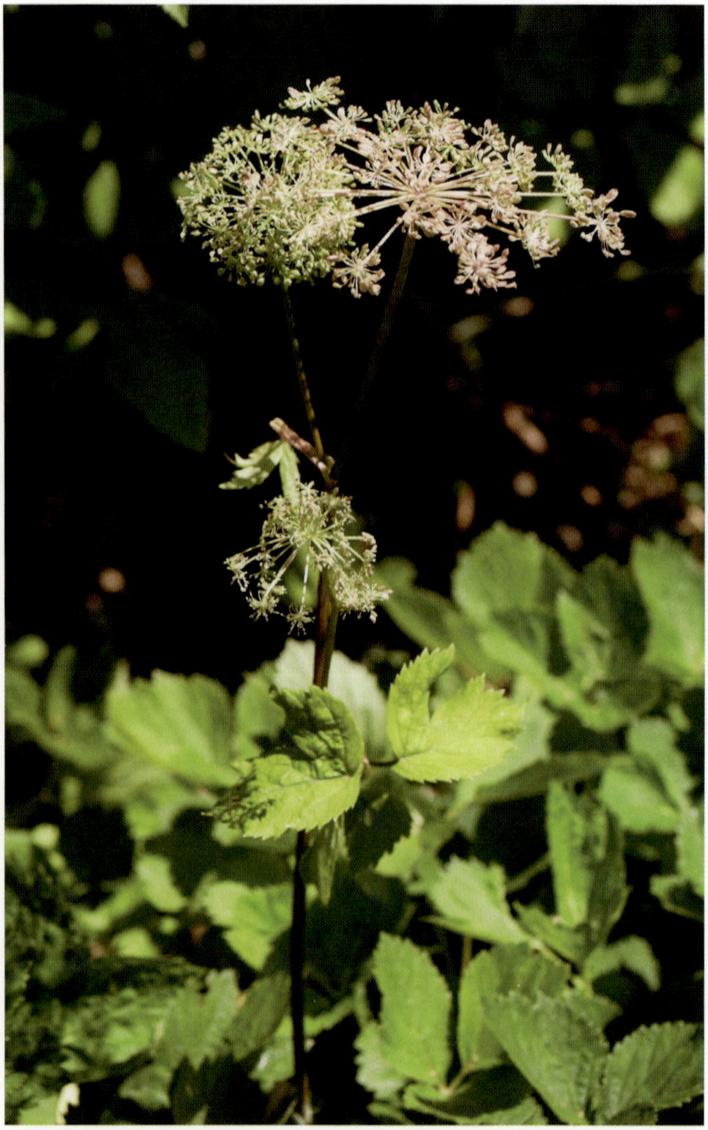

Die Meisterwurz – »Peucedanum ostruthium« – galt im Mittelalter als eine vornehme Heilpflanze. »Remedium divinum«, also göttliches Mittel, so nannte der Hersteller der berühmten Hoffmannstropfen, der Arzt Friedrich Hoffmann, um 1600 die Meisterwurz.

Tinktur und Tee aus dieser Wurzel wurden bei Fieber genommen, als Verdauungshilfe, bei Menstruationsstörungen, Gicht und Rheuma.

Meisterwurz wirkt entzündungshemmend und wird auch bei Hautproblemen gern eingesetzt – Ausschläge können mit dem Tee oder der Tinktur gewaschen bzw. damit Umschläge gemacht werden.

Auch in der Tierheilkunde wurde Meisterwurz zur Wundbehandlung eingesetzt.

Die Pflanze wächst in höheren Regionen, im Bereich der Alpen, auch im Mittelgebirge.

Man muss sie sehr gut kennen, daher empfiehlt es sich, die Meisterwurz aus dem Kräutergarten zu verwenden oder aus der Apotheke zu beziehen.

Gesammelt werden die Wurzeln im Frühling oder im Herbst.

Auch in der Tierheilkunde wurde Meisterwurz zur Wundbehandlung eingesetzt.

Nach dem Ausgraben gut reinigen und trocknen, dicke Wurzeln der Länge nach halbieren und anschließend trocknen.

Meisterwurz gilt auch als magische Pflanze und wurde in den Alpenländern zum Räuchern der Stallungen und Wohnräume verwendet. Ein Stück Meisterwurz, um den Hals getragen oder an der Stalltüre befestigt, soll vor Krankheit und bösen Geistern schützen.

Die Meisterwurz ist heute kaum mehr gebräuchlich und wird hier nur der Vollständigkeit halber erwähnt (siehe Rezepte rechts).

Meisterwurztee

- *1 TL fein geschnittene Meisterwurz-Wurzel*
- *1 Tasse Tee*

Den Aufguss 3 Minuten ziehen lassen, dann abseihen. Täglich 1 bis 2 Tassen ungesüßter Tee helfen gegen Verdauungsstörungen und Bauchgrimmen.

Meisterwurztinktur

- *1 EL fein geschnittene Meisterwurz-Wurzel*
- *5 EL 40%iger Korn*

Wurzel in einem weithalsigen Glas- oder Keramikgefäß mit Alkohol übergießen, gut verschlossen an einen dunklen Ort stellen. Nach 3 Wochen abseihen.

Meisterwurz wird auch für viele Liköre – die »Kräuterbitter«-Mischungen – verwendet.

Meisterwurzwein

- *1 EL zerkleinerte Meisterwurz-Wurzel*
- *125 ml Weißwein*

Die Wurzelstücke in einem Glas mit Wein übergießen, über Nacht stehen lassen und dann abseihen, am besten gleich trinken. Meisterwurzwein hilft bei Verdauungsbeschwerden, er wird vor dem Essen getrunken.

Melisse

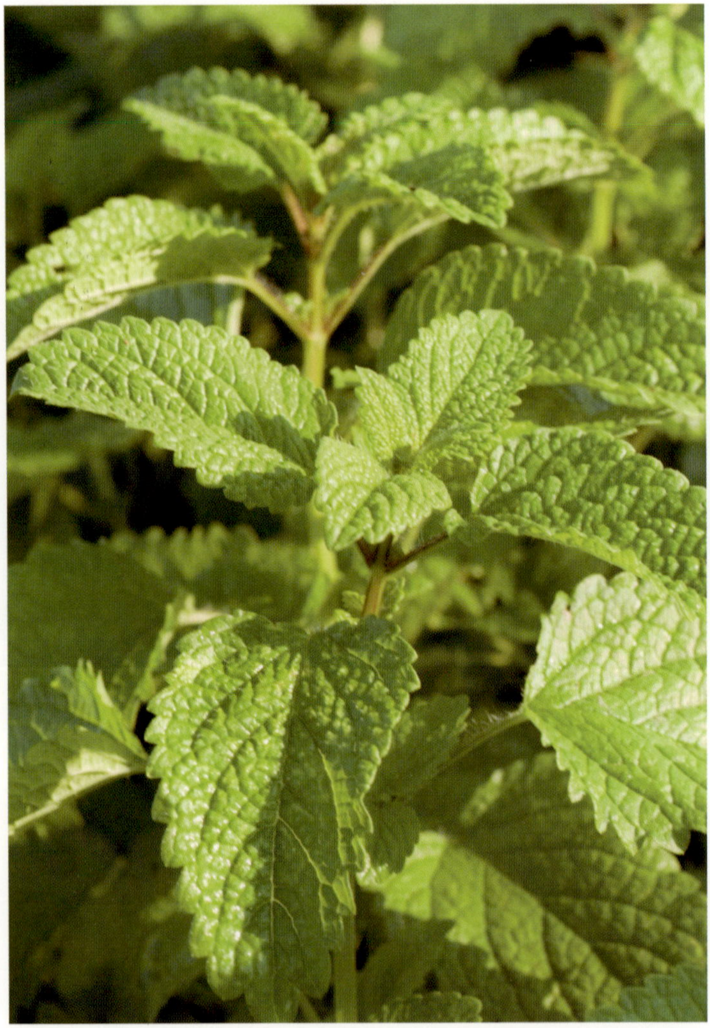

Die Melisse – »Melissa officinalis« – gilt als Pflanze der leichten Heiterkeit, ein »Zauberkraut«, das die Menschen wieder fröhlich werden lässt. Sie ist »die beste Pflanze für das Herz«, sagte der Arzt Paracelsus.

Die Melisse war Griechen und Römern als Heilpflanze bekannt, Benediktinermönche brachten sie nach Mitteleuropa und bereits im Mittelalter durfte Melissenkraut in keiner Klosterapotheke fehlen.

Vor allem ihre beruhigende, krampflösende Wirkung ist es, die sie so unverzichtbar macht: als ideales Mittel bei Einschlafstörungen und nervösen Beschwerden aller Art – nervösem Magen, Durchfall, Erbrechen, Krämpfen. Bei Kopfschmerzen und Schwindel, Abgespanntheit und Müdigkeit hilft Melissentee, der auch ein idealer Tee vor dem Zubettgehen ist.

Äußerlich aufgetragen, hilft die Melisse bei Nervenschmerzen und Rheuma.

Die Pflanze gedeiht im Garten an warmen, sonnigen Plätzen. Vorsicht – wenn sie sich wohlfühlt, breitet sie sich ungeniert aus und überwuchert so manche

Freudig

»Wer sie isst, wird gerne lachen,
weil ihre Wärme die Milz angreift und das Herz dadurch freudig wird.«

Hildegard von Bingen

andere. Ernten kann man vom Frühling über den ganzen Sommer die Blätter, kurz bevor die kleinen weißen Blüten sich öffnen.

Verwenden Sie immer die jungen Blätter, sie sind weich und schmecken zarter. Melissenblätter passen zu allen Salaten – einfach ernten und drüberstreuen. Und ein Zweig Melisse, in einen Krug Wasser gelegt, gibt dem Wasser schon nach einer halben Stunde einen wunderbaren Geschmack.

Melissenbad

- *50 g getrocknete Melissenblätter*
- *1 l Wasser*

Den Aufguss 15 Minuten ziehen lassen, abseihen und dem Badewasser beifügen.
Ein Melissenbad am Abend – nicht länger als eine Viertelstunde und nicht wärmer als 38 °C – entspannt und lässt einen ruhigen Schlaf finden; überdies wird die Haut weich und glatt.

Melissenessig

- *3 Zweige Melisse*
- *1 l Apfel- oder Weinessig*

Die Melisse in die Essigflasche geben und verschlossen an einen warmen Ort stellen. Nach 2 bis 3 Wochen die Zweige entfernen.
Melissenessig schmeckt angenehm nach Zitrone.

Melissenlikör

- *150 g frische Melissenblätter*
- *0,5 l 40%iger Korn*
- *750 g Zucker*
- *0,5 l Wasser*

Die Blätter in einem weithalsigen Glasgefäß mit Alkohol übergießen. Gut verschlossen an einen dunklen Ort stellen. Nach 2 Wochen Zucker und Wasser zu einem Sirup verkochen, erkalten lassen und mit dem Melissen-Ansatz vermischen. Abseihen, dabei die Blätter gut auspressen, und in Flaschen noch 2 bis 3 Wochen ruhen lassen.
Melissenlikör wirkt beruhigend und nervenstärkend.

Melissentee

- *2 TL getrocknete Melissenblätter*
- *1 Tasse Wasser*

Den Aufguss 10 Minuten zugedeckt ziehen lassen, dann abseihen.

Nach den Mahlzeiten hilft 1 Tasse Melissentee gegen Magen- und Darmbeschwerden. Bei Regelschmerzen bei Bedarf 1 bis 2 Tassen.

Melissentinktur (Melissengeist)

- *1 bis 2 Hand voll frische Melissenblätter und -blüten*
- *0,7 l 40%iger Korn*

Blüten und Blätter in einem weithalsigen Glas- oder Keramikgefäß mit dem Alkohol übergießen. Gut verschlossen an einen warmen Ort stellen. Nach 1 Woche abseihen, in eine Flasche füllen und noch einmal ca. 4 Wochen ruhen lassen.

Teelöffelweise genommen hat Melissengeist eine beruhigende Wirkung und stärkt bei geistiger und körperlicher Überanstrengung. Mit etwas Wasser verdünnt kann er, auf die schmerzenden Stellen gerieben, gegen Muskelkater helfen.

Odermennig

Der Odermennig – »Agrimonia eupatoria« – hat im Volksmund ungeheuer viele Namen: Ackermennig, Lebenskraut, Magenkraut, Lungenkraut, Steinwurzel und viele andere mehr. Ein Beweis dafür, wie beliebt diese Pflanze in der Volksheilkunde war.

Schon in der Antike war Odermennig eines der wichtigsten Heilkräuter. Er galt als erstes Mittel gegen Schlangenbisse und als Wundermittel bei Leberleiden.

Der Odermennig hilft bei Durchfall, bei Entzündungen im Mund- und Rachenraum, bei Hautentzündungen. Sänger haben morgens gerne mit Odermennig gegurgelt. Durch seine zusammenziehende (adstringierende) Wirkung wird er für Umschläge bei Hautausschlägen verwendet.

Die Volksheilkunde preist Odermennig bei Hexenschuss als hervorragendes Einreibemittel. Der Tee gilt als ideal bei Leber- und Gallenbeschwerden. Aufgrund der vielen Bitterstoffe schmeckt der Tee herb und bitter.

Odermennig zählt zu den magischen Pflanzen, und auch das hat lange Tradition.

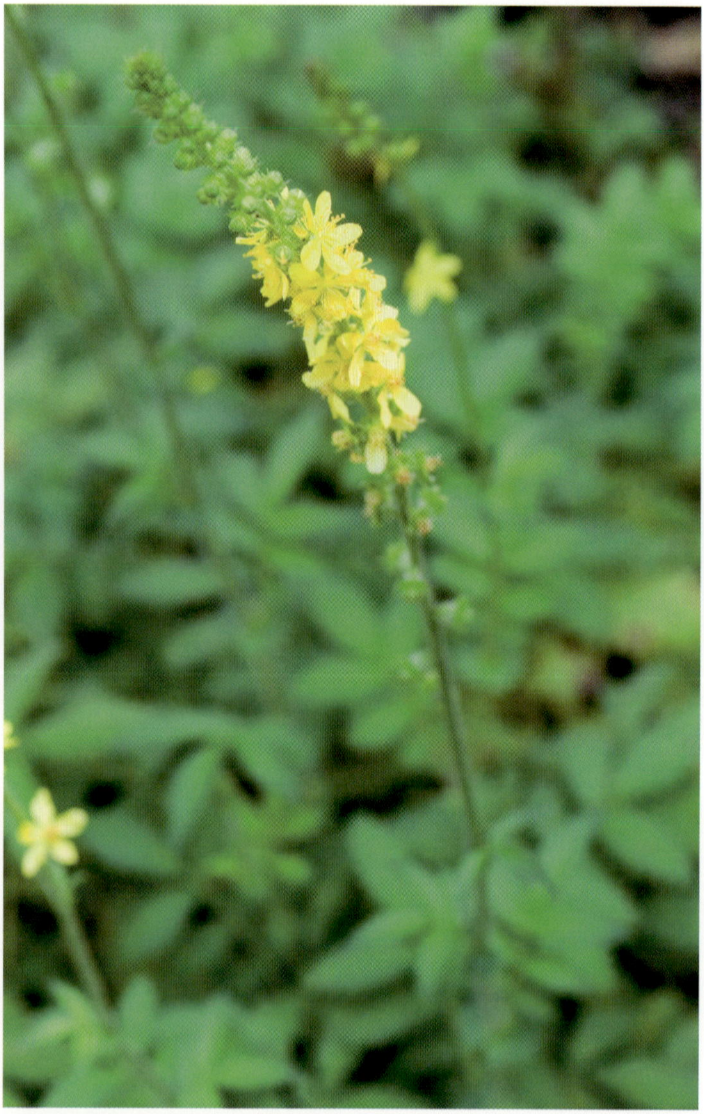

Odermennig war der Göttin Pallas Athene geweiht.

In Griechenland war er der Göttin Pallas Athene geweiht, im Mittelalter ein unverzichtbarer Bestandteil von »Liebeselixieren«.

Wer die Zuneigung seines/seiner Liebsten wecken wollte, musste ihm/ihr einen Zaubertrank aus Eisenkraut, Odermennig und anderen, zum Teil höchst merkwürdigen Zutaten reichen, deren Wirksamkeit ohne handfeste magische Gläubigkeit durchaus anzuzweifeln ist.

Odermennig wächst frei an Wegrändern, Zäunen und sonnigen, aber mageren Wiesen. Im Garten hat er gerne einen trockenen Platz, Lehmboden liebt er.

Die Pflanze wird bis zu 50 Zentimeter hoch und hat kleine goldgelbe Blüten, die traubenförmig am Stiel wachsen. (Sie sind der Königskerze ähnlich!)

Gesammelt werden entweder nur die Blätter oder das ganze Kraut, vom Frühsommer bis zum Ende des Sommers. Wobei die frühen Blätter vorzuziehen sind, nach großer Hitze werden die Pflanzenteile einfach härter.

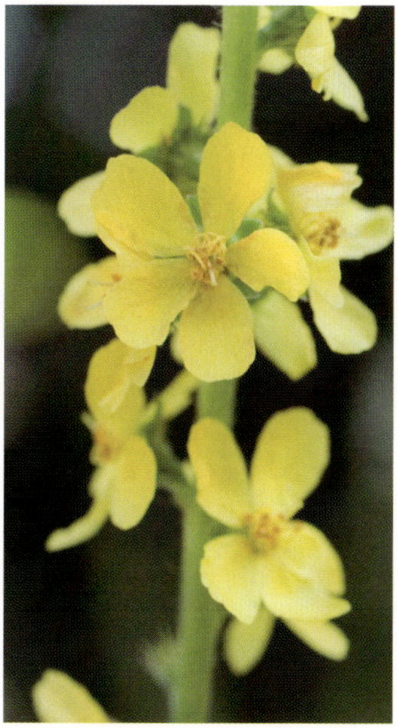

Odermennigkompresse

- *100 g getrocknete Odermennigblätter*
- *1 l Wasser*

Den Aufguss 10 Minuten kochen lassen, dann abseihen und abkühlen lassen.

Ein Leinentuch darin tränken, auswringen und als Kompresse auf entzündete Hautstellen legen.

Odermennigtee

- *2 TL getrocknetes Odermennigkraut*
- *1 Tasse Wasser*

Den Aufguss 5 Minuten zugedeckt ziehen lassen, dann abseihen.

3 Tassen Odermennigtee täglich wirken beruhigend auf Leber und Galle. Als Gurgelmittel hilft der Tee bei Halsschmerzen oder Entzündungen der Mundschleimhaut.

Petersilie

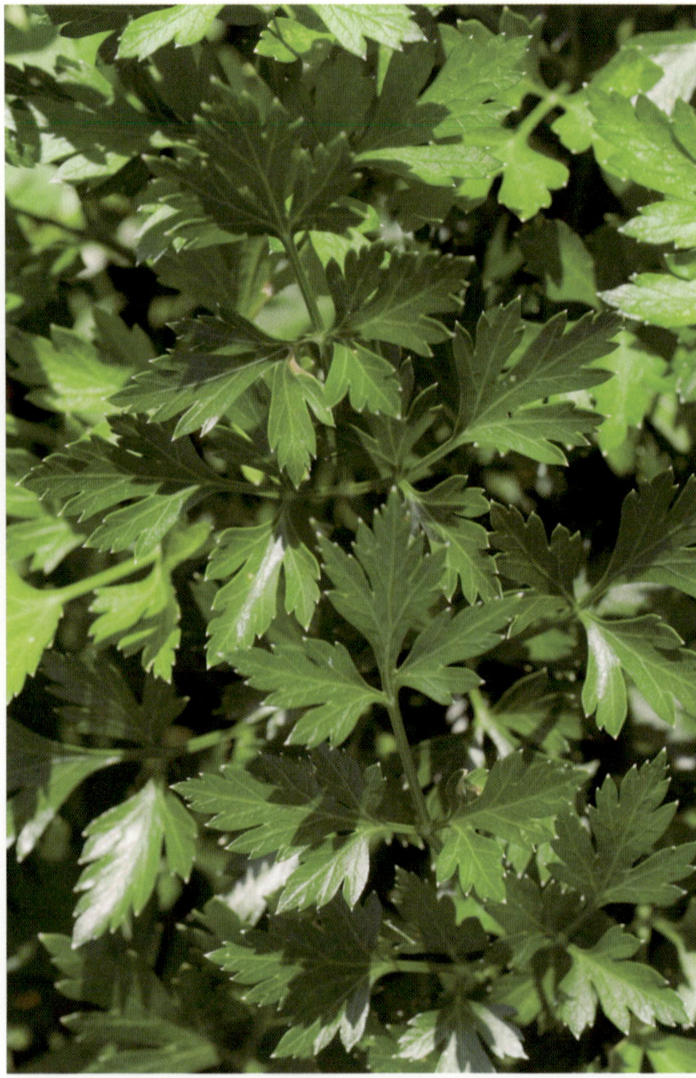

Die Petersilie – »Petroselinum crispum« – ist bei uns vor allem als Küchenkräutlein bekannt. Dabei lobte bereits der griechische Arzt Hippokrates die Heilkraft der Pflanze.

Petersilie wächst beinahe rund um die Welt – von Westgrönland bis Indien, von Japan bis Südafrika. Bei uns hat um das Jahr 800 Kaiser Karl der Große die Anpflanzung von Petersilie in den Kräutergärten angeordnet.
Sie gilt als krampflösendes, harntreibendes und verdauungsförderndes Kraut, hilft Blähungen zu vertreiben und Wasseransammlungen im Körper aufzulösen.

Ein wunderbares Mittel bei Nieren- und Blasensteinen ist das Petersilienöl – es ist aber so wirksam, dass es nur ärztlich verordnet werden soll.

Die frischen Blätter der Petersilie sind ein hilfreiches Mittel bei Insektenstichen. Sie werden ein wenig zerquetscht und auf die Stichstelle gelegt.

In Frankreich kauen die Bauern gerne ein paar Petersilien-Samenkörner nach den (meist knoblauchreichen) Mahlzeiten, denn das regt die Verdauung an

Im Mittelalter war die Petersilie ein beliebtes Aphrodisiakum.

und gibt frischen Atem.

Die würzig riechende Petersilie hat ihren festen Platz im Kräutergarten. Das Kraut wird vom Frühling bis weit in den Herbst hinein, in milden Jahren sogar bis in den Winter, geschnitten, die Wurzeln im Frühjahr und im Herbst. Petersilie und Petersilienwurzel gibt es auch am Bauernmarkt und in den Gemüseläden.

Hildegard von Bingen empfiehlt, die Petersilie roh zu essen. Das ist insofern interessant, als die Benediktinernonne bei den meisten anderen Kräutern empfiehlt, diese zu »verkochen« oder in »Küchlein« zu backen. Hildegard von Bingen rät auch zur Bereitung einer Petersiliensalbe. Sie soll die Schmerzen bei Hexenschuss, Ischias und Gicht lindern: »Nimm Petersilie und vier Mal so viel Weinraute, lasse sie in einer Pfanne mit Olivenöl heiß werden ... Die Pflanzen lege dann heiß über den Ort, wo es weh tut und binde sie fest, und es wird besser.«

In den alten magischen Büchern des Mittelalters ist Petersilie oft vertreten. Als wichtige Zutat für Zaubertränke, Hexensalben (zum »Fliegen«), potenzstärkende Mittel und als Aphrodisiakum. Petersilie wird dort beschrieben als eine »Pflanze, die Liebe weckt«. Und in manchen Städten nannte man die Gasse, in der die Freudenmädchen zu finden waren, »Petersiliengasse«.

Aus einem alten Kräuterbuch

Bei Wasseransammlungen in den Beinen und zur allgemeinen Stärkung soll man eine Wurzel in Stücke schneiden und gemeinsam mit einer Karotte in der Suppe kochen.

Petersilienwein

- *10 frische Petersilienblätter*
- *1 l Rotwein*
- *2 EL Weinessig*
- *150 g Honig*

Petersilie mit Rotwein und Essig aufkochen und 5 Minuten leicht köcheln lassen. Honig einrühren und weitere 5 Minuten kochen lassen. In einer Flasche kühl und dunkel lagern.

Dieser Wein nach einem Rezept von Hildegard von Bingen fördert die Durchblutung.

Petersilientee

- *1 EL Petersilienwurzel und -kraut*
- *1 Tasse Wasser*

Den Aufguss zugedeckt 10 Minuten ziehen lassen, dann abseihen.

Zur Durchspülung der ableitenden Harnwege 3-mal täglich 1 Tasse trinken.

Pfefferminze

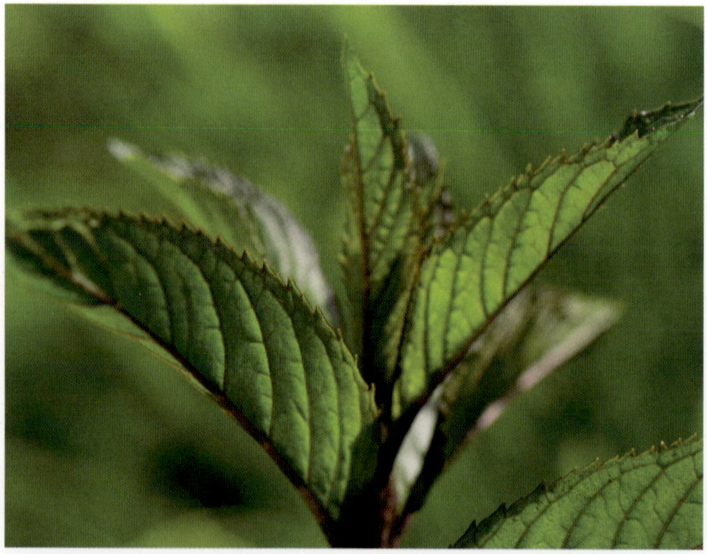

Die Pfefferminze – »Mentha piperita« – zählt zu den Minzen und damit zu den ältesten Heilpflanzen. Schon vor 3.000 Jahren war die Minze in Ägypten bekannt, viel später erst ist durch Kreuzung die Pfefferminze entstanden.

Aber auch das war bereits vor Beginn der Neuzeit, der genaue Zeitpunkt ist nicht bekannt.

Es muss wohl das intensive Aroma der balsamischen Pflanze gewesen sein, das die Minze schon früh nicht nur zur Heilpflanze, sondern zu einem ausgesprochen magischen Kraut werden ließ. Quer durch alle Völker und auch durch die Zeit wird die Minze stets mit der Liebe in Verbindung gebracht. Und mit dem Beginn und dem Ende des Lebens.

Die Ägypter flochten ihren Verstorbenen einen Blumenkranz für die Reise ins Jenseits, Minzenzweige wurden darin eingebunden.

Die schöne Minthe, so erzählten die Griechen, war die Geliebte des Hades und wurde von der rasend eifersüchtigen Persephone getötet. Als kleines intensiv duftendes Kraut kam sie wieder zur Welt.

Magenstärkend und bei Kopfschmerzen

»Hauptmittel, welche den Magen stärken und die Verdauung fördern.«

»Wer Minzenkräuter bei heftigem Kopfweh auf die Stirn bindet, wird bald schon ein Nachlassen und eine Beruhigung fühlen.«

Sebastian Kneipp

Vor Jahrhunderten legte man einer Gebärenden Pfefferminzzweiglein unter das Kopfkissen und Hebammen verabreichten den Frauen knapp vor der Geburt ein Glas Pfefferminzlikör. Die alten magischen Bücher nennen die Pfefferminze als wichtigen Bestandteil von Liebestränken, luststeigernden Mitteln und Abwehrzaubern. Auch als Teil eines Tranks »gegen die Pest« war die Pfefferminze wichtig.

Im ländlichen Haushalt war das Pfefferminzöl fixer Bestandteil der Apotheke als Hilfe bei Kopfschmerzen – damit wurden die Schläfen eingerieben. Das Öl und die Tinktur wirken kühlend und schmerzlindernd. Innerlich werden Pfefferminztee, -tinktur und -likör bei sämtlichen Beschwerden im Magen-Darm-Trakt genommen, als krampflösendes, blähungslinderndes, verdauungs- und gallefördernde Mittel. Auch bei Übelkeit und Erbrechen und bei Appetitlosigkeit ist die Pfefferminze hilfreich.

Im Kräutergarten fühlt sich die Pfefferminze wohl und liebt es auszuwuchern. Hier muss man manchmal energisch durchgreifen, sonst verdrängt sie andere Pflanzen.
Pfefferminze kann frisch ständig geerntet und in der Küche verwendet werden, sie ist ein ideales Salatgewürz, passt aber auch zu süßen Speisen.

Ein Zweiglein Pfefferminze in einen Wasserkrug gelegt, ergibt ein vorzüglich kühlendes Getränk an heißen Tagen.

Für Heilzwecke werden die Blätter geerntet, knapp bevor die Pflanze blüht und am besten in den frühen Sommermonaten. Die Stängel werden nicht verwendet, außer für Ansätze, wo man ein Sträußchen nehmen kann.

Pfefferminz-Ölansatz

- *2 Sträuße frische Pfefferminze*
- *0,5 l gutes Olivenöl*

1 Strauß Pfefferminze ein paar Mal durchschneiden und in einem weithalsigen Glasgefäß mit dem Öl beträufeln. Gut verschlossen an einen sonnigen Ort stellen, öfter leicht schütteln. Nach 2 Wochen abseihen und dabei die Pfefferminze gut auspressen.
Nun auch den zweiten, grob geschnittenen Strauß Pfefferminze in das Öl legen und wiederum für 2 Wochen stehen lassen. Abseihen, das Kraut fest auspressen und in Flaschen gefüllt kühl lagern.
Bei Kopfschmerzen die Schläfen mit etwas Öl einreiben. Einreibungen mit Pfefferminzöl helfen aber auch bei Hexenschuss oder gegen Muskelkater.

Pfefferminztee

- *3 TL getrocknete oder 3 frische Pfefferminzblätter*
- *1 Tasse Wasser*

Den Aufguss zugedeckt 10 Minuten ziehen lassen, dann abseihen.
Pfefferminztee hilft gegen Beschwerden im Magen-Darm-Trakt, vor allem, wenn sie mit Krämpfen einhergehen, sowie gegen Regelschmerzen.
Pfefferminztee ist nicht für den Dauergebrauch geeignet.

Pfefferminzlikör

- *1 Hand voll frischer Pfefferminzblätter*
- *0,5 l 40%iger Korn*
- *250 g Zucker*
- *0,75 l Wasser*

Die Pfefferminze in einem weithalsigen Glasgefäß mit dem Alkohol übergießen. Gut verschlossen an einen dunklen Ort stellen. Nach 10 Tagen Wasser und Zucker zu einem Sirup verkochen, abkühlen lassen und mit dem Pfefferminzansatz vermischen. Abseihen und dabei die Blätter gut ausdrücken. Den Likör in eine Flasche füllen und kühl lagern.

Mit Sodawasser und einem Schuss Zitronensaft gibt der Likör ein erfrischendes Getränk an heißen Tagen.

Pfefferminztinktur

- *30 frische Pfefferminzblätter*
- *0,7 l 40%iger Korn*

Die Pfefferminze in einem Glasgefäß mit dem Alkohol übergießen. Gut verschlossen an einen warmen Ort stellen. Nach 4 Wochen abseihen, abfüllen und für weitere 4 Wochen ruhen lassen. Pfefferminztinktur wirkt gegen Blähungen und Völlegefühl.

Pfefferminzwein

- *10 frische Pfefferminzblätter*
- *0,25 l trockener Weißwein*

Pfefferminzblätter mit Wein übergießen. Nach einer halben Stunde abseihen und so frisch wie möglich trinken.
Pfefferminzwein wirkt anregend.

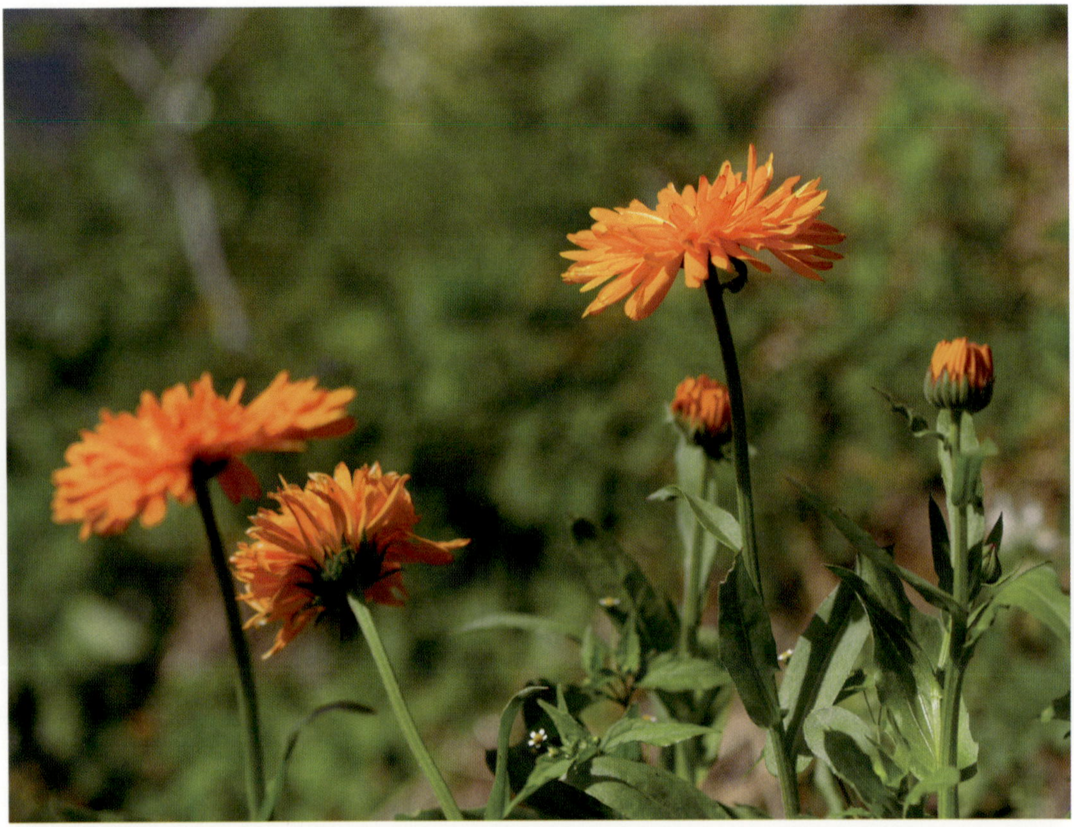

Ringelblume

Die entzündungshemmende Wirkung der Ringelblume hilft bei Hautrötungen, bei Sonnenbrand und bei Entzündungen im Mund- und Rachenraum.

Die Ringelblume – »Calendula officinalis« – war in Indien und Arabien schon früh als Heilpflanze bekannt und wurde gerne zur Hautpflege eingesetzt. In Mitteleuropa ist sie zumindest seit der Zeit von Hildegard von Bingen, die das Kraut sehr geschätzt hat, heimisch. Die Ringelblume – im Volksmund auch Ringelrose, Sonnenwende, Goldblume oder Totenblume genannt – ist zwar hin und wieder auch wild wachsend anzutreffen, am besten wächst sie jedoch im Garten.

Sie benötigt einen sonnigen Platz und steht nicht gern zu eng beisammen, ist aber ansonsten anspruchslos.

Aus den Bauerngärten war und ist die Ringelblume mit ihren

orange-gelben Blütenköpfchen nicht wegzudenken und die »Ringelblumensalbe« ist einfach ein Klassiker, der als Wundsalbe genauso verwendet wird wie als pflegende Hautcreme.
Die entzündungshemmende Wirkung der Ringelblume hilft bei Hautrötungen, bei Sonnenbrand und bei Entzündungen im Mund- und Rachenraum. Innerlich genommen, hilft ein Tee aus den Blüten oder die Tinktur bei Leber- und Gallebeschwerden und Menstruationsstörungen.

Gesammelt werden die Blütenköpfe zur Zeit der Blüte an sonnigen Tagen den ganzen Sommer hindurch, wobei die Blütenblätter von den Köpfen gezupft und getrocknet werden müssen. Ringelblumenblüten gibt es auch in der Apotheke.

Die Blütenblätter werden gerne in der Küche als Safran-Ersatz verwendet oder über Salate gestreut.

Ringelblumen-Ölauszug

- *2 Hand voll frischer Ringelblumenblüten*
- *0,4 l reines Olivenöl*

Die Blüten in einem weithalsigen Glas mit Öl beträufeln. Gut verschlossen an einen warmen, aber nicht sonnigen Ort stellen. Nach 3 Wochen abseihen, dabei die Blüten fest auspressen. In einer dunklen Flasche kühl lagern.

Ringelblumenöl wirkt hautpflegend und entzündungshemmend und ist auch ein sehr angenehmes Massageöl.

Ringelblumensalbe

- *5 EL Ringelblumen-Ölauszug*
- *1 EL Bienenwachs*

Die Salbe wird im Wasserbad zubereitet. Dazu Ölauszug und Bienenwachs in ein Gefäß geben und dieses in einen Topf mit Wasser stellen. Auf dem Herd ca. 5 Minuten erhitzen.

Das Gefäß aus dem Wasserbad nehmen und die Masse rühren, bis sie abgekühlt ist. Noch flüssig in eine Dose füllen, fest werden lassen und erst dann verschließen.

Ringelblumensalbe ist ein wahrer Klassiker. Sie hilft bei aufgesprungenen Fußsohlen, rauen Händen und ist die ideale Wund- und Heilsalbe bei geröteter Haut.

Ringelblumentinktur

- *1 Hand voll frischer Ringelblumenköpfe*
- *0,5 l 40%iger Korn*

Die Blüten in einem weithalsigen Glas- oder Keramikgefäß mit dem Alkohol übergießen. Gut verschlossen an einen warmen, wenn möglich, auch sonnigen Ort stellen. Nach 2 Wochen abseihen, in eine Flasche füllen und noch weitere 4 Wochen ruhen lassen.

Die Essenz ist, maßvoll aufgetupft, wirksam gegen Mitesser.

Rosmarin

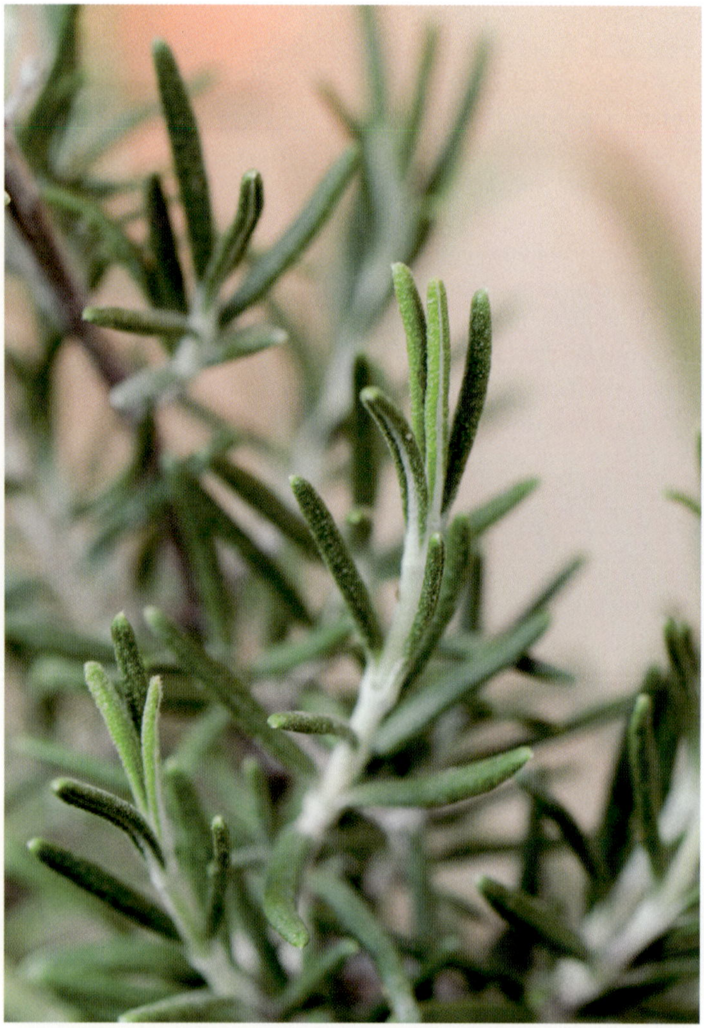

Um den Rosmarin – »Rosmarinus officinalis« – ranken sich in den verschiedensten Kulturen unzählige Mythen und Geschichten. Er zählt zu den »heiligen Kräutern« und er gilt als die Pflanze der Liebe.

Im antiken Griechenland war er der Göttin Aphrodite geweiht, bei allen wichtigen Riten und Gebräuchen um Geburt, Hochzeit und Tod ist der Rosmarin eingebunden: als schutzgebende Pflanze, als Sinnbild der Liebe und der Unsterblichkeit.

Die Schamanen dieser Erde – die sibirischen genauso wie die südamerikanischen – haben ein Zweiglein Rosmarin in ihrem Räucherwerk, wenn sie sich auf den Kontakt mit ihren Geistern vorbereiten und um Erkenntnis bitten.

Die Ägypter gaben ihren Toten Rosmarinzweige mit auf die Reise, die Griechen räucherten in den Tempeln mit Rosmarin und in Mitteleuropa wurden schon im frühen Mittelalter in den Krankenstuben der Klöster Rosmarinzweige aufgehängt, um die Luft »zu reinigen«.

Rosmarin war auch immer ein »Zauberkraut«, das half, böse Geister zu vertreiben. Ein

Herzstärkend

»Rosmarin hat sich als vortreffliches Mittel bewährt; ich stelle Rosmarin unter die ersten Heilpflanzen als wahren Herzstärker.«

Sebastian Kneipp

Rosmarinstock gehörte daher in jeden Bauerngarten.

Die Volksheilkunde schätzt die starke Wirkung, die der Rosmarin auf das Nervensystem hat. Er wirkt anregend und »verhilft zu geistiger Klarheit«. Ein paar Tropfen Rosmarinöl in der Duftlampe schaffen einen »klaren Kopf« fürs Lernen oder einfach fürs Nachdenken.

Bei Erkältungen wirkt eine Inhalation mit Rosmarin erleichternd und krampflösend. Rosmarin regt den Kreislauf an und stärkt das Herz, er fördert die Durchblutung.

Rosmarin wurde schon immer in der Naturkosmetik eingesetzt – für Gesichtswasser und Haarspülungen. Sogar im echten Kölnischwasser (Eau de Cologne), das 1710 vom Italiener Jean-Marie Farina erfunden wurde, ist Rosmarin enthalten.

Der Rosmarin wurde von Benediktinermönchen zu uns gebracht, Kaiser Karl der Große hat ihn in seinen »Capitulare de villis« genannt und den Anbau gleichsam verordnet.

Die Pflanze hat einen starken würzigen Duft und kleine blassblaue Blüten und riecht nach Harz oder nach Kampfer. Rosmarin ist sehr kälteempfindlich und kann nur in wirklich mildem Klima im Freien überwintern.

Geerntet werden die Blätter (Nadeln) des Rosmarins den ganzen Sommer über. Die Blüten werden im Frühling geerntet und für das professionell bereitete Rosmarinöl verwendet. Frische Blätter werden in der Küche zum Würzen von Fleischspeisen oder für Salate verwendet. Eine Besonderheit ist der Rosmarin-Wein.

Er ist einfach zuzubereiten und erinnert im Geschmack an die harzigen griechischen Weine.

Rosmarinbad

- *40 frische Rosmarinblätter*
- *1 l Wasser*

Den Aufguss 10 Minuten ziehen lassen, abseihen und anschließend ins Badewasser gießen.

Das Rosmarinbad regt den Kreislauf an und wirkt vor anstrengenden Tätigkeiten insgesamt sehr belebend.

Rosmarin-Ölauszug

- *30 frische Rosmarinblätter*
- *0,25 l reines Olivenöl*

Rosmarinblätter in einem weithalsigen Gefäß mit dem Öl übergießen und fest verschlossen an einen warmen, sonnigen Ort stellen.

Hin und wieder schütteln, nach 3 Wochen abseihen und dabei die Blätter fest auspressen.

Wie die Tinktur vertreibt auch das Öl Müdigkeit und Kopfschmerzen.

Rosmarintinktur

- *30 frische Rosmarinblätter*
- *0,5 l 40%iger Korn*

Die Rosmarinblätter in einem Glasgefäß mit dem Alkohol übergießen und gut verschlossen an einen sonnigen Ort stellen. Nach 6 Wochen abseihen, in einer Flasche aufbewahren.
Bei Kopfschmerzen oder geistiger Abgespanntheit hilft es, die Schläfen mit der Tinktur einzureiben.

Rosmarinwein

- *20 frische Rosmarinblätter*
- *0,5 l trockener Weißwein*

In einem weiten Glasgefäß die Rosmarinblätter mit dem Wein übergießen. Gut verschlossen stehen lassen, gelegentlich schütteln und nach 2 Tagen abseihen und in eine Flasche füllen.

Rosmarinwein kann als Aperitif getrunken werden. Sebastian Kneipp empfahl ihn als herzstärkendes Mittel.

Salbei

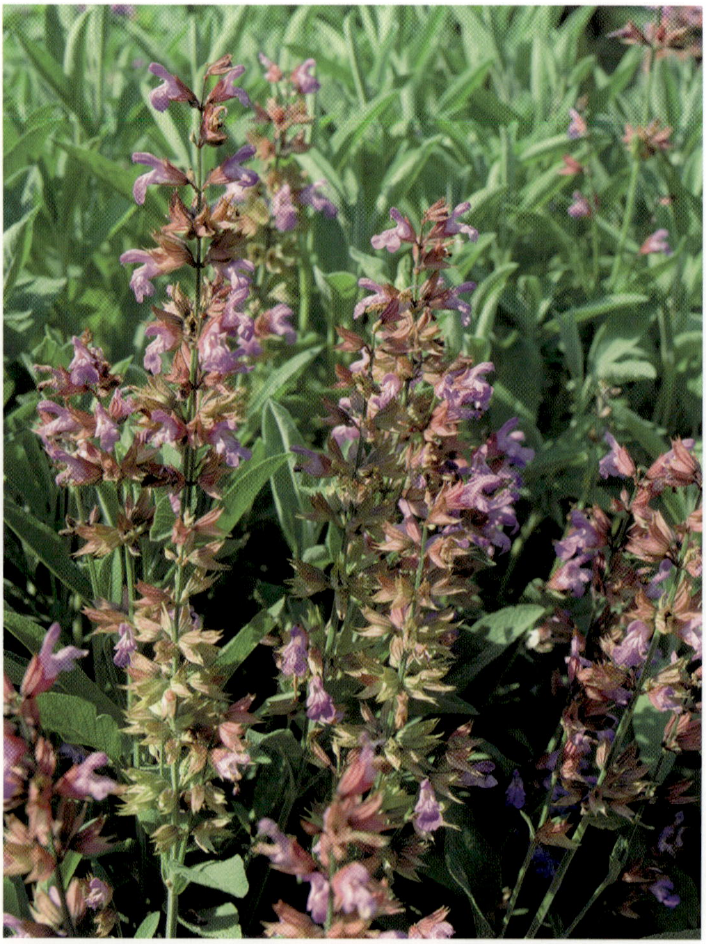

Der Salbei – »Salvia officinalis« – zählt zu den ältesten Heilpflanzen. Schon die antiken Ärzte lobten seine Heilkraft, die Römer brachten ihn nach Mitteleuropa und in den Klostergärten des frühen Mittelalters wurde er bereits gepflanzt. Viele Kräuterfachleute des Mittelalters priesen die Heilkräfte des Salbeis, in den Gartengedichten der pflanzenkundigen Mönche ist er zu finden.

Die Heilkräfte des Salbeis waren hoch geschätzt, sein Name leitet sich vom Wort »salvare« – heilen oder »salvere« – gesund sein ab.

Der Salbei wirkt entzündungshemmend. Sowohl Menschen, die stark schwitzen, als auch solche, die kaum in Schweiß kommen, sollten Salbeitee trinken, denn er wirkt diesbezüglich ausgleichend.

Bei übermäßigem Schwitzen in der Pubertät oder während der Wechseljahre tut der Salbei hilfreiche Dienste. Er hilft bei Magen- und Darmbeschwerden, bei Zahnfleischentzündung, Hals- und Rachenentzündungen.

Bei Zahnschmerzen und offenen Stellen im Mund soll ein frisches Salbeiblatt auf die

Salbei im Garten

In der berühmten »Schule von Salerno«, einer Sammlung von Heilkräutergedichten aus der Zeit um 1300, wird eine Frage gestellt und beantwortet:

»Warum soll der Mensch sterben, dem Salbei im Garten wächst?«

»Gegen den Tod ist kein Kräutlein gewachsen.«

schmerzende Stelle gelegt und eine Zeit lang dort belassen, recht hilfreich sein.

In der Küche dient der Salbei als angenehmes Gewürz, kann frisch oder getrocknet verwendet werden und hilft neben seinem würzig-bitteren Aroma auch die Verdauung anzuregen. Schon Pfarrer Kneipp empfahl, getrockneten pulverisierten Salbei »wie Pfeffer, Zucker oder Zimt über die Speisen zu streuen«, dann »leistet er dieselben Dienste wie Tee«.

Salbei passt zu Fleisch- und Nudelspeisen, die in Butter knusprig gebratenen Blätter schmecken auch, wenn man sie wie Petersilie über Kartoffeln streut. Salbei wächst im Kräutergarten und liebt dort einen sonnigen, trockenen Platz. Die kleinen Sträucher haben grüngraue, weiche Blätter und wunderschöne violette Blüten.

Die ganze Pflanze verströmt einen intensiven würzigen Duft. Geerntet werden die Blätter den ganzen Sommer über, kurz bevor die Blüten sich öffnen, erreichen die Blätter ihre stärkste Kraft.

Vorsicht, Schwangere

Salbei kann als Tee in der Schwangerschaft getrunken werden, doch vor der Anwendung des reinen Salbeiöls wird abgeraten.

Gegen Krämpfe

Hildegard von Bingen empfiehlt die Bereitung einer Salbeisalbe aus zwei Teilen Rosenblättern, einem Teil Blättern und Blüten vom Salbei. Die Kräuter werden in frischem Schweineschmalz erhitzt und daraus wird eine Salbe bereitet. »Und wo ein Mensch von einem Krampf geplagt wird, dort salbe er sich mit genau dieser Salbe, und es wird besser.«

Salbeitee

- *1 TL Salbeiblätter*
- *1 Tasse Wasser*

Den Aufguss 10 Minuten zugedeckt ziehen lassen, dann abseihen.

2 bis 3 Tassen kühler Salbeitee pro Tag helfen, Schweißausbrüche (etwa in den Wechseljahren) zu vermeiden. Warm getrunken, hat der Tee eine verdauungsfördernde Wirkung. Bei Halsentzündungen empfiehlt es sich, mit Salbeitee zu gurgeln.

Salbeiwein

- *1 TL Salbeiblätter*
- *0,5 l Weißwein*

Wein mit Salbei erhitzen, 2 Minuten kochen lassen, dann abseihen.

Gegen vermehrte Schweißbildung und Körpergeruch den Wein am besten lauwarm trinken.

Schafgarbe

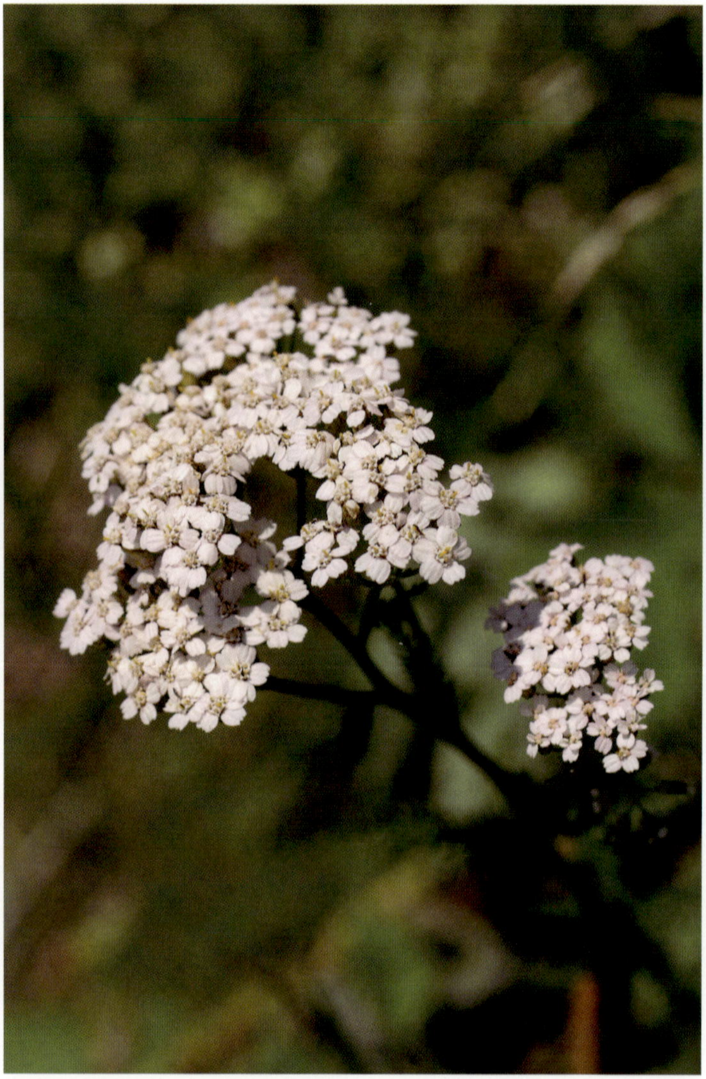

Die Schafgarbe – »Achillea millefolium« – ist ein ausgesprochenes Frauenkraut. In der Hausapotheke der Hebammen, die ja die Frauen nicht nur in Fragen der Geburt betreut haben, sondern auch bei vielerlei Problemen zu Rate gezogen wurden, hatte sie einen wichtigen Platz.

Bei Menstruationsstörungen hilft die Schafgarbe, auch bei Entzündungen im gynäkologischen Bereich, sie ist entzündungshemmend und regt den Kreislauf an. Bei Magen-Darm-Störungen hilft sie durch ihre krampflösende Wirkung.

Bei Blasen- und Nierenerkrankungen wird Schafgarbe als Tee, Saft oder Tinktur eingenommen. In vielen Hustentee-Mischungen, in so genannten »Frauentee-Mischungen« und in Rezepten für »Blasentee« ist Schafgarbe enthalten.

Bauchwehkraut, Magenkraut oder Frauendank nennt der Volksmund die herb-würzig schmeckende Pflanze mit den vielen Bitterstoffen.

Schafgarbe war schon im antiken Griechenland als »Wundkraut« oder »Soldatenkraut« bekannt.

Achtung, Allergiker

Schafgarbe kann bei Menschen mit entsprechender Veranlagung zu Kontaktallergien führen.

Als Wildpflanze ist sie auf Wiesen und Wegrändern weithin anzutreffen und gilt unter den Bauern heute als »Unkraut«, das das Vieh nicht gern frisst, weil die Pflanzen recht hart werden können.

Am besten nimmt man Schafgarbe aus dem Kräutergarten oder getrocknetes Kraut aus der Apotheke.

Gesammelt wird das blühende Kraut ohne Wurzel den ganzen Sommer über. Wenn die Blüten offen sind, wird der obere Teil der Pflanze abgeschnitten, die Blüten und Blätter werden vom Stängel gezupft und getrocknet.

Empfehlung Schafgarbensaft

»Vom Saft drei- bis fünfmal täglich 1 Teelöffel voll.«

Sebastian Kneipp

Schafgarbenbad

- *50 g frische Schafgarbenblüten*
- *1 l Wasser*

Den Aufguss 10 Minuten zugedeckt ziehen lassen, dann abseihen und ins Badewasser gießen.

Regelmäßige Sitzbäder mit Schafgarbenblüten helfen bei Menstruationsbeschwerden und Scheidenentzündungen.

Schafgarbensaft

- *1 Strauß Schafgarbe*
- *etwas Wasser*

Die Schafgarbe gewaschen in eine Schüssel legen und mit dem Wasser gut benetzen. Nach 3 Stunden im Mixer zerkleinern, anschließend den Pflanzenbrei in ein Tuch wickeln und auspressen.

Ein halbes Glas Schafgarbensaft täglich ist ein Stärkungsmittel, er sollte allerdings nur ganz frisch genommen werden.

Schafgarbentee

- *2 TL Schafgarbenkraut*
- *1 Tasse Wasser*

Den Aufguss zugedeckt 10 Minuten ziehen lassen, dann abseihen.

2 bis 3 Tassen täglich regulieren Magen-Darm-Störungen.

Schafgarbentinktur

- *1 Hand voll frischer Schafgarbenblüten*
- *0,5 l 40%iger Korn*

Die Blüten in einem weithalsigen Glasgefäß mit dem Alkohol übergießen.

Gut verschlossen stehen lassen, öfter sanft schütteln.

Nach 4 Wochen abseihen und in eine Flasche füllen.

Ein Likörglas Schafgarbentinktur hilft bei Verdauungsbeschwerden.

Auf die schmerzenden Stellen gerieben, lindert sie Muskelkater und Kopfweh.

Sonnentau

Der Sonnentau – »Drosera rotundifolia« – ist heute eine streng geschützte Pflanze, die auf Moorböden zu Hause ist. Im Kräutergarten pflanzt man sie am besten in nährstoffarme Moorerde oder in ein Gemisch aus Torf und Quarzsand und sie muss recht feucht gehalten werden.

Der Sonnentau hat kleine weiße Blüten, die traubenähnlich wachsen. An der Oberseite seiner Blätter befinden sich rötliche Drüsenhaare (»Tentakel«). Wenn die Sonne darauf scheint, sondern sie kleine klebrige Tröpfchen ab, eben den »Tau«.

Mücken und kleine Fliegen werden vom Duft des Sekrets angelockt, von den »Tentakeln« festgehalten und vom »Tau« verdaut – der Sonnentau gehört nämlich zu den fleischfressenden Pflanzen.

Aufgrund dieser doch sehr bemerkenswerten Fähigkeit wurde Sonnentau zu den besonders magischen Pflanzen gezählt.

Auf der Suche nach dem »Lebenselixier« und dem Grundstoff zur Goldbereitung machten die Alchemisten bereits im 13. Jahrhundert Experimente mit dem »Tau« der Pflanze.

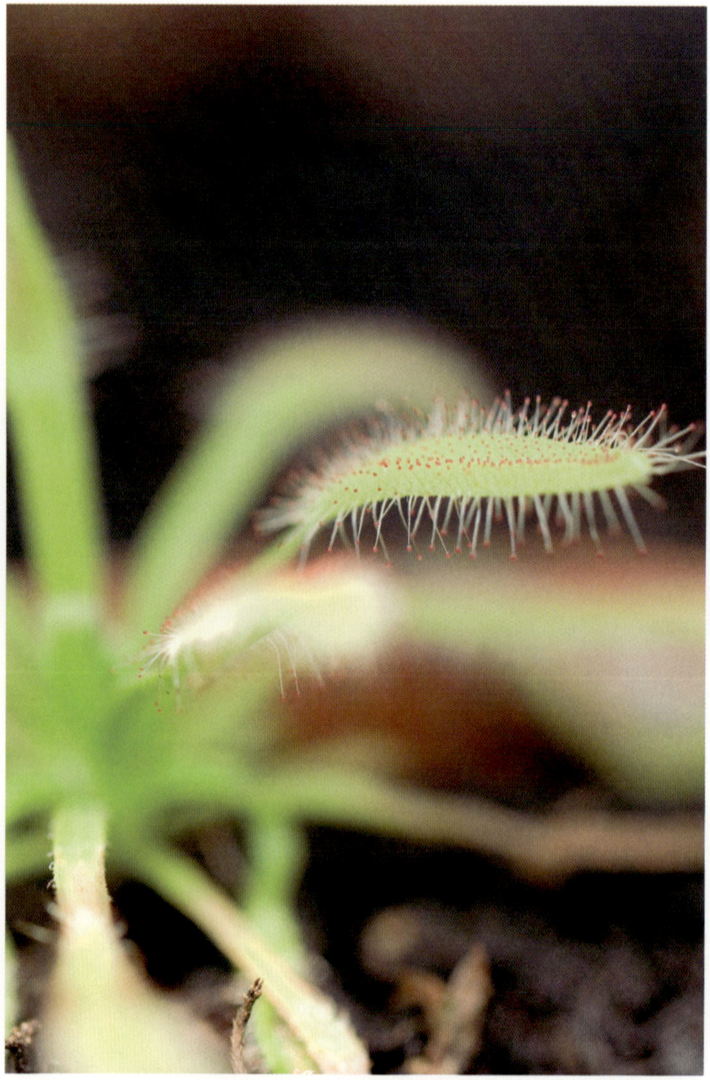

Bei Bronchialkatarrh, Husten, Heiserkeit
und Lungenleiden,
vor allem beim so genannten »Altershusten«
ist der Sonnentau hilfreich.

Arnoldus de Villanova, ein Arzt und Naturforscher dieser Zeit, destillierte aus dem Sonnentau das »Goldwasser«, das im Ruf stand, alle Krankheiten zu heilen. Die Inquisition verdammte Villanova und sein Produkt und bezeichnete es als »mit Hexenhilfe gezeugt«, berühmt wurde es dennoch.

Schon die Germanen hielten die Tautropfen für die Tränen der Göttin Freya, die Christen schrieben sie später der Jungfrau Maria zu.

Während des ganzen Mittelalters und wohl noch recht lange danach wurde die Pflanze zur Abwehr von Krankheiten und Dämonen am Leib getragen. Und Frauen, die schwanger werden wollten, sollten nach der Menstruation ein paar Tage einige Löffel der Sonnentau-Tinktur einnehmen.

In der Volksmedizin wird der Sonnentau wegen seiner reizlindernden und krampflösenden Kraft geschätzt.
Bei Bronchialkatarrh, Husten, Heiserkeit und Lungenleiden, vor allem beim so genannten »Altershusten« ist der Sonnentau hilfreich.

Gesammelt wird die blühende Pflanze während der Sommermonate. Sonnentau bezieht man wegen des Naturschutzes nur aus dem Kräutergarten oder aus der Apotheke.
In Tee-Mischungen gegen Husten und Bronchitis ist Sonnentau immer wieder ein Bestandteil.

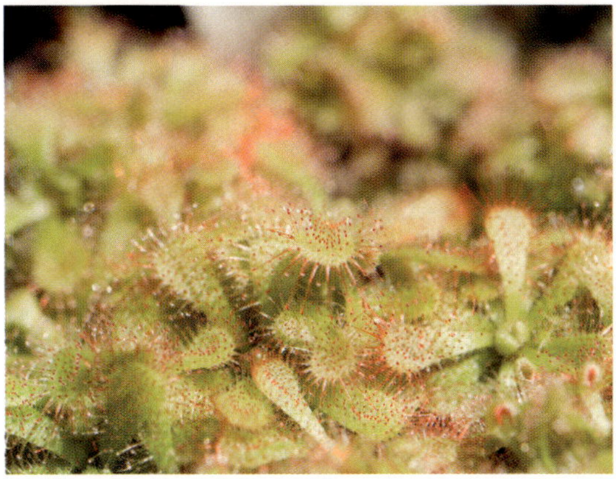

Sonnentautee

- *1 TL Sonnentaukraut*
- *1 Tasse Wasser*

Den Aufguss 5 Minuten zugedeckt ziehen lassen, dann abseihen.

Bei Reizhusten wirken 1 bis 2 Tassen lauwarmer Tee, mit Honig gesüßt, lindernd.

Sonnentautinktur

- *50 g Sonnentaukraut*
- *0,5 l 40%iger Korn*

Das Kraut in einem weithalsigen Glasgefäß mit dem Alkohol übergießen und gut verschlossen an einen warmen Ort stellen. Nach 8 bis 10 Tagen abseihen und in einer Flasche aufbewahren.

Einige Tropfen der Tinktur, mit etwas Wasser verdünnt, helfen gegen Husten.

Aus einem alten Kräuterbuch

Nimm den frischen Saft des Sonnentaus und beträufle damit Warzen und Hühneraugen. Lass den Saft eintrocknen. Wiederhole dies einige Tage hindurch.

Spitzwegerich

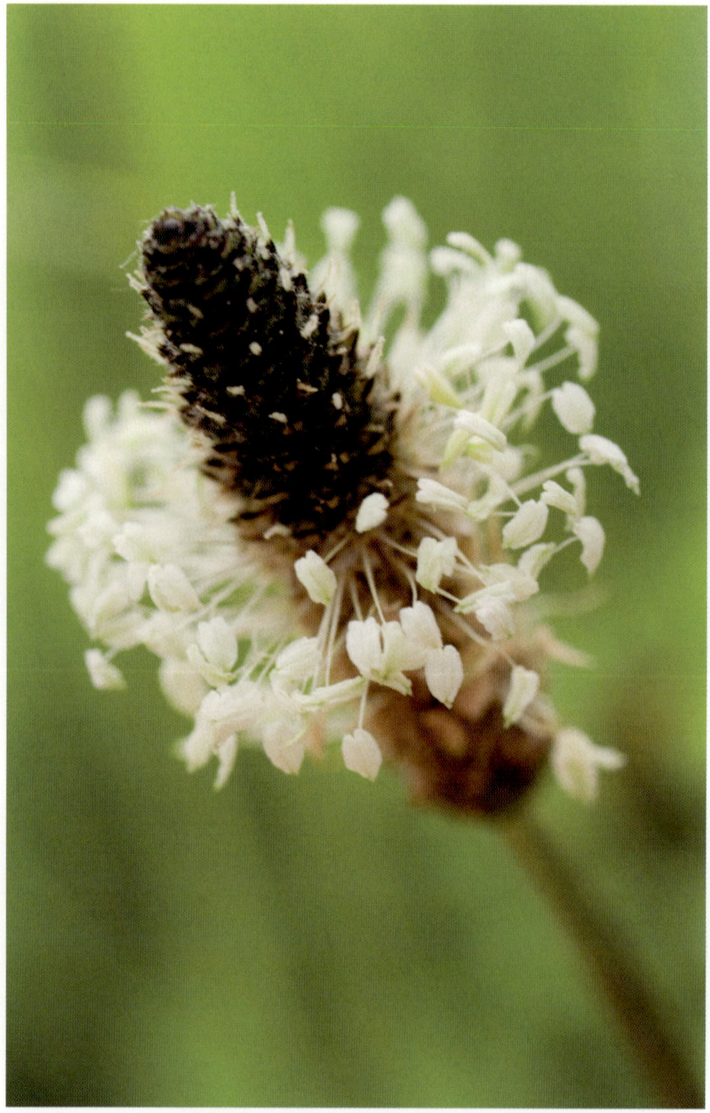

Der Spitzwegerich – »Plantago lanceolata« – ist der berühmteste der Wegerich-Familie.

Zu seinen ebenfalls berühmten Verwandten zählen der Breitwegerich – er ist als Wild-Gemüse bekannt – und auch der Flohsamen-Wegerich, dessen Samenkörner zur Entschlackung gern eingesetzt werden.

Die Wegerich-Arten sind seit dem Altertum geschätzte Heilpflanzen. Schon in den antiken Aufzeichnungen wird der Spitzwegerich als gute Pflanze zur Wundbehandlung beschrieben.

Der frische Saft der blühenden Pflanze wurde auf Wunden geträufelt, auch frische Blätter auf die offenen Stellen gelegt. Dies kommt in erster Linie von der zusammenziehenden Wirkung des Krautes.

Innerlich wird der frische Saft bei Verdauungsproblemen und Magen-Darm-Störungen genommen.

Der Tee oder die Tinktur helfen bei allen Erkältungen, vor allem bei Husten, zum Lösen des Schleims.

Ein altes Hausmittel ist der Spitzwegerichsirup, der vor allem den Kindern den Winter

»Wie mit Goldfäden näht der Spitzwegerich den klaffenden Riss zu.«

Sebastian Kneipp

über gegeben werden soll. Ein ideales Hustenmittel, das noch dazu gut schmeckt.

Spitzwegerich wächst gerne auf Wiesen, an Wegrändern und eher feuchten Plätzen. Im Kräutergarten sollte er seinen festen Platz haben. Geerntet werden die Blätter, am besten während der Blüte, vom Frühling bis in den vollen Sommer.

Man muss sie aber sehr vorsichtig trocknen. Es ist einfacher, frische Blätter zu verwenden und getrocknete aus der Apotheke zu beziehen.

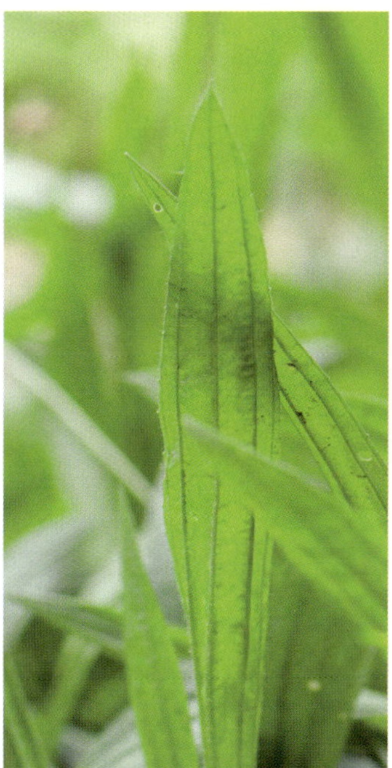

Spitzwegerichsaft

- *1 Schüssel frische Spitzwegerichblätter*
- *etwas Wasser*

Die gewaschenen, tropfnassen Blätter etwas zerkleinern, in einer Schüssel mit Wasser benetzen und zudecken. Nach 3 Stunden im Mixer pürieren, den Brei in einem Tuch auspressen.

Der Saft, 1 : 1 mit warmem Wasser verdünnt, bekämpft Verdauungsstörungen. Er sollte aber frisch genommen werden.

Wenn man nach einem Insektenstich ein frisches Blatt zerreibt und die Stichstelle sofort einreibt, soll man Schwellungen und Juckreiz verhindern können.

Spitzwegerichsirup

- *etwa 3 Hand voll frischer Spitzwegerichblätter*
- *500 g Kristallzucker*

Die Blätter in einem Glas mit Zucker bedecken. Gut verschlossen an einen sonnigen Ort stellen.

Nach 8 Wochen den vom Boden hochgestiegenen Sirup in eine Flasche füllen, dunkel und kühl lagern.

Ein Teelöffel Spitzwegerichsirup mildert den Hustenreiz und ist wohltuend bei Erkältungskrankheiten.

Spitzwegerichtee

- *2 TL Spitzwegerichblätter*
- *1 Tasse Wasser*

Mit heißem Wasser übergießen und 10 Minuten stehen lassen, abseihen und warm trinken.

1 bis 2 Tassen pro Tag helfen bei Erkältungskrankheiten. Bei Entzündungen der Mundschleimhaut lindert das Gurgeln mit Spitzwegerichtee die Beschwerden.

Spitzwegerichtinktur

- *2 Hand voll frischer Spitzwegerichblätter*
- *0,5 l 40%iger Korn*

Blätter gewaschen und etwas zerkleinert in ein Glas- oder Keramikgefäß geben und mit Alkohol übergießen. Gut verschlossen an einen sonnigen Ort stellen. Nach 6 Wochen abseihen und in eine Flasche füllen.

Äußerlich angewendet, lindert sie Muskel- und Kopfschmerzen und den Juckreiz nach Insektenstichen.

Tausendguldenkraut

»Centaurium minus Moench« heißt das Tausendguldenkraut im Lateinischen, und von »centaurium« hat es auch den deutschen Namen »centum« heißt hundert, »aurum« Gold.

Irgendjemand hat dann wohl im Überschwang aus hundert tausend werden lassen, vielleicht auch deshalb, weil das Kraut zu den wichtigsten Heilpflanzen gehörte. Half es doch, die oft lebensgefährlichen Knochenbrüche zu heilen. Hildegard von Bingen schreibt, man solle bei Knochenbrüchen Tausendguldenkraut in Wasser erwärmen, ausdrücken und die Kräuter auf die Bruchstelle legen, das fördert die Heilung.

Die Legende erzählt auch, der Centaure Chiron habe mit diesem Kraut seine Verletzungen geheilt – daher komme der lateinische Name »Centaurium«.

In jedem Fall hat die Pflanze seit der Antike und möglicherweise schon lang davor in der Naturheilkunde ihren festen Platz. Wunden von Menschen und Tieren wurden damit gereinigt und verbunden, Hauterkrankungen damit behandelt.

Als Tee oder Tinktur hilft das Tausendguldenkraut bei

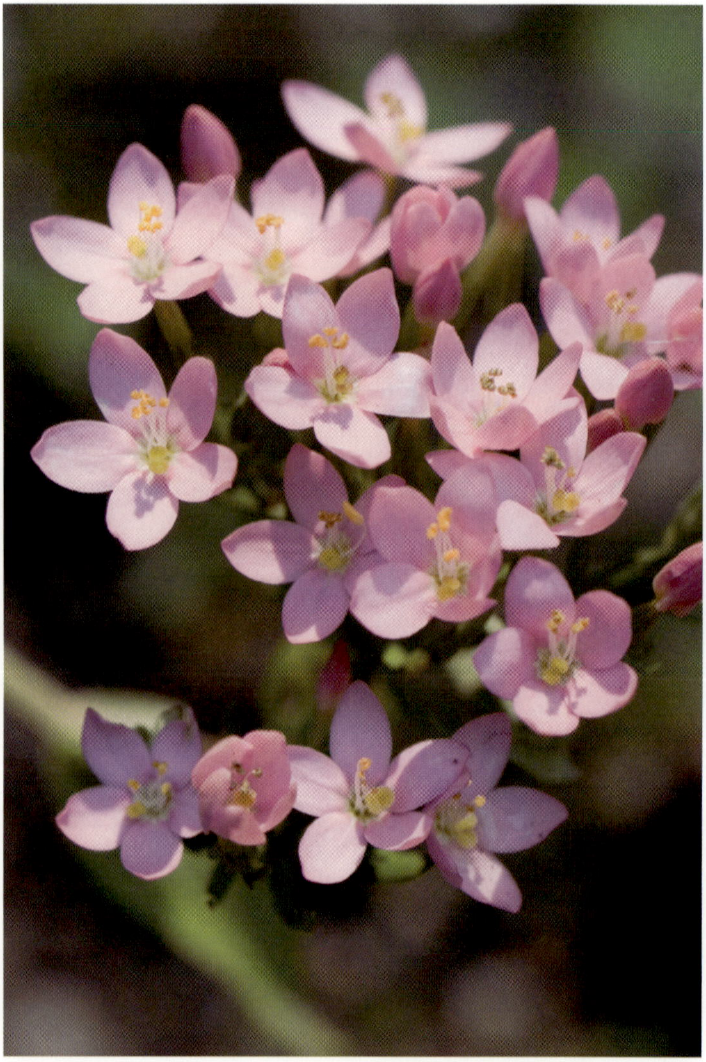

Hohe Summe

»Der Name lautet auf eine hohe Summe. Die Hilfe spendet das Kräutlein umsonst.«

Sebastian Kneipp

Bei Gicht

Hildegard von Bingen empfiehlt das Tausendguldenkraut bei Gicht:

»... trinke Tausendguldenkraut in Wein und die Gicht wird weichen.«

Bei Knochenbrüchen

»... trinke Tausendguldenkraut oder die Wurzel, entweder mit Wein oder mit Wasser, und der zerbrochene Knochen wird gleichzeitig zusammengeleimt.«

Hildegard von Bingen

Appetitmangel und Verdauungsbeschwerden.

Bei Müdigkeit und Erschöpfung soll ein Tässchen vom Tee helfen, der Kreislauf wird angeregt, desgleichen die Tätigkeit von Leber und Galle.

Die Pflanze ist reich an Bitterstoffen (»Erdgalle« nennt es die Kräuterkunde des Mittelalters) und wird bei beinahe allen »Kräuterbitter« oder »Magenbitter«, den Kräuterlikörmischungen, verwendet.

Tausendguldenkraut wächst auf Wiesen und am Waldrand und fühlt sich im Kräutergarten sehr wohl. Mit seinen hübschen rosa Blüten ist es auch schön anzusehen, es duftet aber kaum.

Geerntet wird das Kraut zur Zeit der Blüte während der Sommermonate. Die Pflanze wird etwa 5 Zentimeter über dem Boden abgeschnitten, gebündelt und zum Trocknen aufgehängt.

Das Kraut gibt es getrocknet in der Apotheke und es ist Bestandteil vieler Teemischungen zur Verdauungsförderung.

Tausendguldenkrautkompresse

- *1 TL Tausendguldenkraut*
- *1 Tasse Wasser*

Den Aufguss zugedeckt 5 Minuten ziehen lassen, dann abseihen. Ein Leinentuch darin tränken und auswringen.

Die Kompresse wirkt gegen unreine Haut.

Tausendguldenkrautwein

- *1 TL Tausendguldenkraut*
- *0,5 l trockener Weißwein*
- *1 Vanilleschote, aufgeschnitten*
- *Saft und Schale einer unbehandelten Orange*

Alle Zutaten in ein Glasgefäß geben und gut verschlossen an einen sonnigen Ort stellen. Täglich etwas schütteln. Nach 10 Tagen abseihen und in eine Flasche füllen.

Vor dem Essen in kleinen Mengen getrunken wirkt der Wein verdauungsfördernd.

Tausendguldenkrauttinktur

- *30 g Tausendguldenkraut*
- *0,25 l 40%iger Korn*

Das Kraut in einem Glasgefäß mit Alkohol begießen. Gut verschlossen an einen sonnigen Ort stellen, hin und wieder leicht schütteln. Nach 3 Wochen abseihen und in eine Flasche umfüllen.

15 bis 20 Tropfen der Tinktur – am besten auf einem Stück Würfelzucker – wirken appetitanregend und verdauungsfördernd.

Tausendguldenkrauttee

- *1 TL Tausendguldenkraut*
- *1 Tasse Wasser*

Den Aufguss zugedeckt 5 Minuten ziehen lassen, dann abseihen.

Vor den Mahlzeiten lauwarm und schluckweise getrunken, hilft der – bitter schmeckende – Tee gegen Verdauungsstörungen und regt den Appetit an.

Thymian

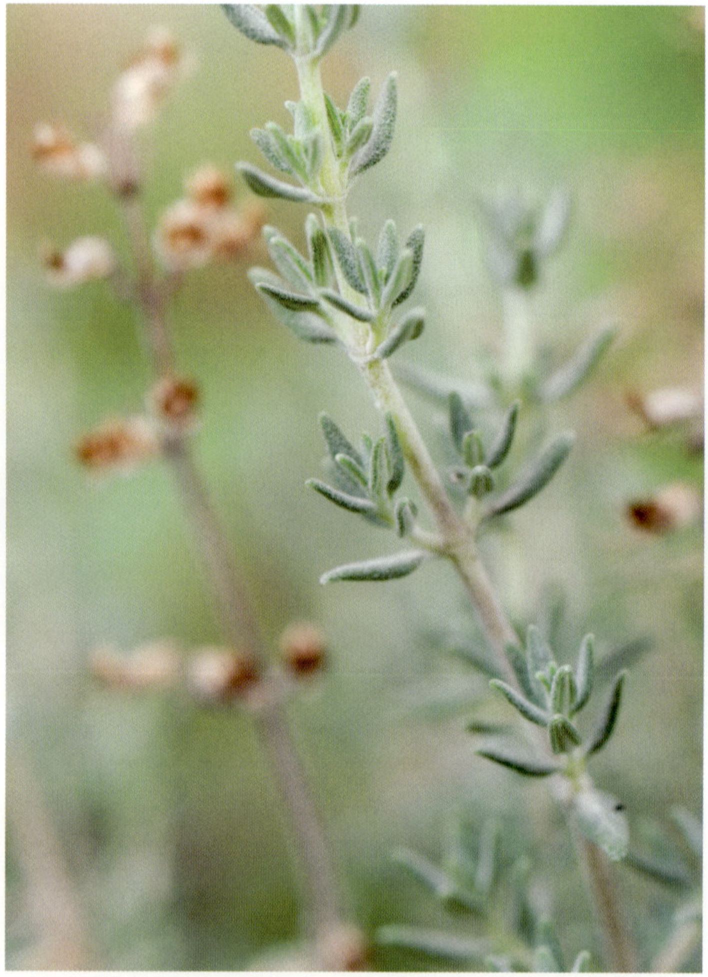

Der Thymian – Thymus vulgaris – war bereits den Ägyptern und dem antiken Griechenland als Heilpflanze bekannt. In den Mittelmeerländern wächst er in kleinen Stauden an trockenen Hängen in der Sonne. Ganze Felder voll Thymian sind in Frankreich und Italien zu finden. Zu uns kam das stark duftende Kraut mit den kleinen weißen und rosa Blüten durch Benediktinermönche im 11. Jahrhundert und hatte schon bald einen festen Platz im Heilkräutergarten der Klöster.

Auch als Gewürz hat sich der Thymian rasch durchgesetzt. »Kuchelkraut« nennt ihn der Volksmund, weil er so vielseitig eingesetzt wird: für Fleisch- und Wildgerichte, zu Kartoffeln, Gemüse, Nudelgerichten und Eintöpfen aller Art. In der Küche wird Thymian frisch und getrocknet verwendet. Will man seine Heilwirkung am besten nutzen, sammelt man das Kraut während der Blütezeit oder kurz davor, am besten zu Mittag. Thymian zählt zu den magischen Pflanzen, er wurde in vielen Kulturen wegen seiner reinigenden Wirkung zum Räuchern heiliger Stätten verwendet. Der Thymian hilft, die

Wärme

»Man nehme Thymian ... und bereite damit ein Schwitzbad, und dies gebrauche man oft, und die Wärme und Trockenheit des Krauts ... mindert die schlechten Säfte, außer es missfällt Gott.«

Hildegard von Bingen

Kühlend

Bei Insektenstichen nimmt man frische Thymianblätter, zerquetscht sie ein wenig und legt sie auf die betroffenen Stellen. Das kühlt und beruhigt.

Seele weit zu machen, damit der Mensch mit den Geistwesen in Kontakt treten kann. Er stärkt den Mut und auch die Liebeskräfte.

Thymian wirkt antiseptisch, schleim- und krampflösend, fördert das Abhusten und gilt als bewährtes Mittel bei Erkältungskrankheiten und Husten.

Im Verdauungsbereich hilft der Thymian bei Blähungen, löst Krämpfe und hilft bei Durchfällen.

Aus dem Thymian wird auch ätherisches Öl gewonnen, das, in die Duftlampe gegeben, beruhigend und entspannend wirkt. Vorsicht: Das reine Öl nicht auf die Haut geben – das reizt.

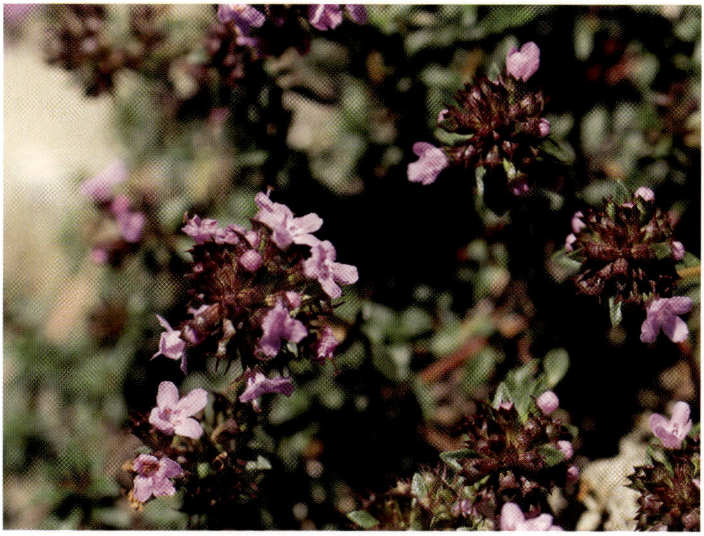

Thymianbad

- *30 g Thymiankraut*
- *1 l Wasser*

Den Aufguss 10 Minuten zugedeckt ziehen lassen, dann abseihen und ins Badewasser gießen. Ein Thymianbad verschafft Linderung bei Erkältungskrankheiten.

Thymianlikör

- *50 g Thymiankraut*
- *1 l 40%iger Korn*
- *0,5 l Wasser*
- *300 g Zucker*

Thymian in einem Glasgefäß mit dem Alkohol übergießen, fest verschließen und an einen warmen Ort stellen. Nach 4 Wochen Wasser und Zucker zu einem Sirup verkochen und mit dem abgeseihten Alkoholansatz vermischen. In dunkle Flaschen füllen und noch 2 Wochen ruhen lassen.
Thymianlikör wirkt hustenreizlindernd und belebend.

Thymiantee

- *1 TL Thymiankraut*
- *1 Tasse Wasser*

Den Aufguss zugedeckt 10 Minuten ziehen lassen, dann abseihen. Mit Honig gesüßt, fördert Thymiantee das Abhusten von Schleim und wirkt befreiend auf die Atemwege. Auch eine Inhalation mit Thymiantee tut bei Erkältungskrankheiten gut.

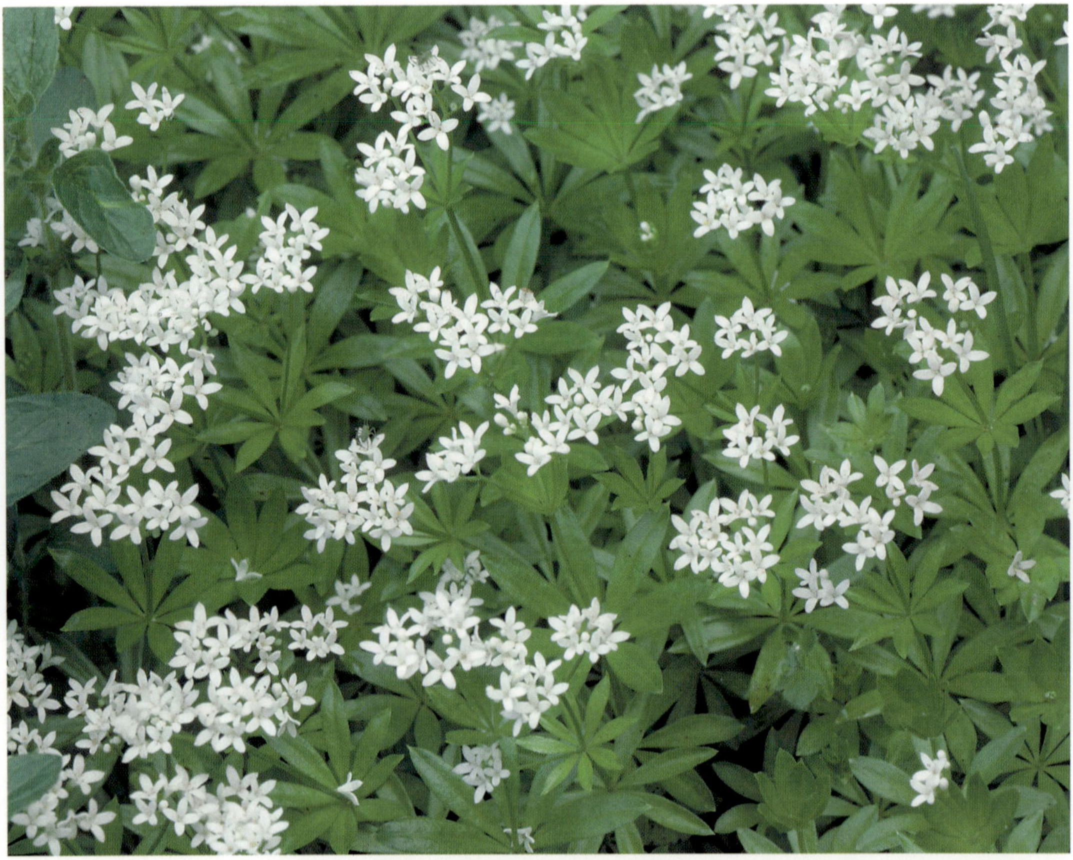

Waldmeister

Der Waldmeister – »Galium odoratum – ist ein echtes Waldkind. Im Frühling, zumeist im Mai, beginnt die Pflanze mit den kleinen Blättern und den weißen, sternförmigen Blüten zu blühen. Zu dieser Zeit wird sie auch gesammelt, das blühende Kraut ohne Wurzel.

Mottenschreck

Getrocknete Waldmeisterblätter können wie Lavendel in den Kleiderschrank gelegt werden. Sie duften angenehm und halten Motten fern.

Waldmeister kann also nur während einer kurzen Zeitspanne geerntet werden und in einem warmen Frühling muss man aufpassen, dass man rechtzeitig in den Wald geht. Besser ist es in jedem Fall, Waldmeister selbst im Kräutergarten anzupflanzen. Er liebt dort lockere, feuchte Erde – waldähnliche Verhältnisse eben. Er gilt auch als guter »Bodendecker« im Garten und gedeiht im Halbschatten oder unter einem Baum.

Waldmeister wird auch auf Bauernmärkten angeboten und das getrocknete Kraut bekommt man in der Apotheke. Wenn frischer Waldmeister ein wenig verwelkt, kann man ihn dennoch verwenden. Sein Aroma wird dadurch sogar noch intensiver.

Schon aus dem 9. Jahrhundert gibt es Aufzeichnungen eines Benediktinermönchs darüber, wie man einen »Maiwein« ansetzt.

Im Waldmeisterwein kommt der ganz besondere Duft der Pflanze voll zum Tragen und er schmeckt wirklich köstlich, nach Wald und nach Frühling.

Waldmeister hilft bei allen Beschwerden im Magen- und Darmbereich, wirkt schweißtreibend und erleichtert Probleme von Leber und Gallenblase.

Waldmeister wirkt beruhigend, stärkt die Nerven und kann Kopfschmerzen lindern. Als Frühlingskraut schreibt man dem Waldmeister eine blutreinigende Wirkung zu.

Entspannend

Gemeinsam mit Lavendel und Pfefferminze gehört Waldmeister in jedes schlaffördernde Kräuterkissen.

Aus einem alten Kräuterbuch

Das Kraut in Wein gelegt und getrunken soll das Herz erfreuen.

Waldmeisterwein

- *40 g Waldmeisterblüten*
- *20 g Zucker*
- *3 Orangenscheiben*
- *1 l trockener Weißwein*

Waldmeister mit Zucker und Orangenscheiben in ein weithalsiges Glasgefäß geben, mit Weißwein übergießen. Nach 12 Stunden abseihen und weitere 12 Stunden ziehen lassen. Danach durch Filterpapier gießen.

Der Waldmeisterwein, nach einer Mahlzeit getrunken, fördert die Verdauung. Wenn der Waldmeisterwein einfach zum Genuss, zum Beispiel als Aperitif, getrunken werden soll, so genügt es, ein paar Zweige der Pflanze in einen halben Liter trockenen Weißwein zu hängen. Nach 5 bis 6 Stunden nimmt man das Kraut heraus und stellt den Wein kühl. Er schmeckt köstlich, soll aber frisch getrunken werden.

Zu viel Waldmeisterwein kann Kopfschmerzen verursachen!

Waldmeistertee

- *2 TL Waldmeisterblüten*
- *1 Tasse Wasser*

Den Kaltauszug 8 Stunden ziehen lassen, dann abseihen und auf Trinktemperatur erwärmen.

Am Abend eine Tasse Waldmeistertee wirkt schlaffördernd. Zu viel davon kann allerdings Übelkeit und Erbrechen auslösen.

Wegwarte
(Zichorienwurzel)

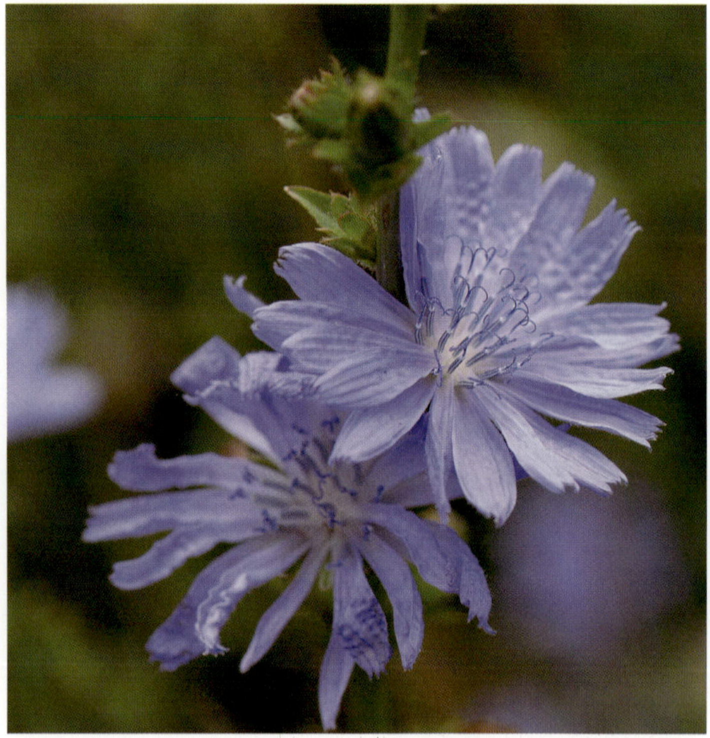

Als »Zichori« oder »Ziguri« ist die Wegwarte im Volksmund bekannt, beide Namen leiten sich von der lateinischen Bezeichnung »Cichorium intybus« ab.

Die Wurzel der Wegwarte wurde in Notzeiten geröstet und als Kaffee-Ersatz genommen, der »Ziguri-Kaffee« ist vielen alten Leuten noch in nicht unbedingt bester, aber lebhafter Erinnerung.
Dieser Kaffee wird auch heute angeboten, zumeist wird er mit anderen Kaffee-Ersatzmitteln wie Getreidekörnern gemischt vermahlen, er gibt dem Kaffee-Ersatz die dunkle Farbe und in der richtigen Mischung schmeckt er auch tadellos.

Aus der Wurzel der Wegwarte wurde auch Gemüse bereitet. Man muss die Wurzel vor dem Kochen in Wasser legen, damit der bittere Geschmack vergeht. Vor allem Diabetikern wurde dieses Gemüse empfohlen. Die Wegwarte gilt überhaupt als ideale Pflanze für Diabetiker, weil sie einen hohen Gehalt an Inulin besitzt.

Die Pflanze samt der Wurzel ist «blutreinigend«, leitet Schleim

Struwwelpeter

»Der Wegwart wartet auf den, der ihn in seine Hausapotheke einheimsen will, auf dem Wege. Er heißt auch Sonnenwirbel, da seine Blätter sich stets der Sonne zukehren. Wenn man ihn ansieht, den guten Wegwart mit seinem verkümmerten Stängel und den zerzausten Blättchen, so kommt er einem vor wie ein Struwwelpeter unter den Pflanzen ... Das Aussehen täuscht gar oft; auch beim Wegwart ist es so, denn sein Inneres ist golden.«

Sebastian Kneipp

ab, wirkt gut auf den ganzen Körper, vor allem auf die Galle, hilft als relativ schwache Bitterdroge bei Verdauungsbeschwerden und gegen Appetitlosigkeit.

Frische Blätter der Pflanze wurden in der Volksmedizin auf gereizte Hautstellen, sogar bei Rotlauf, gelegt, denn sie »nehmen die Hitze und mildern die Schmerzen«.

Bei Muskel- und Gliederschmerzen hilft eine Einreibung mit der Tinktur.
Heute findet die Pflanze nur mehr selten medizinische Verwendung.

Die Wegwarte ist an vielen Wegrändern, Feldrändern und auf eher trockenen Wiesen anzutreffen, im Kräutergarten ist die hoch wachsende Pflanze mit den hellblauen Blüten eine Augenweide.
Gesammelt wird das Kraut zur Zeit der Blüte, die Wurzeln zeitig im Frühling oder dann im späten Herbst.

Als Gemüse ist die Wegwarte bereits den alten Ägyptern bekannt, Hildegard von Bingen hebt die magische Bedeutung der Pflanze hervor, Paracelsus ihre Heilkräfte.

Sebastian Kneipp hat die Wegwarte sehr geschätzt und launigliebevoll beschrieben.

Wegwartesirup

- *50 g getrocknete Wegwartewurzeln*
- *0,6 l Wasser*
- *300 g Zucker*

Die Wurzelstücke mit dem Wasser übergießen und zugedeckt stehen lassen. Nach 8 Stunden aufkochen und bei schwacher Hitze 20 Minuten mehr ziehen als kochen lassen. Dabei verdampft Wasser, es sollte die Wurzeln aber immer bedecken.

Abseihen, noch einmal erwärmen, den Zucker in die Flüssigkeit rieseln lassen und alles noch einmal aufkochen lassen. Den Sirup in einer gut schließenden Flasche kühl lagern.

Der Sirup ist als Kräftigungsmittel für Kinder geeignet.

Wegwartetee

- *1 TL Wegwartekraut und -wurzeln*
- *1 Tasse Wasser*

Den Anasatz 20 Minuten leicht köcheln lassen, dann abseihen.

Gegen Magenbeschwerden oder Appetitlosigkeit sollte der Tee vor den Mahlzeiten schluckweise getrunken werden. Hautunreinheiten verschwinden, wenn man ein Leinentuch in dem Absud tränkt und als Kompresse auf die betroffenen Stellen legt.

Wegwartetinktur

- *1 Hand voll frischer Wegwarteblüten und -blätter*
- *0,3 l 40%iger Korn*

Die Kräuter in einem weithalsigen Glasgefäß mit dem Alkohol übergießen. Gut verschlossen an einen warmen Ort stellen. Nach 3 Wochen abseihen, in einer dicht schließenden Flasche aufbewahren.

Das Einreiben mit Wegwartetinktur hilft gegen Muskelkater.

Ysop

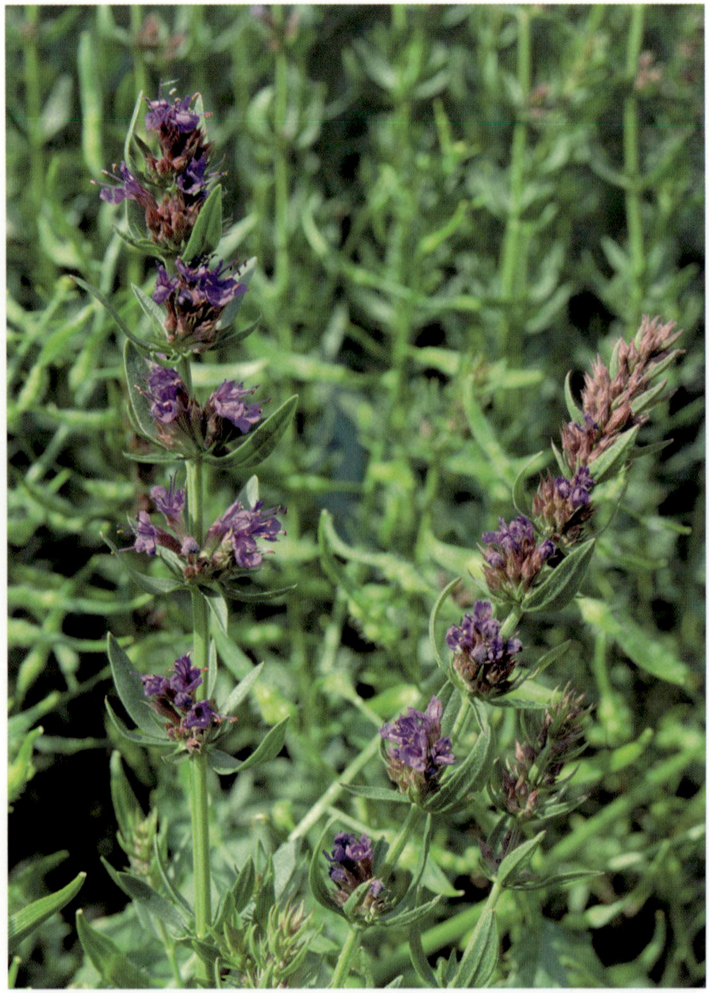

Der Ysop (»Hyssopus officinalis«) ist ein Kraut, das die Bienen lieben. Die Pflanze wird etwa 60 Zentimeter hoch, wächst strauchförmig und hat hübsche blau-violette, manchmal auch weiße Blüten.

Reibt man mit den Fingern am Ysop, entwickelt sich ein intensiver Duft: balsamisch-würzig und ein wenig wie Terpentin, aber durchaus angenehm.

Der Ysop stammt aus den warmen Mittelmeerländern und Vorderasien und wurde von den Mönchen zu uns gebracht. Karl der Große hat ihn bereits um 800 in seinen »Capitulare de villis« genannt.

In den mittelalterlichen Klostergärten war er stets zu finden, Ysop-Produkte hatten in der Klosterapotheke ihren festen Platz.
In seiner Wirkung erinnert er an den Salbei – er wirkt zusammenziehend und blutreinigend, löst Schleim und »bringt die Körpersäfte in Bewegung«.

Bei Husten, Darmstörungen und zur Appetitanregung helfen Tee und Sirup. Mit dem Öl werden müde und schmerzende Glieder – auch bei Rheuma – eingerieben.

Gegen blaue Flecken

In der Volksmedizin wird das Ysop-Öl bei blauen Flecken aufgetragen. Bei rheumatischen Schmerzen wurden Tücher erwärmt, die schmerzenden Stellen mit Öl eingerieben und mit den warmen Tüchern bedeckt.

Er regt ganz allgemein die Verdauung an.

In der Küche wird Ysop frisch oder getrocknet verwendet, aber nur in kleinen Mengen, weil er so intensiv schmeckt. Ysop-Blätter passen in Salate, Gemüse, vor allem in Bohnen, Linsen und Kartoffeln. Die Blüten kann man über grüne Salate streuen, das sieht wunderbar aus und schmeckt gut.

Ysop war stets auch ein magisches Kraut, ein »Zauberkraut«.

Sowohl im Judentum als auch im Christentum wurde Ysop als »Weihwedel« benutzt, das ist jener Zweig, mit dem man ins Weihwasser eintaucht, bevor man die Segnungen vornimmt.

Im antiken Griechenland benutzte man ihn zur Reinigung der heiligen Stätten – sowohl zum Räuchern als auch zum tatsächlichen »Auskehren«, wozu einige Zweige zusammengebunden wurden. Auch wurden »heilige Räume« mit Ysopzweigen ausgelegt.

Ysopessig

- *6 Ysop-Blütenzweige*
- *1 l Apfel- oder Weinessig*

Die Ysopzweige in die Essigflasche geben; gut verschlossen an einen warmen Ort stellen. Nach 2 bis 3 Wochen die Kräuter entfernen. Der sehr würzig schmeckende Ysopessig fördert die Verdauung.

Ysop-Ölauszug

- *30 g getrocknete Ysopblüten*
- *0,3 l süßes Mandelöl*

Die Ysopblüten in einem weithalsigen Keramikgefäß mit dem Öl übergießen. Das Gefäß gut verschlossen an einen kühlen Ort stellen. Nach 2 Wochen abseihen, in einer dunklen Flasche aufbewahren. Das Ysopöl wirkt lindernd bei Sonnenbrand.

Ysopsirup

- *1 EL Ysopblüten und -blätter*
- *3 getrocknete, klein geschnittene Feigen*
- *1 EL Korinthen*
- *1 EL zerstoßener Fenchel*
- *1 EL zerstoßener Anis*
- *4 EL Honig*
- *1 l Wasser*

Alle Zutaten, bis auf den Honig, in einem Topf zum Kochen bringen und so lange sanft köcheln lassen, bis sich die Flüssigkeit um die Hälfte eingekocht hat. Nach dem Überkühlen abseihen, Honig einrühren. Den Sirup in einer dunklen Flasche lagern.

Ysopsirup soll bei Erkältungskrankheiten, vor allem bei Husten, helfen.

Ysoptee

- *2 TL getrocknetes Ysopkraut*
- *1 Tasse Wasser*

Die Abkochung kurz ziehen lassen, dann abseihen.

Ysoptee wirkt appetitanregend und lindert Blähungen.

Im Kräutergarten liebt der Ysop einen sonnigen, trockenen Platz. Gerne wird er neben Kohl (Grünkohl) gepflanzt, denn er hält die Kohlweißlinge fern.
Geerntet werden Blätter und Blüten im Sommer, sie müssen allerdings sehr vorsichtig getrocknet werden und sollten kaum mit der Hand in Berührung kommen. Ysop kann man manchmal im Kräuterhandel bekommen.

Die Wirkung von Ysop beruht auf volksmedizinischer Erfahrung und wurde nicht in klinischen Studien überprüft.

Zinnkraut

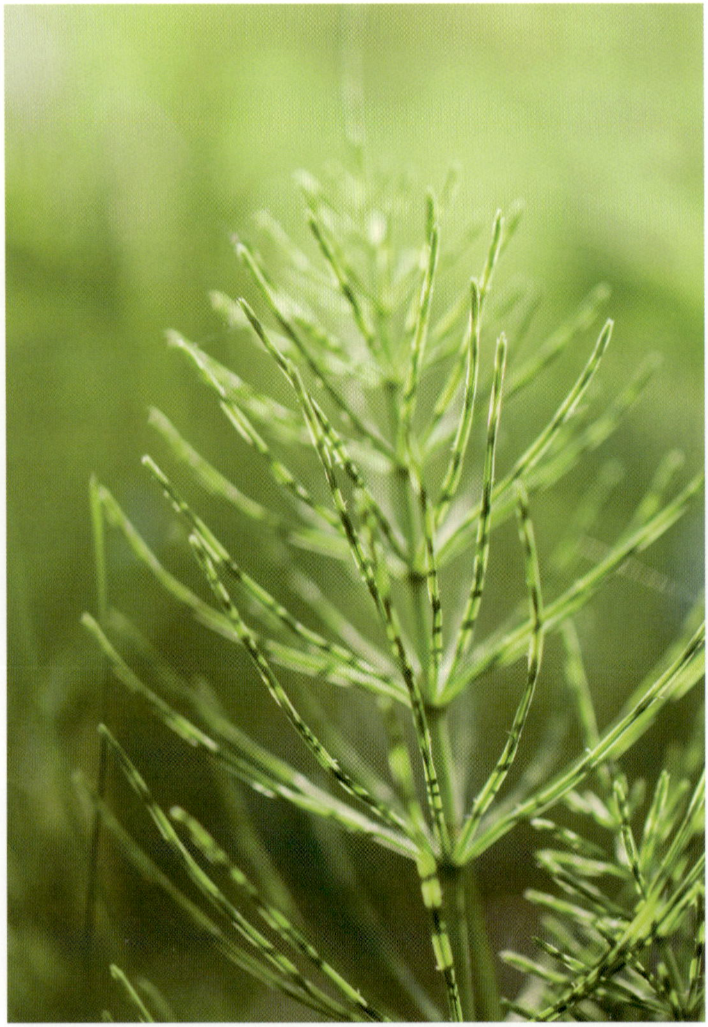

Das Zinnkraut (»Equisetum arvense«) ist auch unter dem Namen Ackerschachtelhalm bekannt. In den Gärten und auch auf Feldern gilt es oft als »lästiges Unkraut« und es wächst gerne auf sandigen, kalkarmen Stellen. Die »Bekämpfung« ist ganz einfach – man braucht bloß die Pflanze regelmäßig abzuschneiden, dann verschwindet sie von selbst. Dabei könnten auch Gartenbesitzer vom Zinnkraut profitieren – in Wasser angesetzt, ergibt es nämlich eine gute Düngerflüssigkeit für den Garten.

Das Zinnkraut zählt zu den Farnpflanzen und hat eine bemerkenswerte Form, es wächst in so genannten »Wedeln«, die im Grunde wie winzige Zypressen aussehen, und es hat keine Blüten. Nach der Jahreszeit unterscheidet man »Frühlingswedel« und »Sommerwedel«. Gesammelt werden nur die Sommerwedel, und zwar das Kraut ohne Wurzel, von Mitte Juni bis Ende Juli. Später muss man Acht geben, dass es nicht von Pilzen befallen ist.

Das Zinnkraut wächst an vielen Ackerrändern, liebt Lehmböden und hat im Kräutergarten einen wichtigen Platz.

Zinnkrautbad nach Sebastian Kneipp

750 g Zinnkraut mit kaltem Wasser bedecken und zum Kochen bringen, eine halbe Stunde kochen, abseihen und dem Badewasser zusetzen.

Da es mit Sorgfalt zum richtigen Zeitpunkt geerntet und behandelt werden muss, empfiehlt es sich, das getrocknete Kraut aus der Apotheke zu beziehen. Als Heilpflanze war das Zinnkraut bereits im Altertum bekannt, die griechischen Autoren lobten seine blutstillende Wirkung.

In den mittelalterlichen Büchern findet sich wenig über die Pflanze, erst Pfarrer Kneipp hat sie wieder populär gemacht. Er beschreibt das Zinnkraut als ideales Kraut bei Husten, Rheuma, Blasen- und Nierenleiden und allen Entzündungen der Schleimhäute – Hals-, Nasen-, Bindehaut-, Zahnfleischentzündungen. Bei Hautrötungen helfen Zinnkrautkompressen oder Waschungen mit dem Absud, sogar bei starkem Nasenbluten »ziehe man durch die Nase wiederholt den Tee auf. Er wirkt zusammenziehend und hilft schnell«.

Von den genannten Anwendungsgebieten steht heute die Durchspülung der Harnwege bei Harnwegsinfekten im Vordergrund.

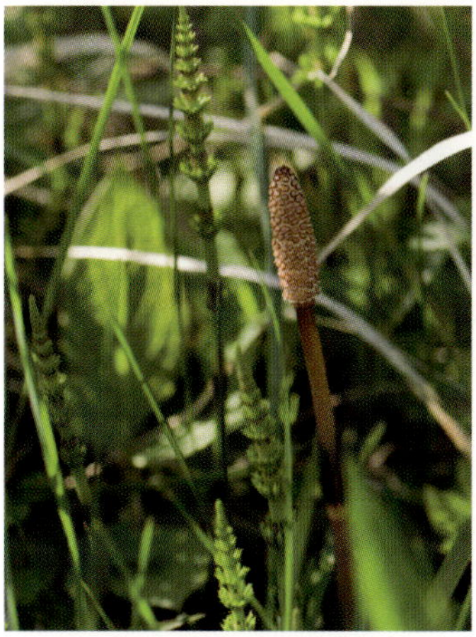

Zinnkrautkompresse

- *50 g Zinnkraut*
- *1 l Wasser*

Den Aufguss 10 Minuten kochen lassen, abseihen. Ein Leinentuch damit tränken.

Zinnkrautkompressen fördern die Heilung von Hautrötungen und Hautentzündungen.

Zinnkrauttee

- *1 EL Zinnkraut*
- *1 Tasse Wasser*

Nach 5 Minuten kochen, 10 Minuten ziehen lassen, abseihen.

Zur Durchspülung der unteren Harnwege bei Infekten täglich 3 Tassen des entwässernden und harntreibenden Tees trinken.

Zinnkrauttee soll eventuell auch gegen Haarausfall, brüchige Nägel und zu starke Monatsblutungen helfen.

Als Gurgelwasser wirkt er lindernd bei Entzündungen im Mund- und Rachenbereich.

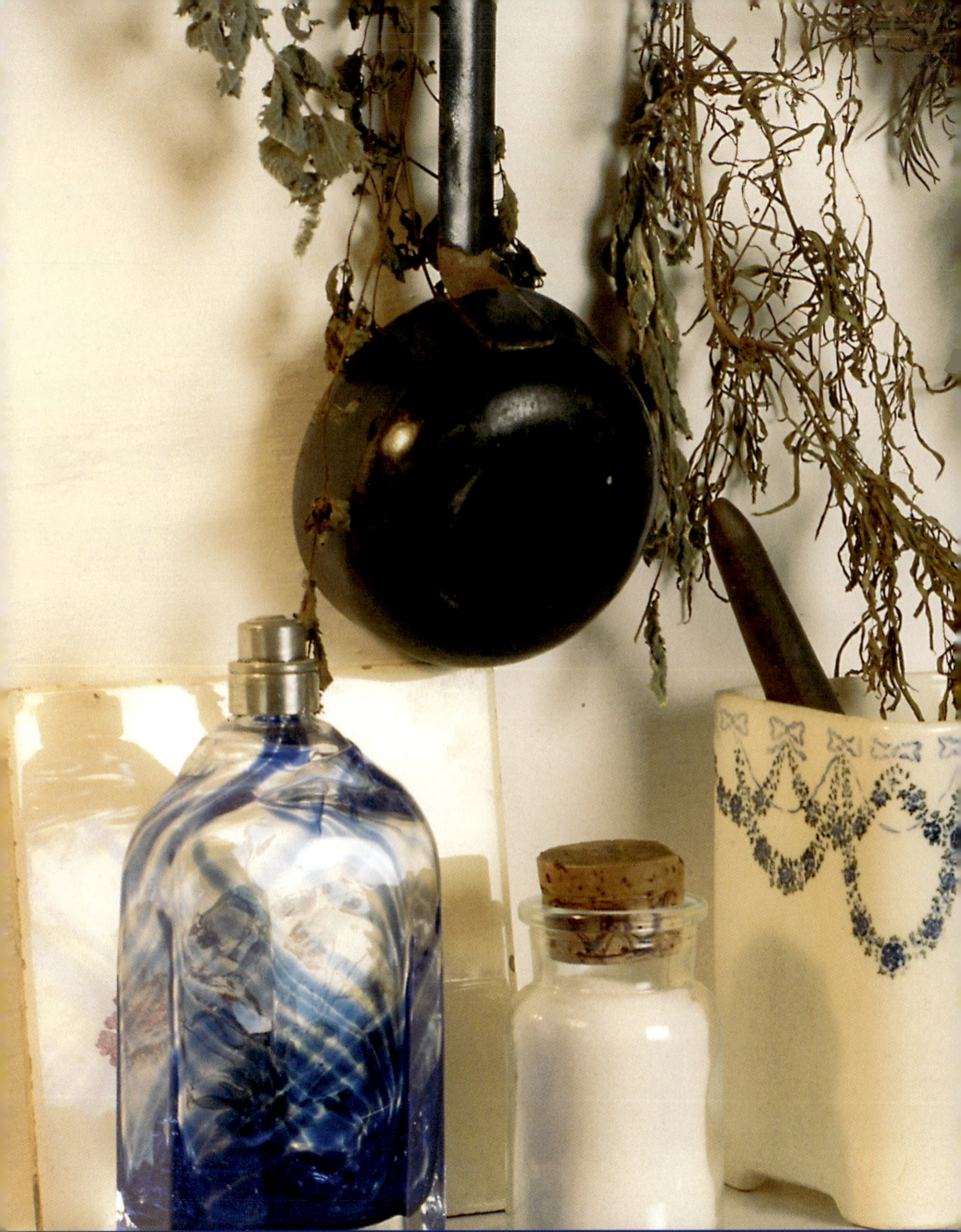

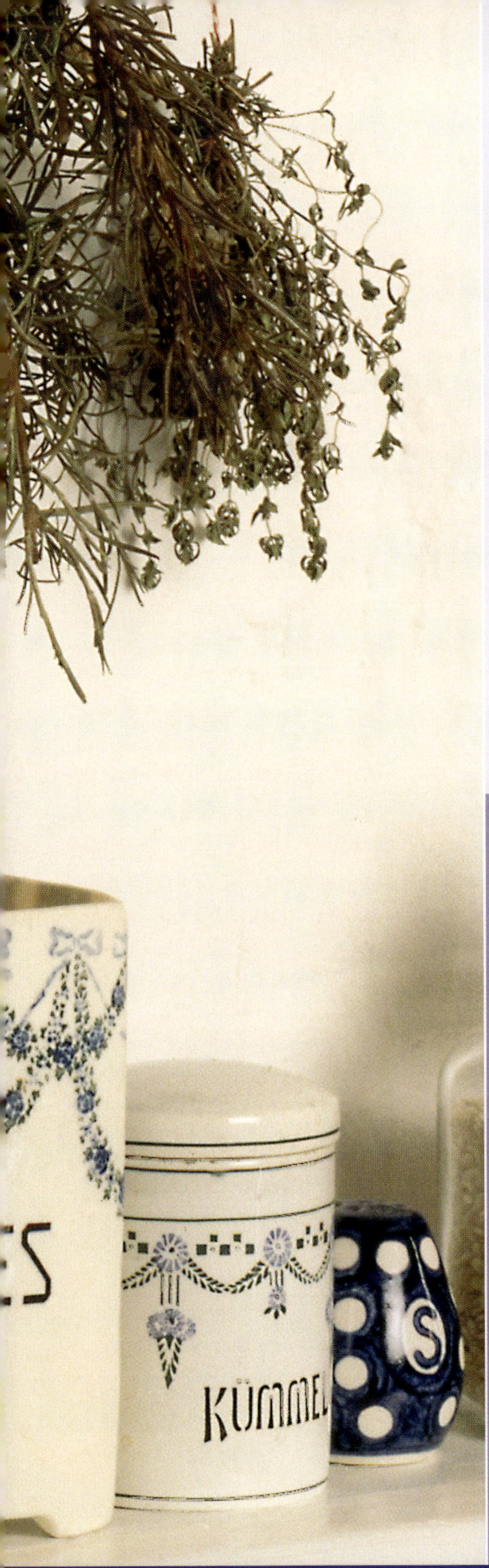

Gesund durch Gewürzkräuter

Gewürze verbessern nicht nur
den Geschmack,
sondern erleichtern auch dem Körper
die Aufnahme der Nahrung.

Gewürzkräuter haben Geschichte

Als Gewürze wurden ursprünglich meist pflanzliche Zusatzstoffe zu den Speisen bezeichnet, um diese schmackhafter und auch verträglicher zu machen. Es sollen damit die Verdauungssäfte gefördert und indirekt eine Wirkung auf den gesamten Verdauungstrakt erzielt werden.

Spätestens als der Mensch in grauer Vorzeit sesshaft wurde und mit dem Ackerbau und der Viehzucht begann, setzte er seiner einfachen Körnernahrung sowie den Fisch- und Fleischspeisen pflanzliche und mineralische Stoffe zu, um die Gerichte bekömmlicher und leichter verdaulich zu machen.

Die frischen, entweder zerriebenen oder mitgekochten Pflanzenbestandteile sind schon diesen Urmenschen durch den starken Geruch der ätherischen Öle und den bitteren Geschmack der Bitterstoffe aufgefallen.

Auch fand der Mensch bald daran Gefallen, dass durch gefärbte und duftende Pflanzenteile die Lebensmittel als fertige Speisen gefälliger und geschmackvoller wurden.

Der optisch günstige Eindruck der Speisen begann den Speichelfluss zu fördern, die Magensäfte entwickelten sich stärker und die Verdauung und Nahrungsaufschließung wurden verbessert. So entstanden schon frühzeitig in der Menschheitsgeschichte die Kenntnisse über die so genannten Aromate, später wurden diese Stoffe, vom Vorderen Orient ausgehend, zum Grundbegriff der feinen spanischen und vor allem französischen Küche.

Heute wissen wir sehr wohl, dass auch die besten Speisen unverträglich sind und uns krank machen können, wenn wir etwa nur aus dem Kühlschrank leben, an der Theke den Schnellimbiss hinunterschlingen und dazu ein eisgekühltes Getränk trinken!

Hingegen kann z. B. ein buntes Salatgericht mit den passenden Gewürzen und Soßen darüber und vor der Hauptmahlzeit gegessen sehr bekömmlich sein.

Damit werden schon zwei Ziele erreicht: Erstens wird der Appetit angeregt und zweitens der Heißhunger für das Hauptgericht genommen! Als weiterer Effekt werden Magen und Darm durch die faserreichen Salate, Körner und Wurzeln zur Arbeit veranlasst und die gesamte Verdauung wird günstig beeinflusst.

Heute ist es uns selbstverständlich, dass wir etwa Ingwer, Muskat, Nelken oder Zimt zu relativ billigen Preisen im Kaufhaus bekommen. Auch haben wir uns an die ausländischen Speisen gewöhnt und schätzen »Chili« oder »Currypulver«.

Mönche und Wanderer brachten manche Kräuter aus östlichen und südlichen Gegenden in unsere Breiten, und heute gedeihen viele exotische Sorten, wie Anis, Oregano-Arten, Rosmarin oder Majoran, auch in unseren Gegenden und werden sogar in Kulturen angebaut.

Durch Kreuzungen sind Sorten für das rauere Klima entstanden, nur winterfest wird auch der schönste Rosmarin im heimischen Kräutergarten nicht werden; er hat in der warmen Stube sogar kultische Bedeutung, etwa in Bayern, erlangt.

Griechen und Römer bedienten sich seinerzeit reichlich der Gewürze und brachten es mit der hoch entwickelten Kochkunst zu einer gewissen Perfektion, die richtigen Gewürze und Aromate den Speisen zuzusetzen.

Heute haben sich die Anforderungen an die Gewürztechnik deshalb einigermaßen geändert, weil unsere Lebens- und Essensgewohnheiten stärkere Anforderungen an die Verdauungsorgane stellen.

Denken wir nur an die unregelmäßigen Mahlzeiten, die Zusatzstoffe in den Speisen, die eisgekühlten und starken Alkoholika und schließlich die ständigen Kostumstellungen bei den Weltreisenden.

Dann die neuen und früher unbekannten Infektionskrankheiten der tropischen Länder: Es kann zu heftigen organischen Erkrankungen kommen, und dann muss »Diät« gehalten werden, wenn nicht schon Schlimmeres geschehen ist.

Wenn Organstörungen zurückgeblieben sind, müssen spezielle Magen-, Gallen-, Leber- oder Darmdiäten befolgt werden, und dazu sind auch wieder geeignete Gewürze und Aromate zu finden und zu verwenden, um die Diät verträglicher und gesünder zu machen. Auch Nikotin schädigt die Gesundheit so sehr, dass eine Entwöhnung von der geliebten Zigarette anzuraten ist.

Zur Rauchentwöhnung können gewisse Heilpflanzen verwendet werden, um den Geschmack am Rauchen zu verderben und nicht zu fördern!

Von den mineralischen Würzstoffen soll nur auf das Kochsalz näher eingegangen werden.

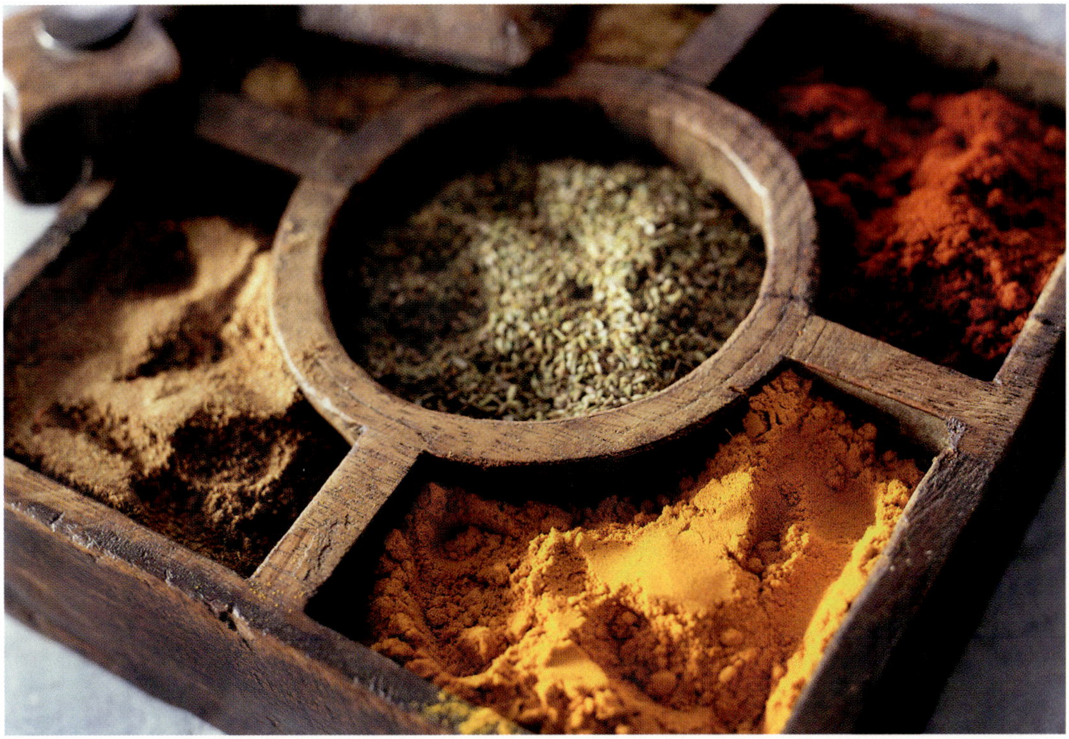

Kochsalz – unverzichtbar in der Küche

Salz spielt seit Jahrtausenden eine bedeutende Rolle nicht nur in der Ernährung, sondern auch in der Geschichte der Menschheit.

Es war ein bedeutendes Wirtschaftsgut, wo es Salz gab, blühten Handel und Verkehr, der Besitz von Salz war mit Wohlstand verbunden.

Nach ihrer Herkunft und Gewinnung unterscheidet man drei Formen von Salz: Steinsalz, Siedesalz und Meersalz. Steinsalz kommt in fester Form in Salzlagerstätten vor.
Es wird zerkleinert, gesiebt und von Nichtsalzbestandteilen befreit.

Siedesalz ist Salz, das aus Solen, also aus Salz-Wasser-Lösungen, gewonnen wird, indem das Wasser unter Vakuum verdampft wird und das Salz wieder auskristallisiert.

Meersalz wird aus Meerwasser gewonnen, indem dieses in flache Becken geleitet wird, wo das Wasser verdunstet und ebenfalls das Salz zurückbleibt, es wird anschließend auch gereinigt.

Meersalz und Steinsalz unterscheiden sich lediglich hinsichtlich ihrer Gehalte an begleitenden Mineralstoffen. Diese sind allerdings vernachlässigbar gering. Meersalz ist darüber hinaus häufiger mit Umweltschadstoffen verunreinigt.

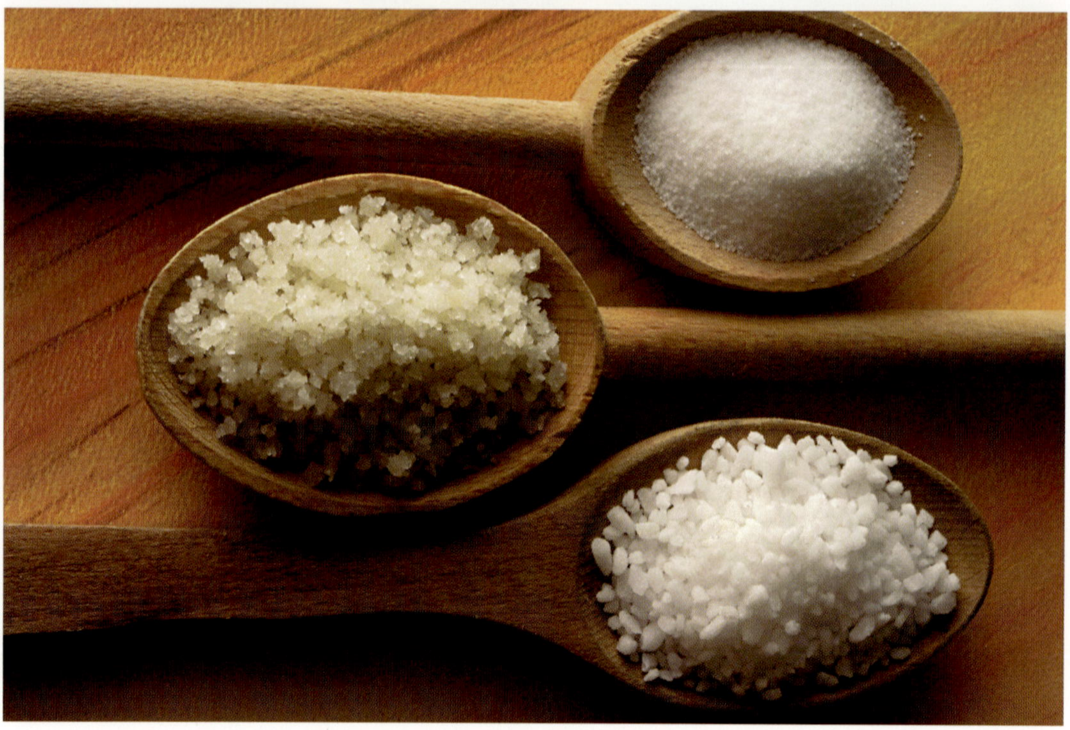

Die mengenmäßig bedeutendsten Inhaltsstoffe von Speisesalz sind Natrium und Chlorid.

Beide gehören zu den Mineralstoffen, sie sind so genannte Elektrolyte, und spielen wesentliche Rollen im Wasserhaushalt, in der Erregungsleitung, im Säure-Basen-Haushalt, bei der Aufnahme einiger Nährstoffe ins Blut und bei der Aktivierung einiger Enzyme.

Ein Mangel an Natrium und auch an Chlorid kommt nur sehr selten, z. B bei Austrocknung des Körpers durch starke Durchfälle, lang anhaltendes Erbrechen oder übermäßiges Schwitzen, vor.

Der Mindestbedarf an Natrium beträgt für Erwachsene 550 mg pro Tag, diese sind in 1,4 g Speisesalz enthalten. Mit einer Speisesalzzufuhr von 5 bzw. 6 g pro Tag wird damit die empfohlene Mindestzufuhr leicht erreicht.

Viel häufiger als eine zu niedrige ist allerdings eine zu hohe Salzaufnahme. Ein hoher Salzkonsum wird als Risikofaktor für Bluthochdruck und damit für Herz-Kreislauf-Erkrankungen und Osteoporose diskutiert. Eine hohe Zufuhr von Lebensmitteln, die mit Salz konserviert werden, ist mit einem erhöhten Risiko für Magenkrebs verbunden. Die Diskussion über den Zusammenhang zwischen Salzaufnahme und Bluthochdruck und den Einfluss auf das Herz-Kreislauf-Risiko wird seit Jahren geführt.

Dass Bluthochdruck ein bedeutender Risikofaktor für die Entstehung von Herzerkrankungen und Schlaganfall ist, ist unbestritten. In zahlreichen wissenschaftlichen Studien wurde der Zusammenhang zwischen Salzkonsum und Bluthochdruck hergestellt. Personen mit entsprechender genetischer Veranlagung reagieren auf einen hohen Salzkonsum mit Blutdruckanstieg und mit Blutdrucksenkung auf einen niedrigen Salzkonsum. Diese Personen gelten als salzsensitiv.

Es gibt eine Reihe von Möglichkeiten zu würzen und gleichzeitig weniger Salz zu verwenden: Je nach Gericht können dies frische oder getrocknete Kräuter, scharfe oder exotische Gewürze wie Chili, Ingwer, Curry, Kardamom und dergleichen oder auch Zutaten mit starkem Eigengeschmack, wie Kren, sein.

Ähnlich wie beim Zucker kann man auch beim Salz schrittweise die verwendete Menge reduzieren und sich langsam an das neue Geschmackserlebnis gewöhnen.

Häufig ist uns ja der Eigengeschmack vieler Lebensmittel nicht mehr bekannt, weil wir sie nur stark gewürzt konsumieren.

Gewürzkräuter-Katalog

Anis

Fructus Anisi vulgaris, Pimpinella anisi L.

Wird medizinisch hauptsächlich als Hustenmittel, weniger als aromatisches Magenmittel und zur Krampflösung verwendet. In der Küche nimmt man Anis zu feinen Bäckereien und zum Schwarzbrot.

Im Benediktinerlikör und in ausländischen alkoholischen Getränken ist Anis enthalten.

In der Volksmedizin wird Anis-Tee wie folgt verwendet: 1 bis 2 gehäufte Teelöffel Anis frisch im Mörser zerquetschen, mit 1/4 Liter kochendem Wasser übergießen, 15 Minuten zugedeckt ziehen lassen, abseihen und zur Steigerung der Milchmenge täglich 1 Tasse trinken.

Angelika

Radix Angelicae, Engelwurz, Angelica archangelica L.

Ist häufig Bestandteil von Abführ-, Magen- oder windtreibenden Tees.
In der Küche werden kandierte Wurzelteile für feine Mehlspeisen zur Aromaverbesserung und Verdauungsförderung verwendet.
In Likören wird Angelika eine nervenberuhigende Wirkung zugeschrieben.

Basilikum

Herba Basilici, Basilienkraut, Deutscher Pfeffer, Ocimum basilicum L.

Wird in der Volksmedizin als Heilkraut bei Blähungen und Magenverstimmung verwendet.

Der angenehme Duft des frischen Krautes hebt den Geschmack von fetten Fleischspeisen, Fischgerichten und Eintöpfen.

Frische Salate und manche Käsesorten werden durch Basilikum verträglicher.

Auch Kochsalz kann mit Basilikum eingespart werden.

Beifuß

Herba Artemisiae vulgaris, Wilder Wermut, Artemisia vulgaris L.

Wirkt mit seinen Bitterstoffen und den ätherischen Ölen stark appetitanregend und wird als Küchengewürz wegen des milderen Geschmackes dem Wermut vorgezogen.

Magen, Galle und Leber werden angeregt und damit der feiertägliche Gänse- und Entenbraten verträglicher.

Bibernelle

Radix Pimpinellae vulgaris, Pfefferwurz, Pimpinella major L.

Dessen ätherisches Öl, mit den Bitterstoffen, Gerbstoffen, Harzen und Zuckerarten machen den würzigen Geschmack aus.

Die frische, fein gehackte Wurzel verfeinert Fischgerichte, Salate, Suppen und Soßen. Gemüse schmeckt herzhafter und wird leichter verdaulich.

Der Magensaft wird deutlich aktiviert. Blähungen bei Erbsen, Karfiol und anderen Kohlarten werden vermieden.

Bohnenkraut

Herba Saturejae, Pfefferkraut, Wurstkraut, Satureja hortensis L.

Findet sich wieder in manchen Kräutergärtchen. Die Volksmedizin bereitet davon einen Tee bei Magenverstimmungen und Durchfällen.

Der etwas scharf-bittere und doch aromatische Geschmack eignet sich als Würze von vielen kräftigen Speisen, Fleischeintöpfen, Gemüse und Wurstsorten. Mit Bohnenkraut kann auch Kochsalz eingespart werden.

Borretsch

Herba Boraginis, Gurkenkraut, Borago officinalis L.

Ist seit langem ein beliebtes Küchenkraut und wird frisch dem Salat und Gemüse wie Schnittlauch zugegeben. Er färbt mitgekocht das Kohlrabigemüse schön grün und verleiht den Einlegegurken einen angenehmen Geschmack. In der Volksmedizin: Teezubereitung des getrockneten Krautes, entzündungshemmend sowie herz- und nervenberuhigend.

Brunnenkresse

Herba Nasturtii, Bitter- oder Bachkresse, Nasturtium officinalis aut aquaticum L.

Wird als Heilkraut wegen des hohen Gehalts an Vitamin A, C und D sowie entzündungshemmenden Senfölglykosiden, Kalium und Eisen usw. sowie Bitterstoffen als Bestandteil von Abmagerungs-, Blutreinigungs-, Fieber- und Gichtteemischungen sehr geschätzt.

Das frische Kraut wird den Frühlingssalaten zugesetzt, der frisch gepresste Saft der Blätter dient als Würze für sonst wenig schmackhafte Gemüsesorten und Geflügelsuppen. Die Blätter und das Kraut werden im Frühjahr vor der Blüte gesammelt und am besten für den Jahresvorrat in kleinsten Portionen tiefgefroren.

Chili

Fructus Capsici fastigiatum, lousiana und andere überseeische Paprikaarten, Cayennepfeffer, Capsicum varietatis L.

Kommt aus Übersee und wird auch bei uns als fertiges Würzmittel mit schärferem Geschmack als der einheimische Paprika angeboten. Wegen der Reizmöglichkeiten sparsamer Gebrauch. Wird manchmal anderen »Hot«-Gewürzprodukten zugesetzt. Eignet sich nicht für Magenempfindliche.

Currypulver

Mischung folgender Pulver: Rad. Curcumae – Gelbwurzel, Cortex Cinnamomi – Zimtrinde, Flos Caryophylli – Nelkenblüten, Fructus Coriandri – Koriander, Semen Myristicae – Muskatnuss, Radix Zingiberis – Ingwerwurz, Fructus Piperis nigri – Pfeffer, Semen Sinapis alba – weiße Senfkörner.

Die Gallensekretion wird gesteigert, und viele sonst schwer verdauliche, insbesondere indische, malaysische oder chinesische Spezialgerichte werden mit Curry auch von empfindlichen Personen vertragen.

Dill

Fructus Anethi, Dillfrüchte oder -samen, Anethum grav. L.

Eine in unseren Gärten häufig anzutreffende Gemüse- und Gewürzpflanze.

Das Gemüse ist magenverträglich, wirkt leicht entwässernd, in der Volksmedizin wird der Tee aus dem getrockneten Kraut zur Förderung der Milchsekretion empfohlen.

Jedoch ist eine Verstärkung der Menstrualblutung möglich, und für Schwangere ist Dill in größerer Menge nicht zu raten.

Dost

Herba Origani vulgaris, Echter Dost, Wilder Majoran, Origanum vulgaris L.

Wird richtig als Origanum bezeichnet und kommt in unverfälschter Form in Mittel- und Südeuropa sowie im europäischen Russland und im Kaukasus vor.

Er schmeckt herzhafter als der Majoran, der fälschlicherweise oft Dost genannt wird. Zu einer italienischen Pizza gehört der echte Dost, auch als »Oregano« bezeichnet. Zu vielen anderen italienischen Gerichten, Spagetti mit Fleischsoße oder gegrillten Fleischgerichten, gehört diese Würze.

Magen, Galle und Darm werden vom Dost günstig beeinflusst. Auch kann mit Origanum Kochsalz gut eingespart werden.

Estragon

Herba Dracunculi, Tarragona, Artemisia dracunculi L.

Wächst als eine der vielen Wermut-Abarten in Gewürzpflanzenkulturen auch in unseren Breiten.

Die Sorten »deutscher, französischer oder russischer Estragon« verleihen den damit gewürzten Senf- oder Essiggurken und sauren Gemüsemischungen (»Mixed Pickles«) ganz eigentümliche Geschmacksrichtungen. Die Bitterstoffe vom Estragon wirken stark appetitanregend.

Fenchel

Fructus Foeniculi vulgaris, Brotsamen, Anethum foeniculum L.

Das aus den Mittelmeerländern stammende und jetzt auch bei uns feldmäßig angebaute Doldengewächs (Pflanzenfamilie der Umbelliferengewächse) gehört in die Gewürzreihe »Anis – Fenchel – Kümmel«.

Der als Gemüse zubereitete Küchenfenchel ist eine Zuchtform von italienischen Fenchelarten, wird aber wegen der guten Magen- und Darmverträglichkeit sowie einer milden krampflösenden und entzündungshemmenden Wirkung gerne gekocht. Die an ätherischem Öl reicheren Fenchelfrüchte dienen als Gewürz für feine Bäckereien, Brotsorten sowie manche Früchte- und Gemüsezubereitungen. Der sparsam verwendete Fenchel muss immer in der benötigten Menge frisch gestoßen oder gequetscht werden. Je nach Back- oder Kochvorschrift wird das grobe Pulver dem Teig bzw. der Speise zugesetzt. Somit werden schwer verdauliche Speisen bekömmlicher, und Blähungen lassen sich vermeiden.

Die Volksmedizin verwendet die Fenchelfrüchte zur Milchbildung während der Stillzeit und auch als Tee für Kleinkinder. Die Zubereitung ist in beiden Fällen folgende: 1 gehäufter Kaffeelöffel frisch gestoßener Fenchel wird mit 1/4 Liter siedendem Wasser überbrüht, 10 Minuten zugedeckt ziehen gelassen und abgeseiht.

Gewürznelken

Flos Caryophylli, Nägeli, Nagerln, Caryophyllus aromaticus L.

Gewürznelken sind Blütenknospen eines Myrtengewächses von den Gewürzinseln, den Molukken. Heute wird dieses kostbare und beliebte Gewürz in Malaysia und Ostafrika feldmäßig angebaut. Die Gewürznelken waren schon im Altertum bekannt und wurden auch in ägyptischen Gräbern gefunden, wobei das wertvolle ätherische Öl, das »Eugenol«, noch nach mehreren Jahrtausenden nachweisbar war!

Heute wird das ätherische Öl oder der alkoholische Auszug von den Nelken für Spirituosen usw. verwendet. In der Küche ist die sparsame Verwendung der Gewürznelken oberstes Gebot! Dann kommt bei Kompotten, eingemachten Früchten und bei vielen Gemüsearten, Soßen und auch feinen Fleischgerichten der angenehme Geruch und Geschmack am besten heraus. Mitkochen soll möglichst vermieden werden, also am besten immer erst zuletzt beim Kochen zusetzen.

Beim Einbeizen von Wild kann die Nelke gut verwendet werden. Auch liebt die mitgekochte Zwiebel je 1 Nelke pro quergeschnittener Zwiebelscheibe.

Ingwer

Radix Zingiberis, Zingiber officinale Rosaceae

Stammt aus Südostasien und wird heute in vielen tropischen Ländern kultiviert. Seit alten Zeiten wird die gepulverte Wurzel vielen Speisen als Magenstimulans zugesetzt.

Zu Früchten, Gemüse, Fleischspeisen und auch Backwaren wird Ingwer verwendet, ebenso für bestimmte Biersorten und zahlreiche alkoholische Zubereitungen.

Zur Diätkost für Magenkranke und Schwangere wird die sparsame Verwendung geraten. Die Verträglichkeit ist sehr gut.

Kalmus

Radix Calami, Deutscher Ingwer, Acorus Calamus L.

Kommt aus Ostasien bzw. Nordamerika und gedeiht seit langem auch in unseren Breiten.

Die geschälte, bitterstoffreiche Wurzel wurde früher kandiert und den Kindern zum Lutschen bei Appetitlosigkeit gegeben.

Trotz der großen Bitterkeit schätzt man die günstige Magenwirkung. Die Likörindustrie stellt damit Bitterschnäpse, Alpenkräuterliköre und Gewürzextrakte her.

Zum Würzen von Speisen wird Kalmus wenig verwendet. Doch darf die geschälte und geschnittene Kalmuswurzel bei guten Magenteemischungen nie fehlen.

Kapern

Flos Capparaceae, Capparis spinosa L.

Kapern sind die Blütenknospen vom südländischen Kapernstrauch, und wir kennen sie, in Essig eingelegt, zum Würzen von Soßen, Salaten und bestimmten Fleischspeisen. Ein

Senföl macht den guten Geschmack aus, und das Rutin fördert die Verträglichkeit von schweren Gerichten.

Die Magen- und Darmschleimhäute werden besser durchblutet und somit die Verdauung gefördert.

Kerbelkraut

Herba Cerefolii, Gartenkerbel, Anthriscus cerefolium L.

Stammt wohl aus Südostrussland und kam über Vorderasien und die Mittelmeerländer auch in unsere Küchenkräutergärten. Das frische Kraut und die gerebelten Blätter dienen als Suppenwürze und Beigabe zu Salaten, Soßen und wegen seines angenehmen und doch kräftigen Geruches und Geschmackes auch zum Gemüse.

Das Kraut enthält Apiin, ätherische Öle und Bitterstoffe, die sich beim Trocknen rasch verflüchtigen. Deshalb wären das Tiefkühlen und die Verarbeitung zu Gewürzextrakten sehr zu empfehlen.

In der Volksmedizin ist das Kerbelkraut als leicht wassertreibend bekannt, und deshalb dürfte es als Würzmittel eine leicht ableitende Wirkung haben. Die Nachfrage ist in jüngster Zeit deutlich gestiegen, und auf Bauernmärkten wird in den Städten ebenfalls dieses gute Küchengewürz angeboten.

Knoblauch

Bulbus Alli sativi, Knoblauchzwiebel, Allium sativum L.

Beheimatet in Ägypten, Vorder- und Südostasien, ist Knoblauch seit Jahrtausenden als Glücksbringer, Allheilmittel und für Speisezwecke bekannt.
Beim Bau der Cheopspyramide in Ägypten bekamen die Bauarbeitertrupps große Mengen Knoblauch als Nahrung, und es wird von einem Streik der Arbeiter (ca. 2500 Jahre v. Chr.) berichtet, weil die Pharaonen die nötigen Knoblauchmengen nicht zeitgerecht heranschaffen konnten.

Heute weiß die Medizin Bescheid über die wertvollen Inhaltsstoffe des Knoblauchs, und zwar als pflanzliches Antibiotikum bei entzündlichen Erkrankungen im Magen-Darm-Trakt und Knoblauch ist nützlich zur Vorbeugung und Behandlung von Alterungsprozessen des Gefäßsystems (Arteriosklerose).

Die Inhaltsstoffe werden zu Dragees und Kapseln verarbeitet, und diese sind als Naturheilmittel hochgeschätzt.

Die Hausfrau kennt die Vorzüge des Knoblauchs als Küchengewürz: »Nur ein Hauch von Knoblauch hebt den Geschmack der Speisen und fördert die Bekömmlichkeit ganz vortrefflich!« Es wird empfohlen, nach dem Knoblauchgenuss Schwarzbrot zu essen. Oder noch besser: Mehrere Stunden nicht unter Menschen gehen.

Koriander

Fructus Coriandri, Schwindelkörner, Coriandrum sativum L.

Der Koriander ist eine Umbelliferenfrucht und an Wirksamkeit dem Kümmel nahe stehend; der Duft der zerstoßenen oder gequetschten Früchte mutet etwas orientalischer und stärker an, die Wirkung ist aber schwächer als beim Kümmel. Das Süßlich-Liebliche macht Koriander sehr geeignet für Lebkuchenbäckereien, und auch manchen Biersorten wird er beigefügt. Die geringen Mengen bei der Verwendung machen den Wert aus!

Kümmel

Fructus Carvi, Feld-, Garten- und Wiesenkümmel, Carum carvi L.

Er ist nach Anis und Fenchel das dritte bedeutende Doldengewächs unserer Umbelliferen, enthält ähnliche Inhaltsstoffe, jedoch in teils abgewandelter und stärkerer Form.

Er stammt zwar auch aus den wärmeren Regionen, ist aber schon längst bei uns heimisch und wird feldmäßig angebaut.

Er ist seit langer Zeit als Heilmittel bei Verdauungsbeschwerden und Blähungen bekannt.

Die genannte Wirkung ist hervorragend und wesentlich stärker als beim Anis oder Fenchel.

Der doch sehr scharfe Geschmack verlangt in der Küche eine sparsame Verwendung, und es werden dem Gemüse, den Fleischgerichten, Käsesorten und Salaten nur kleine Mengen, womöglich in gestoßener Form, beigefügt.

Kümmelbrote sind ebenso beliebt. Schließlich gibt es noch zahlreiche Schnäpse und Liköre aus Kümmeldestillaten, welche nach kräftigen Mahlzeiten genommen werden und die Gallentätigkeit stark anregen.

Auch zu vielen Heilkräutermischungen werden kleine Mengen von gestoßenem Kümmel beigefügt: zu Magen-, Kinder- und windtreibenden Tees.

Kubeben

Frucuts Cubebae, Kubebenpfeffer, Piper Cubebae L.

Kubeben sind eine ostasiatische Pfefferart mit aromatischen Bitterstoffen und deshalb auch als Verdauungsmittel bekannt.

Die unreifen Früchte haben einen eigenartig harzigen Geschmack und werden wegen der geringen Schärfe auch gerne zum Backen von Pfeffernüssen verwendet.

In der Volksmedizin von Java und anderen südasiatischen Ländern spielen die Kubeben eine große Rolle bei magenstimulierenden Getränken.

Liebstöckel

Radix Levistici, Maggikraut, Levisticum officinale L.

Enthält ätherisches Öl, Harz und Bitterstoffe, welche wassertreibend wirken. Aroma-, Pflanzensäure- und Zuckerbestandteile bewirken, dass die Wurzel seit langer Zeit zur Geschmacksverbesserung von Suppen, Fleischsoßen und Gemüsesorten verwendet wird.

So kam es zur Bezeichnung »Maggikraut«, und der Liebstöckel stand dieser altbekannten Suppenwürze gewissermaßen Pate! Feinschmecker schätzen die frischen, gehackten Liebstöckelblätter aus dem Kräutergarten als Beigabe zu feinen Käsesorten und Topfenspeisen.

Die Likörindustrie gibt Liebstöckel zu gewissen Magenschnäpsen. Die Volksmedizin kennt noch Wirkungen als Magen- und Verdauungsmittel sowie auch als Hustenmittel. Schwangere sollen vorsichtig mit Liebstöckel sein.

Lorbeer

Folium Lauri, Lorbeerblatt, Laurus nobilis L.

Der Lorbeerstrauch ist in den Mittelmeerländern heimisch. Das ganze Lorbeerblatt hat unsere Großmutter häufig in Soßen, im Gemüse und in vielen anderen Speisen gerne mitgekocht und vor dem Anrichten herausgenommen.

Das aromatische Öl und die Bitterstoffe machen den guten Geschmack aus und ergeben eine günstige Verdauungswirkung.

Das ausgepresste, fette Öl wird medizinisch als Zusatz zu Rheumaeinreibungen und Windsalben für Kinder mit sehr gutem Erfolg verwendet.

Macsis

Arillus Myristici, Muskatblüte, Myristica fragans L.

Die Samenhülle der Muskatnuss aus tropischen Ländern wird Macis genannt.

Das ätherische Öl gibt diesem Samenhäutchen einen ganz besonders feinen aromatischen Geruch und Geschmack und wird vor allem den teuren Likören und auch den echten Schwedenkräuter-Elixieren zugesetzt.

Galle, Leber und Magen werden durch geringe Mengen der wertvollen Inhaltsstoffe angeregt.
Große Mengen sind sowohl teuer als auch übel schmeckend und sogar giftig. Geringe Mengen sind ganz unschädlich.

Majoran

Herba Majoranae, Wurstkraut, Majorana hortensis

Gehört wie der Dost auch zu den Origanumgewächsen und stammt aus den Mittelmeerländern. Heute wird Majoran in ganz Europa angebaut und ist in jedem guten Küchengärtlein zu finden.

Das typische ätherische Öl und die Bitter- und Gerbstoffe machen den guten Geschmack und die Verwendung als Magen-, Verdauungs- und krampflösendes Kraut aus.

Er dient zur Geschmacksverbesserung von fettem Braten, vielen Wurstsorten, Suppen, Eintöpfen, Hülsenfrüchtegerichten und Fettsoßen. Manche Hausfrauen mischen Majoran mit Thymian, Rosmarin, Basilikum und Beifuß und haben damit ein vielfach zu verwendendes Würzkräutergemisch zur Hand. Die im Majoran enthaltenen Terpenöle und Bitterstoffe machen die günstige Wirkung auf die Fettverdauung aus. Die Volksmedizin gibt Folgendes an: Bei Nervosität, Bleichsucht, Husten, Asthma und Schleimhautentzündungen soll er helfen; medizinische Untersuchungen sind allerdings noch ausständig.

Mandeln

Semen Amygdalae amarae et dulce, Bitter- und Süßmandeln, Prunus amygdalus L.

Kommen vom Mandelbaum der wärmeren Regionen. Die süßen Mandeln werden zur Zubereitung von Mehlspeisen und Marzipan und zu Schokoladezubereitungen genommen. Gewürzwirkung haben wohl nur die bitteren Mandeln.

Sie enthalten in geringer Menge Blausäureverbindungen, und diese verleihen den Backwaren, Süßgerichten und Likören, in geringer Menge zugesetzt, einen anregenden Geruch und Geschmack.

Meerrettich

Radix Armoraciae, Kren, Armoracia rusticana

Jenes scharf-aromatische Gewürz war ursprünglich in Südosteuropa, Russland und Westasien beheimatet. Heute wächst Meerrettich als »Rusticana«-Sorte in ganz Europa in Bauerngärten und Feldanbauten.

Medizinisch wird die Wurzel als pflanzliches Antibiotikum geschätzt, und die Volksmedizin kennt die Wirkung bei Entzündungen schon lange.

Zu stark geräucherten Fleischsorten wird der Meerrettich sehr geschätzt, das Selchfleisch wird verträglicher. Die scharfen Senföle, pflanzliche Fermente und nun auch bekannte bakterizide Stoffe machen den Wert dieser Wurzel aus.

Dem Meerrettich kann die Schärfe genommen werden, wenn er gerieben in Mayonnaise oder Sahne eingerührt wird.

In der Volksmedizin wird die stark wassertreibende Wirkung gelobt, bei Nierenempfindlichkeit soll Meerrettich gemieden werden.

Als Gewürz soll Meerrettich mäßig verwendet werden.

Melisse

Folium Melissae officinalis, Zitronenkraut, Melissa officinalis L.

Wirkt als Heilkraut beruhigend bei nervösem Magen und herzkräftigend.

Die frischen Blätter aus dem Kräutergarten oder heute tiefgefroren vom Fachgeschäft dürfen bei vielen Soßen, Salaten, Gemüsegerichten, Eintöpfen und Suppen nicht fehlen.

Manche Käsesorten vertragen sich vortrefflich mit frischer Melisse.

Im Fachhandel gibt es mit Melisse die Karmeliter- und Melissengeiste, welche nach schweren Speisen, Kostumstellungen und Reisebeschwerden gerne genommen werden.

Minze

Folium Menthae piperitae, arvensis, crispae, pulegii, spicatae usw.

Sie wird in allen Weltteilen in Hausgärten, wildwachsend und im Feldanbau angetroffen und ist als Heil- und Würzkraut hochgeschätzt.

Für medikamentöse Zwecke soll der Ölgehalt 1,2 % betragen, und damit ist die Teezubereitung auch geschmacklich recht angenehm. Minzesorten mit einem höheren Ölanteil sind zwar für die industrielle Ölgewinnung wertvoll, ergeben aber für die Teezubereitung einen weitaus zu scharfen und mentholreichen Trunk, welcher sogar zu Schleimhautentzündungen führen kann.

Kleinkindern soll die Minze nur sparsam oder in geringer Teilmenge in Heilkräutermischungen gegeben werden. Die frischen und auch die sorgfältig getrockneten Minzeblätter sind wertvoll für den Magen- und Gallentee. Bei Blähungen und Krampfzuständen wirkt der mäßig warme Pfefferminztee, schluckweise getrunken, vorzüglich, und die Gallensekretion wird stark angeregt.

Die frischen oder auch getrockneten Blätter werden vielen Speisen, Suppen, Salaten, Fleischgerichten, dem Gemüse und Käsesorten gerne beigefügt. Der gute Kräuteressig enthält Minze, und es gibt viele Kräuterschnäpse damit.

Die Verwendung der Minze soll auf jeden Fall sparsam sein, sonst tritt der scharfe Mentholgeschmack zu deutlich hervor.

Mohn

Semen Papaveris, Garten-, Ölmohn, Papaver somniferum L.

Die reifen Mohnsamen der deutschen, französischen, russischen, levantinischen oder ostindischen Sorten, welche nur zur Mohngewinnung und nicht für den Opiumhandel gezüchtet werden, enthalten im Mohnöl eine Reihe von Stoffen, welche vor allem vielen Mehlspeisen einen guten Geschmack geben und die Bekömmlichkeit stark verbessern.

Opium- und Morphinbestandteile sind in den für die Gewürzgewinnung geeigneten Sorten selbstverständlich nicht enthalten, und die Verwendung dieses Garten- und Feldmohns ist vollkommen unbedenklich.

Muskat

Semen Myristicae, Muskatnuss, Myristica fragans

Wird als aromatisches Gewürz in sparsamer Menge vielen sauren und süßen Speisen zugefügt.

Man reibt den harten Samenkern mit der Reibe fein ab und gibt diese Würze zu fertigen Eintöpfen und Suppen sowie zu Salaten und auch Mehlspeisen.

Die Gallensaftproduktion und die Leberfunktion werden angeregt. Muskatnuss eignet sich gut für die Zubereitung von Diätspeisen.

Paprika

Fructus Capsici, roter Piment, Spanischer Pfeffer, Capsicum annuum L.

Paprika ist in Süd- und Osteuropa als Küchengewürz sehr beliebt und in unseren Breiten sehr geschätzt.

Von den unterschiedlichen Sorten macht die scharfe Paprika-Art, der Rosenpaprika, das ungarische Gulasch nicht nur richtig scharf, sondern durch die verdauungsfördernden Inhaltsstoffe wird das Gulasch erst gut verträglich.

Milde Zuchtsorten liefern den »süßen« Paprika. Gelobt wird die gute Verträglichkeit, und der Vitaminreichtum ist von Nutzen!

Pastinak

Fructus Pastinacae, Pastinakfrüchte, Pastinaca sativa L.

Gemeint sind die Früchte (Samen) der Pastinakpflanze, von der vor allem die Spindelwurzel auch als Gemüse Verwendung findet.

Die Früchte dieses Doldengewächses (Umbelliferengewächs wie Anis, Fenchel, Kümmel und Dill!) werden gerne als aromatisches und blähungswidriges Küchengewürz zum Gemüse, wie Kraut und Kohl, zu Suppen und Salaten genommen.

Diese Früchte sollen in der Volksmedizin wirksam sein bei Wassersucht, Magenbeschwerden, Blasenleiden und beruhigen bei Schlafstörungen.

Dazu werden die gequetschten Früchte (1 gehäufter Teelöffel) mit 1/4 Liter siedendem Wasser überbrüht, 10 Minuten zugedeckt ziehen gelassen, abgeseiht und nach dem Essen lauwarm schluckweise getrunken.

Petersilie

Fructus et Radix Petroselini, Petersilienfrüchte bzw. wurzel, Petroselinum crispum, hortensis L.

Ist in unseren Breiten als Würz- und Gemüsepflanze weit verbreitet und bekannt als nahe Verwandte des vorher erwähnten Pastinaks.

Sowohl Früchte als auch die getrockneten und geschnittenen Wurzeln sind oft Bestandteile von wassertreibenden und windtreibenden Teemischungen.

Das doch beträchtlich scharfe Petersilienöl wird von nierenempfindlichen Personen nicht gut vertragen, deshalb sind die Petersilienblätter auch als Salatpflanze ungünstig.

Als Würze werden die frischen, gehackten Blätter aber gerne zur Geschmacksverbesserung für viele Speisen verwendet und geben dem Gemüse, Kartoffeln, Weißkäsesorten oder auch Teiggerichten nicht nur einen pikanten Geschmack, sondern erfreuen auch das Auge.

Pfeffer

Fructus Piperis nigri, Pfefferkörner, Piper nigrum L.

Er kommt als Ganzes und gemahlen als ursprünglich schwarze Pfeffersorte sowie in grob und fein gemahlener Form der geschälten Körner als weißer Pfeffer (Fructus Piperis albi) in den Handel. Der schwarze Pfeffer ist jedenfalls kräftiger. Er wird medizinisch als Hautreizmittel und auch zur Schmerzlinderung verwendet. Das Gewürz zu Gemüse, Fleischspeisen sowie zu Käse und Quark soll sehr sparsam verwendet werden: Zwei bis drei Pfefferkörner beim Kochen bzw. wenig schwarzes Pfefferpulver den fertigen Speisen zusetzen.

Bei Magenschleimhautentzündungen ist von Pfeffer abzuraten! Die reifen, geschälten Pfefferkörner (Fructus Piperis albi) sind milder, doch soll auch diese Würze sparsam verwendet werden. Die Magensaftsekretion wird schon durch geringe Mengen stark angeregt. Dieses ursprünglich ostindische Gewürz wird auch in der Bäckerei für Pfeffernüsse verwendet. Die Volksmedizin kennt aus alter Überlieferung eine starke Hautreizwirkung sowie die Hebung der männlichen Zeugungskräfte. Heute kann man schwarzes Pfefferpulver noch im so genannten »Stierpulver« in der Veterinärmedizin finden.

Piment

Fructus Pimentae, Englisch-, Neugewürz, Jamaika-Pfeffer, Pimenta officinalis in diversen Sorten

Kommt von Westindien oder Jamaika und wirkt als Gewürz durch seine aromatischen Bitterstoffe gut magenstärkend und verdauungsfördernd.

Der Appetit wird angeregt und deshalb ist auch der Zusatz zu speziellen Wurstsorten und Backwaren günstig.

Portulak

Herba Portulacae, Gartenportulak, Portulaca oleracea L.

Stammt aus Ostasien, ist heute in mehreren Sorten in ganz Europa bekannt und wird als Gemüse- und Gewürzpflanze wieder sehr geschätzt. Die Magensaftsekretion wird deutlich gesteigert und somit die Verdauung grundlegend gefördert. Zu Suppen und zum Gemüse wird er gerne verwendet, und die reichlichen Inhaltsstoffe verdienen es, dass wir uns dieser uralten Gemüsepflanze wieder mehr annehmen.

Die Volksmedizin kennt den kleinen Portulak vor allem als wassertreibende, blutdrucksenkende und entzündungswidrige Pflanze.

Pomeranzen

Fructus, Pericarpium Auranti var. pumila, Pomeranzenfrucht bzw. -schale, Citrus Aurantium pumila L.

Das sind jene unreifen italienischen Orangensorten, deren Schalen ebenfalls in den Handel kommen.
Das bittere ätherische Öl wirkt appetitanregend. Besonders die schlecht essenden Kinder zeigen nach Zugabe von einigen Fruchtschalen zu Brei- und Süßspeisen einen deutlich besseren Appetit.
Ebenso bekannt ist die Verwendung bei Likören, Schnäpsen, Marmeladen und in der Süßwarenindustrie.

Rettich

Radix Raphanus sativus, Bierrettich, Radi, Raphanus sativus L.

Unsere einheimischen und altbekannten Zuchtformen in verschiedenen Arten, Formen und Größen, vom Großrettich bis zum zierlichen Radieschen und besonders der schwarze Bierrettich sind als stark gallensaftanregend und entzündungshemmend bekannt und in Österreich sowie in Bayern beliebt.

Die enthaltenen Senföle schmecken zwar scharf, jedoch vermindert das Einsalzen die Schärfe, aber auch die gute Wirkung als Choleretikum! Pfarrer Kneipp lehnte das Salzen des Rettichs überhaupt ab, weil damit wieder der Wasserrückstau in den Organen und im Gewebe nachteilig beeinflusst wird. Eine bakterienhemmende Wirkung ist deutlich erwiesen.

Der Zusatz von frisch geraspeltem Rettich auf Fleisch oder Brötchenaufstriche schmeckt vorzüglich. Zur Abwechslung kann die Frühjahrskur zur »Blutreinigung« auch mit Rettichsäften gemacht werden. Der hohe Vitamin-C-Gehalt ist auch nützlich.

Rosmarin

Folium Rosmarini officinalis, Rosmarinblätter, Rosmarinum officinalis L.

Darf in keinem Haushalt fehlen! Zwar stammt er aus südlichen Regionen, wie Dalmatien, Südfrankreich, Spanien und Nordafrika, doch gedeiht er auch bei uns wenigstens den Sommer über in sonnigen Kräutergärten. Im Winter wird er in Töpfen ins Küchenfenster oder ins Glashaus gestellt. Nicht nur die medizinisch bekannte herz- und nervenstärkende Wirkung bedeutet den Wert dieser Heilpflanze, sondern auch die Verwendung als Küchengewürz.

Einige frische oder getrocknete Blattstämmchen verleihen den Fleischspeisen einen angenehmen Geschmack und machen schwere Gerichte besser verträglich. Ältere Personen schätzen den Rosmarin besonders, und Pfarrer Kneipp gab den guten Rat, den älteren Leuten vor den Hauptmahlzeiten und vor allem vor reichlichen Festtagsessen jeweils ein kleines Gläschen selbst angesetzten Rosmarinwein zu geben. Auch Gemüse und Käse gewinnen durch Rosmarin bedeutend an Geschmack.

Liköre und Schnäpse werden gerne mit Rosmarin destilliert. Ein guter Rat wäre auf jeden Fall zu befolgen: Rosmarin ist in jeder Form sparsam zu verwenden! Der Rosmarinkampfer im ätherischen Öl darf nicht vorschmecken, und die zahlreichen anderen Inhaltsstoffe dürfen nur ihre Milde entfalten!

Safran

Flos Croci, Echter Gewürzsafran, Crocus sativus L.

Als Safran werden die Narbenschenkel der Krokusblüten bezeichnet. Er stammt aus südlichen Regionen und enthält nicht nur stark färbende, sondern auch außerordentlich anregende Wirkstoffe! Früher wurden Mehlspeisen damit gefärbt.

Der außerordentlich hohe Preis bedingt eine sehr sparsame Verwendung.

Auch der echte Schwedenbitter enthält Auszüge von Safran und macht dieses wertvolle Mittel damit gut anregend für Leib und Seele!

Der wertvolle Safran als Arzneibuchware darf nur von der angegebenen Sorte gewonnen werden, minderwertige falsche Safrane sind wertlos.

Der echte Safran darf nur die kostbaren Narbenschenkel der Krokusblüten und keine fremden Beimengungen anderer rot gefärbter Pflanzen oder gar Ziegelpulver enthalten!

Billige Safransorten müssen immer verdächtig sein und sind vom Fachmann, also vom Apotheker, auf Gehalt und Verunreinigungen kritisch zu untersuchen.

Salbei

Folium Salviae, die Edelsalbeiblätter von Salvia officinalis L.

Unser bekanntes Heilkraut bei Rachen- und Halsentzündungen ist in den Mittelmeerregionen beheimatet und enthält nur dort die ausreichende Menge an wirksamen Inhaltsstoffen, wie das ätherische Salbeiöl, Bitter- und Gerbstoffe sowie entzündungswidrige und stark bakterizide Bestandteile.

Der auch bei uns wachsende Wiesensalbei kann frisch zum Würzen von Suppen, Gemüse, Bratensoßen und Käse verwendet werden, jedoch regen die ätherischen Öle, Bitter- und Gerbstoffe des getrockneten, südlichen Salbeis auch als Gewürz den Appetit besser an.

Dalmatinische oder italienische Salbeiblätter werden gerne frisch nach Österreich oder in die Bundesrepublik mitgenommen und sofort nach der Ankunft in kleinen Portionen tiefgefroren. Damit steht für einige Zeit bester und frischer Salbei zum Würzen zur Verfügung.

Schnittlauch

Folium Allii schoenuprasum, Schnittling, Allium schoenuprasum L.

Gehört zur große Pflanzenfamilie der Zwiebel-, also auch Knoblauchgewächse, ist aber ein typisch europäisches Küchengewürz im wahrsten Sinne des Wortes: das Schnittlauch-Blumentopfgewächs im Küchenfenster und nur im Sommer im Kräutergarten. Er treibt jedes Jahr frisch aus und muss erst nach mehreren Jahren beim Größerwerden der Röhrenblätter und der zunehmenden Verholzung neu ausgepflanzt werden. Fein geschnitten verleiht diese schmackhafte Würze vielen Speisen einen angenehmen, würzigen Geschmack und darf bei den meisten Suppen, Salaten, Käsesorten, Topfenspeisen und Kartoffelgerichten nicht fehlen. Die Inhaltsstoffe sind ähnlich denen der Zwiebel und anderen Lauchgewächse, nur viel milder und ohne unliebsamen Nachgeschmack. Die Verdauungssäfte werden mild angeregt, und das Auge freut sich über die grüne Verzierung der Speisen!

Sellerie

Fructus et Radix Apii graveolentis, Selleriefrüchte und -wurzel, Apium graveolens L.

Wer kennt nicht die Selleriewurzel und schätzt sie nicht als Gemüse und für Salate? Auch nach dem Kochen wirkt sie stark wassertreibend.

Die scharfen ätherischen Öle und sogar leicht giftigen Stoffe wirken im Gemüse bzw. als Salat nicht mehr reizend. Deshalb wird der Selleriesaft in speziellen fertigen diätetischen Zubereitungen zur Entwässerung verwendet. Auch kann die getrocknete und gepulverte Selleriewurzel bei Kochsalzverbot sehr gut als Ersatz für das Salz zum Würzen verwendet werden.

Die Selleriefrüchte enthalten ähnliche Bestandteile und können gut zum Würzen von Speisen verwendet werden.

Übrigens: Schwangere sollen Sellerie in jeder Form meiden!

Senf

Semen Sinapis alba, d. h. Semen Erucae, weißer Senf, Brassica alba L. und Semen sinapis nigrae, schwarzer Senf, Gartensenf, Mostrich, Brassica nigra L.

Diese und andere Sorten werden als Gewürz und zur Senferzeugung verwendet. Die ganzen Senfkörner werden etwa dem Essiggemüse zugesetzt, aber hauptsächlich wird er in gemahlener Form für die zahlreichen Senfsorten verwendet.

Mit verschiedenen Essigsorten und zahlreichen anderen Zusätzen werden vorzüglich appetitanregende und verdauungsfördernde, streichfähige Produkte hergestellt, und diese zählen zu den gesündesten Würzmitteln vieler Wurst- und Fleischsorten.

So werden vor allem fettreiche Speisen bedeutend verträglicher gemacht. Von den scharfen Sorten der schwarzen Senfe dürfen zum Gemüse und zu Gemüsekonserven nur wenige Senfkörner verwendet werden.

Medizinische Verwendung: stark hautreizende Einreibemittel bei rheumatischen Erkrankungen.

Thymian

Folium Thymi officinalis, Garten- oder Feldthymian, Quendel, Thymus Serpylli L.

Wird medizinisch als ganze Blatt- und Krautdroge geerntet, für Würzzwecke eignen sich die frischen, blühenden Triebspitzen am besten. Der Thymian stammt aus den Mittelmeerländern, heute wird er auch in unseren Breiten feldmäßig und in Kräutergärten gezogen. Die ätherischen Ölbestandteile, Bitter- und Gerbstoffe machen den Wert der Pflanze aus: als Küchengewürz zur ausgezeichneten Verdauungsförderung beim Genuss von fetten Fleischspeisen, fetten Käsesorten und Speckgerichten. Schon geringe Mengen vom frischen oder getrockneten Thymian schmecken vortrefflich und regen die Magensaftsekretion stark an. Auch hier gilt: Wenig gibt viel!

Medizinisch ist der Thymian bei Husten in Form von Tee, Sirup, Tropfen, Salben und Bädern sehr bewährt, das wertvolle Öl wird auch zu antirheumatischen Salben verarbeitet.

Vanille

Fructus Vanillae, Vanilleschote, Vanilla planifolia

Kommt von einer exotischen Orchideenpflanze aus den tropischen Ländern. Das wertvolle Vanillin ergibt mit weiteren Duftstoffen, Harzen usw. den aromatischen Geschmack zur Verwendung für feine Mehlspeisen, Backwaren, Speiseeis, Schokolade und für Liköre.

Dafür werden heute auch billigere, künstliche Vanille- und Vanillezuckerzubereitungen im Handel angeboten. Das echte Gewürz kann damit aber nicht ganz ersetzt werden.

Wacholder

Fructus Juniperi, Wacholder-, Kranawitt-, Krammetsbeeren, Juniperus communis L.

Kommt in guten Qualitäten aus den Mittelmeerländern, doch wächst er in Strauch- oder Baumform auch in unseren Gegenden und trägt jene bekannten bläulichen Beeren, welche wir auch gut zum Würzen nehmen können. Es genügen wenige ganze oder zerquetschte Früchte als Beigabe zu Fischgerichten, zu Sauerkraut und Braten, um den Geschmack zu heben und die Verdauung der meist schweren Speisen zu erleichtern.

Nierenempfindliche Personen müssen Wacholder in jeder Form meiden, auch die oft empfohlenen Wacholderschnäpse. Medizinisch werden die Wacholderfrüchte in zerquetschter Form für Tees, vor allem in Kräutermischungen, zu Inhalationen, Einreibungen und Bädern verwendet.

Innerlich angewendet erhöht der Wacholder die Wasserausscheidung ganz beträchtlich, äußerlich wirkt das ätherische Öl schmerzlindernd und belebend für die Gewebe.

Wacholderöl allein soll nicht eingenommen werden, es führt leicht zu Reizungen und ist vor allem von Schwangeren zu meiden.

Weinraute

Herba Rutae graveolentis, Gartenraute, Weinraute, Ruta graveolens L.

Sie wurde im Mittelalter von Mönchen aus den Mittelmeergebieten zu uns mitgebracht und gedeiht seither wild oder angebaut in Gärten und Weinbergen. Das angenehm duftende ätherische Öl, weiters Alkohole, Ester, Ketone, Kampfer und viele andere Nebenwirkstoffe machen den Vorzug dieser Pflanze aus.

Die Raute eignet sich als Würze für Suppen und Essigansätze, auch grüne Salate vertragen sich gut mit einigen Weinrauteblättchen, sie verbessern die Verträglichkeit. Sparsame Verwendung ist angezeigt. Auch für die Verwendung als Heilkraut darf Rautenkraut nur als geringer Bestandteil von Teemischungen verwendet werden und wirkt dann krampfstillend, nervenberuhigend und ausleitend bei Rheuma, Gicht und Neuralgien. Schwangere dürfen Raute nicht verwenden.

Wermut

Herba Absinthii officinalis, Absinth, Wermutkraut, bitterer Beifuß, Heilbitter, Magenkraut, Absinthium officinale

Gehört als einer der Hauptvertreter zur großen Pflanzenfamilie der Korbblütler (Compositae) und ist in unseren Breiten sowie in den Mittelmeerländern weit verbreitet.

Viele andere Beifußarten können als Gewürz gleichermaßen verwendet werden, als medizinisches Bittermittel dient wohl der Wermut allein als bester und auch bitterster Vertreter. Das herbe ätherische Öl gibt dem Wermut den Geruch, die verschiedenen Bitterstoffe machen den Geschmack aus.

Die weiteren Inhaltsstoffe runden das Wirkungsbild ab: Zur Appetitanregung, Magenstärkung, Verdauungsförderung und bei gestörtem Säuregehalt gibt die gute Köchin etwas frischen, zarten Wermut zum Gänsebraten und zu anderen schweren Wild- und Fleischgerichten.

Das Fett wird besser abgebaut und nicht in vollem Maße den Organzellen angelagert. Deshalb enthält fast jeder Kräuter- und Verdauungsschnaps auch so viel Wermut, so weit der bittere Geschmack noch erträglich ist.

Von der Volksmedizin hat auch die neue Heilpflanzenkunde den Wermut übernommen: Teezubereitungen in Mischungen sowie Tropfen, Mixturen und Elixiere zur Appetitanregung für Jung und Alt und zur Besserung von Leber- und Gallenbeschwerden. Auch fiebrige Erkältungskrankheiten sprechen gut auf Wermut an, und dann nicht zu vergessen: der gute Wermutwein! Das ätherische Öl allein soll nicht eingenommen werden, es kann zu Wermutvergiftungen führen, wie diese etwa aus Frankreich von übermäßigem Wermutschnapsgenuss bekannt geworden sind. Für Schwangere ist Wermut höchstens als bescheidene Würze zu den Speisen ratsam.

Ysop

Herba Hyssopi officinalis, Bienenkraut, Hyssopus officinalis L.

Kam von Asien über die Mittelmeerländer bis in unsere Kräutergärten. Die Bienen lieben diesen Lippenblüter ebenso, wie ihn auch die Hausfrau wegen des angenehm aromatischen Geruchs und Geschmacks für den Kalbsbraten, das Bohnengemüse, zu Suppen und Salaten schätzen sollte.

Frische Ysopblätter, gehackt zu Weißkäse, geben einen vorzüglichen Geschmack und steigern die Verträglichkeit. Nur die Volksmedizin kennt den Ysop als Anregungsmittel für die Verdauung und bei Magen- sowie Darmstörungen.

Auch die Harnmenge wird vermehrt, und es soll ihm eine Wirkung zur Schleimlösung beim Husten eigen sein.

Zimt

Cortex Cinnamomi ceylanici, Ceylonzimtrinde, Cinnamomum ceylanicum

Ist von den zahlreichen, in tropischen Ländern weit verbreiteten Sorten die offizielle Arzneibuchware.

Als aromatisches Gewürz zu Süßspeisen werden die gepulverten, getrockneten und eingerollten Rindenstücke auch von vielen anderen Zimtgewächsen im Handel vertrieben, doch gilt der echte Ceylonzimt als der beste. Diese Sorte wird heute auch in anderen tropischen Ländern gezüchtet und gepflanzt. Kleine Mengen Rindenstückchen werden vielen Getränken zur Geschmacksverbesserung und Verdauungsförderung zugesetzt.

Die Getränkeindustrie schätzt dieses kostbare Gewürz ebenso, wie es bei selbst hergestellten Punschgetränken nicht fehlen soll. Auch das Currypulver enthält Zimtrinde.

Zwiebel

Bulbus Allii cepae, Küchenzwiebel, Allium cepa L.

Sie wird als Gemüsepflanze, Würzmittel und Heilmittel hoch geschätzt. In der Küche steht die Speisezwiebel dem Knoblauch an Wert kaum nach. Ob roh, geröstet oder gekocht, verleiht die Zwiebel dem Gemüse und den Fleischspeisen einen vorzüglichen Geschmack, und die reichliche Zwiebelverwendung fördert die Gesundheit beträchtlich. Ein besonderes Lob der Zwiebel als verdauungsfördernde Pflanze! Die Volksmedizin schätzt die Zwiebel nicht nur zur Verdauungs- und Sekretionsförderung, sondern lobt auch die Wirkungen bei Wasseransammlungen im Körper, zur Wundheilung als Auflage und sogar als Vorbeugungsmittel gegen Grippe und Schnupfen.

Die Homöopathie kennt Allium cepa als großes Heilmittel, und die Erfolge sind erstaunlich.

Bei Insektenstichen hilft das Auflegen einer halbierten Zwiebel. Auch als Wurmmittel ist die Zwiebel bekannt.

Damit ist der Gewürzkräuterkatalog abgeschlossen, und die angeführten Geschenke unserer Natur sollen dazu anregen, sich dieses Schatzes zu bedienen. Vieles wächst manchmal direkt vor unserer Tür, und wir brauchen uns nur zu bücken, um manches wertvolle Gewürzkraut zu unserem Nutzen zur Hand zu haben.

Wir mögen uns aber auch vieler Gewürze erinnern, welche wir vergessen haben, und schließlich wollen wir neue Anregungen bekommen, was unserem Wohlbefinden und unserer Gesundheit dienen soll.

Es kann selbstverständlich sein, dass manches Gewürzkraut unerwähnt geblieben ist, doch ist das Gewürzkräuterfeld weltweit so groß, dass es immer wieder neue Raritäten zu entdecken gibt.

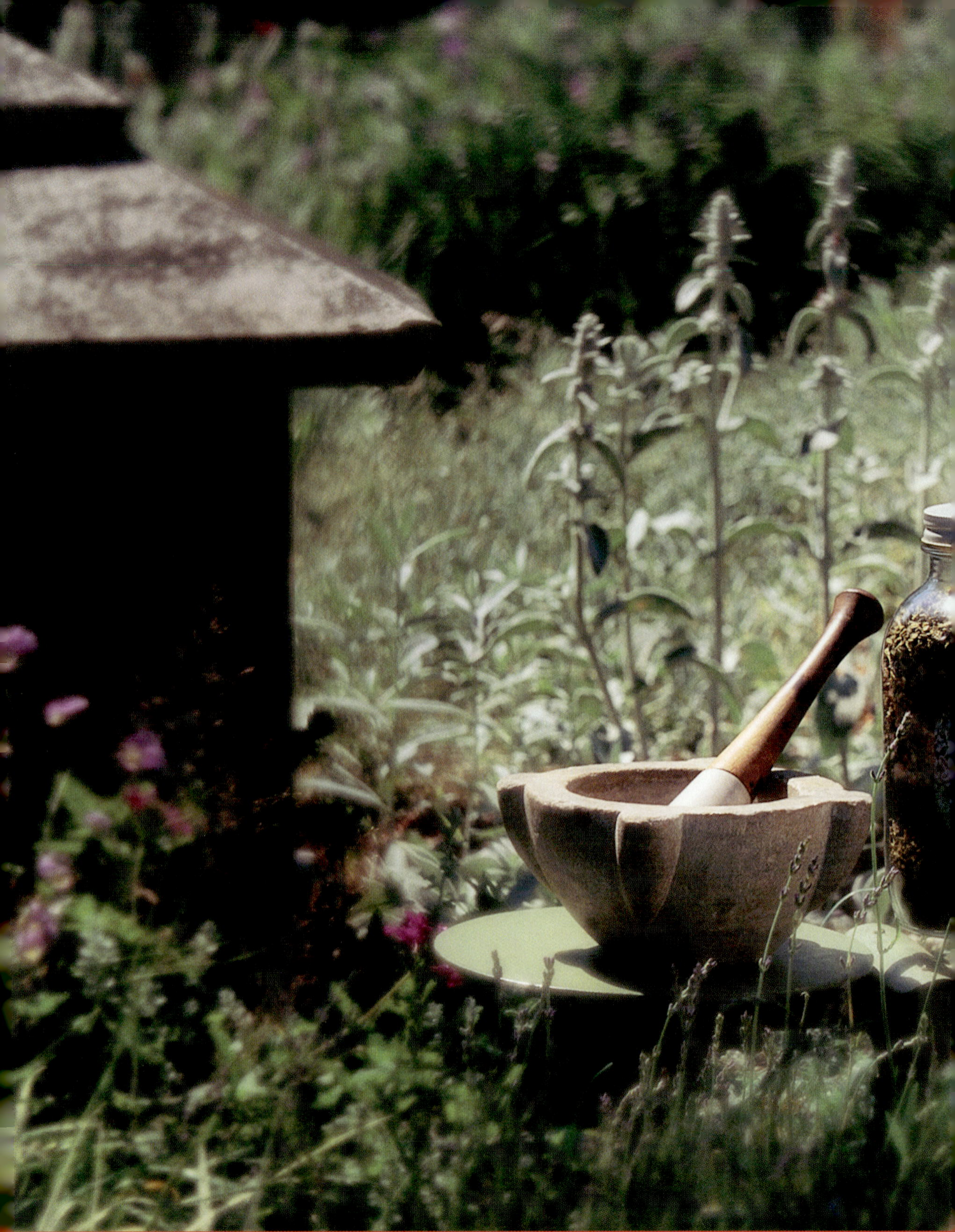

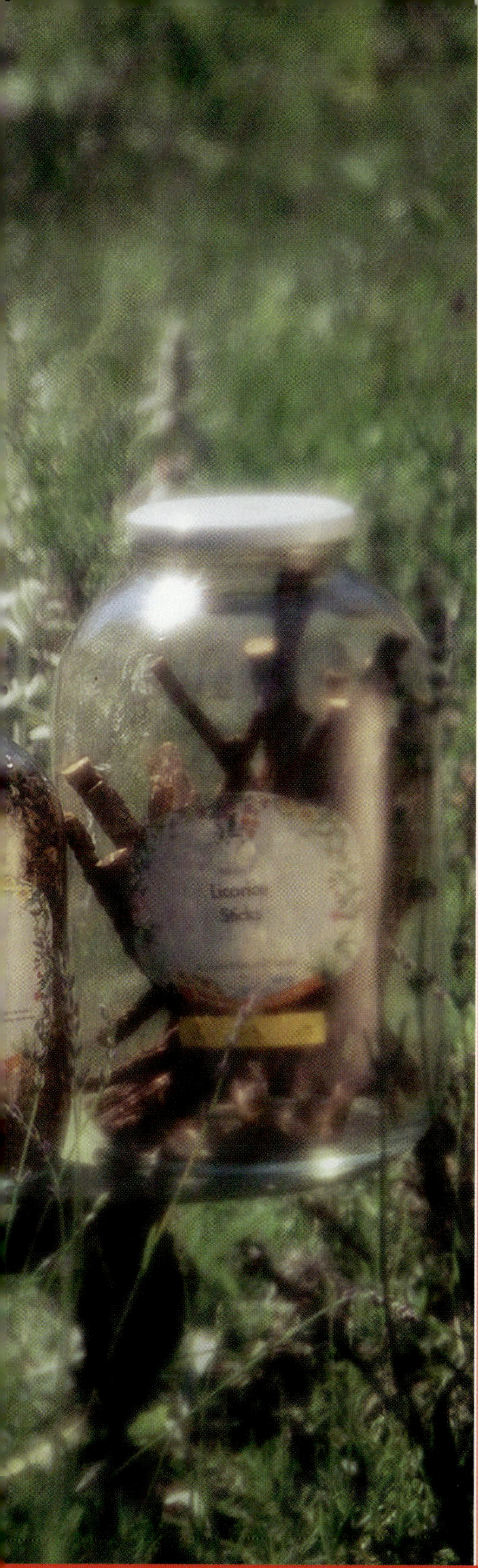

Hausapotheke

Dem zunehmenden Umweltbewusstsein verdankt die Pflanzenheilkunde heutzutage eine Renaissance. Mehr oder weniger chemieverdrossen ist bei kleinen Befindlichkeitsstörungen der Griff zur Tablette nicht mehr obligat – man vertraut wieder auf die seit Jahrhunderten erprobten Heilkräfte der Natur.

Akne

Kamille

Ringelblume

Salbei

Schafgarbe

Arnika

Myrrhe

Der Akne liegen verstopfte Talgdrüsengänge zugrunde, die sich durch bakteriellen Befall entzünden und ihnen einen Platz zur Vermehrung bieten. Es bilden sich Pusteln und „Wimmerl", die bei schwerer Akne narbig ausheilen, wodurch das Erscheinungsbild schwer in Mitleidenschaft gezogen wird.

Die Behandlung zielt einerseits auf die Vernichtung der Bakterien, andererseits auf das Öffnen der Ausführungsgänge der Talgdrüsen. Arzneipflanzen können diese Maßnahmen unterstützen und sind als Gesichtsbäder bei leichter Akne durchaus hilfreich.

Zur äußerlichen Anwendung empfehlen sich Waschungen, Kompressen und Dampfbäder (bei fettiger, unreiner Haut wöchentlich einmal 10 Minuten) mit **Kamillentee** (entzündungshemmend und austrocknend), **Ringelblumentee** (wundheilend), **Salbeitee** (entzündungshemmend, antibakteriell) oder **Schafgarbentee** (entzündungshemmend, desinfizierend).

Dampfbäder sind bei geplatzten Äderchen tabu, genauso bei reifer und trockener Haut. Kompressen sind auch bei trockener Haut möglich.

Für Dampfbäder verwendet man 3 Hand voll der gewählten Kräuter und übergießt sie mit 3 l kochendem Wasser. Für Kompressen genügen 1 bis 2 Hand voll Kräuter auf 2 l Wasser.

Man kann auch versuchen, Pickel mit **Arnika**-Tinktur zu betupfen. Gelegentlich kommt es zu allergischen Hautreaktionen – vorsichtig probieren.

Auch **Myrrhentinktur** hat eine desinfizierende Wirkung – die Verbreitung der Bakterien wird erschwert.

Alzheimer

Ginkgoblatt

Johanniskraut

Ringelblume

Baldrian

Melisse

Diese Erkrankung beruht auf einer zerstörerischen Stoffwechselentgleisung im Gehirn, die dem Betroffenen zuerst sein Kurzzeitgedächtnis raubt und langfristig den Menschen und seine Persönlichkeit immer mehr verändert, eine für die pflegenden Angehörigen sehr belastende Situation.

Kräutertees haben leider nur sehr beschränkte Wirkungen,

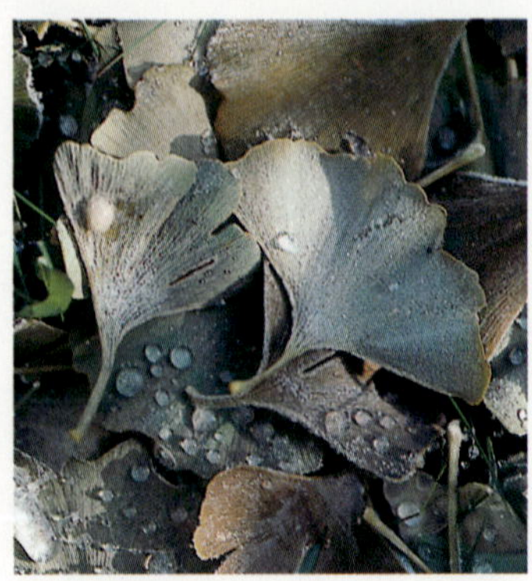

Ginkgoblätter

sind aber gegen einzelne Begleitbeschwerden dieser degenerativen Erkrankung des zentralen Nervensystems durchaus anwendbar.
Die Behandlung sollte immer mit dem Arzt abgesprochen werden.

Bekannt ist die Wirkung von Extrakten der Blätter des **Ginkgobaumes** auf Gedächtnis, geistige Leistungsfähigkeit und Verbesserung der Schlafqualität.

Bei Begleitproblemen in den Anfangsstadien von Alzheimer können nach Rücksprache mit dem Arzt ebenfalls Heilpflanzen versucht werden.
Zum Beispiel **Johanniskrautöl** und **Ringelblumensalbe** bei Wundliegen, **Johanniskrautextrakt oder -tee, Baldrian** oder **Melisse** zur ganz leichten Beruhigung.

Aphten

Kamille

Salbei

Myrrhe

Blutwurz

Echinacea

Darunter versteht man linsengroße, einzelne oder mehrere isoliert stehende schmerzhafte Veränderungen der Mundschleimhaut mit schmalem roten Randsaum und fest haftendem gelblichen Belag.

Man führt sie auf immunologische Defizite zurück. Sie sind nicht infektiös und können mit Pflanzenzubereitungen, lokal betäubenden Salben oder Kortikoidzubereitungen behandelt werden.

Gurgeln mit **Kamillen- oder Salbeitee.** Zur Desinfektion sind die **Myrrhe** und die **Blutwurz** geeignet. Man gibt 10 Tropfen Myrrhentinktur und 10 Tropfen Tormentilltinktur (aus der Apotheke) in 1/2 Glas lauwarmes Wasser und gurgelt damit mehrmals täglich.

Nach dem Abheilen kann man versuchsweise **Echinacinzubereitungen** zur Steigerung der Immunkraft einnehmen, die es in verschiedenen standardisierten Zubereitungen in der Apotheke gibt.

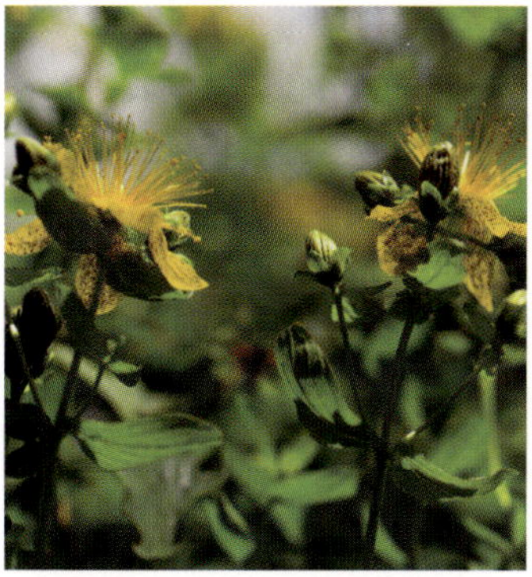

Johanniskraut

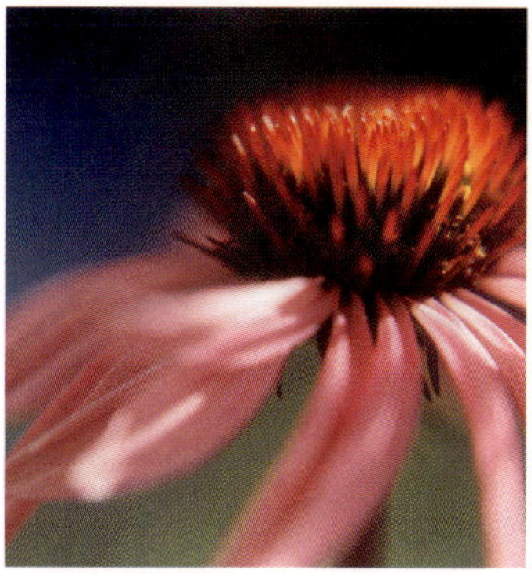

Echinacea (Roter Sonnenhut)

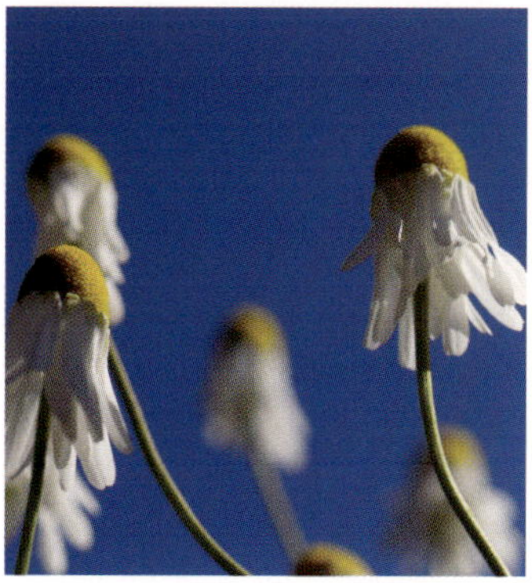

Kamille

Arthrose

Wacholder

Holunder

Löwenzahn

Brennnessel

Teufelskralle

Teemischung

Gelenkbeschwerden können viele Auslöser haben, einer der häufigsten ist die altersbedingte Abnützung. Unter dem oft verwendeten Überbegriff „Rheuma" verstecken sich mehr als 200 Krankheiten, die alle die Beweglichkeit einschränken und mehr oder weniger anhaltende Schmerzen verursachen. Ist das Gelenk geschwollen, hitzt es und ist es gerötet sind Selbstbehandlungsversuche nicht mehr zielführend und stattdessen baldigst der Arzt aufzusuchen. In allen anderen Fällen können Teekuren und Bäder Linderung bringen.

Bei allen Problemen im so genannten rheumatischen Bereich werden Heilpflanzen eingesetzt, die eine stoffwechselanregende Wirkung entfalten. **Wacholder** und **Holunder** führen die Liste jener Heilpflanzen an, die bei Rheuma und Gicht Linderung bringen. Bei beginnender Arthrose ist **Löwenzahn** angezeigt. Schachtelhalm (Kraut), Hauhechel (Wurzel), Brennnessel und Birkenblätter, Weidenrinde und Spierstaude sind – meist als Bestandteile von Rheumateemischungen – ebenfalls als Schmerzlinderer bekannt. Sie fördern die Wirkung der Wasser- und Kälteanwendungen.

Neben der Wacholderbeerenkur nach Kneipp ist auch der Wacholderspiritus das Mittel der Wahl. Die schmerzenden Stellen abends damit einreiben.

Wacholderspiritus

150 g Wacholderbeeren in einem Liter Wasser weich kochen. Die Beeren abseihen, zerdrücken und mit derselben Flüssigkeit nochmals aufkochen. Dann durch ein Sieb passieren und mit Honig zu einem dicken Sirup anrühren. Täglich einen Esslöffel voll.

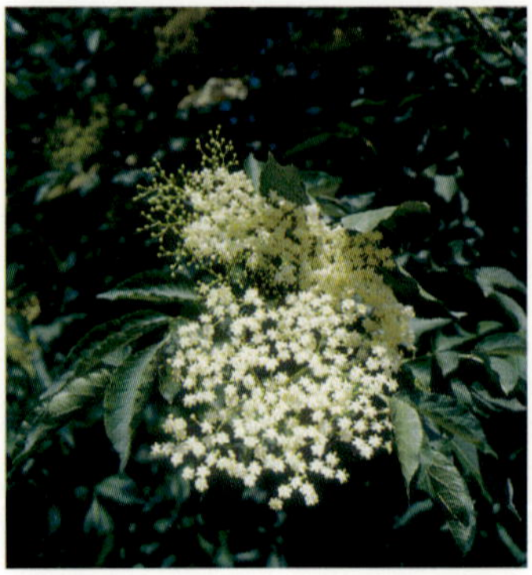

Holunder

Löwenzahntee

Zwei gehäufte Teelöffel Löwenzahnwurzeln samt Kraut mit 1/4 l kochendem Wasser zehn Minuten ziehen lassen. Als Kur im Frühjahr und im Herbst etwa sechs bis acht Wochen lang täglich zwei Tassen trinken.

Neben der Teekur mit Brennnesseln oder einer Teemischung, in der **Brennnessel** enthalten ist, eignet sich Brennnessel-Presssaft hervorragend für eine Entschlackungskur bei Rheuma und Gicht, vor allem um entzündliche Schübe vorzubeugen. Dreimal täglich einen Esslöffel mit Fruchtsaft verdünnt.

Der wirksame Teil der **Teufelskralle,** deren bis zu 1,5 m lange Triebe flach am Boden liegen und die rotviolette, gloxinienähnliche Blüten bildet, ist die Speicherwurzel, die bis zu 20 cm lang und 6 cm dick werden kann und die wirksamen Bitterstoffe und Glykoside enthält.

<u>Zubereitung:</u>

Vier bis fünf Gramm der fein geschnittenen bzw. grob gepulverten Wurzel werden mit 300 ml kochendem Wasser übergossen und sechs bis acht Stunden bei Raumtemperatur stehen gelassen. Der abgeseihte Tee wird in drei Teilen, verteilt über den Tag, getrunken. Aufgrund des Geschmacks wird gerne auf die Kapseln mit dem Extrakt zurückgegriffen.

Eine unterstützende Behandlung mit Heilpflanzenmischungen – wie die folgende – kann in der Rheumatherapie oft Besserung bringen und Medikamente einsparen helfen.

Teemischung

25 g Hagebutte
je 15 g Birkenblätter
Hauhechelwurzel
Faulbaumrinde
Löwenzahnwurzel
Löwenzahnkraut

Zwei gehäufte Teelöffel der Teemischung werden mit 1/4 l siedendem Wasser übergossen und zehn Minuten lang ausgezogen. Zwei Tassen pro Tag sind die richtige Dosierung. Nach etwa vier Wochen muss eine längere Pause eingelegt werden.

Augenprobleme

Augentrost

Kamille

Leinsamen

Nur wenn der Grund für ein Augenproblem klar erkenntlich ist, darf man sich selbst behandeln. Denn Sehstörungen können verschiedenste Ursachen haben, die von kleinen Schlaganfällen bis zu überdosierten Medikamenten reichen!

Bei übermüdeten, angestrengten Augen werden in der Volksheilkunde gerne Augenwässer genommen, die als Abkochung vom **Augentrost** (Herba Euphrasie) hergestellt werden.

Zubereitung:

1 Esslöffel Augentrost wird mit 1/2 l Wasser übergossen, zehn Minuten gekocht, abgeseiht, filtriert und unverdünnt für Augenumschläge verwendet. **Kamillen-** und **Leinsamenauflagen** wirken allgemein entzündungshemmend und lindernd bei Gerstenkörnern.

Bindehautentzündung

Augentrost

Äußerlich hat sich in vielen Fällen bei entzündeten Augen die Spülung mit **Augentrost-Tee** bewährt.

Augentrost (Euphrasia) ein bis zwei Minuten (!) in kochendem Wasser ziehen, dann abkühlen lassen, gut filtern und die Augen damit spülen; am einfachsten mit der so genannten Augenbadewanne.

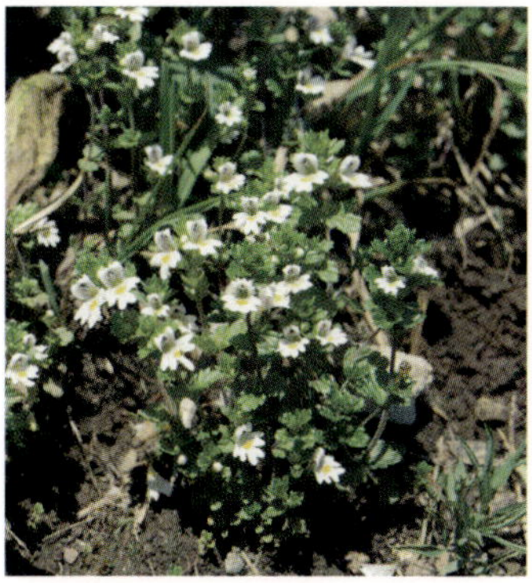

Augentrost

Blähungen

Kümmel

Anis

Fenchel

Der Magen- Darmtrakt wird autonom von einem eigenen Nervensystem ohne unser Zutun gesteuert und funktioniert meist ohne irgendwelche Beschwerden. Manchmal kommt es aber zu Verdauungsstörungen und zur Bildung von zuviel Darmgasen. Arzneipflanzen bieten eine einfache und nebenwirkungsfreie Methode, um solche Störungen los zu werden.

Lästige Winde und Blähungen bekämpft man am wirksamsten mit **Kümmel, Anis** und **Fenchel.** Sie sind sowohl einzeln als auch in der Mischung vereint (zu gleichen Teilen) besonders stark.

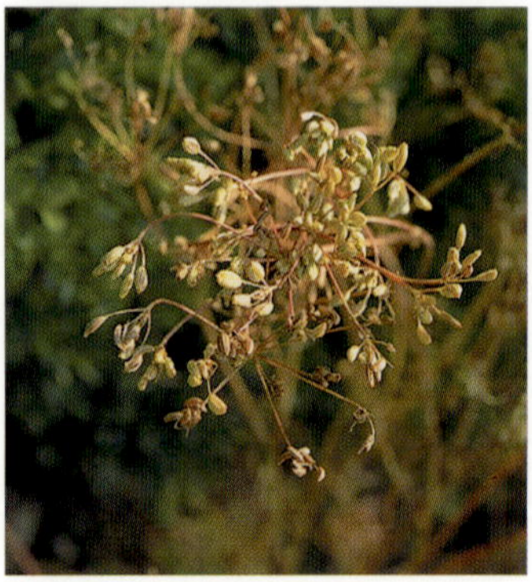

Kümmel

Der **Kümmel** ist eines der ältesten Gewürze der Welt. Er hilft gegen krampfartige Magen- und Darmbeschwerden. Für Kümmeltee sind ausschließlich die getrockneten Früchte im Einsatz, denn es ist in erster Linie deren ätherisches Öl, das Linderung verschafft.

Zubereitung:

Ein gehäufter Teelöffel Kümmel wird zerdrückt (z. B. im Mörser) und dann mit 1/4 l kochendem Wasser übergossen. Nach 10 Minuten abseihen. Halbwarm schluckweise trinken. Kümmel wirkt auch, wenn man die getrockneten Früchtchen kaut oder mehrmals täglich eine Messerspitze Kümmelpulver einnimmt.

Anis, eine etwa 50 Zentimeter hohe Pflanze aus der Familie der Doldenblütler, ist ebenfalls ein Kämpfer gegen Blähungen, wobei viele den Anisgeschmack dem Kümmel vorziehen. Auch beim Anis sind es die getrockneten, zerdrückten Früchte, die für den Tee (oder als Gewürz) verwendet werden. Neben dem ätherischem Öl sind auch Zucker, Eiweiß und fettes Öl in den Körnchen zu finden.

Zubereitung:

Einen gehäuften Teelöffel zerkleinerter Anisfrüchte mit 1/4 l kochendem Wasser übergießen, zehn Minuten ziehen lassen, abseihen; zwei bis fünf Tassen täglich – ungesüßt. Anistee ist auch ein hervorragendes Hustenmittel, doch in diesem Fall ist der Tee – ebenfalls bis zu 5 Tassen täglich – mit Honig gesüßt wirkungsvoller.

So gut wie jeder Mensch hat bereits **Fencheltee** getrunken, ist er doch das klassische Beruhigungsgetränk für Säuglinge, die von Blähungen geplagt werden. Das Öl der Fenchelfrüchte ist jenem von Anis sehr ähnlich.

Zubereitung:

Einen gehäuften Teelöffel zerdrückter Früchte mit 1/4 l kochendem Wasser übergießen und nach zehn Minuten abseihen. Zwei bis fünf Tassen, ungesüßt, über den Tag verteilt. Mit Honig ist der Tee ein gutes auswurfförderndes Hustenmittel. Als Geheimtipp gilt Fencheltee bei Kopfschmerzen, die durch schlechte Verdauung ausgelöst werden.

Kümmel und Anis können als Gewürz blähenden Speisen beigefügt werden; z. B. Kümmel für Kraut, Gemüse, Brot, Fleischspeisen, Anis für süße Bäckereien und Brot.

Blasenentzündung

Wacholder

Liebstöckel

Petersilie

Bärentraube

Bruchkraut

Die Entzündung macht sich u. a. durch schmerzhaftes Wasser lassen bemerkbar. Kommt Fieber hinzu, wird man ohne Antibiotika nicht mehr auskommen. Wichtig ist bei Blasenentzündung viel zu trinken.
Eine Reihe von Arzneipflanzen helfen Blasenentzündungen vorzubeugen, oder beschleunigen ihre Abheilung.
Die Zahl der Pflanzen, die bei Störungen der Harnwege eingesetzt werden können, ist groß. Einige haben ihren Wirkungsschwerpunkt bei Entzündungen (Bärentraube, Orthosiphonblätter), andere bei der Entwässerung oder der Durchspülung (Birkenblätter, Brennnesselkraut, Schachtelhalmkraut und Bruchkraut), manche greifen auch in den Stoffwechsel ein. **Wacholder, Liebstöckel** und **Petersilie** sind z. B. bekannte Küchengewürze, die auf den Harntrakt einwirken.

Bärentraube (Wilder Buchs, Sandbeere): Der immergrüne, der Preiselbeere ähnliche Strauch, ist ein Bodendecker mit roten, säuerlich schmeckenden Beeren. Es sind nicht die Beeren, sondern die Blätter, die bei Störungen der ableitenden Harnwege und der Blase verwendet werden.

Zubereitung:

Da das Kochen der Blätter die bitteren – und für die Wirkung unnötigen – Gerbstoffe freisetzt, werden Bärentraubenblätter kalt angesetzt. Ein bis zwei Teelöffel der Blätter werden mit 1/4 l kaltem Wasser übergossen und 12 bis 24 Stunden unter fallweisem Umrühren stehen gelassen. Nach dem Abseihen auf Trinkwärme bringen. Zwei- bis dreimal täglich eine Tasse trinken. Der Wirkstoff Hydrochinon kann sich bei saurem Harn nicht entfalten, daher bei einer Kur Fruchtsäfte, Sauerkraut, saures Obst und Ähnliches meiden. Werden die Blätter mit heißem Wasser behandelt, so kann es wegen der großen Gerbstoffmenge zu Magenbeschwerden kommen.

Das **Bruchkraut** ist in unserer heimischen Flora häufig vertreten. Die während der Blüte gesammelte und getrocknete Pflanze enthält Saponine, Flavonoide, Cumarine und Gerbstoffe. Bruchkraut wirkt krampflösend, vor allem bei chronischen Blasenentzündungen und spastischem Harndrang.

Zubereitung:

Das Kraut mit kaltem Wasser übergießen, dann bis zum Sieden erhitzen und nach einigen Minuten abseihen. Bei akuten Beschwerden am besten in einer Mischung mit Bärentraubenblättern täglich zwei bis drei Tassen trinken.

Es gibt viele Kürbissorten, aber nur eine liefert uns jene Kerne, die medizinisch wirksam sind. Die wirksamen Inhaltsstoffe sind Phytosterole, Sitosterin und Phytoöstrogene.

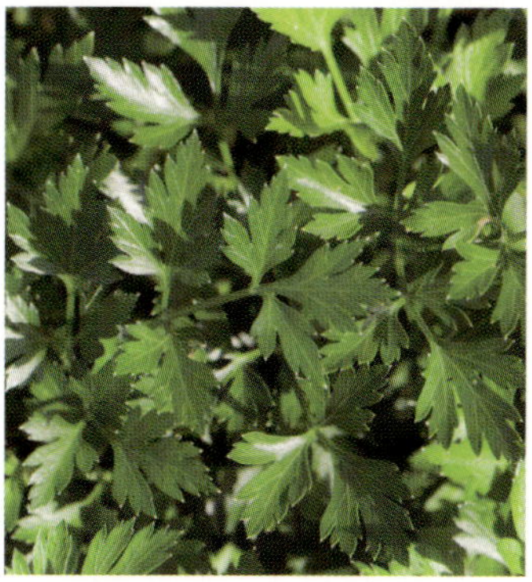

Petersilie

Blutdruck, hoher

Weißdornblüten

Olivenblätter

Mistelkraut

Ein erhöhter Blutdruck kann am besten mit einem der vielen blutdrucksenkenden chemischen Substanzen behandelt werden. Arzneipflanzen spielen dabei kaum eine Rolle, obwohl einzelne wie der Weißdorn zusätzlich über eine geringfügige blutdrucksenkende Wirkung verfügen.

Kräutertees können bei geringfügig erhöhtem Blutdruck alleine oder zusätzlich zur Therapie hilfreich sein – mit dem behandelnden Arzt absprechen oder den Apotheker fragen.

Rezepturen:

Weißdornblüten, Olivenblätter, Mistelkraut, zu gleichen Teilen. Ein Esslöffel dieser Mischung wird mit einer Schale heißem Wasser übergossen, 10 Minuten ziehen lassen, abseihen und 3-mal täglich eine Tasse Tee trinken.

Blutdruck, niedriger

Rosmarin

Ginseng

Blutdrucksteigernder Tee

Ein zu niedriger Blutdruck ist zwar für die Lebenserwartung günstiger, als ein hoher, die Lebensqualität leidet jedoch darunter, denn Schwindel, mangelnde Leistungsfähigkeit und Kollapsneigung sind ständige Begleiter.

Neben einem „Kreislauftraining“ und blutdrucksteigernden Medikamenten kommen auch einige Arzneipflanzen in Betracht. Einen Versuch sind sie allemal wert, man darf sich aber keine Wunder erwarten.

Rosmarin (Weihrauchkraut) stammt aus dem Mittelmeerraum und wurde schon im Altertum als Gewürz- und Heilpflanze kultiviert. Seine ätherischen Öle regen den Kreislauf über die Geruchsrezeptoren an. Bei Ohnmachtsanfällen ließ man früher die Betroffenen an einem so genannten Rosmarinfläschchen riechen, was sie bald wieder in die Wirklichkeit zurück holte

Tee: Einen gehäuften Teelöffel der Blätter mit 1/4 l kaltem Wasser übergießen, langsam zum Sieden bringen und sofort abseihen. Morgens und mittags eine Tasse.

Bad: 50 g Rosmarinblätter mit 1 l Wasser aufsieden und 30 Minuten ziehen lassen. Abseihen und dem Badewasser zusetzen

Blutdrucksteigernder Tee

20 g Rosmarin
10 g Mistel
20 g Brasilianischer Mate

1 Esslöffel dieser Mischung wird mit einer Schale heißem Wasser übergossen, 10 Minuten ziehen lassen, abseihen und morgens und mittags eine Schale trinken. Arzneimittel gegen niedrigen Blutdruck sollten immer nur am Morgen oder spätestens zu Mittag genommen werden, da eine Einnahme am Abend Einschlafschwierigkeiten bringen kann. Der Genuss von koffeinhaltigem Bohnenkaffee oder schwarzem Tee wirkt sich ebenfalls meist positiv auf den niedrigen Blutdruck aus, hat aber nur kurzfristige Wirkung. Mehr als 3 Tassen sind nicht zuträglich und haben unter Umständen unerwünschte Wirkungen.

oder gängige Konzentrate verwenden. Da ein Rosmarin-Bad aktiviert, stört ein abendliches Bad den Schlaf.

Für die **Ginsengwurzel** sind blutdrucksteigernde Wirkungen beschrieben worden, die allerdings nur in leichten Fällen von Hypotonie ausreichen dürften.

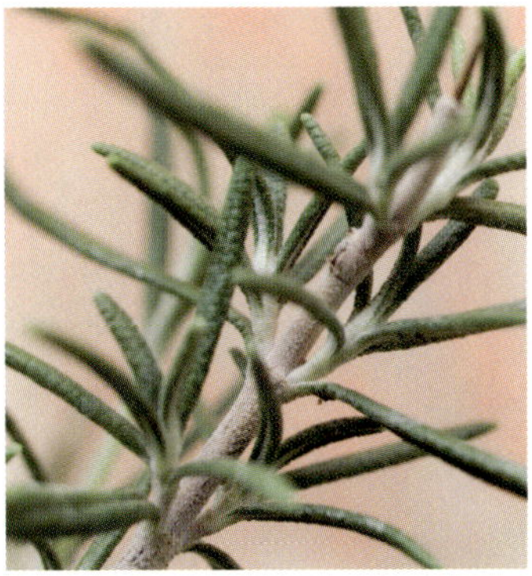

Rosmarin

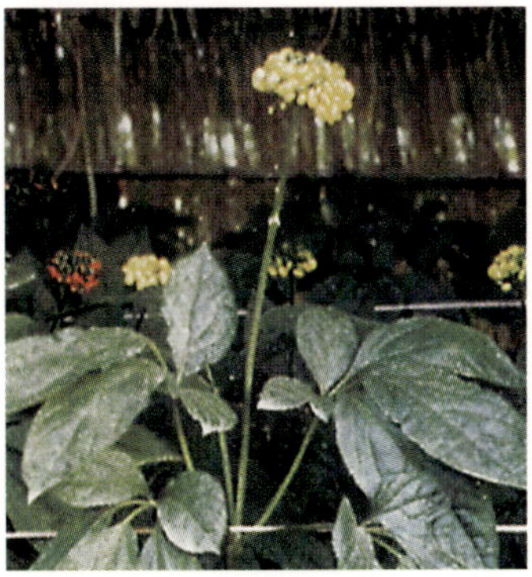

Ginseng

Bronchitis

Zinnkraut

Teemischung 1

Teemischung 2

Viral bedingte Entzündungen der Schleimhaut in den oberen Luftwegen wie z. B. der Nase, der Nebenhöhlen, des Rachens und des Bronchialtraktes lösen Schnupfen und Husten als typische Begleiterscheinungen aus.

Wenn sich nach einem grippalen Infekt die Beschwerden nicht innerhalb von 10 Tagen bessern, soll man einen Arzt konsultieren und sich nicht mit Pflanzenzubereitungen weiter selbst behandeln.

Bei Bronchitis kann man dieselben Kräutertees verwenden wie auch bei Husten.

Zur Steigerung der Abwehrkräfte ist u. a. das **Zinnkraut** empfehlenswert, damit man vor allem mit chronischen Bronchitiden (Entzündungen der Bronchien) leichter fertig wird.
Es gibt auch hervorragende Heilkräutermischungen in Salbenform zu kaufen – bei Kindern auf die Brust aufgetragen, leisten sie hervorragende Dienste.

Teemischung 1

5 g Sonnentau
15 g Thymian
10 g Spitzwegerich
oder Primelwurzel,
Wollblumenblüten,
Eukalyptusblätter
zu gleichen Teilen.

1 EL der Teemischung wird mit 1/4 l heißem Wasser übergossen, 10 Minuten stehen lassen und dreimal täglich eine Tasse Tee trinken.

Teemischung 2

10 g Malvenblüten
10 g Wollblumen
20 g Eibischblätter
10 g Thymiankraut
20 g Eibischwurzel
25 g Süßholzwurzel
5 g zerstoßene Anisfrüchte

1 Esslöffel der Teemischung wird mit 1/4 l heißem Wasser übergossen, 10 Minuten stehen lassen, abseihen und dreimal täglich trinken.

Burn-out-Syndrom

Baldrian

Ginseng

Johanniskraut

Hopfen

Melisse

Lavendel

Darunter versteht man einen Zustand emotionaler Erschöpfung durch Überlastung und Frustrationserlebnisse in der Arbeitswelt.

Am Beginn dieser stresssteigernden Entwicklung bieten Arzneipflanzenzubereitungen mit beruhigender, stressabschirmender Wirkung eine Behandlungsmöglichkeit, die mit keinen Nebenwirkungen verbunden ist.

Zu den hilfreichen Pflanzen bei Nervenbelastungen und Stress zählen vor allem **Baldrian, Ginseng** und mit Abstand das **Johanniskraut.** Aber auch **Hopfen, Melisse** und **Lavendel** stärken die Nerven.

Für Ginseng spricht seine adaptogene Wirkung, die sich innerhalb eines Monats nach dem Beginn der Einnahme eines Wurzelextraktes einstellt. Die Wirkung besteht kurz gesagt darin, dass Körper und Geist mit den anstehenden Problemen besser umgehen können.

Beim **Hopfen** schätzen nicht nur die Biertrinker Bitterstoffe, Harzsubstanzen, ätherisches Öl und Gerbstoff, sondern auch die Apotheker.

Dieses Schlinggewächs, das in Mitteleuropa sowohl wild als auch kultiviert vorkommt, hat männliche und weibliche Blüten, wobei lediglich die weiblichen Blüten mit ihren Schuppen und Hopfendrüsen für die Bier- und Arzneierzeugung von Interesse sind.

In sehr vielen Teemischungen (Blutreinigungs-, Magen-, Beruhigungs- und Schlaftees) ist Hopfen enthalten, aber auch Hopfen allein wirkt beruhigend.

Zubereitung:

1/4 l kochendes Wasser über zwei gehäufte Teelöffel Hopfenblüten gießen und 15 Minuten ziehen lassen, langsam trinken.
Als Beruhigungsmittel zweimal täglich eine Tasse. Als Schlafmittel etwa eine halbe Stunde vor dem Zubettgehen eine Tasse trinken, wobei die Kombination mit Baldrian die Wirkung verstärkt.

Hopfen wirkt durch seine Gerb- und Bitterstoffe auch appetitanregend, außerdem hat Hopfen einen günstigen Einfluss auf den Periodenzyklus und unterstützt die Umstellung im Klimakterium.

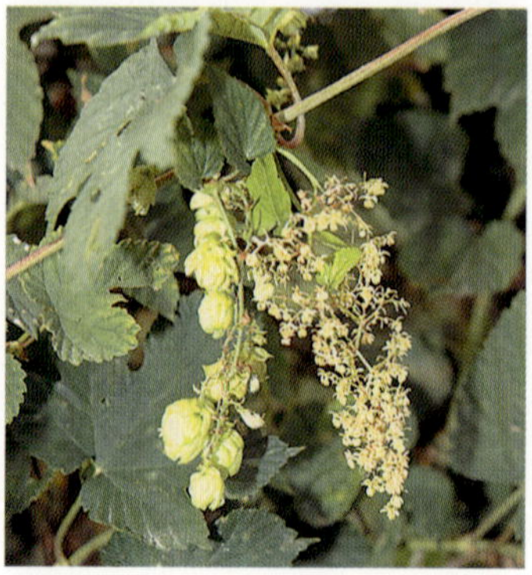

Hopfen

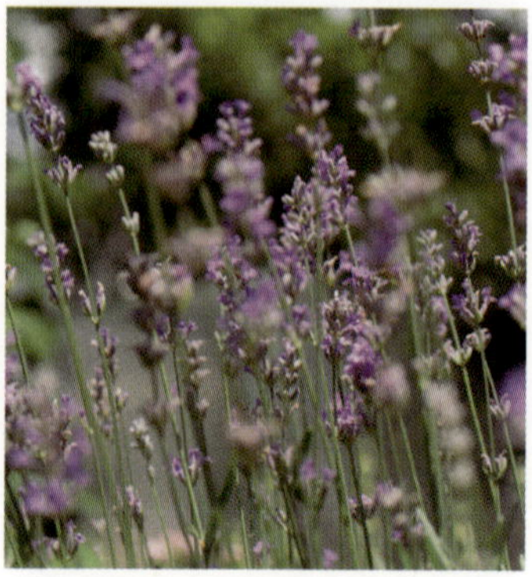

Lavendel

Chronische Müdigkeit

Blutreinigungstee

Lebertee

Schlaftee

Hier ist zu bedenken, dass eines der ersten Anzeichen einer Reihe von ernsten Krankheiten anhaltende Müdigkeit ist. Beispielsweise führen so unterschiedliche Erkrankungen wie Lungenfunktionsstörungen, beginnende Herzschwäche und Karzinome zu Müdigkeit. Sonst fühlt man sich eigentlich noch gesund. Man ist daher gut beraten, bei anhaltender Müdigkeit seinen Arzt aufzusuchen. Die genannten Arzneipflanzen können einzelne Organe im Rahmen ihrer Funktion zwar unterstützen, und so wieder zu mehr Vitalität verhelfen, sie beeinflussen organische Krankheitsprozesse jedoch zu wenig, um sich von ihnen wirklich Hilfe erhoffen zu dürfen.

Versuchen Sie mit einem **Blutreinigungstee** die Ausscheidungsorgane zu erhöhter Aktivität anzuregen. Das ist nur über einen Zeitraum von 3 – 4 Wochen möglich.

Auch ein guter **Lebertee** ist einen Versuch wert. Die Leber muss als Entgiftungsorgan mit allen Belastungen, die wir unserem Körper zumuten, fertig werden, sie ist zugleich auch die »Drehscheibe« für alle Nährstoffe: Kohlenhydrate z. B. werden in der Leber als Glykogen gespeichert, oder aus den Aminosäuren wird körpereigenes Eiweiß aufgebaut. Die Leber dient also als großer Energiespeicher und wichtigstes Stoffwechselorgan.

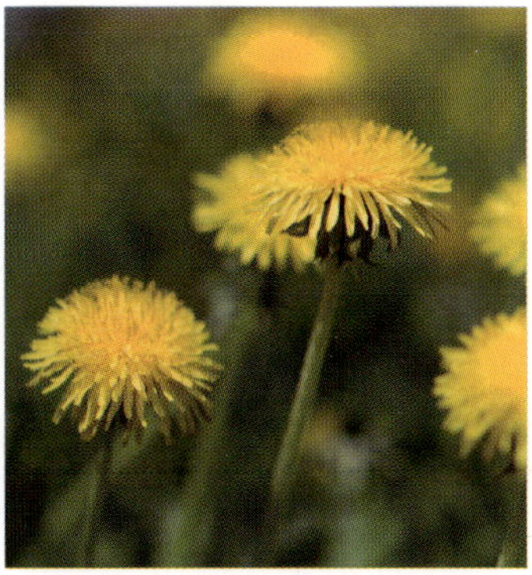

Löwenzahn

Blutreinigungstee

Brennnesselkraut, Löwenzahn, Faulbaumrinde, Weidenrinde, Birkenblätter zu gleichen Teilen

1 Esslöffel Teemischung wird mit einer Schale heißem Wasser übergossen, 15 Minuten ziehen lassen, abseihen und zwei- bis dreimal täglich eine Schale Tee trinken.

Lebertee

Pfefferminze, Bitterklee, Salbei, Mariendistel, Wermut (nicht für Schwangere), Johanniskraut, Schafgarbe, Löwenzahnwurzel, zu gleichen Teilen

1 bis 2 gehäufte Kaffeelöffel Tee mit 1/4 siedendem Wasser überbrühen, zweimal kurz aufkochen, 10 Minuten zugedeckt ziehen lassen und täglich 1 Tasse warm trinken.

Schlaftee

Wenn Schlafstörungen im Vordergrund stehen und durch unzureichende Nachtruhe eine chronische Müdigkeit tagsüber entsteht, ist es sinnvoll am Abend einen Schlaftee zu versuchen.

Orangenblüte unreif, offen, Lavendel, Melisse, Johanniskraut, Passionsblume, Ehrenpreis, Hopfen, zu gleichen Teilen

1 bis 2 gehäufte Esslöffel mit 1/4 Liter siedendem Wasser überbrühen, einmal kurz aufkochen, 10 Minuten ziehen lassen, zweimal täglich oder nur abends 1 Tasse trinken, Honigzusatz ist möglich.

Depressive Verstimmungen

Johanniskraut

Wer sich nicht freuen kann, kein Interesse an Büchern hat, sich vor seiner Umwelt zurückzieht und Sozialkontakte eher meidet als sucht, wird aller Wahrscheinlichkeit nach eine depressive Episode haben. Bei der Behandlung von leichten bis mittelschweren depressiven Störungen gibt es seit Jahren eine nebenwirkungsarme Alternative zu den synthetischen Antidepressiva, nämlich **Johanniskraut.**

Verwendet wird Johanniskraut sowohl als Tee als auch in standardisierten pflanzlichen Arzneimitteln.

Die Johanniskrautwirkstoffe können in den Haushalt der Überträgersubstanzen, der für normale Nervenfunktionen essentiell ist, regulierend eingreifen.

Nach längerer Einnahme von Johanniskrautextrakten kommt es zur Aufhellung der Stimmung, und zwar in derselben Weise wie nach der Einnahme chemischer Antidepressiva.

Johanniskraut hat Wechselwirkungen mit anderen Medikamenten, und zwar vermindert es die Wirkung von Blutgerinnungshemmern sowie der Pille. Johanniskraut kann bei 10fach gesteigerter Dosierung die Lichtempfindlichkeit der Haut erhöhen und Sonnenbrand verursachen.

Bei normaler Einnahme ist das jedoch nicht zu befürchten. Kinder unter 12 Jahren sollen Johanniskraut nicht einnehmen, da es keine verlässlichen Studien zur Anwendung von Johanniskraut bei Kindern gibt.

Ein großer Vorteil des Johanniskrauts gegenüber chemischen Antidepressiva ist, dass das Reaktionsvermögen nicht beeinträchtigt wird. Es gibt auch keine Wechselwirkung mit Alkohol. Johanniskraut entspannt, macht jedoch nicht schläfrig, gleichzeitig hingegen werden Aktivität und Aufmerksamkeit gesteigert. Es wirkt stimmungsaufhellend und hat kein Suchtpotential.
Die Wirkung tritt frühestens nach zwei bis drei Wochen ein, sinnvoll ist eine Behandlungsdauer von mindestens zwei bis drei Monaten.
Es gibt zahlreiche Präparate, die Johanniskrautextrakte enthalten – fragen Sie Ihren Arzt oder Apotheker.

Johanniskrauttee:

Zwei Teelöffel geschnittenes Kraut mit kochendem Wasser überbrühen und nach 5 bis 10 Minuten abseihen.

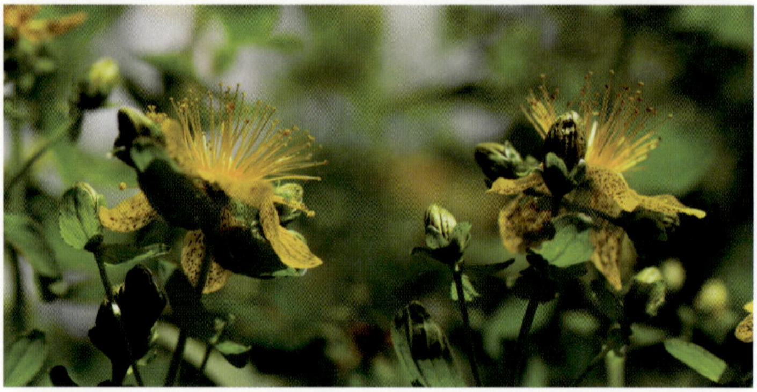

Johanniskraut

Diabetes mellitus

Brombeerblätter
Heidelbeerblätter
Bohnenschalen
Mariendistel

Blutzuckersenkende Tees können nur in der ersten Phase der gestörten Glukosetoleranz und später mit Zustimmung des Arztes, eventuell ergänzend zur medikamentösen Behandlung, verwendet werden. Die blutzuckersenkende Wirkung ist eher bescheiden.

Rezeptur:

Brombeerblätter, Heidelbeerblätter, Bohnenschalen, Mariendistel zu gleichen Teilen. 1 bis 2 Esslöffel der Mischung werden mit 1/4 Liter kochendem Wasser überbrüht, kurz aufwallen lassen, 10 Minuten ziehen lassen. Abseihen und ungesüßt zweimal täglich eine Tasse Tee warm trinken.

Drüsenfieber

Artischocke
Mariendistel
Tausendguldenkraut

Lebertee
Teemischung

Das Pfeiffersche Drüsenfieber beruht auf einen viralen Infekt, verbunden mit grippeähnlichen Beschwerden. Es heilt meistens von alleine aus und erfordert außer Bettruhe und Schonung keine besonderen Medikamente außer Fiebermittel. Eine Reihe von Tees unterstützt die Gesundung. Nach Abklingen der akuten Beschwerden kann man bei Mitbeteiligung der Leber einen **Lebertee** empfehlen.
Die klassischen Heilpflanzen für die Leber sind die **Artischocke** und die **Mariendistel.** Beide werden in erster Linie in standardisierten Fertigpräparaten in der Apotheke abgegeben. Wenn in der Rekonvaleszenz Appetitlosigkeit besteht, kann man einen **Tausendguldenkrauttee** empfehlen. Der sehr bittere Tee fördert den Appetit: 1 Kaffeelöffel Tausendguldenkraut wird mit 1/4 Liter kaltem Wasser einen halben Tag ausgezogen, dann abgeseiht. Erwärmen und eine halbe Stunde vor dem Essen trinken.
Tausendguldenkraut ist so bitter, dass es meistens lieber in Teemischungen genommen wird.
Zur Anregung von Herz und Kreislauf Weißdorntropfen in Form der standardisierten, in der Apotheke erhältlichen Präparaten; 3-mal täglich 15 – 20 Tropfen.

Lebertee

Pfefferminze, Bitterklee, Salbei, Mariendistel, Wermut, Johanniskraut, Schafgarbe, Löwenzahnwurzel zu gleichen Teilen.

1 bis 2 gehäufte Kaffeelöffel mit 1/4 Liter siedendem Wasser überbrühen, zweimal kurz aufkochen lassen, 10 Minuten zugedeckt ziehen lassen und täglich 1 Tasse warm trinken.

Teemischung

Boldoblätter, Tausendguldenkraut, Pomeranzenschalen, Pfefferminzblätter, Kümmelfrüchte, Melissenblätter, Kamillenblüten, Hagebuttenfrüchte – gemischt zu gleichen Teilen.

3 Kaffeelöffel der Mischung mit 1/4 Liter siedendem Wasser übergießen und 10 Minuten lang zugedeckt ziehen gelassen. Abseihen und ungesüßt trinken. 3 Tassen pro Tag sind empfehlenswert.

Durchblutungsstörungen, periphere, arterielle

Ginkgo

Da solche Durchblutungsstörungen auf irreversible Einengung der Arterien in den Beinen beruhen, bleibt die Wirkung der allermeisten Medikamente und auch der Arzneipflanzen bescheiden. Einer der wenigen Arzneistoffe, die eine gewisse Wirkung zeigen, ist das Blattextrakt vom **Ginkgobaum.**

Es gibt alkoholische Auszüge und Trockenextrakt. Der Wirkstoff wird für die Gefäßerweiterung und zur Durchblutungssteigerung eingesetzt (Standard-Handelspräparate Tebonin, Ceremin, Tebofortan). Bei arteriellen Durchblutungsstörungen (immer mit dem Arzt absprechen) mit krampfartigen Beinschmerzen ist Ginkgoextrakt angezeigt. Arteriosklerotische Veränderungen können durch den Ginkgo sogar aufgehalten werden. Die Besserung der Hirndurchblutung macht sich beim älteren Menschen auch in einer Steigerung der Merkleistung und Konzentrationsfähigkeit bemerkbar.

Durchfall (Diarrhö)

Blutwurz

Heidelbeere

Teemischung

Durchfälle sind recht häufige Erkrankungen. Man kann ihnen, wenn eine ernste Erkrankung ausgeschlossen wurde, sehr gut mit Kräutertees begegnen.

Nach 2 bis 3 Tagen sollten sich die Durchfälle gebessert haben, ansonsten ist ein Arzt aufzusuchen. Bei Säuglingen und Kleinkindern ist bei Durchfall größte Vorsicht geboten!

Blutwurz (Tormentill)

Der an sich weiße Wurzelstock dieser 10 bis 40 Zentimeter hohen, gelb blühenden Pflanze verfärbt sich bei Beschädigung intensiv rot. Seine Gerbstoffe helfen gegen Durchfall.

Dazu kommen noch das Glykosid Tormentillin (der rote Farbstoff, der auch in der Heidelbeere vorhanden ist) sowie ätherisches Öl und Harz.

Blutwurz ist sowohl als Tee als auch als Tinktur (Apotheke) wirksam.

Zubereitung:

1 bis 3 Esslöffel der getrockneten Wurzel werden mit 1/2 l kaltem Wasser übergossen und etwa 15 Minuten lang am Sieden gehalten.

Auch Magenempfindliche können dreimal täglich eine Tasse schluckweise trinken.

Heidelbeere (Schwarzbeere)

Die getrockneten Heidelbeerfrüchte enthalten Gerbstoffe, die für die stopfende Wirkung verantwortlich sind, weiters Anthocyane, die den blauen Farbstoff stellen, sowie Flavonoide, Pektine und Vitamine. Frische Früchte wirken hingegen abführend!

Zubereitung:

Die getrockneten Beeren entweder kauen oder – noch besser

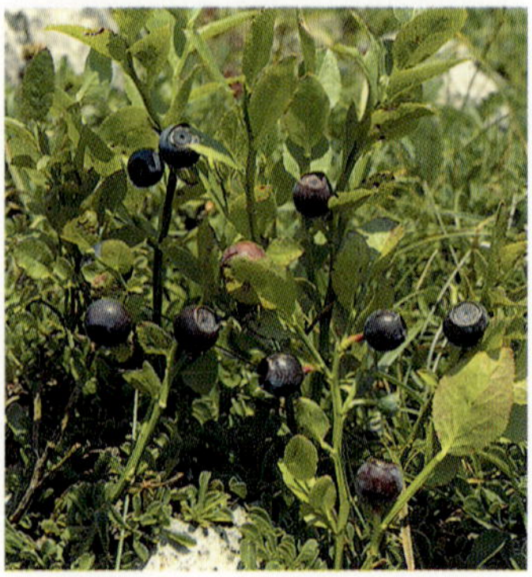

Heidelbeere

vor allem für Kinder – eine Abkochung zubereiten: Zwei Esslöffel Beeren mit 150 ml Wasser ansetzen, 10 Minuten kochen, abseihen und dreimal täglich eine Tasse trinken.

Bei besonders empfindlichen Menschen können die winzigen Kerne der Heidelbeeren die Magenschleimhaut reizen.

Teemischung bei Durchfall

Eine Mischung, die wegen ihrer entgiftenden, reizlindernden und gärungshemmenden Wirkung geschätzt wird und auch für Kinder und Kleinkinder geeignet ist.

30 g Kamillenblüten
20 g zerstoße Kümmelfrüchte
20 g Thymianblätter
10 g Malvenblätter
10 g Ringelblumenblüten
10 g Brombeerblätter

Einen gehäuften Esslöffel der Teemischung mit siedendem Wasser (ca. 150 ml) übergießen, bedeckt etwa 10 Minuten ziehen lassen und abseihen.

Mehrmals täglich eine Tasse des frisch zubereiteten Tees trinken.

Dystonie, vegetative

Baldrian
Johanniskraut
Passionsblume
Hopfen
Melisse
Lavendel
Hafer

Unter diesem Sammelbegriff verstecken sich unklare Beschwerden, die eine Reihe von Organfunktionen betreffen können, ohne dass dafür eine organische Ursache finden lässt.

Zu den hilfreichen Pflanzen bei Nervenbelastungen zählen der **Baldrian,** das **Johanniskraut** und die **Passionsblume.** Sie spielen auch bei überschießenden Organfunktionen eine Rolle. **Hopfen, Melisse, Lavendel** und **Hafer** entlasten ebenfalls die Nerven.

In sehr vielen Teemischungen (Blutreinigungs-, Magen-, Beruhigungs- und Schlaftees) ist Hopfen enthalten, aber auch Hopfen allein wirkt beruhigen.

Zubereitung:

Für den Tee 1/4 l kochendes Wasser über zwei gehäufte Teelöffel Hopfenblüten gießen und 15 Minuten ziehen lassen. Als Beruhigungsmittel zweimal täglich eine Tasse. Als Schlafmittel etwa eine halbe Stunde vor dem Zubettgehen eine Tasse trinken, wobei die Kombination mit Baldrian die Wirkung verstärkt.

Hopfen wirkt durch seine Gerb- und Bitterstoffe auch appetitanregend, außerdem hat Hopfen einen günstigen Einfluss auf den Periodenzyklus und unterstützt die Umstellung im Klimakterium.

Mit entspannenden, mäßig warmen (nicht über 36 °C) Kräuterbädern (Baldrian, Hopfen, Melisse, Lavendel) lässt sich das Vegetativum ebenfalls günstig beeinflussen.

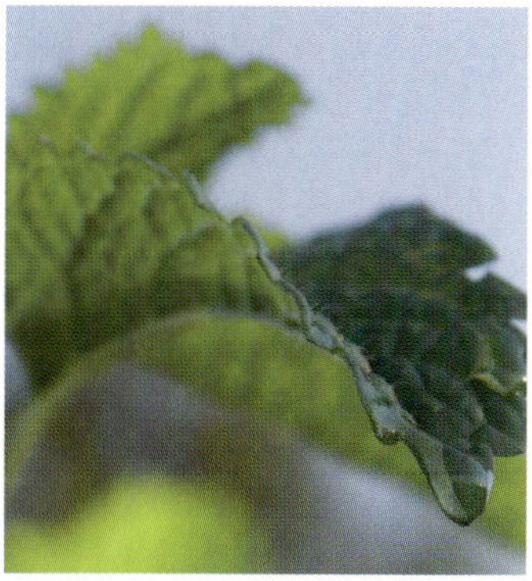

Melisse

Ekzem

Stiefmütterchen

Walnussblätter

Kamille

Ringelblume

Salbei

Schafgarbe

Schachtelhalm

Eichenrinde

Blutreinigungstee

Teemischung

Ekzeme sind entzündliche Hauterkrankungen, die nicht von Bakterien, Viren oder Pilzen ausgelöst werden. Äußerlich angewendete hochpotente Arzneistoffe wie Glukokortikoide helfen bei ausgeprägten Fällen sehr rasch. Wer mit weniger potenten Mitteln versuchen will eine Besserung zu erzielen, kann probeweise auf pflanzliche Zubereitungen zurückgreifen.

Aber Achtung: Bei allergisch bedingten Hautveränderungen löst die äußerliche Anwendung von bestimmten Pflanzenzubereitungen eine Verschlechterung des Hautzustandes aus!

Die Behandlung eines Ekzems lässt sich durch Tees unterstützen – diese haben auch die Aufgabe, die Leber als Entgiftungszentrale und die Ausscheidungsorgane zu erhöhter Aktivität anzuregen.

Wenn man zusätzlich reichlich Mineralwasser trinkt, kommt das einem Reinigungsprozess gleich, der auch auf die Haut positive Auswirkungen hat.

Stiefmütterchentee:

4 Teelöffel werden mit 1/2 Liter kochendem Wasser übergossen. 10 Minuten ziehen lassen, abseihen. Täglich drei Tassen trinken.

Walnussblätter eignen sich zur inneren (als Tee; nicht für magenempfindliche Menschen) und äußeren Anwendung (Auflagen, Waschungen) bei Ekzemen. 2 Teelöffel werden mit 1/4 Liter kaltem Wasser übergossen,

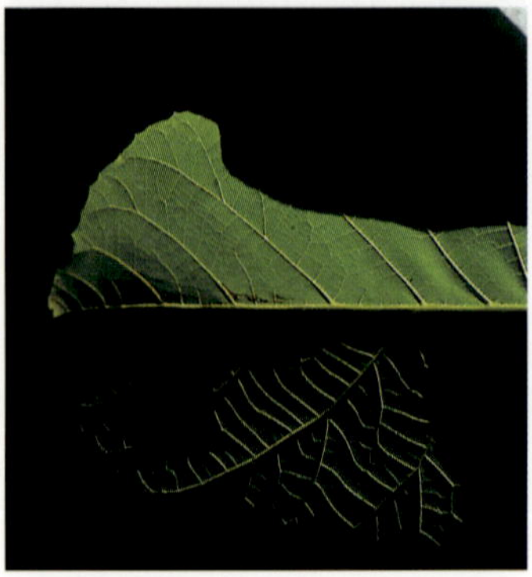

Walnussblatt

Blutreinigungstee

30 g Brennnessel,
25 g Löwenzahn,
25 g Birkenblätter,
10 g Schachtelhalm,
10 g Hagebutten mit Kernen

3 gehäufte Teelöffel der Mischung werden mit 1/4 l kochendem Wasser übergossen und 15 Minuten ausgezogen. Abseihen und – wenn möglich – ungesüßt trinken. Täglich 2 bis 3 Tassen über einen längeren Zeitraum, bis nach dem Abklingen des Ekzems.

Teemischung gegen Ekzeme

Klettenwurzel,
Berberitzenrinde,
Brennnesselkraut,
Stiefmütterchen und
Walnussblätter
zu gleichen Teilen

2 Teelöffel der Mischung mit 1/4 Liter kaltem Wasser übergießen, zugedeckt 12 Stunden stehen lassen. Danach kurz aufkochen und abseihen. Drei Tassen täglich trinken.

zum Sieden erhitzt. 3 bis 5 Minuten sieden lassen, abgießen. 3 Tassen Tee pro Tag trinken.

Für Waschungen und Auflagen kann man den fertigen Walnussblättertee mit Kamillentee mischen.

Äußerlich empfehlen sich Waschungen bzw. Auflagen mit **Kamillentee** (entzündungshemmend und austrocknend), mit **Ringelblumentee** (wundheilend), **Salbeitee** (entzündungshemmend, antibakteriell), mit **Schafgarbentee** (entzündungshemmend, desinfizierend), **Schachtelhalm** und **Eichenrinde** (adstringierend, zusammenziehend).

Die betroffenen Hautstellen nach dem Bad immer vorsichtig abtrocknen.

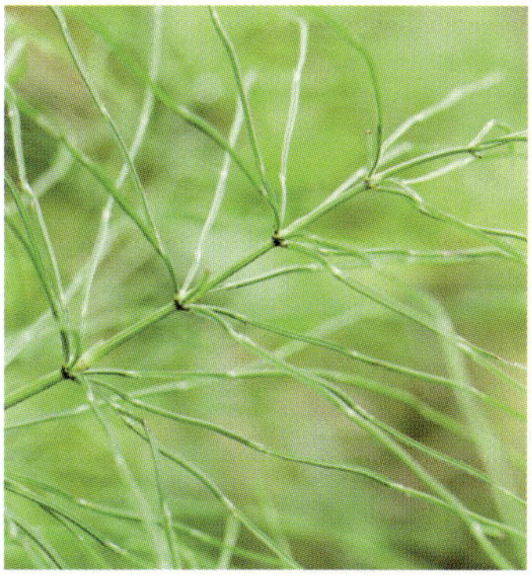

Schachtelhalm (Zinnkraut)

Endometriose

Beifuß

Schafgarbe

Pfefferminze

Kamille

Fenchel

Anis

Melisse

Im Vordergrund der medikamentösen Behandlung stehen Hormongabe und der Versuch mit rezeptfreien Schmerzmitteln die Beschwerden zu lindern.

Eine ganze Reihe von Arzneipflanzen haben bei dieser Erkrankung gute Wirkungen gezeigt und daher ist ihre Anwendung durchaus zu empfehlen.
Man kann versuchen die Krämpfe, die infolge einer Endometriose auftreten, durch krampflindernde Heilpflanzen zu mildern.

Eine altbewährte, krampflösende Heilpflanze der Frauenheilkunde ist der **Beifuß,** Artemisia vulgaris. Innerlich hat sich der Tee und äußerlich haben sich Sitzbäder bewährt, um die Schmerzen und Krämpfe zu mildern.

Weitere Heilpflanzen, die zur Krampflinderung eingesetzt werden, sind **Schafgarbe, Pfefferminze, Kamille, Fenchel, Anis, Melisse.**

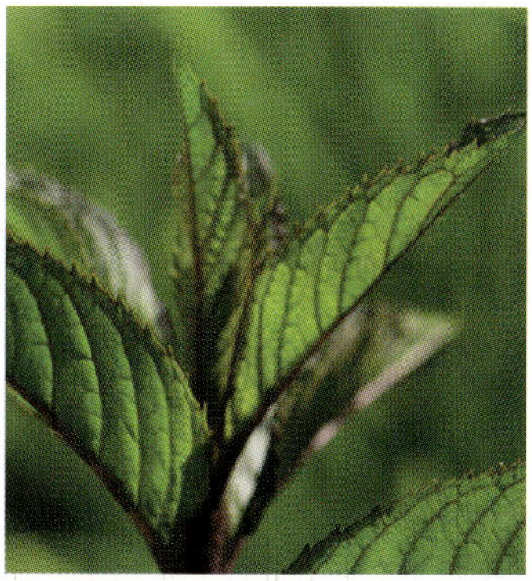

Pfefferminze

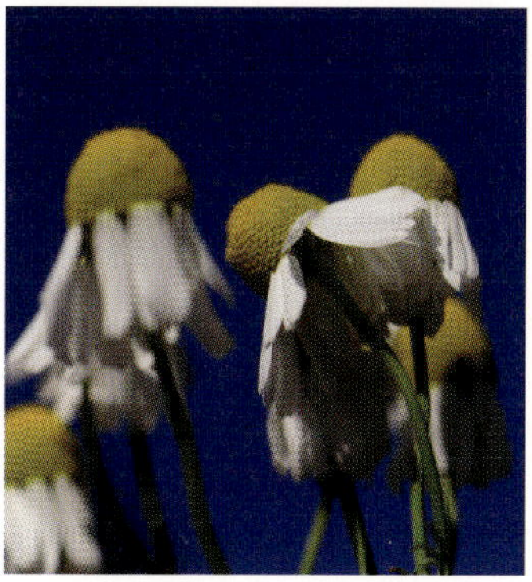

Kamille

Erbrechen

Ingwer

Wermut

Melisse

Übelkeit und Erbrechen können so intensiv verlaufen, dass große Mengen von lebenswichtigen Mineralstoffen dem Körper verloren gehen. Dies ist insbesondere bei Brechdurchfällen der Fall.

Dann steht der Ersatz von Flüssigkeit und Salz im Vordergrund. Bei weniger akutem Geschehen und bei Übelkeit durch Speisen, helfen die genannten Heilpflanzen.

Ingwer wird nicht nur in China und Indien als Gewürz geschätzt, sondern die Wurzel enthält reichlich ätherisches Öl und ist ein hervorragendes Mittel zur Appetitanregung und zur Förderung der Verdauung, aber auch zur Linderung von Übelkeit und Erbrechen.

Es gibt – vor allem gegen Reisekrankheit – standardisierte Arzneispezialitäten in der Apotheke.

Die Ingwerwurzel darf nicht gegen Schwangerschaftserbrechen eingesetzt werden. Die Verwendung als Tee ist eher unüblich, Ingwer wird vorwiegend als Tinktur verwendet – dreimal täglich 20 Tropfen können bei Erbrechen genommen werden.

Bei einfacher Magenverstimmung mit Übelkeit und Erbrechen kann auch **Wermuttinktur** (nicht für Schwangere!) oder **Melissengeist** mit ein wenig Wasser genommen werden.

Bei Schwangerschaftserbrechen ist es hilfreich, am Morgen noch im Bett eine Tasse Kräutertee lauwarm zu trinken – z. B. Melissentee, damit sich der Magen beruhigt.

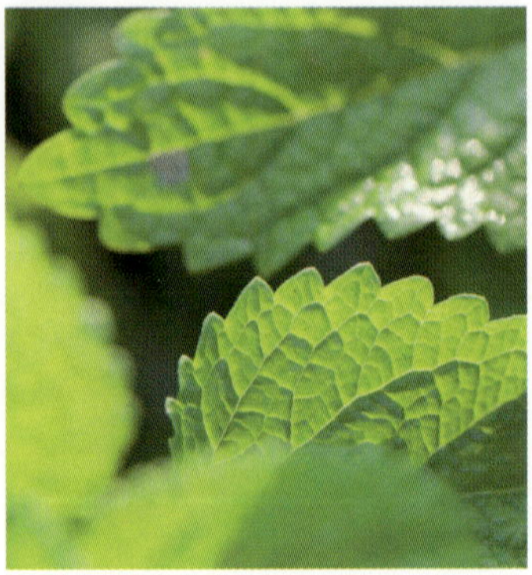

Melisse

Erkältung

Sonnenhut

Holunder

Lindenblüte

Bei gesunden Menschen verläuft die Erkältung – nicht die echte Grippe – komplikationslos.

Bei Kindern und älteren Menschen sind die Vitalfunktionen hingegen noch nicht so stabil und sie geraten durch hohes Fieber, Bronchitis mit anhaltenden schweren Husten und Entzündungen der Nasennebenhöhlen rasch aus dem Gleichgewicht. Das sollte man bedenken, wenn man diese Altersgruppen mit den durchaus empfehlenswerten pflanzlichen Heilmitteln behandelt.

In der Vorbeugung empfehlenswert:

Sonnenhut (Echinacea angustifolia DC.): Das Wissen um die Heilwirkung dieser 30 bis 120 Zentimeter hohen, rosa bis purpurrot blühenden Zierpflanze ist den Indianern zu verdanken. Sie haben entdeckt, dass Blüten, Blätter und Wurzeln die Abwehrkräfte steigern und Bakterien das Leben erschweren. Allerdings verlieren die Pflanzen getrocknet ihre Heilkraft, sodass fertigen Präparaten der Vorzug zu geben ist. Auch als Begleitung zur Chemotherapie werden die Echinacea-Präparate eingesetzt. Ebenso helfen die Inhaltsstoffe auf Salbenbasis bei Wunden und schwer heilenden Hautkrankheiten, beispielsweise Schuppenflechte.

Bei fieberhaften Erkrankungen:

Holunder (Sambucus niger L.): Bei fiebrigen Erkältungskrankheiten ist es die getrocknete Holunderblüte, die, als Tee eingenommen, schweißtreibend und vorbeugend wirkt.

Zubereitung:

1/4 l Wasser mit zwei Kaffeelöffeln Blüten kalt zustellen, zum Sieden bringen und gleich nach dem Sieden abseihen.

Eine andere Version:

Dieselbe Menge Blüten mit kochendem Wasser übergießen und 10 Minuten ziehen lassen.

Als Schwitztee sehr heiß und schluckweise trinken, vorbeugend lauwarm trinken. Zuckerbeigabe erübrigt sich wegen des wohltuenden Geschmackes.

Linde (Tilia-Arten): Ebenso wie Holunderblüten wirken Lindenblüten schweißtreibend bei fiebrigen Erkältungskrankheiten.

Zubereitung:

Für den Schwitztee 1/4 l kochendes Wasser über zwei leicht gehäufte Teelöffel Lindenblüten gießen, 10 Minuten ziehen lassen, abseihen. Zur Vorbeugung reicht ein Teelöffel Blüten. Süßen mit Honig ist angezeigt – es verstärkt die Wirkung.

Um bei Erkältungen das Schwitzen in Gang zu bringen, den Tee so heiß wie möglich trinken.

Besteht die Vermutung, dass eine Erkältung im Anzug ist, nach etwa vier Stunden die nächste heiße Tasse trinken – die Krankheit müsste ausbleiben.

Menschen, die ein schwaches Herz haben und deshalb meist Schwitzkuren meiden sollen, können ihre Abwehrkräfte trotzdem mit Lindenblütentee stärken – eben in mäßig warmer Version.

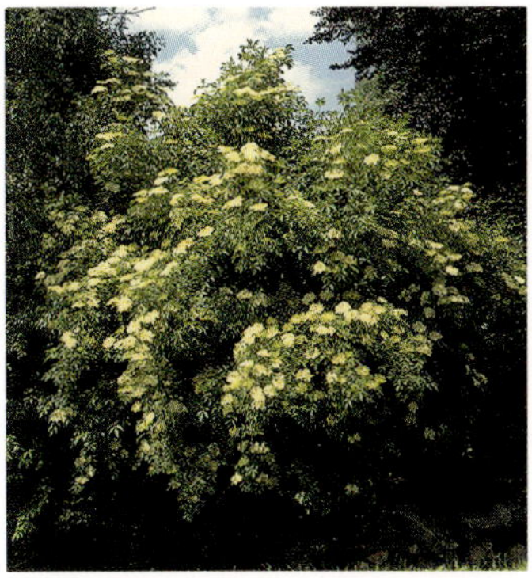

Holunder

Sebastian Kneipp über den Holunder:

Auch die Holunderblüte reinigt, daran zweifelt niemand. Der Winter ist lang und es kann Fälle geben, in denen ein derart lösendes und schweißtreibendes Mittelchen überaus treffliche Dienste leistet. Schaden kann solcher Tee niemals bringen.

Fettstoffwechselstörungen

Artischocke

Knoblauch

Matetee

Borretsch

Nachtkerze

Blutfettsenkender Tee

Heilpflanzen können bei dieser Erkrankung nur zusätzlich zu Medikamenten verwendet werden. Einmal festgestellte Störungen des Fettstoffwechsels müssen laufend kontrolliert und – wenn vom Arzt verordnet – medikamentös behandelt werden, um die hohe Atheriosklerosegefahr für das Gefäßsystem abzuwenden.

Zusätzlich zu Ernährungsumstellung und Sport können folgende Heilpflanzen bei zu hohen Blutfettwerten eingesetzt werden: **Artischocke, Knoblauch, Matetee, Borretsch, Nachtkerze**. Es gibt sie in zahlreichen Arzneispezialitäten, die einen standardisierten Wirkstoffgehalt aufweisen.

Zu erwähnen ist das dem Cholesterin sehr ähnliche **Beta-Sitosterin** (auch **Phytosterin**), es kommt in Grünpflanzen sehr reichlich vor und kann aus Baumwollsamenöl oder Maiskeimöl gewonnen werden. Beta-Sitosterin kann die Aufnahme von Cholesterin in den Darm blockieren und bei genügender Zufuhr (etwa 10 g pro Tag) eine Cholesterinsenkung von 10 bis 20 % erreichen.

Fieber

Lindenblüte

Holunderblüte

Fieber ist eine nützliche Reaktion auf eingedrungene Krankheitserreger und soll erst dann mit Acetylsalicylsäure, Paracetamol oder Ibuprofen bekämpft werden, wenn es 38 °C überschreitet. Den genannten Arzneipflanzen fehlt die ausgeprägt fiebersenkende Wirkung, was bei vielfach nur leicht erhöhten Temperatur (grippaler Infekt, Erkältung) aber kein Nachteil ist.

Die beiden wichtigsten fiebersenkenden, schweißtreibenden Heilpflanzen sind **Lindenblüte** und **Holunderblüte.** Beide

Blutfettsenkender Tee

30 g Rosmarinkraut
15 g Bärlauchkraut
15 g Mateblätter
20 g Johanniskraut
20 g Rautenblätter, 20 g Mistelkraut

1 Esslöffel der Teemischung wird mit 1/4 Liter heißem Wasser überbrüht. 10 Minuten ziehen lassen und morgens und abends eine Schale trinken.

Sebastian Kneipp über die Lindenblüte:

»Fast nur noch ältere Leute sammeln die einst so beliebten Lindenblüten.
Sie haben ganz recht und mögen nur treu und konservativ bleiben!«

Tees werden bei Fieber sehr heiß und mit Honig gesüßt getrunken. Man kann Schwitztees auch parallel zu fiebersenkenden Kneippanwendungen wie Oberkörperwaschung und Wadenwickel verabreichen, es kommt dadurch schneller zum Schweißausbruch und in Folge zur Fiebersenkung.

Rezeptur Lindenblütentee:

2 leicht gehäufte Teelöffel Lindenblüten mit 1/4 Liter kochend heißem Wasser überbrühen, 10 Minuten ziehen lassen und abseihen.

Rezeptur Holunderblütentee:

2 gehäufte Teelöffel Blüten mit 1/4 Liter kaltem Wasser zustellen, bis zum Sieden erhitzen, abseihen. Man kann die Holunderblüten aber auch gleich wie die Lindenblüten zubereiten.

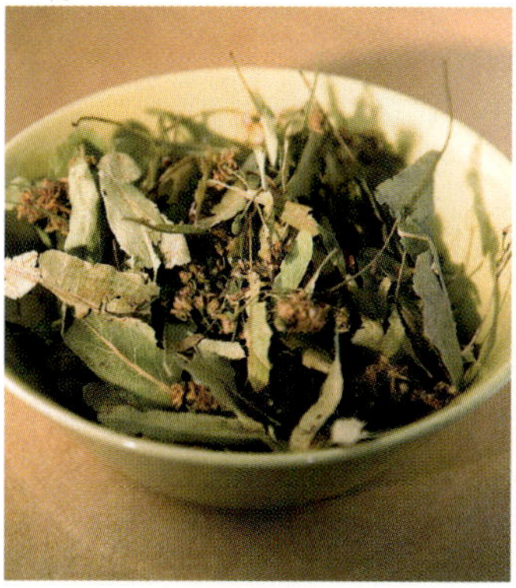

Lindenblüten, getrocknet

Furunkel

Kamille

Bockshornkleesamen

Heilerde

Blutreinigungstee

Bei einer Haarwurzeleiterung sind vorerst Selbstbehandlungsversuche durchaus am Platz. Wird das Furunkel trotzdem größer sind Antibiotika oder ein kleiner Eingriff nicht zu umgehen. Man soll dabei mit dem Arztbesuch nicht zu lange zuwarten. Meist gelingt es aber mit dem Auflegen von getränkten Wattebauschen und Umschlägen das Furunkel zum Verschwinden zu bringen.

Kompressen mit **Kamillentee** wirken entzündungshemmend. Bekannt ist auch die **Bockshornkleesamenauflage,** die erweichend, entzündungshemmend und auflösend wirkt.

Rezept:

2 Löffel zerstoßener Bockshornkleesamen werden unter ständigem Rühren mit Wasser zu einem dicken Brei eingekocht, diesen streicht man auf ein Leinentuch, das Tuch wird zusammengeschlagen und als heiße Kompresse auf den Furunkel gelegt. Darüber kommen ein trockenes Tuch und noch ein Wolltuch. 1 – 2 Stunden einwirken lassen.

Von innen begegnet man dem Furunkel mit einem Blutreinigungstee und mit Heilerde.

Heilerde: 1 Esslöffel Heilerde in ein Glas kaltes Wasser geben und unter ständigem Rühren schluckweise trinken. Heilerde hat eine besondere Fähigkeit Giftstoffe zu binden.

Man kann den Heilerde-Brei auch äußerlich anwenden.

Dazu gibt man 3 bis 4 Esslöffel Heilerde in heißes Wasser, rührt daraus einen Brei und legt diesen auf die betroffene Hautstelle. Nach 20 Minuten warm abwaschen.

Blutreinigungstee

Brennnesselblätter, Löwenzahnwurzeln, Löwenzahnblätter, Hagebuttenfrüchte, Faulbaumrinde mischen

4 Teelöffel der Mischung mit kaltem Wasser übergießen, über Nacht zugedeckt stehen lassen, am nächsten Morgen aufkochen und abseihen. Morgens und abends eine Tasse trinken. Nicht für den Dauergebrauch!

Gallenblasen-probleme

Pfefferminze

Artischocke

Löwenzahnwurzel

Wermut

Leber- und Gallentee

Sie äußern sich in der Unverträglichkeit von fetten Speisen, Übelkeit und Oberbauchbeschwerden.

Solange kein Steinleiden dafür verantwortlich ist können galletreibende pflanzliche Mittel angewendet werden, welche die Beschwerden deutlich bessern.

Zur Vorbeugung und nach akuten Veränderungen, egal welcher Natur, ist es sinnvoll, den Gallenfluss mit Heilkräutern anzuregen, um die Steinbildung hintanzuhalten. **Pfefferminze, Artischocke, Löwenzahnwurzel** und **Wermut** sind die geeigneten Heilpflanzen dazu.

Die **Pfefferminze** bereitet man als Tee zu:

2 Teelöffel Pfefferminzblätter werden mit 1/4 l kochendem Wasser übergossen, 10 Minuten ziehen lassen und 3-mal täglich eine Tasse ungesüßt trinken (nicht für den Dauergebrauch). Man kann auch fertige Pfefferminztropfen (alkoholischer Auszug) in der Apotheke kaufen – 15 Tropfen mit Wasser eingenommen haben die selbe Wirkung wie der Tee.

Artischocke kann man nur in fertigen Arzneispezialitäten kaufen – es gibt keinen Tee.

Die **Löwenzahnwurzel** soll die Neubildung von Gallensteinen verhindern helfen, wenn man 2-mal jährlich eine Kur von 3 Wochen macht. Man übergießt 2 Teelöffel Löwenzahnwurzel mit 1/4 l kaltem Wasser, erhitzt bis zum Sieden, kocht den Tee eine Minute, lässt ihn 10 Minuten ziehen und seiht ab. 2-mal täglich eine Tasse Tee ist die richtige Dosierung!

Wermut ist ein ausgezeichnetes Gallen- und Magenmittel (bei mangelhafter Stoffwechselleistung, bei Gastritis und Magengeschwüren; für Schwangere hingegen nicht geeignet).

Man übergießt 1 Teelöffel Wermutkraut mit 1/4 l kochendem Wasser und lässt 10 Minuten ziehen.

Der sehr bittere Tee wird ungesüßt getrunken – bei Bedarf oder als Kur drei Wochen lang 3-mal täglich. Auch den Wermut gibt es als alkoholischen Auszug – 15 bis 20 Tropfen auf ein Glas Wasser 3-mal täglich für die kurmäßige Anwendung.

Leber- und Gallentee

Pfefferminzblätter, Schafgarbenkraut je 20 g, Früchte der Mariendistel und Löwenzahnwurzel, je 10 g, Wermutkraut 20 g

2 gehäufte Teelöffel der Mischung werden mit einer Tasse siedendem Wasser überbrüht. 5 bis 10 Minuten ziehen lassen, abseihen und 3-mal täglich trinken.

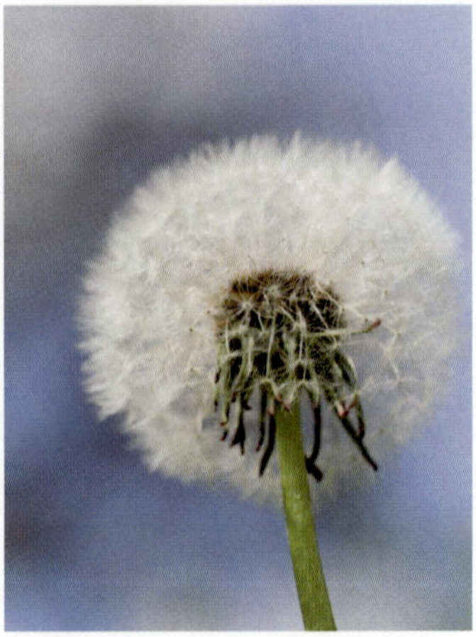

Löwenzahn

Gastritis

Kamille

Pfefferminze

Melisse

Eibisch

Käsepappel

Johanniskraut

Salbei

Teemischung 1

Teemischung 2

Wie man heute weiß, ist die mit Gastritis verbundene Entzündung der Magenschleimhaut auf ein Bakterium mit dem Namen Helicobacter pylori zurück zu führen. Seine Vernichtung mit einer Dreier-Kombination von 2 Antibiotika und 1 Magensäureblocker gelingt schon nach 1 Woche Behandlung und hinterlässt geheilte Patienten. Vor diesem Hintergrund haben die genannten Arzneipflanzen bei unklaren Magenbeschwerden, aber nicht mehr bei Gastritis, Bedeutung.

Das bekannteste Magen-Heilkraut ist die **Kamille,** aber auch **Pfefferminze** und **Melisse** gehören zur »Feuerwehr« bei akuten Schmerzzuständen, Übelkeit und Krämpfen.

Wohltuend und lindernd wirken Tees aus **Eibisch, Käsepappel, Johanniskraut** und **Salbei.**

Die **Kamille,** deren getrocknete Blüten verwendet werden, hat als Hauptwirkstoff ein sehr kompliziert zusammengesetztes Öl, das durch Glykoside, Cumarine und andere Bestandteile ergänzt wird.

Sebastian Kneipp über die Kamille:

Kamillentee wird bei Erkältungen, besonders wenn diese fiebrige Zustände begleiten, bei Grimmen (heftigem Leibweh), Krämpfen, starken Congestionen (Blutwallungen) usw. verwendet; die Kamillensäckchen sodann, die trefflichen Wärmer bei verschiedenen Zuständen, sind jedem Hause liebe Bekannte!

Teemischung 1

Die folgende Teemischung für den Magen hat sich bei **krampfartigen Magen- und Darmstörungen** sowie **nervösen Herz- und Magenbeschwerden** bewährt. Auch Beschwerden wie Völlegefühl und Blähungen werden beseitigt.

Pfefferminzblätter
Baldrianwurzel,
zerstoßene Kümmelfrüchte
Kamillenblüten
zu gleichen Teilen

2 Esslöffel der Mischung mit 1/4 l kochendem Wasser überbrühen, 10 Minuten ziehen lassen und ungesüßt warm, aber nicht zu heiß trinken.

Teemischung 2

Bei allen **akuten Magenerkrankungen** mit **Übelkeit und Erbrechen** ist dieses Teegemisch besonders angezeigt:

30 g Kamillenblüten
25 g Pfefferminzblätter
20 g Schafgarbenkraut
10 g Melissenblätter
10 g Malvenblätter
5 g Ringelblumenblüten

Etwa zwei Esslöffel Tee werden mit siedendem Wasser (ca. 150 ml) übergossen, bedeckt ca. 10 Minuten ziehen lassen.

Es können bei Bedarf mehrere Tassen frisch zubereiteten Tees über den Tag verteilt getrunken werden.

Rezeptur:

Ein bis zwei gehäufte Teelöffel Kamillenblüten mit einer Tasse heißem Wasser übergießen, 10 Minuten zugedeckt ziehen lassen. Gut warm, aber nicht heiß trinken. Kurmäßig dreimal täglich, jeweils vor dem Essen, eine Tasse.

Die **Melisse** ist im östlichen Mittelmeer zu Hause, aber auf einem warmen Platz mit etwas Pflege gedeiht sie auch bei uns im Garten.

Die Blätter mit dem Melissenöl müssen vor der Blüte geerntet und schonend getrocknet werden. Das Öl wird vor allem zur Beruhigung eingesetzt – ein nervöses Herz lässt sich damit ebenso günstig beeinflussen wie ein nervöser oder verkrampfter Magen.

Zwei Teelöffel Melissenblätter (geschnitten) mit 1/4 l kochendem Wasser übergießen und 10 Minuten zugedeckt ziehen lassen. Drei Tassen über den Tag verteilt trinken.

Gicht

Wacholder

Brennnessel

Birkenblätter

Hauhechel

Löwenzahn

Goldrute

Teemischung

Blutreinigungstee

Heilpflanzen können unter Umständen in den Frühstadien der Gicht in Verbindung mit Diäten den Harnsäurewert in Grenzen halten. Steigen die Werte höher an und ist schon einmal ein Gichtanfall eingetreten, dann unbedingt regelmäßig Allopurin einnehmen. Mit Heilpflanzen kann man ggf. die erforderliche Tagesmenge von Allopurinol reduzieren.

Unter den Heilpflanzen sind vor allem jene günstig, die die Harnorgane zur Aktivität anregen. Man sollte dazu genügend Wasser trinken – dann erfolgt regelrecht eine »Durchspülung« des Körpers. Bei Herzschwäche und Nierenproblemen den Arzt fragen.

Zu diesen besonders empfehlenswerten Kräutern gehören: **Wacholder** (nicht bei Nierenerkrankungen und nicht in der Schwangerschaft), **Brennnessel, Birkenblätter, Hauhechelwurzel, Löwenzahnwurzel, Löwenzahnkraut, Goldrute.**

Wacholderbeeren können kurmäßig eingenommen werden – diese Wacholderkur hat Sebastian Kneipp empfohlen: Man beginnt mit 4 Wacholderbeeren pro Tag, steigert jeden Tag um eine Beere, bis man am 12. Tag 15 Beeren isst, dann reduziert man wieder um eine Beere am Tag, bis man bei 4 Beeren angelangt ist. Einem alten Hausmittel zufolge soll es helfen, wenn man die schmerzenden Gelenke mit Wacholderspiritus einreibt.

Die anderen Kräuter kann man als Kräutertee zubereiten.

Jeder Blutreinigungstee ist empfehlenswert – hier noch eine besondere Mischung zur Erhöhung der Wasserausscheidung (siehe Kasten rechts).

Teemischung

Jeweils 1 Esslöffel voll mit 1/4 l siedendem Wasser überbrühen, 10 Minuten ziehen lassen, abseihen und trinken.

Die **Hauhechelwurzel** kann man bis zu 1/2 Stunde ziehen lassen. **Löwenzahnwurzel** stellt man kalt zu, erhitzt zum Sieden, kocht noch 1 Minute und lässt dann 10 Minuten ziehen.

Bei manchen Heilkräutern (z. B. Goldrute) lässt die Wirkung bei längerem Konsum nach – dem kann man vorbeugen, indem man nach 2 bis 3 Wochen eine Pause einlegt oder abwechselt.

Blutreinigungstee:

Löwenzahnwurzel,
Löwenzahnkraut je 15 g,
Schachtelhalmkraut,
Birkenblätter,
Hauhechelwurzel je 20 g
und 10 g Pfefferminzblätter

Ein Esslöffel der Mischung wird mit 1/4 l siedendem Wasser übergossen und unter Umrühren 15 Minuten lang ausgezogen. Nach dem Abseihen möglichst warm und schluckweise trinken.

2 Tassen Tee pro Tag über einen Zeitraum von 6 Wochen sind angezeigt.

Grippaler Infekt

Tausendguldenkraut

Echinacea

Weißdorn

Gegen die echte Grippe hilft bekanntlich eine Grippeschutzimpfung am besten, die jedes Jahr zu wiederholen ist.

Beim grippalen Infekt handelt es sich ebenfalls um eine virale Erkrankung, die aber viel weniger belastend verläuft und mit den üblichen Hausmitteln wie Teezubereitungen behandelt werden kann.

Sie sind zur Ergänzung in einem Gesamttherapiekonzept geeignet (Fieber, Erkältungen, Kopfschmerzen). In der Rekonvaleszenz kann man den Appetit mit **Tausendguldenkrauttee** ankurbeln: 1 Teelöffel Tausendguldenkraut mit 1/4 Liter kaltem Wasser übergießen, bis zu 10 Stunden ziehen lassen, abseihen und erwärmen.

Warm und schluckweise den sehr bitteren Tee eine halbe Stunde vor dem Essen trinken.

Außerdem ist es sinnvoll, die Abwehrkräfte mit **Echinacea,** dem roten Sonnenhut, zu stärken und mit **Weißdorn** den Kreislauf und das Herz zu kräftigen.

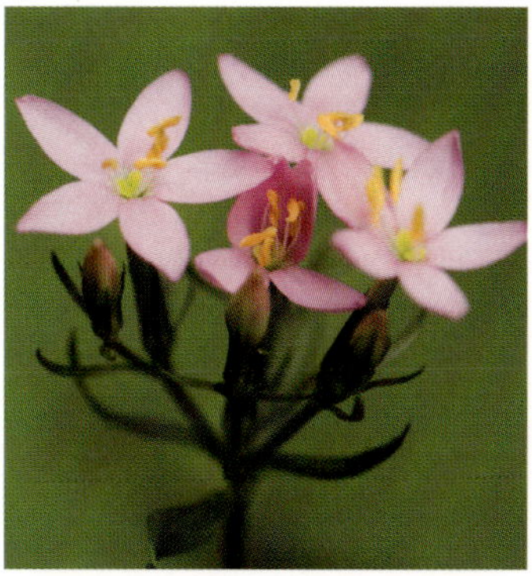

Tausendguldenkraut

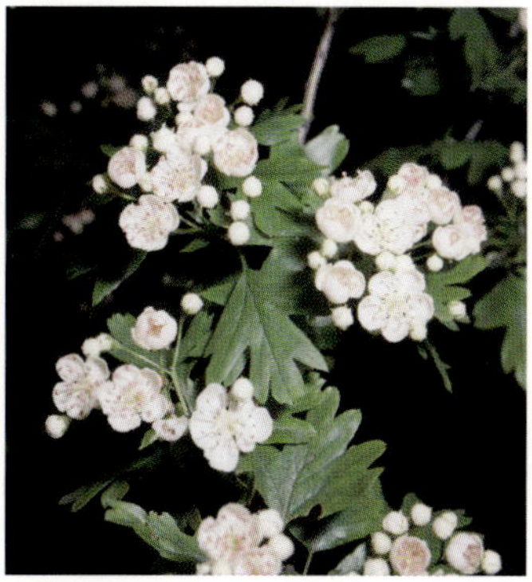

Weißdorn

Haarausfall

Brennnessel

Birke

Zinnkraut

Hamamelis

Melisse

Obstessig

Lavendelessig

Der kreisrunde Haarausfall beim Mann, mit einem verbleibenden Haarkranz und den bekannten Geheimratsecken, ist auf eine genetisch vorgegebene Überempfindlichkeit der Haarwurzeln auf das männliche Sexualhormon Testosteron zurück zu führen.

Die Haarwurzeln verkümmern und der Haarwuchs bleibt aus. Sie wieder zu stimulieren gelingt nachweislich einem Haarwuchsmittel mit Minoxidil als Inhaltsstoff.

Zahlreiche andere Haarwässer setzen hingegen auf die genannten Pflanzenauszüge. Einen Versuch sind sie Wert. Sie kosten nur einen Bruchteil einer Minoxidilbehandlung, haben keine Nebenwirkungen und helfen doch immer wieder. Sie verbessern zudem die Haarqualität und das Erscheinungsbild.

Zu den so genannten »klassischen« Pflanzen, die bei Haarproblemen Verwendung finden, zählen die **Birke** und die **Brennnessel.** Extrakte beider Pflanzen sind Bestandteil zahlreicher Haarmittel. Oft wird auch **Hamameliswasser** beigemengt, ebenso wird dem **Zinnkraut** Wirkung bei Haarproblemen nachgesagt.

Brennnessel (Urtica-Arten): Ihre Wirkstoffe sind – neben der bekannten Ameisensäure – Histamin, Chlorophyll und Eisen, Enzyme, Mineralstoffe und ein Nesselgift. Äußerlich ist der Brennnessel-Spiritus sehr beliebt, er fördert vor allem die Durchblutung und reizt das Nervensystem der Haut – Wirkungen, die nicht nur bei neuralgischen und rheumatischen Schmerzen gefragt sind, sondern auch bei Haarproblemen. Dabei wird aber nicht die Ameisensäure der Brennhaare wirksam, sondern ein der Harzsäure nahestehender Stoff. Brennnesselabsud: Zwei Hand voll Brennnesseln mit 1/2 l kochendem Wasser übergießen, 5 Minuten ziehen lassen, abseihen und eine Tasse Essig dazugeben. Dieses Mittel, täglich zweimal in die Kopfhaut einmassiert, hilft gegen Schuppen und soll auch Haarausfall eindämmen.

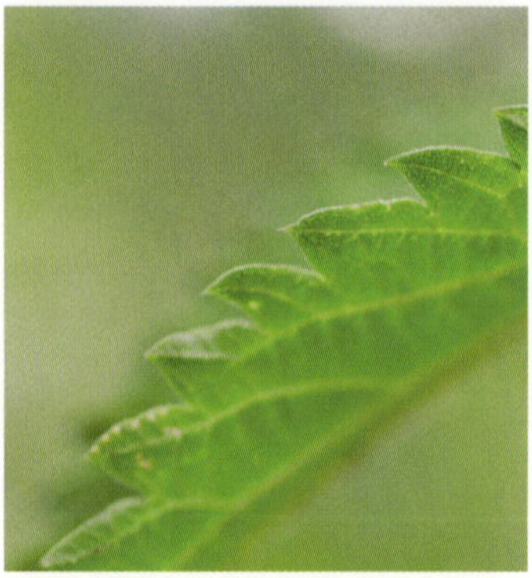

Brennnessel

Birke (Betula pendula): Sowohl der Saft aus den Blättern als auch ein aus der Rinde bereiteter Tee spielen als Arzneimittel eine Rolle. Auch der Birke wird wassertreibende Wirkung nachgesagt; sie soll vor allem gegen Wasseransammlungen im Gesicht (Tränensäcke), im Knöchelbereich usw. wirken, doch blieben Untersuchungen bisher – im Gegensatz zur Brennnessel – den Beweis schuldig. Birkenwasser wird seit alters her mit der Haarpflege in Verbindung gebracht. Es bremst vor allem die Schuppenbildung, auch ein Nachlassen des Haarausfalles soll bei regelmäßigen Einreibungen beobachtet werden. Auf jeden Fall entfettet Birkenwasser das Haar.

Birkenblätter-Auszug:

Acht Teelöffel getrocknete Birkenblätter in einer Schüssel mit 120 ml kochendem Wasser übergießen und 8 Minuten ziehen lassen. Die ausgekühlte, abgeseihte Flüssigkeit mit der gleichen Menge 90%igem Weingeist mischen.
Täglich eine geringe Menge etwa 5 Minuten lang in die Kopfhaut einmassieren und Haarausfall wird gebremst. In der Apotheke gibt es auch Fertigpräparate.

Das **Zinnkraut** (Equisetum arvense), das feuchten, lehmigen Boden bevorzugt, hat eine große Vergangenheit: Vor mehr als 300 Millionen Jahren, im Karbon-Zeitalter, erreichten seine Vorfahren Höhen von bis zu 30 Metern. In seiner heutigen bescheidenen Höhe enthält es neben Gerbstoffen, Saponinen und Bitterstoffen vor allem die Kieselsäure, die Haut und Haar gut tut.
Gegen Schuppen und fettiges Haar ist Zinnkraut innerlich und äußerlich einzusetzen: Täglich zehn Tropfen Zinnkrauttinktur mit Wasser einnehmen und das Haar mit Zinnkrauttee (8 g Tee mit 1/2 l kochendem Wasser übergießen, abseihen) spülen.

Ein Haarwasser, das gegen Schuppen, fettiges Haar und empfindlichen Haarboden hilft, wird aus 40 g Brennnesseltinktur, vermischt mit 1/2 Teelöffel Arnikatinktur und 60 g **Hamameliswasser** hergestellt.

Ein anderes Haarwasser wird mit **Melissenöl** angereichert, um dessen desinfizierende Wirkung zu nützen: 20 g Birkenblättertinktur mit drei Tropfen Melissenöl vermengen, abschließend 80 g Hamameliswasser hinzufügen.
Haarausfall und Schuppen werden oft auch mit Klettwurzelöl behandelt – am zweckmäßigsten vor dem Haarewaschen in die Kopfhaut einmassieren und eine Nacht lang einwirken lassen.

Ein altes Hausmittel bei trockenem Haar: **Obstessig** in das letzte Schwemmwasser – die Mineralstoffe und Spurenelemente setzen sich fest, das Haar wirkt nicht mehr so stumpf.

Obstessig ist auch Bestandteil des **Lavendelessigs,** der gegen fettes Haar einzusetzen ist:

100 g getrocknete Lavendelblüten, 40 g Salbeiblätter in 1 l Obstessig zwei Wochen in einer gut verschlossenen Flasche in die Sonne stellen.

Dann abseihen und jeweils 10 ml auf 2 Liter Wasser für die Spülung verwenden.

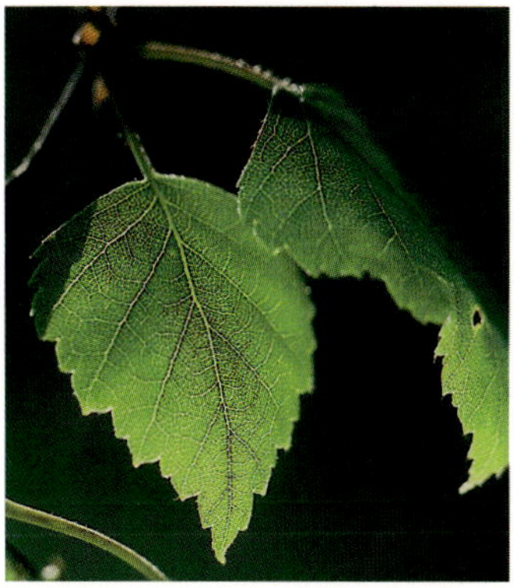

Birke

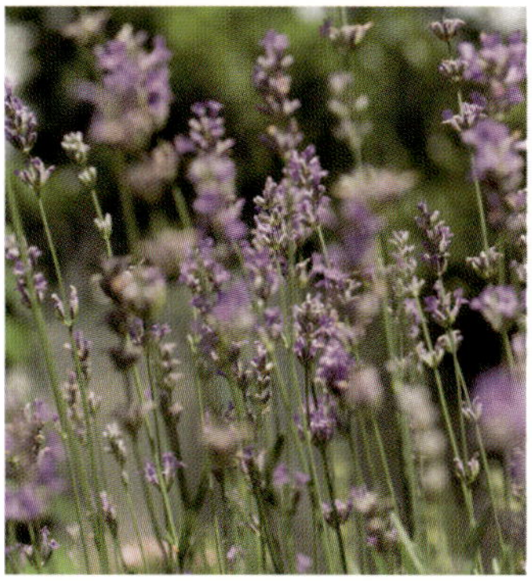

Lavendel

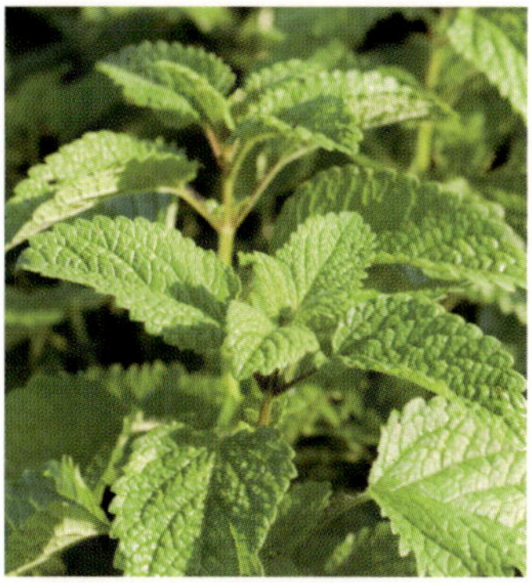

Melisse

Halsentzündung

Eibisch

Salbei

Johanniskraut

Apfelessig

Sonnenhut

Johannisbeere

Teemischung 1

Teemischung 2

Im Zusammenhang mit fiebrigen Erkältungen sind Halsentzündungen und damit verbundene Halsschmerzen häufig.

Sie beruhen auf einen Befall der Schleimhaut durch Viren. Dieses Stadium kann man bei einem Blick in den Spiegel an Hand der geröteten Mund- und Rachenschleimhaut selbst erkennen.

Hier hilft das Gurgeln mit einem Tee. Treten gelblich-weiße Beläge auf, sind Bakterien im Spiel, eine Angina droht und der Arztbesuch ist daher anzuraten.

Spürt man im Hals und Rachen die unmissverständlichen Anzeichen einer Entzündung wie Schluckbeschwerden, Kratzen und Brennen, so ist der Einsatz von **Eibischtee** seit Jahrhunderten angezeigt.

Es ist vor allem der hohe Schleimgehalt aus der Wurzel dieser Pflanze, die zur Familie der Malvengewächse zählt, der einerseits beruhigend wirkt, die Trockenheit mildert, andererseits das Aushusten erleichtert.

Ein weiterer wichtiger Faktor ist die Stärke, sie bedingt auch die etwas ungewöhnliche Art der Teezubereitung.

Zubereitung: Zwei Teelöffel der geschnittenen Eibischwurzeln werden mit 1/4 l kaltem Wasser übergossen und 1/2 Stunde stehen gelassen, wobei gelegentlich umgerührt werden muss. Nach einem letzten gründlichen Umrühren die Flüssigkeit abseihen (Mull hat sich sehr bewährt) und auf Trinktemperatur erwärmen. Zum Gurgeln ungesüßt, als Hustenmittel mit Honig vermischt. Nur die Eibischwurzeln aus der Apotheke verwenden – diese sind garantiert ohne schädlichen Schimmel.

Bei Halsschmerzen helfen entzündungswidrige Halsspülungen mit **Salbei** sowie Gurgeln mit **Johanniskrautöl, Apfelessigwasser** (ein Esslöffel Apfelessig auf ein Glas Wasser), Sonnenhutlösung (25 bis 30 Tropfen Sonnenhuttinktur auf ein Glas warmes Wasser). Man kann auch mit schwarzem **Johannisbeersaft** gurgeln und ihn trinken.

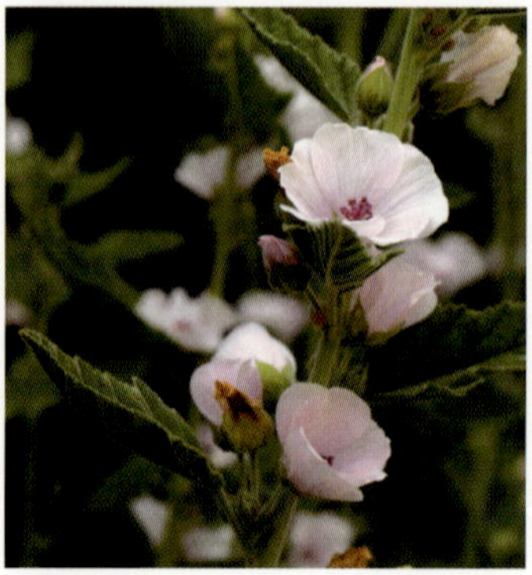

Eibisch

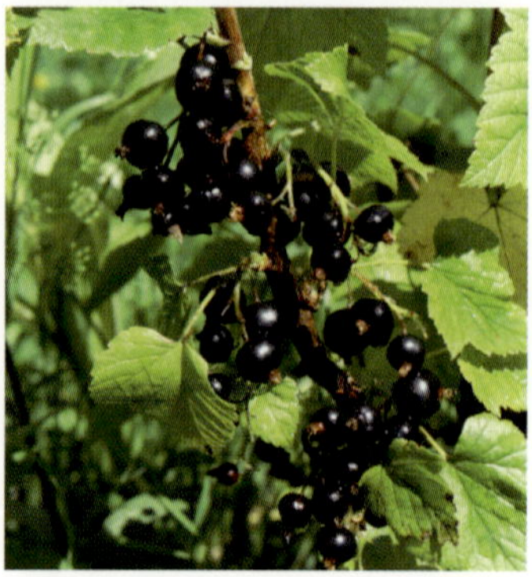

Johannisbeere

Teemischung 1

Für Inhalationen bei allen **Atemwegserkrankungen,** z. B. **Schnupfen, Husten, Bronchitis, Nebenhöhlenerkrankungen** und auch für **Halsentzündungen.** Die ätherischen Öle wirken gegen Bakterien, sind entzündungswidrig und haben einen abschwellenden Effekt auf die Schleimhäute. Der Tee ist auch zum Aufschnupfen bestens geeignet.

40 g Holunderblüten
40 g Kamillenblüten
30 g Thymianblätter

Zwei gehäufte Esslöffel der Teemischung in einem Topf mit 1/2 l kochendem Wasser übergießen; mit einem Tuch über dem Kopf 10 – 15 Minuten die Dämpfe einatmen.

Wenn Fieber, Kopf- und Gliederschmerzen dazukommen, empfiehlt sich folgende Teemischung.

Teemischung 2

Lindenblüten,
Weidenrinde,
Holunderblüten
zu gleichen Teilen

1 EL Teemischung wird mit einer Tasse heißem Wasser übergossen, 10 Minuten ziehen lassen, abseihen und 3-mal täglich eine Tasse Tee trinken.

Hämorrhoiden

Eichenrinde

Zinnkraut

Hamamelis

Faulbaumrinde

Wasserpfeffer

Rosskastanie

Steinklee

Tigerkraut

Mäusedorn

Hämorrhoidentee

Zur Linderung von Juckreiz und Entzündungen mit folgendem Brennen und Nässen werden verschiedene Arzneimittel als Analsalben eingesetzt. Sie können nur bei äußeren Hämorrhoiden ihren Zweck erfüllen.

Nehmen Sie regelmäßig kühle Sitzbäder mit 3 Liter **Eichenrindentee** (auch gemischt mit Blutwurz) oder **Zinnkrauttee.**

Sie können dem fertigen Tee auch Eiswürfel zusetzen, damit sich die Gefäße zusammenziehen.

Nützen Sie vor allem eine Neuentdeckung der Medizin: die Kraft aus dem uralten indianischen **Hamamelis-Strauch.** Unter einer 21-Tage-Behandlung mit Hamamelis-Extrakt in Salbenform kann es schon in der ersten Woche zu einer deutlichen Besserung von Blutungen, Brennen, Schmerzen und Juckreiz kommen. Zur Pflege kann auch sehr gut die Ringelblumensalbe eingesetzt werden, sie wirkt heilend auf die entzündete Haut.

Um den Stuhl weich zu halten und damit das Pressen zu reduzieren, kann man vorübergehend auf abführende Heilpflanzen zurückgreifen: **Faulbaumrinde** ist hier angezeigt.

1 Teelöffel Faulbaumrinde mit 1/4 Liter Wasser kurz aufkochen, abseihen oder etwa 12 Stunden in kaltem Wasser ausziehen, dann abseihen und erwärmen.

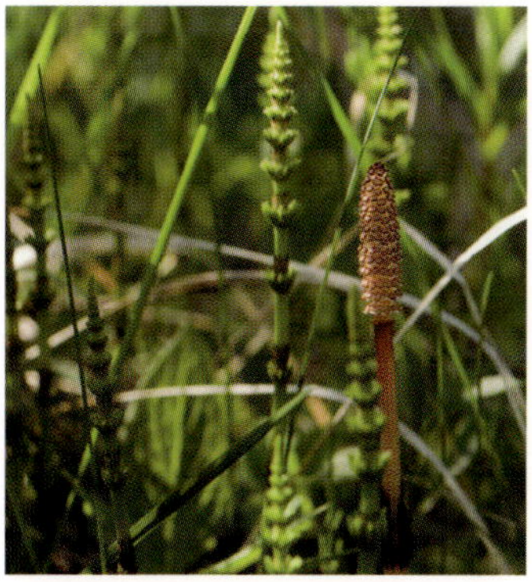

Zinnkraut

Ein guter **Hämorrhoidentee** hat entzündungshemmende, abführende und krampfstillende Komponenten.

Bei leicht blutenden Hämorrhoiden ist der **Wasserpfeffer** angezeigt. Man trinkt täglich 1 Tasse Tee (1 Teelöffel Droge wird mit einer Tasse heißem Wasser überbrühen, 10 Minuten ziehen lassen, abseihen).

Zur Stärkung der Venen dient die **Rosskastanie** in hochdosierter Kapselform, die es in zahlreichen fertigen Arzneispezialitäten gibt.
Auch Salben und Zäpfchen stehen zur Verfügung. Letztere mildern Entzündung und Juckreiz vor Ort.
Weitere Heilpflanzen zur Stärkung der Venen, auch bei Hämorrhoiden, sind: Der **Steinklee** als Tee (2 Teelöffel Droge mit einer Tasse Wasser überbrühen, 10 Minuten ziehen lassen, 3- bis 4-mal täglich eine Tasse Tee trinken, auch als Tinktur und Extrakt erhältlich), das **Tigerkraut** (Salbe und Tropfen, rezeptpflichtig) und der **Mäusedorn,** der auch den Juckreiz lindert und in Salben und Gels zur Verfügung steht.

Hämorrhoidentee

Kamille, Fenchel, Sennesblätter, Faulbaumrinde zu gleichen Teilen.

1 Teelöffel der Mischung mit einer Tasse heißem Wasser übergießen, 10 Minuten ziehen lassen, abseihen.

Morgens und abends eine Tasse Tee trinken.

Proktoskopiesche Gradeinteilung der Hämorrhoiden:

1. Grad: Kleine innere Knoten, außen ohne sicht- oder tastbare Verwölbung.

2. Grad: Innere Knoten, die sich beim Pressen verwölben und sich nachher von selbst wieder zurückziehen.

3. Grad: Innere Knoten, die sich nach dem Pressen nicht spontan zurückziehen, aber mit dem Finger zurückgedrückt werden können.

4. Grad: Innere Knoten, die auch mit dem Finger nicht mehr zurückgedrückt werden können.

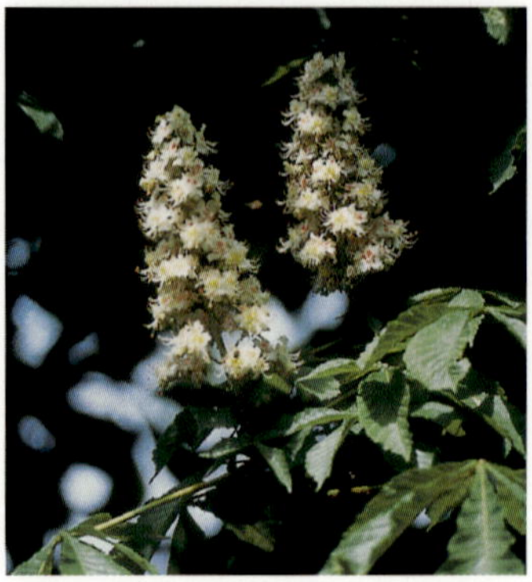

Rosskastanie

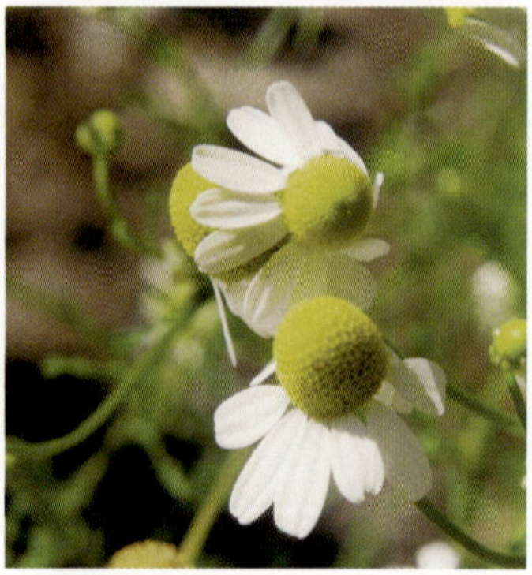

Kamille

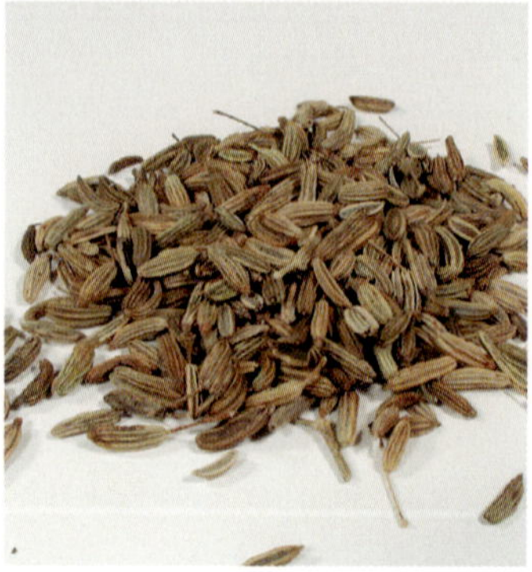

Fenchelsamen

Harnwegs-entzündung

Teemischung

Bakterien sind die bedeutsamste Ursache für Harnwegsentzündungen.
Sie machen sich durch häufigen Harndrang und nur kleine Harnmengen bemerkbar. Heilpflanzen mit Spüleffekt können hilfreich sein.

Sollte Fieber auftreten droht eine Nierenentzündung und der Gang zum Arzt ist erforderlich.

Heilkräuter sind bei leichteren bis mittelschweren Harnwegsinfektionen zum Teil allein und sonst auch in Kombination mit Antibiotika bestens geeignet.

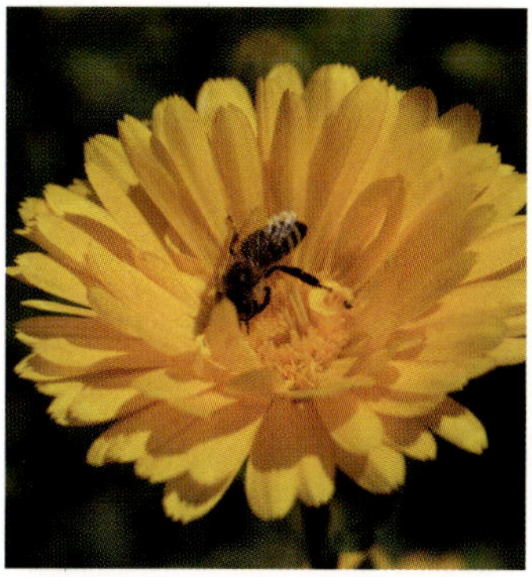

Ringelblume

Teemischung

Ringelblume,
Salbei, Bärentraubenblätter,
Petersilienfrüchte (gestoßen),
Ackerschachtelhalm,
Goldrute, Ehrenpreis,
Stiefmütterchen
zu gleichen Teilen.

1 gehäufter Esslöffel der Teemischung wird mit 1/4 Liter siedendem Wasser überbrüht.

Kurz aufkochen lassen, 10 Minuten zugedeckt ziehen lassen, abseihen und schluckweise trinken.

Einige haben ihren Wirkungsschwerpunkt bei der Bekämpfung von Entzündungen (Bärentraube, Orthosiphonblätter), andere bei der Entwässerung oder der Durchspülung (Birkenblätter, Brennnesselkraut, Schachtelhalmkraut und Bruchkraut).

Zur Durchspülung kann man für den Aufguss mehr kochendes Wasser verwenden (Blasenentzündung).

Hautprobleme

Lavendel

Ringelblume

Petersilie

Salbei

Hamamelis

Frauenmantel

Gesichtsdampfbad

Die Haut ist das größte Organ des Menschen und ständig den verschiedensten mechanischen und chemischen Belastungen ausgesetzt. Kein Wunder, wenn sie oft irritiert ist.

Rund 25 verschiedene Arzneipflanzen haben eine gesicherte Wirkung bei Entzündungen, der Hautpflege und Hautregeneration.

Trockene Haut reinigen: **Lavendel- Gesichtswasser.** In 1/4 l destilliertes Wasser 3 Tropfen Lavendelessenz geben, einen Wattebausch tränken und die Haut reinigen.
Empfindliche, gerötete Haut spricht gut auf Waschungen und Kompressen mit **Ringelblumentee** an. Auch Ringelblumencreme ist hervorragend

dazu geeignet, die Haut zu beruhigen und Entzündungen zum Abklingen zu bringen.

Fette Haut reinigen: **Petersilien-Wasser.** In 1/2 Liter warmes Wasser einen Bund Petersilie einlegen. Eine Messerspitze Borax dazugeben. 1 Stunde ziehen lassen, abseihen, die Haut damit waschen.

Salbei-Hamamelis-Tonikum bei fetter Haut: 3 Esslöffel Salbeiblätter mit 200 ml siedendem Wasser überbrühen, 10 Minuten ziehen lassen, abseihen und abkühlen lassen. Mit 40 ml Hamameliswasser und 40 ml Weingeist (90 %) mischen. Einen Wattebausch tränken und die Haut reinigen.

Frauenmanteltee innerlich bei fetter Haut: 2 Teelöffel Droge mit 1/4 Liter kaltem Wasser zustellen, zum Sieden erhitzen. Vom Feuer nehmen und 10 Minuten zugedeckt ziehen lassen.

3 Wochen lang täglich 2 Tassen Tee trinken. Zusätzlich kann man mit Frauenmanteltee auch Kompressen machen.

Gesichtsdampfbad
(nur bei fetter Haut)

mit Kamille,
Pfefferminze oder Salbei

1/4 Liter Wasser in einem großen Topf zum Sieden bringen, etwa 2 bis 3 Teelöffel Kräuter in das kochende Wasser geben, vom Feuer nehmen, das Gesicht 3 bis 5 Minuten darüber halten. Rosmarin, Salbei, Lindenblüten, Arnika und Schafgarbe sind wertvolle Verbündete gegen fette unreine Haut – als Dampfbad oder Kompresse. Masken mit Heilerde oder Kleie, die man mit Kamillentee anrührt, wirken entzündungshemmend, anregend auf den Stoffwechsel und binden Fett.

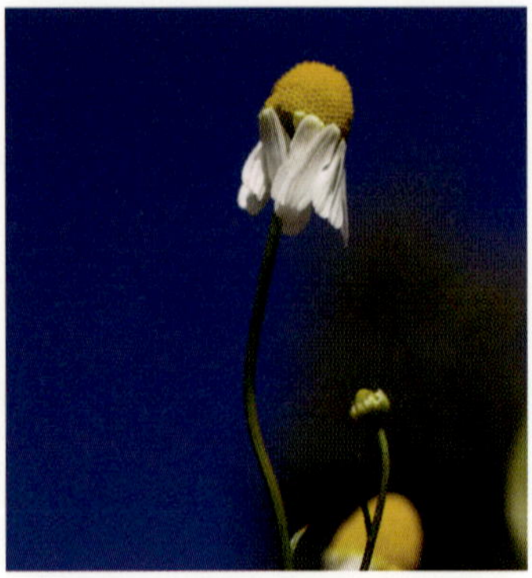

Kamille

Heiserkeit

Salbei

Kamille

Wer heiser ist schont am besten seine Stimme und spricht möglichst wenig.

Anhaltende Heiserkeit über Wochen sollte nicht bagatellisiert werden und zum Arzt führen. Im Normalfall helfen diverse Tees zum Gurgeln, um die Sprache in einigen Tagen wieder zu finden.

Salbeitee kann zum Gurgeln oder Trinken eingesetzt werden. Kamillentee sollte man nur trinken, nicht inhalieren, da **Kamillentee** die Schleimhäute austrocknet.

Wichtig ist, für frische Luft und eine höhere Luftfeuchtigkeit zu sorgen (nasses Handtuch über die Heizung legen). Bei akuter Kehlkopfentzündung einen kalten Halswickel anlegen, bei chronischer Entzündung einen warmen Halswickel.

Hepatitis

Mariendistel

Artischocke

Die Leberentzündung wird meist durch Viren hervorgerufen, die nach dem Alphabet in A (Reisehepatitis), B (Spritzenhepatitis) und dann weiter in C, D und E eingeteilt werden. Gegen A und B existieren Schutzimpfungen.

Alkohol in großen Mengen und über Jahre genossen kann ebenfalls zu einer Leberentzündung führen. Arzneipflanzen als Tee und Extrakt haben in der Lebertherapie einen angestammten Platz. Sie wirken schützend auf die Leberzellen und unterstützen regenerative Vorgänge.

Es gibt zahlreiche Heilpflanzen, die die Entgiftungsarbeit der Leber unterstützen. Allen voran die **Mariendistel,** eine der schönsten und größten Disteln.

Diese Heilpflanze wurde pharmakognostisch besonders intensiv untersucht und klinisch getestet. Die Samen enthalten als vornehmlich wirksamen Bestandteil das Silymarin, das auch als Gegengift bei Knollenblätterpilzvergiftungen gegeben wird. Die Mariendistel entfaltet bei einer Teekur ihre leberschützende und regenerierende Kraft: Ein Teelöffel Mariendistelsamen wird mit 1/4 l kochendem Wasser übergossen. 10 bis 20 Minuten ziehen lassen und ungesüßt vor dem Essen in kleinen Schlucken heiß trinken.

Die Mariendistelsamen kann man mit Pfefferminzblättern mischen, das verbessert den Geschmack und die Wirkung.

Die Pharmaforschung hat auch ein Fertigpräparat geschaffen, das Silymarin (Mariendistel) hochdosiert und standardisiert enthält.

Die **Artischocke** ist ebenfalls für die Leber im Einsatz, ihr wirksamer Bestandteil ist das schon lange bekannte und viel verwendete Cynarin.

Artischocken gibt es in zahlreichen Arzneispezialitäten mit standardisierten Inhaltsstoffen.

Herzbeschwerden

Weißdorn

Mistel

Bei Durchblutungsstörungen und Leistungsschwäche des Herzens stellt die Pharmaforschung heute eine ganze Gruppe von hoch wirksamen Arzneimitteln zur Verfügung. Bei beginnenden Herzbeschwerden ist vor allem Weißdorn eine Option, denn bei manchen Menschen sind Herz- und Kreislauffunktionen und damit der Blutdruck labil. Man fühlt sich nicht so richtig krank, ist aber auch nicht ganz gesund. Das ist jener Bereich, in dem Heilkräuter Hervorragendes leisten. Bei deutlicher Leistungseinbuße

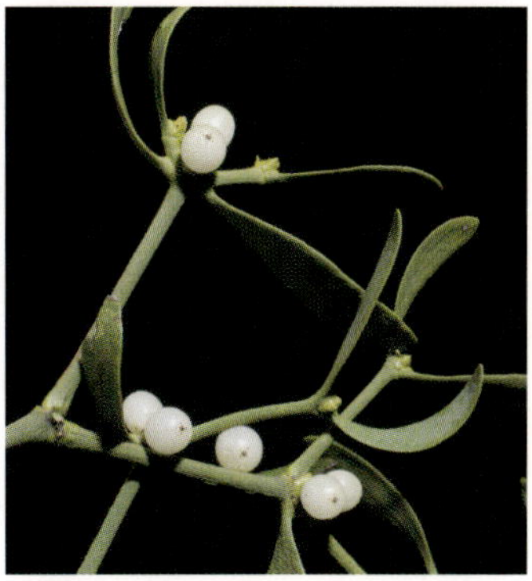

Mistel

gibt es die Möglichkeit Weißdornzubereitungen neben der vom Arzt verordneten Therapie ergänzend einzusetzen. Ob es sinnvoll ist besprechen sie am besten mit ihm.

Die klassische Heilpflanze für die kleine Herztherapie ist der **Weißdorn** (Crataegus-Arten) der vor allem an Waldrändern wächst und dessen Blüten, neben Blättern und Früchten, in der Therapie Verwendung finden.

Der Weißdorn hat sich mit der Zeit zu einem der gebräuchlichsten Herzmittel entwickelt, die Hauptwirkstoffe sind Flavonoide, Catechine etc. Die Inhaltsstoffe des Weißdorns haben mit den Inhaltsstoffen des Fingerhuts nichts zu tun – der Weißdorn enthält keine digitalisähnlichen Substanzen.

Der volle Effekt entsteht durch die Summe einer ganzen Reihe von Haupt- und Nebenwirkstoffen. Durch den Weißdorn wird vor allem eine bessere Durchblutung der Herzgefäße erzielt, die Herzmuskelzellen werden aktiviert und besser ernährt, die Anfallsbereitschaft bei Angina pectoris wird herabgesetzt und subjektive Herzbeschwerden werden behoben. Vor allem kann dem altersmäßigen Abbau der kardialen Leistungsfähigkeit begegnet werden. Dem Crataegus kommt offensichtlich auch eine regulierende Wirkung zu. Funktionelles Herzklopfen und funktionelle Extrasystolen lassen sich deutlich bessern.

Weißdorn ist keinesfalls geeignet zur Beendigung eines Angina-pectoris-Anfalles oder bei akuter Herzschwäche, ebenso kommt dem Weißdorn keine eigenständige blutdrucksenkende Wirkung zu.

Wird eine milde blutdrucksenkende Wirkung erwünscht, ist **Mistel** zu empfehlen.

Nur eine lang dauernde kurmäßige Anwendung von Weißdornzubereitungen (Tee oder Tinktur) stärkt die Herztätigkeit. Am besten nimmt man 3-mal täglich eine Tasse Tee – oder 3-mal täglich 15 bis 20 Tropfen Tinktur mit etwas Wasser verdünnt.

Tee-Zubereitung:

Zwei gehäufte Kaffeelöffel getrockneter Blüten (können auch mit getrockneten, zerkleinerten Früchten gemischt sein) mit 1/4 l siedendem Wasser übergießen und nach 10 Minuten abseihen.

Herzkrankheit, koronare

Weißdorn

Heute gibt es ein etabliertes mikrochirurgisches Verfahren verengte Gefäße mit einem kleinen Ballon am Ende eines Katheters aufzudehnen und damit wieder durchgängig zu machen.

Diese Behandlungsform steht bei der Behandlung von verengten Herzkranzgefäßen zusammen mit einer Reihe von Medikamenten im Vordergrund der Therapie. Grundsätzlich kann man auch bei dieser Erkrankung alle naturheilkundlichen Maßnahmen einsetzen, sollte sie aber mit dem behandelnden Arzt absprechen.

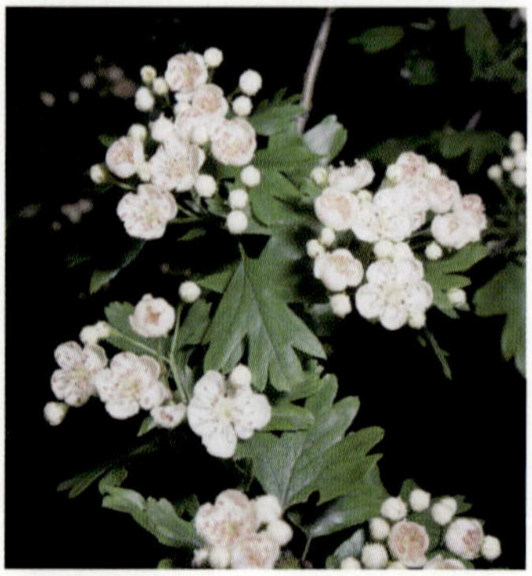

Weißdorn

Die Wirkung des **Weißdorns** (Blüten und Blätter) ist vor allem im frühen Stadium der Durchblutungsstörung nachgewiesen. Empfehlenswert ist ein standardisiertes Präparat aus der Apotheke oder der Weißdorntee.

Rezept:

2 Teelöffel Weißdornblüten oder Blüten mit Blättern werden mit 1/4 Liter heißem Wasser überbrüht.

20 Minuten ziehen lassen, mit Honig süßen. 2- bis 3-mal täglich eine Tasse Tee ist die richtige Dosierung.

Man kann keine unmittelbare Besserung erwarten, sondern der vollkommen unschädliche Weißdorntee muss über längere Zeit getrunken werden. Als alleinige Therapie ist Weißdorn in der Regel unzureichend, kann aber als Ergänzung die Attackenhäufigkeit senken und andere Medikamente reduzieren helfen.

Herzmuskelschwäche

Weißdorn

Adoniskraut

Maiglöckchen

Meerzwiebel

Herz- und Kreislauftee

Herztee

Sie zählt zu jenen Erkrankungen, bei denen der pharmakologische Fortschritt den Ärzten neue, höchst wirksame und lebensverlängernde Präparate in die Hand gegeben hat.

Die so genannte Herzinsuffizienz kann mit ihnen jahrelang stabilisiert werden, wobei Arzneipflanzen unterstützend Charakter haben (siehe koronare Herzkrankheit).

Der **Weißdorn** ist bei Herzschwäche eine geeignete Heilpflanze, denn die Wirkstoffe sorgen für eine Verbesserung der Herzfunktionen und haben einen günstigen Einfluss auf die Herzmuskelzellen. Die körperliche Belastbarkeit nimmt wieder zu. Weißdorn steht als Teedroge, aber auch als Tinktur und in vielen Arzneispezialitäten standardisiert zur Verfügung. Früher gern verwendete Heilpflanzen wie **Adoniskraut, Maiglöckchen** und **Meerzwiebel** haben heute keine Bedeutung mehr. Wegen der möglichen Wechselwirkungen mit Herzmedikamenten (Hauptwirkstoffe mit digitalisartiger Wirkung) ist unbedingt der behandelnde Arzt zu fragen. Unter keinen Umständen eine eigenmächtige Therapie!

Herz- und Kreislauftee

Folgende Kräuterteemischung bei leichter, beginnender Herzschwäche:

Mistelkraut, Weißdornblätter mit Blüten, Rosmarinblätter und Melissenblätter je 25 Gramm.

1 EL der Mischung wird mit 150 ml siedendem Wasser übergossen und abgeseiht. Morgens und mittags eine Tasse Tee trinken.

Herztee

Weißdornblüten, Lavendel, Schlüsselblume mit Kelch, Rosmarin, Melisse, Raute, Mistel zu gleichen Teilen.

1 gehäuften Esslöffel der Mischung mit 1/4 l siedendem Wasser überbrühen, zugedeckt 10 Minuten ziehen lassen, abseihen und zweimal täglich 1 Tasse Tee trinken.

Heuschnupfen

Vorsicht vor bestimmten Pflanzenfamilien!

Ausnahmsweise gilt es hier Arzneipflanzen eher zu meiden, statt sie anzuwenden. Denn eine ganze Reihe von Vertretern von eingesetzten Pflanzenfamilien können bei Kontakt mit den Schleimhäuten der Nase, der Lunge oder des Magens allergische Reaktionen auslösen.

Bei der Verwendung von Heilpflanzen muss man beachten, dass Pollenallergiker besonders häufig von **Kreuzallergien** betroffen sind. Das heißt, sie reagieren auch allergisch auf Heilpflanzen, die mit den Pflanzen, gegen die sie allergisch sind, verwandt sind. Solche **Pflanzenfamilien** sind z. B.: Rosengewächse: Apfel, Birne, Pfirsich, Brom-, Him- und Erdbeeren, Mandeln, Hagebutten, Kirschen, Marillen, Zwetschken, Pflaumen und Quitten.

Hülsenfrüchte sind mit Erdnüssen, Sojabohnen und Johannisbrot verwandt.
Verwandte der Tomaten und der Kartoffel sind Melanzani (Auberginen), Chili, Tabak und Paprika.
Liliengewächse: Zwiebel und Knoblauch, auch Lauch (Porree), Schnittlauch, Bärlauch, Spargel, Aloe und Maiglöckchen. Auch die Kräuter Basilikum, Bohnenkraut, Minze, Lavendel, Majoran, Thymian, Ysop, Melisse, Oregano, Rosmarin, Salbei und Taubnessel gehören derselben Pflanzenfamilie an.

Zur Familie der Doldengewächse zählen Anis, Dill, Engelwurz, Fenchel, Karotten, Kerbel, Koriander, Kümmel, Liebstöckel, Myrrhe, Pastinak, Petersilie und Sellerie.

Zu guter Letzt gehören auch noch Absinth (Wermut), Arnika, Artischocke, Chicoree, Chrysanthemen, Ringelblumen, Kamille, Löwenzahn, Schafgarbe, Sonnenblume und die aus den Tropen auf unsere Märkte kommende Topinambur einer gemeinsamen Pflanzenfamilie an.

Zu dieser letztgenannten Familie gehört auch die tropische Chrysantheme Pyrethrum, deren Wirkstoff sich in vielen, vor allem »biologischen« Insektenvertilgungsmitteln findet. Eigenvorsorge mit Berücksichtigung eigener Erfahrungswerte hat hier besondere Bedeutung.

Husten

Spitzwegerich

Schlüsselblume

Eibisch

Thymian

Wollblume

Sonnentau

Efeu

Zinnkraut

Eukalyptus

Latschenkiefer

Pfefferminze

Teemischung

Beim Husten wird explosionsartig Luft mit einer Geschwindigkeit von bis zu 900 km/h ausgeatmet. Solange aufliegender Schleim dabei entfernt wird, soll man den Husten nicht dämpfen. Beim trockenen Reizhusten besteht hingegen Bedarf an guten Hustendämpfer. Aus dem Pflanzenreich bietet sich ein breites Angebot von entsprechenden Heilpflanzen an.

Die Heilkräuter gegen Husten haben in erster Linie eine schleimlösende und schleimverdünnende Wirkung. Man muss darauf achten, mehr zu trinken, wenn man schleimlösende Arzneien oder auch Heilpflanzen verwendet. Als Tee führt man die benötigte Flüssigkeit und die Extraktivstoffe der Heilpflanze zugleich zu. Daher haben sich Tees so bewährt.

Spitzwegerich (Plantago lanceolata): Eigentlich sind alle drei Wegerich-Arten – auch der mittlere Wegerich und der Breitwegerich – als Heilpflanzen verwendbar, doch der Spitzwegerich hat eindeutig die Nase vorne. Mit seinem Schleim, den Bitterstoffen, der Kieselsäure und dem Glykosid Aucubin ist er ein ausgezeichnetes Hustenmittel, zusätzlich hat er eine, wenn auch bescheidene antibiotische Wirkung. Neben Husten, Heiserkeit, Asthma, Fieber und Erkältung ist Spitzwegerich auch bei Keuchhusten oft symptomlindernd. Ein bis zwei Teelöffel Spitzwegerichblätter mit 1/4 l kochendem Wasser übergießen und 15 Minuten ziehen lassen. Mit Honig gesüßt, wird die Wirkung verstärkt.

Saft:

Frische (oder auch getrocknete) Spitzwegerichblätter verreiben und mit etwas Wasser zum Sieden bringen. Ohne abzuseihen mit viel Honig vermischen. Einmal in der Stunde einen Teelöffel Saft nehmen.

Schlüsselblume (Primula veris): Bei diesem Frühlingsboten ist es das sehr reichlich enthaltene Saponin, das beim Abhusten zäher Sekrete Unterstützung leistet. Schlüsselblumen – die Wurzel ist vor allem gefragt – stehen als Tee (1 Teelöffel zerkleinerter Schlüsselblumenwurzeln mit 1/4 l Wasser aufsieden und 5 Minuten ziehen lassen; Blüten sind weniger wirksam; zwei bis drei Tassen am Tag) und auch als Sirup (1 Teelöffel Wurzelstücke mit wenig Wasser rund 5 Minuten kochen, abseihen und mit Honig vermischen; bei Bedarf löffelweise nehmen) im Gesundheitseinsatz.
Die Schlüsselblume ist für ältere Menschen mit Husten eine besondere Hilfe, da sie nicht nur das Aushusten erleichtert, sondern auch harntreibend wirkt und damit den Kreislauf und das schwache Herz entlastet. Eine Teemischung mit drei Teilen Schlüsselblumenwurzeln und je einem Teil Anis und Fenchel, gesüßt mit Honig, hilft bei fast allen Hustenproblemen.

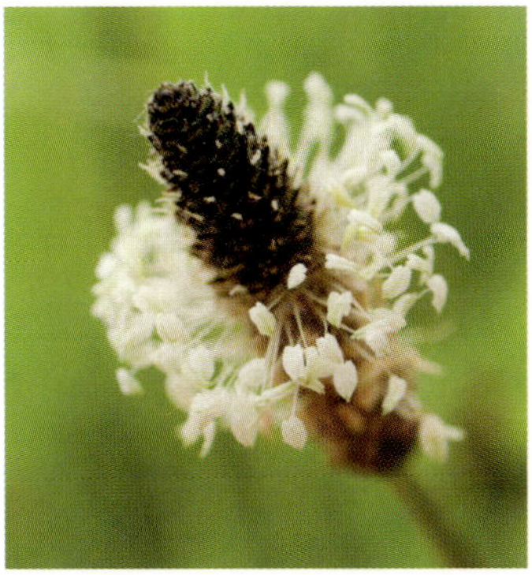

Spitzwegerich

Eibisch, auch weiße Malve, Heilwurz (Althaea officinalis): Es ist vor allem der hohe Schleimgehalt aus der Wurzel dieser Pflanze, die zur Familie der Malvengewächse zählt, der einerseits beruhigend wirkt, andererseits das Aushusten erleichtert.

Ein weiterer wichtiger Anteil ist die Stärke, die nicht herausgelöst werden soll und folgende Art der Teezubereitung erfordert: Etwa zwei Teelöffel der geschnittenen Eibischwurzeln werden mit 1/4 l kaltem Wasser übergossen und 1/2 Stunde stehen gelassen, wobei gelegentlich umgerührt werden soll. Nach einem letzten gründlichen Umrühren die Flüssigkeit abseihen (Mull hat sich sehr bewährt) und auf Trinktemperatur erwärmen.

Zum Gurgeln ungesüßt, als Hustenmittel mit Honig vermischt. Nur Eibischwurzeln aus der Apotheke verwenden – diese sind garantiert ohne schädlichen Schimmel.

Thymian (Thymus vulgaris): Die auswurffördernde, krampflösende, entzündungshemmende Wirkung des Thymians ist vielfach belegt. Er wird als Tee allein oder in verschiedenen Teemischungen bei Husten, Bronchitis und Keuchhusten verwendet. Ein gehäufter Teelöffel Thymiankraut wird mit 1/4 Liter Wasser zum Sieden gebracht oder gleich mit siedendem Wasser übergossen. 10 Minuten ziehen lassen, abseihen und mit Honig gesüßt trinken. 3 Tassen täglich ist die richtige Dosierung. Es gibt auch fertige Sirupe, die Thymian enthalten. Thymian ist auch als Badezusatz sehr zu empfehlen, die ätherischen Öle werden über die Haut und über die Atemwege aufgenommen. Für ein Vollbad übergießt man 100 g Thymiankraut mit 1 Liter kochendem Wasser, 15 bis 20 Minuten ziehen lassen und dem Badewasser zusetzen.

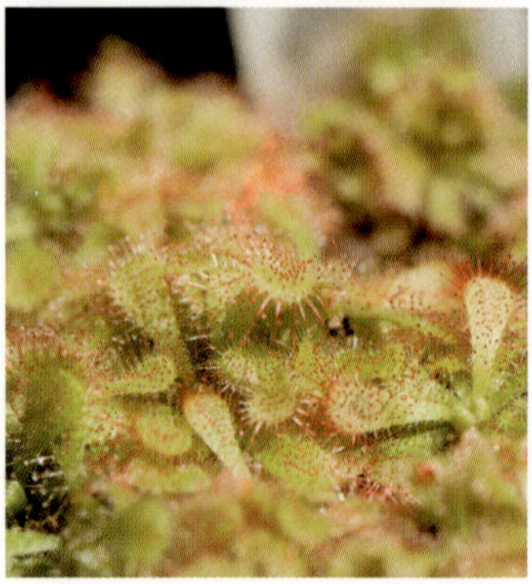

Sonnentau

Wollblume (Verbascum – Arten): Die Wollblume (Königskerze) ist eine beliebte Heilpflanze gegen Husten, die Inhaltsstoffe wirken reizlindernd, schleimlösend und fördern das Aushusten. Wollblumen sind Bestandteil verschiedener Hustenteemischungen und werden selten allein verwendet.

Sonnentau (Drosera rotundifolia): Der Sonnentau wächst in den Hochmooren und ist eine fleischfressende Pflanze, deren Blattrosette mit Drüsenhaaren besetzt ist. Diese sondern ein zähes Sekret ab, in dem kleine Insekten hängen bleiben und dann durch ein anderes fermentartiges Sekret verdaut werden. Der Sonnentau ist vom Aussterben bedroht und darf nicht gesammelt werden. Die Medizin verwendet Sonnentau in Tinkturen und Fluidextrakten, auch gemischt mit Thymian-Zubereitungen als Hustenmittel, besonders für Kinder. Als Tee (Einzeldroge) angewendet, sollte man nicht mehr als eine Tasse täglich trinken, Überdosierungen können zu verstärkten Hustenanfällen führen.

Gelegentlich ist Sonnentau Bestandteil von Teemischungen.

Zu den auswurffördernden Hustenmitteln gehört auch der **Efeu** (Hedera helix), der in Teemischungen oder als Fertigpräparat (Prospan) in den Handel kommt. Zur Steigerung der Widerstandskräfte ist das **Zinnkraut** (Herba Equiseti) zu empfehlen, womit man vor allem bei chronischen Bronchitiden Hilfe bringen kann.

Schleimlösend wirken Brusteinreibungen mit **Eukalyptus-, Latschenkiefer- und Pfefferminzöl** in Salben- oder Gelform. Man gibt sie auch in Mischungen zur Inhalation bei allen Atemwegserkrankungen, wie Schnupfen, Husten, Rachen- und Luftröhrenentzündung, Bronchitis und Erkrankungen der Nebenhöhlen. Die ätherischen Öle wirken entzündungshemmend, abschwellend auf die Schleimhäute und außerdem antibakteriell.

Nachfolgender Tee ist zum Freimachen der Nasenwege bestens geeignet.

Teemischung:

Holunderblüten 40 g; Kamillenblüten 40 g; Thymianblätter 30 g. Zwei gehäufte Esslöffel der Teemischung in einem Topf mit 1/2 l kochendem Wasser übergießen; mit einem Tuch über dem Kopf 10 – 15 Minuten die Dämpfe einatmen.

Bewährte Husten-Tee-mischungen

5 g Sonnentau
15 g Thymian
10 g Spitzwegerich

Nach Genuss von Sonnentautee färbt sich der Harn dunkel! Es kommt zu einer Schleimproduktion, die man mit Tee aus schleimlösenden Heilpflanzen unterstützen kann:

Primelwurzel,
Wollblumenblüten,
Eukalyptusblätter
zu gleichen Teilen

1 Esslöffel Teemischung mit einer Schale heißem Wasser übergießen, 10 Minuten ziehen lassen, abseihen und dreimal täglich eine Schale trinken.

10 g Malvenblüten
10 g Wollblumen
20 g Eibischblätter
10 g Thymiankraut
20 g Eibischwurzel
25 g Süßholzwurzel
5 g Anisfrüchte, zerstoßen

Ein Esslöffel Teemischung mit einer Tasse heißem Wasser übergießen, 10 Minuten ziehen lassen, abseihen und dreimal täglich eine Tasse Tee trinken.

Kaltfuß, kalte Hände

Rosmarin
Arnika
Weißdornblüten

Zur Durchblutungsförderung kann man sich Bäder bereiten und Tinkturen einnehmen. Wenn Finger und Hände zeitweilig ganz weiß und blutleer erscheinen, kann eine krankhafte Durchblutungsstörung vorliegen (Morbus Raynaud), die ärztlich abgeklärt gehört.

Bei kalten Händen und kalten Füßen empfehlen sich Bäder mit durchblutungsfördernden Heilpflanzen, z. B. **Rosmarin.** Im Bad kann zusätzlich eine Bürstenmassage gemacht werden, die die Wirkung verstärkt.

Eine bewährte durchblutungsfördernde Heilpflanze ist auch **Arnika,** für innerliche Anwendung darf man sie nicht überdosieren.

Für den Tee nimmt man 1 – 2 Teelöffel getrockneter Blüten und übergießt diese mit kochendem Wasser. Vor dem Abseihen 10 Minuten ziehen lassen.

Auch Arnikatinktur kann man mit Wasser verdünnen, und zwei- bis dreimal täglich mindestens drei, höchstens zehn Tropfen einnehmen.

Verbessern lässt sich die Durchblutung auch von innen mit **Weißdornblütentee:**

Zwei Teelöffel mit 1/4 l kochendem Wasser überbrühen, 20 Minuten ziehen lassen, je nach Bedarf mit Honig süßen. Oft sind auch Einreibungen mit kampferhaltigen Lotionen oder anderen ätherischen Substanzen (Rosmarin, Lavendel usw.) sinnvoll.

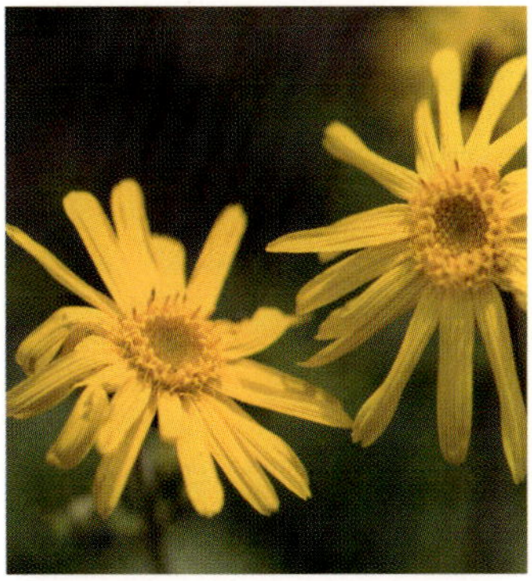

Arnika

Kehlkopfentzündung

Eibisch

Sie kann in Folge von Erkältungskrankheiten, durch Überbeanspruchung der Stimme, oder im Zusammenhang mit einer Allergie auftreten.

Man erkennt sie durch den unnatürlichen Stimmklang, Kitzeln oder Kratzen im Hals und Räusperzwang.

Bei einer mehr als dreiwöchigen Heiserkeit sollte man sich unbedingt vom Hausarzt oder besser von einem Hals-Nasen-Ohrenarzt untersuchen lassen.

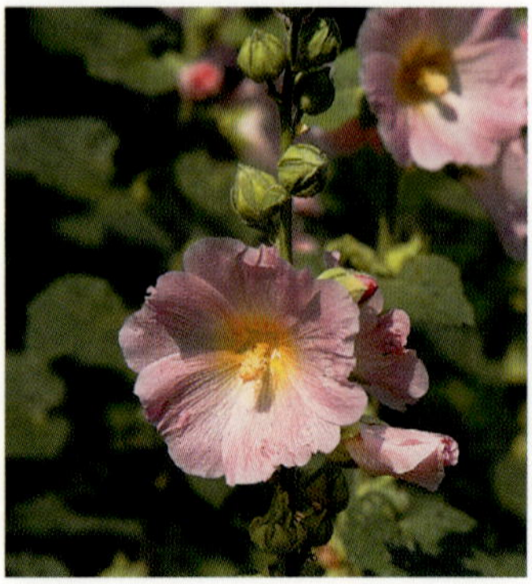

Eibisch

Eibischtee ist bei Kehlkopfentzündung angezeigt. Es ist vor allem der hohe Schleimgehalt aus der Wurzel dieser Pflanze, die zur Familie der Malvengewächse zählt, der einerseits beruhigend wirkt, andererseits das Aushusten und die Atmung erleichtert. Ein weiterer wichtiger Faktor ist die Stärke, sie bedingt auch die etwas ungewöhnliche Art der Teezubereitung.

Zubereitung:

Etwa zwei Teelöffel der geschnittenen Eibischwurzeln werden mit 1/4 l kaltem Wasser übergossen und 1/2 Stunde stehen gelassen, wobei gelegentlich umgerührt werden muss. Nach einem letzten gründlichen Umrühren die Flüssigkeit abseihen (Mull hat sich sehr bewährt) und auf Trinktemperatur erwärmen.

Zum Gurgeln ungesüßt, als Hustenmittel mit Honig vermischt konsumieren. Nur Eibischwurzeln aus der Apotheke verwenden – diese sind garantiert ohne schädlichen Schimmel.

Kinderkrankheiten, allgemein

Fenchel

Anis

Kümmel

Majoran

Safran

Veilchenwurzel

Heidelbeere

Spitzwegerich

Thymian

Johanniskraut

Salbei

Baldrian

Hopfen

Melisse

Apfelschalen

Beruhigende Teemischung

Kindertee

Bei folgenden Krankheitszeichen soll keine Zeit mit eigenen Behandlungsversuchen verschwendet werden, sondern es ist so schnell wie möglich ein Arzt zu kontaktieren.

- Erbrechen bei aufgetriebenem Leib, galligem Erbrechen, Erbrechen von Blutschlieren;
- anhaltender Durchfall bei Säuglingen und Kleinkindern;
- spontan einsetzende Atemstörungen mit Geräuschen;
- plötzlicher Husten ohne Atemwegsinfekte (Gegenstände verschluckt?);
- Ohrenschmerzen;
- Nackensteife (in Beugehaltung), Anfälle mit Fieber, oder Fieberkrämpfe sind Hinweise auf Gehirnhautentzündung;
- Gewichtsverlust;
- asthmatische Anfälle, die auf die übliche Behandlung nicht ansprechen.

»Schreikinder«

»Schreikinder sind Gedeihkinder« hieß es früher einmal. Mittlerweile weiß man, dass Babys so gut wie nie grundlos schreien.
Dennoch steht die besorgte Mutter oft vor einem Rätsel: Das Kleine ist gefüttert, frisch gewickelt und hat die Schmusestunde hinter sich – es müsste eigentlich zufrieden im Körbchen liegen. Tut es aber nicht. Es schreit, dass die Wände wackeln. Blähungen könnten die Ursache sein. Der klassische Tee dagegen ist aus **Fenchel;** er wirkt krampfstillend gegen Koliken. Proteste dagegen sind selten – der Tee liegt auf der bevorzugten Geschmacksebene der Säuglinge.

Auch **Anis** und **Kümmel** wirken hervorragend. Etwas ungewöhnlich, aber den Versuch wert ist eine Salbe gegen Blähungen – eine Salbe aus **Majoran!** Es gibt sie in vielen Apotheken und Drogerien. Schließlich ist das Baby nach den Mahlzeiten nicht immer geneigt, weitere Flüssigkeit aufzunehmen.

<u>Zubereitung:</u>

Einen Teelöffel Majoran zu Pulver zerstoßen und mit einem Teelöffel Weingeist übergießen. Nach einigen Stunden fügt man einen Teelöffel frische Butter dazu und erwärmt die Mischung etwa 10 Minuten lang im Wasserbad. Nach dem Abseihen ist die aromatisch duftende Salbe – die sich allerdings nicht lange hält – gebrauchsfertig. Anwendung: Gegen Blähungen rund um den Nabel einreiben. Die Majoran-Salbe, vorsichtig außen und innen in die Nase geschmiert, bremst auch Schnupfen.

Zahnen

Ein anderes Problem, das Babys zum Schreien und Eltern zur Verzweiflung treibt, ist das Zahnen. Wenn das Zahnfleisch prall geschwollen ist und schmerzt, kann eine sanfte Massage mit **Safran** Linderung verschaffen.

Früher wurde auch die so genannte **Veilchenwurzel** (sie riecht zwar nach dieser Blume, stammt aber von einer Irisart) den Kleinen zum Beißen gegeben oder ein Leinensäckchen mit Kalmuswurzel aufgelegt – Hilfsmittel, die auch heute nicht zu verachten sind.

Durchfall

Durchfall und die damit verbundenen Schmerzen bringen Babys ebenfalls zum Weinen, Heidelbeeren helfen.

Heidelbeere (Schwarzbeere), Vaccinium myrtillus L.: Heidelbeersträucher können bis zu 30 Jahre alt werden. Die dunkelblauen, gereiften Früchtchen haben viele Vitamine, dazu Pektin sowie Zitronen- und Apfelsäure.

Für die Kleinen sind getrocknete Heidelbeeren gleich doppelt gut: Zum einen stopft der hohe Gerbstoffanteil, der sich erst im Darm entfaltet und den Magen schont, zum anderen hat der blaue Farbstoff eine entzündungs- und bakterienhemmende Wirkung, sodass das schmerzhaftes Wundsein unterbleibt.

Drei gehäufte Esslöffel getrocknete Heidelbeeren mit 1/2 l kaltem Wasser aufkochen, 10 Minuten am Kochen halten und dann abseihen. Anwendung: Im Fläschchen wie andere Teearten. Sobald der Stuhl des Babys deutlich blau ist – meist nach ein bis zwei Tagen – ist das Ziel erreicht.

Achtung:
Kleinkinder und Babys mit Durchfall sollte man, wenn der Zustand sich nicht am gleichen Tag bessert, zum Kinderarzt bringen; Austrocknung und Kreislaufschwäche durch Verlust von Wasser und Elektrolyten können bedrohlich werden.

Husten

Mit Ausreden zur Verzögerung des Zu-Bett-Gehens sind Kinder große Meister, aber wenn es heißt: »Mami, ich muss husten und kann nicht schlafen«, so ist das nur selten eine Notlüge. Ein guter Partner gegen Husten ist **Spitzwegerich,** da er – mit Honig angereichert – gut schmeckt und von den Kleinen meist ohne Überredungskünste genommen wird.

Auch Anistee ist wirkungsvoll einzusetzen. Bei Keuchhusten ist **Thymian-Sirup** (in Apotheken, Drogerien und Reformhäusern erhältlich) eines der besten Mittel, denn das ätherische Öl wird über die Lungenbläschen ausgeschieden, kann also seine Wirkung »vor Ort« entfalten.

Auch als Badezusatz entwickelt Thymian seine Kräfte: Die ätherischen Öle werden über die Haut resorbiert und die flüchtigen Anteile werden eingeatmet.

Als Heilpflanze wird das ganze Kraut zur Zeit der Blüte verwendet. Die ätherischen Öle Cymol, Thymol und Carvacrol sowie Gerbstoffe und Harz sind für die auswurffördernde, krampfstillende und entzündungshemmende Wirkung verantwortlich.

Der wildwachsende Thymian der Mittelmeerländer enthält besonders viele ätherische Öle.

Mehrmals täglich einen Teelöffel Sirup, in schweren Fällen alle zwei Stunden.

Bettnässen

Wenn sich auch mittlerweile herumgesprochen hat, dass Bettnässen bei größeren Kindern (und Erwachsenen) kaum einmal eine Erkrankung der Organe (lediglich etwa 3 Prozent), sondern vor allem ein psychisches Problem ist, so belastet es doch Eltern und Kind gleichermaßen.

Hier kann **Johanniskrauttee** die Wende zum Besseren bringen. Er wirkt über das Nervensystem, der Inhaltsstoff Hypericin beruhigt.

Auch Johanniskrautsäfte und Dragees wirken gut. Dazu die ganze Palette der Kneipp`schen Ordnungstherapie.

Schulstress

Liebevolle Zuwendung, Beruhigung und etwas psychische Aufhellung sind auch größeren Kindern dienlich, wenn die Schule zur Belastung wird.

Neben dem bereits mehrfach erwähnten Johanniskrauttee gehört auch **Salbei** zu jenen Pflanzen, die Lebensfreude vermitteln, ebenso beruhigen **Baldrian, Hopfen** und **Melisse.**

Ein probates Mittel, um nervösen Kindern im Schulstress zu helfen, ist auch **Apfelschalentee,** nur mit Honig gesüßt: Frische oder getrocknete, ungespritzte Apfelschalen mit kochend heißem Wasser überbrühen, zwei bis drei Minuten ziehen lassen, abseihen und mit Honig süßen. Honig wirkt übrigens auch leistungssteigernd

– allerdings führen nicht hohe Einzeldosen, sondern regelmäßiger Genuss zum erwünschten Ziel: ein widerstandsfähiges, gesundes und fröhliches Kind, das Schulprobleme meistert.

Auf folgende Teemischungen sprechen besonders Kinder an, die nervös und unruhig sind, sich schwer konzentrieren können und mit der Schule Probleme haben:

Beruhigende Teemischung

30 g Passionsblumenkraut
30 g Melissenblätter
20 g Hopfenzapfen

Drei gehäufte Teelöffel der Teemischung mit 1/4 l siedendem Wasser übergießen und in bedecktem Gefäß etwa 15 Minuten lang ausziehen.

Kindertee

Eine bewährte Teemischung gegen Blähungen und bei krampfartigen Beschwerden im Magen-Darm-Bereich:

15 g Pfefferminzblätter
40 g Kamillenblüten
25 g Fenchel
15 g Malvenblätter
5 g Baldrianwurzel

Kind, Dreitagefieber

Holunderblüten

Lindenblüten

Weidenrinde

Fiebertee

Das Dreitagefieber ist eine ansteckende akute Viruserkrankung, die am häufigsten Kinder zwischen sechs und 24 Monaten betrifft und durch plötzlich auftretendes, drei bis vier Tage dauerndes hohes Fieber mit anschließendem Hautausschlag auffällt. Der vergeht nach einigen Tagen von selbst. Wer einmal am Dreitagefieber erkrankte, ist lebenslang immun. Zur Fiebersenkung kann man „Paracetamol"-Zäpfchen einsetzen, oder kühlende Wadenwickel anlegen. Arzneitees zur Fiebersenkung, und um den Wasserverlust durch das Schwitzen auszugleichen, sind ratsam. Ob andere Kinderkrankheiten, die ebenfalls von Hautausschlägen begleitet werden wie Masern und Röteln, dahinter stecken kann ein Arzt feststellen.

Holunderblüte und **Lindenblüte** wirken schweißtreibend, sie werden daher als Tee zur Fiebersenkung empfohlen. Die **Weidenrinde** kann zur Fiebersenkung und zur Schmerzlinderung eingesetzt werden.

Holunderblütentee:

1 Esslöffel Holunderblüten wird mit 1/4 Liter kaltem Wasser zugestellt, zum Sieden erhitzt und gleich abgeseiht. Als Schwitztee wird der Tee heiß getrunken. Er schmeckt sehr angenehm, Zucker und Honig sind daher nicht notwendig.

Lindenblütentee:

1 Esslöffel Lindenblüten wird mit 1/4 Liter kochendem Wasser übergossen, 10 Minuten ziehen lassen, abseihen und heiß trinken.

Fiebertee

Orangenblüte, unreif, offen,
Ringelblume ohne Kelch,
Holunderblüte, Bitterklee,
Johanniskraut,
Schafgarbe,
Brunnenkresse
zu gleichen Teilen

1 gehäuften Esslöffel mit 1/4 Liter siedendem Wasser überbrühen, einmal kurz aufkochen, 10 Minuten zugedeckt ziehen lassen, abseihen und warm trinken. Eventuell etwas Zitronensaft beigeben.

Kniegelenkprobleme

Haferstroh

Kalmus

Heublumen

Senfmehl

Zinnkraut

Fast jeder ältere Mensch hat abgenützte Kniegelenke. Aber nicht jedem tun sie weh. Man spricht dann von stummer Kniegelenksarthrose.

Bäder sind bei aktivierten Arthrosen – das sind solche mit Schwellung, Rötung und starken Schmerzen – nicht hilfreich, sondern würden nur den Entzündungsprozess verstärken.

Als Badezusätze eignen sich **Haferstroh** (gehäckselt, für ein Vollbad 1 Kilogramm mit einigen Litern Wasser aufkochen, abseihen, dem Badewasser zusetzen), es enthält Kieselsäure und wirkt entzündungshemmend.

Kalmus (250 Gramm mit einem Liter kaltem Wasser zustellen, gut aufkochen, abseihen, dem Badewasser zusetzen), **Heublumenabsud** (für ein Vollbad 750 Gramm Heublumen in einigen Litern Wasser aufkochen, ziehen lassen, abseihen und dem Badewasser zusetzen).

Senfmehl (auf Verträglichkeit prüfen, stark hautreizend, 2 bis 3 Esslöffel für ein Fußbad mit Wasser zu Brei verrühren und auf 50 °C erhitzen, dem Badewasser zusetzen).

Zinnkraut (250 Gramm in einem Liter Wasser aufkochen, ziehen lassen, abseihen, dem Badewasser zusetzen).

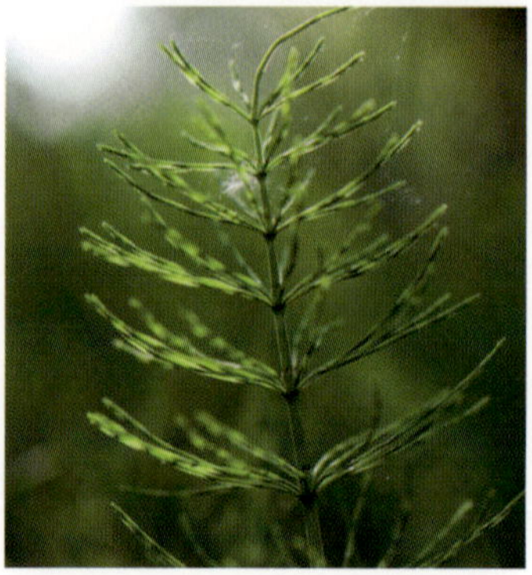

Zinnkraut

Kopfschmerzen

Majoran

Lavendel

Kopfschmerz-beruhigender Tee

Teemischung

Der übliche Kopfschmerz lässt nach einer Tablette Aspirin oder Aspro in einer guten halben Stunde nach.

Teezubereitungen sind in der Wirkung hingegen nicht so genau planbar, weil Dosierung und Zubereitung individuell schwanken. Inzwischen gibt es aber schon Weidenrindenextrakte als Fertigarzneimittel, welche diesen Nachteil nicht aufweisen.

Bei Migräneanfällen mit starkem Erbrechen sind Teezubereitungen der Behandlung mit der eigens dagegen entwickelten Gruppe der „Triptane" unterlegen, bei fallweiser leichter Migräne ist ein Behandlungsversuch jedoch auf jeden Fall sinnvoll.

Weitere Kräuter-Tipps:

Bei Migräneanfällen kann man Feldthymian (Quendel = Herba Thymi serpylli) unter das Kopfkissen legen.
Feldthymian in zwei kleinen Leinensäckchen über Dunst erhitzen und auf die Schläfen legen, darüber ein Tuch, bringt auch Schmerzlinderung.

Das Einreiben von 1 bis 2 Tropfen **Majoranöl** oder **Lavendelöl** auf die schmerzenden Schläfen kann ebenfalls Erleichterung bringen.

Kopfschmerz-beruhigender Tee

Gänsefingerkraut, Weidenrinde zu gleichen Teilen.

Bei **Migräneanfällen** wird folgender Tee empfohlen:

Kamille, Quendel, Eisenkraut, Basilikum zu gleichen Teilen

4 Teelöffel werden in 1 l kochendes Wasser gegeben, 10 Minuten ziehen gelassen, 1/2 l wird sofort in kleinen Teilen getrunken, der Rest über den Tag verteilt. Bei Übelkeit eignet sich auch Melissentee zur Beruhigung des Magens.

Krebs

Mistel

Rote Bete

Krallendorn

Angelikawurzel

Was noch vor Jahren Utopie war ist dank der so genannten monoklonalen Antikörper, eine Gruppe gentechnologisch hergestellter Medikamente auf Eiweißbasis, Realität geworden, nämlich die ganz gezielte, ausschließliche Vernichtung von Krebszellen, ohne Schädigung des gesunden Gewebes.
Vor diesem Hintergrund haben Zubereitungen der genannten Pflanzen nur eine unterstützende Wirkung und können die ärztlich eingesetzten Mittel nicht ersetzen.

Seit dem Altertum ist die **Mistel** eine der großen Heilpflanzen, die bei den Druiden, den alten Priesterärzten, als Symbol für das Ewige verehrt wurde – da sie ein Immergrün ist, symbolisch die Grenzen der Natur überschreitet und im Winter, wenn die übrige Vegetation ruht, ihre größte Kraft entfaltet. Außerdem ist sie, wie der Tumor, ein Parasit, ernährt sich von den Lebenskräften der Wirtspflanze. Die Wirksamkeit besteht darin, dass dem Organismus sowohl die Information als auch die Lebenskräfte der Pflanze zur Verfügung gestellt werden.
Erzielbar sind nachhaltigere Wirkungen der Chemo- und Strahlentherapie, das heißt nicht entfernbare Tumoren haben ein verzögertes Wachstum, Rezidive treten später auf, tumorspezifische Schmerzen werden gemildert und die Schmerztherapie kann reduziert werden.

Alles in allem bringt die Mistelzusatztherapie nicht nur einen Zeitgewinn sondern auch eine Steigerung der Lebensqualität.

Auch hier sei noch einmal darauf hingewiesen, dass jede zusätzliche Therapie mit dem behandelnden Arzt besprochen werden muss. Es stehen

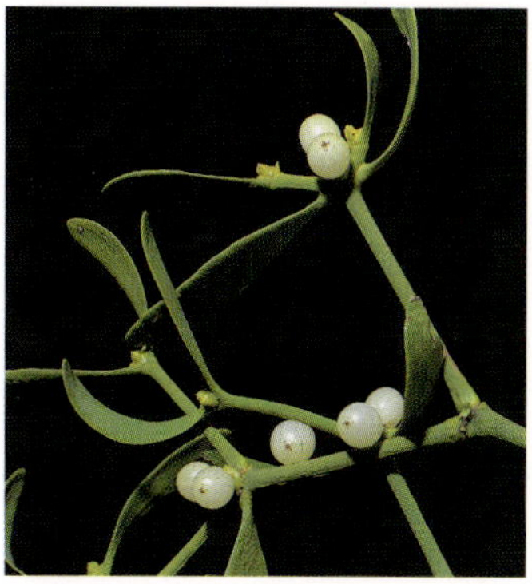

Mistel

verschiedene standardisierte Mistel-Präparate mit empirisch gefundener Indikation zur Injektion zur Verfügung.

Die Patienten oder deren Angehörige können das sehr einfache Spritzen unter die Haut (subkutan) erlernen. Sind die Injektionspräparate nicht angezeigt, kann auf die Mistel-Urtinktur zurückgegriffen werden.

Aus der Palette an zusätzlich möglichen Therapien seien erwähnt: **Rote Bete, Krallendorn, Angelikawurzel.** Auch pflanzliche Enzympräparate stehen zur Verfügung, denen eine zellaufbauende Wirkung zugesprochen wird.

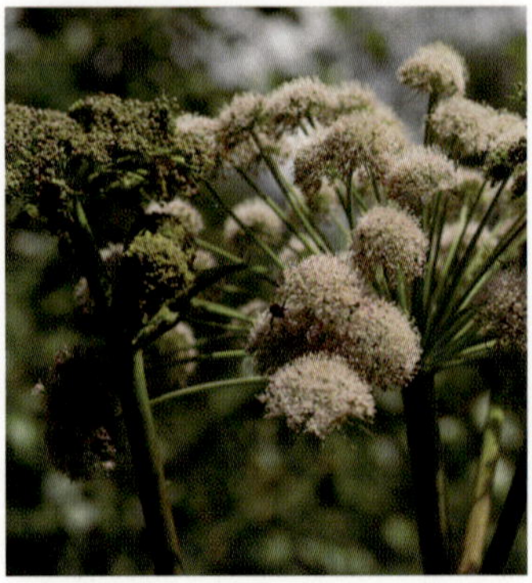

Angelika

Magenbeschwerden

Melissengeist

Wermut

Kamille

Käspappel

Pfefferminze

Süßholz

Verdauungstee

Magentee

Sie sind ein dankbares Anwendungsgebiet für Arzneipflanzen und daraus hergestellte Fertigpräparate: Diätfehler, Blähungen, Flatulenz, schlechte Fettverdauung, frühes Sättigungsgefühl etc. zählen zu den häufigsten Symptomen.

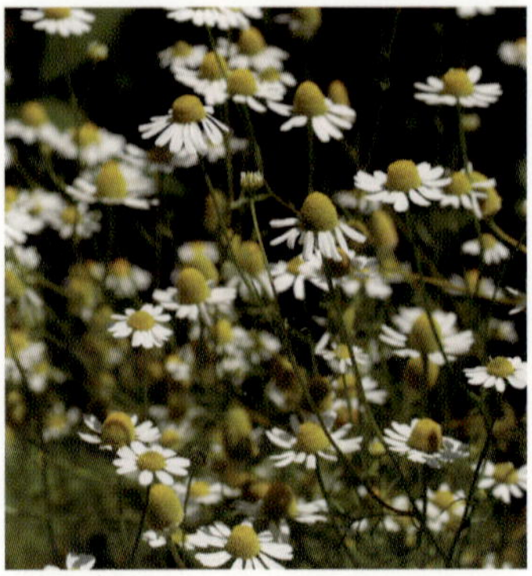

Kamille

Folgende Warnzeichen sollten allerdings ernst genommen werden und rechtzeitig zum Arzt führen, bevor ein größerer Schaden entstanden ist. Wer über 40 Jahre zählt, sollte vor allem auf derartige Anzeichen achten, weil sie im folgenden Zusammenhang besondere Bedeutung haben:

- Gewichtsverlust
- Abwechseln Durchfall und Verstopfung
- Blutiger Stuhl, so genannter Teerstuhl
- Schluckbeschwerden

Bei einfachen Formen der Magenverstimmung, meist durch Überlastung des Verdauungsorgans, genügt es, **Melissengeist** (eventuell in Kombination mit anderen Pflanzenauszügen) oder Artemisia-absinthum-Tinktur **(Wermut)** zu nehmen.

Einige Tropfen in ein wenig Wasser wirken anregend auf die Magenschleimhäute (nicht anzuwenden bei bekannter Gastritis oder bei Sodbrennen durch überschießende Magensäure).

Bei Magenbeschwerden sind folgende Teemischungen (nicht bei Gastritis oder überschießender Magensäure) empfehlenswert (siehe Kasten rechts).

Die geeigneten Heilpflanzen bei Magengeschwür oder Gastritis sind: **Kamille, Käspappel, Pfefferminze, Süßholz.** Nach diagnostischer Klärung bei den leichteren Formen eine sehr zweckmäßige Therapie.

Verdauungstee

3 - 5 g Papain
Harongarinde oder -blätter
Wermut, Kümmel,
Tausendguldenkraut,
Kamille, je 20 g

1 Esslöffel Kräutermischung mit einer Tasse heißem Wasser übergießen, 15 Minuten ziehen lassen, abseihen und dreimal täglich zu oder knapp nach den Mahlzeiten trinken.

Magentee

Kamille, Pfefferminze, Wermut,
Tausendguldenkraut,
Johanniskraut, Engelwurz,
Kalmuswurz, Enzianwurz
zu gleichen Teilen

1 bis 2 gehäufte Kaffeelöffel mit 1/4 l kaltem Wasser zustellen, aufkochen, 10 Minuten zugedeckt ziehen lassen, abseihen und vor jeder Hauptmahlzeit 1 Tasse Tee ohne Zucker trinken. Bei Abneigung gegen warme Getränke den Tee auskühlen lassen.

Neuralgien

Weidenrinde

Unter diesem Sammelbegriff versteht man Schmerzen im Zusammenhang mit Nervenbahnen, wie z. B. die „Trigeminus“-Neuralgie.

Hier haben die Phytopharmaka keine Bedeutung, wohl aber bei so genannten neuralgieartigen Beschwerden nach Infekten, oder beim Weichteilrheumatismus.

Weidenrinde: Bei rheumatischen, neuralgischen, fiebrigen und grippeähnlichen Erkrankungen.

Zubereitung:

1 gehäuften Teelöffel mit 1/4 Liter kaltem Wasser zustellen, langsam aufkochen, 5 Minuten ziehen lassen, abseihen und zweimal täglich eine Tasse trinken.
Die Teezubereitung ist im Allgemeinen gut verträglich, weil die zugeführten Salicylatmengen zu gering sind, um auf die Blutgerinnung negativen Einfluss zu nehmen. Bei Salicylatallergie kann allerdings auch ein Weidenrindentee eine solche auslösen.

Neurodermitis

Kamille

Ringelblume

Johanniskraut

Im akuten Schub wird man ohne entzündungsdämpfende und in die immunologischen Vorgänge eingreifende Therapie nicht auskommen können.
Wenn es aber gelingt den nächsten Krankheitsschub durch entsprechende hautpflegende Maßnahmen hinaus zu schieben, ist für die meist kleinen Patienten schon viel gewonnen.
Die **Kamille** ist seit jeher im Einsatz, wenn es darum geht, wunde Haut zu pflegen.

Aber Achtung: Kamille trocknet auch aus, daher nur bei Rötungen (als Zeichen der Entzündung) und wunden Stellen auflegen.

Ringelblumen-Salbe ist hervorragend geeignet, empfindliche Haut zu pflegen und sie wirkt auch gegen lokale Entzündungen. Ein anderes gutes Hautpflege-Mittel ist **Johanniskrautöl.** Man muss immer vorsichtig versuchen, ob das Kind das natürliche Hautpflegemittel gut verträgt.

Nierenprobleme

Bärentraube

Orthosiphonblätter

Birkenblätter

Löwenzahn

Brennnesselkraut

Schachtelhalmkraut

Bruchkraut

Wacholder

Liebstöckel

Petersilie

Blasen- und Nierentee

Wassertreibender Tee

Die zentrale Stellung der Niere bei der Aufrechterhaltung eines lebenssichernden Körpermilieus durch die Ausscheidung wasserlöslicher Stoffwechselprodukte ist bekannt. Weniger bekannt ist ihre Rolle bei der Blutdruckregulation. Pflanzliche Arzneimittel spielen vor allem bei der Behandlung und Vermeidung von Harnwegsinfekten eine bedeutende Rolle.

Die Zahl der Pflanzen, die bei Störungen der Harnwege einzusetzen sind, ist groß. Einige haben ihren Wirkungsschwerpunkt bei Entzündungen **(Bärentraube, Orthosiphonblätter),** andere bei der Entwässerung oder der Durchspülung **(Birkenblätter, Löwenzahn, Brennnesselkraut, Schachtelhalmkraut und Bruchkraut),** manche greifen auch in den Stoffwechsel ein.

Wacholder, Liebstöckel und Petersilie sind z. B. bekannte Küchengewürze, die auf den urologischen Trakt einwirken.

Bärentraube (Sandbeere, Wilder Buchs), Arctostaphylos uva-ursi L.: Der immergrüne, der Preiselbeere ähnliche Strauch ist ein Bodendecker mit roten, säuerlich schmeckenden Beeren. Es sind allerdings nicht die Beeren, sondern die Blätter, die als Heilmittel zur Entgiftung der Nieren sowie der ableitenden Harnwege und der Blase verwendet werden. Da das Kochen der Blätter die bitteren – und für die Wirkung unnötigen – Gerbstoffe freisetzt, werden Bärentraubenblätter kalt angesetzt.

Ein bis zwei Teelöffel der Blätter werden mit 1/4 l kaltem Wasser übergossen und 12 bis 24 Stunden unter fallweisem Umrühren stehen gelassen. Nach dem Abseihen auf Trinkwärme bringen.

Zwei- bis dreimal täglich eine Tasse trinken. Der Wirkstoff Hydrochinon kann sich bei saurem Harn nicht entfalten, daher

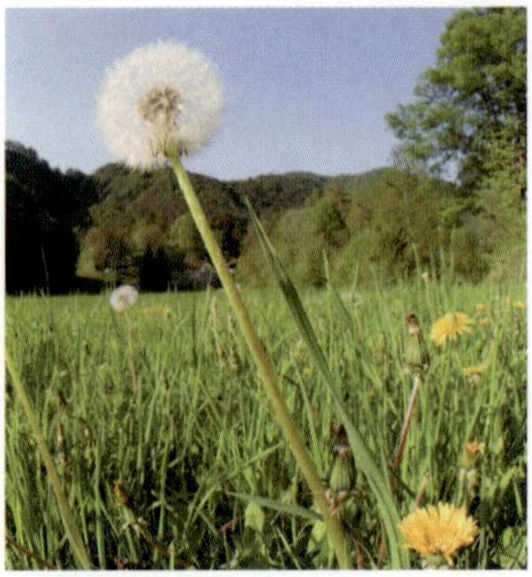

Löwenzahn

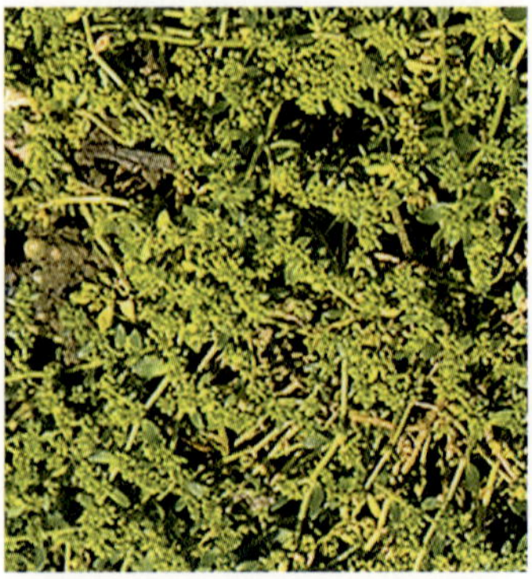

Bruchkraut

bei einer Kur Fruchtsäfte, Sauerkraut, saures Obst und Ähnliches meiden.

Achtung: Werden die Blätter wie Tee heiß ausgezogen, so kann es wegen der großen Gerbstoffmenge zu Magenbeschwerden kommen. Bärentraube kann wehenfördernd sein – nicht für Schwangere geeignet!

Bruchkraut, Herniaria glabra L.: Das Bruchkraut ist in unserer heimischen Flora häufig vertreten, aber kaum bekannt, weil es unscheinbar ist.

Die während der Blüte gesammelte und getrocknete Pflanze enthält Saponine, Flavonoide, Cumarine und Gerbstoffe und hat sich den Ruf erobert, sehr krampflösend zu wirken, vor allem bei chronischen Blasenentzündungen und spastischem Harndrang.

Das Kraut mit kaltem Wasser übergießen, dann bis zum Sieden erhitzen und nach einigen Minuten abseihen.

Blasen- und Nierentee

Bei akuten Blasenkatarrhen oder zur Desinfektion von Blase und Niere eignet sich dieser Tee besonders:

Zinnkraut
Bruchkraut
Birkenblätter
Bärentraubenblätter
Pfefferminzblätter
zu gleichen Teilen

Etwa 2 Esslöffel Tee werden mit siedendem Wasser (ca. 150 ml) übergossen, bedeckt ca. 15 Minuten ziehen gelassen und dann abgeseiht. Drei- bis viermal täglich sollte eine Tasse des frisch zubereiteten Tees getrunken werden.

Viel trinken ist die beste Vorbeugung gegen **Blasen- und Nierensteine.**
Als Kräutertee eignet sich sehr gut folgende Mischung, die reichlich und über längere Zeit getrunken werden muss:

30 g Löwenzahnwurzeln mit Kraut, 20 g Birkenblätter
20 g Brennnesselblätter
10 g Hagebuttenfrüchte mit Kernen
10 g Brombeerblätter
10 g Himbeerblätter

Drei Esslöffel dieser Mischung werden mit 1 l siedendem Wasser übergossen und 15 Minuten lang ausgezogen. Nach dem Abseihen über den Tag verteilt trinken.

Wassertreibender Tee

Wenn es darum geht, die Aktivität der Niere zu steigern und zu vermehrter Wasserausscheidung anzuregen, ohne die Niere zu reizen, dann ist dieser Tee die richtige Wahl:

Wacholderbeeren
Zinnkraut
Stiefmütterchenkraut
Liebstöckelwurzel
Hauhechelwurzel
zu gleichen Teilen

Etwa 2 Esslöffel Tee werden mit siedendem Wasser (ca. 150 ml) übergossen, bedeckt ca. 10 Minuten ziehen gelassen und abgeseiht.

Drei- bis viermal täglich eine Tasse davon trinken.

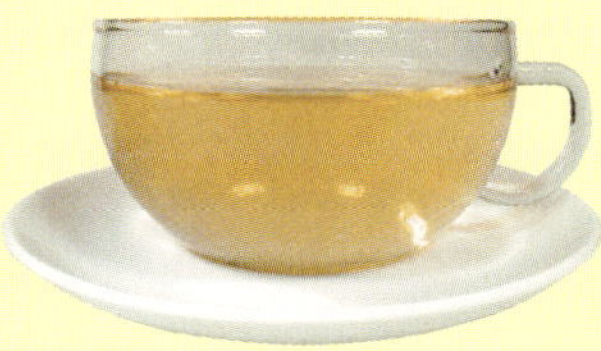

Prostatitis, Prostatavergrößerung

Feuerkraut

Brennnesselwurzel

Kürbiskerne

Sägepalmenfrucht

Sowohl bei der Prostataentzündung (Prostatitis), als auch bei der gutartigen Vergrößerung der Vorsteherdrüse (Prostatahyperthrophie) im Alter sind die Beschwerden ähnlich.

Mit der unzureichenden Blasenentleerung steigt der Harndrang, das Wasser lassen kann Schmerzen bereiten und geht nicht mehr so flott vor sich, wie im gesunden Zustand. Traditionelle Bedeutung bei derartigen Leiden haben eine Reihe von Heilpflanzen und daraus hergestellte Medikamente auf Trockenextraktbasis.

Schmalblättriges Weidenröschen (Feuerkraut), Epilobium angustifolium L.: Von den rund 20 Weidenröschenarten in Europa sind die schmalblättrige und auch die kleinblütige Art das wirksame Mittel gegen Prostata- und Blasenbeschwerden. Das enthaltene ß-Sitosterin wirkt auf die Blase, aber auch Gerbstoffe, Schleim und Zucker tragen zur Wirkung bei.

Zubereitung:

Ein bis zwei gehäufte Kaffeelöffel der getrockneten Pflanze mit 1/4 l kochendem Wasser überbrühen, kurz aufkochen und dann vor dem Abseihen 10 Minuten ziehen lassen.

Zweimal täglich eine Tasse warm trinken – am besten als Kur mehrere Wochen lang. Die Blätter des Weidenröschens werden in Russland statt des schwarzen Tees als so genannter »Koptischer Tee« verwendet.

Bei Prostatabeschwerden hat sich wegen der guten Verträglichkeit folgende Mischung bewährt: 25 g Weidenröschen, 5 g Löwenzahn, 5 g Orthosiphonblätter, 5 g Maiskorb, 30 g Bärentraubenblätter, 30 g Bruchkraut. Etwa 2 Teelöffel mit siedendem Wasser (ca. 150 ml) übergießen und 10 Minuten ziehen lassen, abseihen.

Brennnesselwurzelextrakte wirken entzündungshemmend auf die Prostata, darüber hinaus scheinen sie einen Einfluss auf die Testosteron-Bindung zu haben und direkt in den Hormonhaushalt einzugreifen. **Kürbiskern-Extrakte** stehen hochdosiert in standardisierten Arzneimitteln zur Verfügung, sie haben einen entzündungshemmenden Einfluss auf die Prostata und entspannen die Blasenmuskulatur.

Eingehend untersucht sind die Inhaltsstoffe der **Sägepalmenfrüchte.** Der wichtigste Effekt des Extrakts ist ein Einfluss auf das Enzym Reduktase und er wirkt daher direkt der Vergrößerung der Prostata entgegen. Der Extrakt ist auch wirksam gegen Ödeme, daher reduziert er die Flüssigkeitsansammlung in der Prostata und trägt damit auch zur Verkleinerung bei, dies wurde sehr eindrucksvoll in einer Studie an 300 Patienten nachgewiesen.

Dennoch: Der Einsatz dieser Naturheilmittel und Heilpflanzen ist nur im Anfangsstadium ausreichend wirksam und man muss auf den Arzt hören, wenn zur medikamentösen Behandlung oder Operation geraten wird.

Rauchen

Hafer

Baldrian

Johanniskraut

Hopfen

Melisse

Lavendel

Enzianwurzel

Nervenberuhigende Teemischung

Viel zu rauchen oder zu trinken ist eine Sucht, davon loszukommen daher entsprechend schwierig.
In den letzten Jahrzehnten hat sich der so genannte Nikotinersatz bei der Raucherentwöhnung am meisten durchgesetzt, weil man festgestellt hat, dass Raucherschäden auf die schädlichen Inhaltsstoffe des Rauches und nicht auf das ebenfalls enthaltene Nikotin zurückzuführen sind.
Einige Heilpflanzen können helfen, die Abstinenzerscheinungen wie Nervosität und Unruhe zu bessern.

Seit langem sind **Hafersaft** und **Haferextrakt** zur Entwöhnung von der Zigarette im Einsatz. Zum einen wird dadurch der Genuss beim Rauchen gestört – die Zigarette schmeckt nicht –, zum anderen bewähren sich die beruhigenden Inhaltsstoffe: Haferkörner mit verdünntem Weingeist im Verhältnis 1:10 ansetzen.

Mehrmals täglich zwischen 5 und 15 Tropfen der Tinktur mit Wasser vermischt einnehmen.

Bei akuter Schlaflosigkeit helfen 20 Tropfen – sie müssen allerdings 2 bis 3 Stunden vor dem Zubettgehen eingenommen werden. Man kann sich so eine Tinktur in der Apotheke anfertigen lassen, auch homöopathische Mittel aus der Haferblüte werden hergestellt.

Zur Bekämpfung der Nervosität, die dem entwöhnungswilligen Raucher oft zu schaffen macht, kann man auch andere Heilpflanzentees einsetzen: Zu den wirksamen Hilfen zählen der **Baldrian** und das **Johanniskraut,** die auch bei der Magenberuhigung eine Rolle spielen. **Hopfen, Melisse** und **Lavendel** wirken ebenso beruhigend.

Sehr viel Entwöhnungswillen brauchen Raucher, denen empfohlen wird **Enzianwurzeln** aus der Apotheke zu kauen.

Der bittere Geschmack verdirbt die Lust aufs Rauchen, aber auch auf das Essen, weil man den ganzen Tag nichts mehr schmeckt!

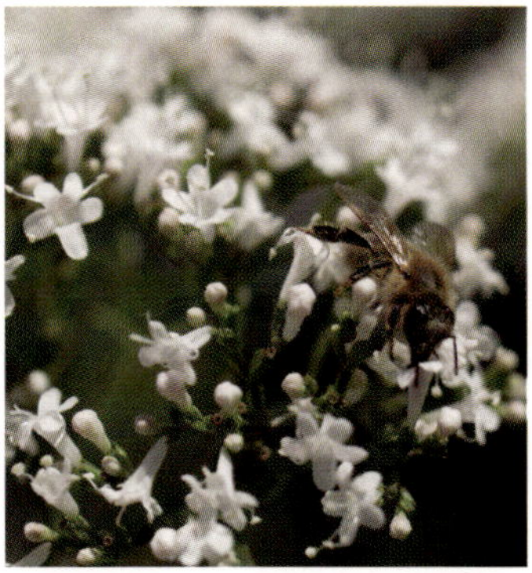

Baldrian

Nervenberuhigende Teemischung

30 g Johanniskraut
30 g Melissenblätter
30 g Weißdornblüten
20 g Hopfenzapfen
15 g Baldrianwurzel
15 g Hagebuttenfrüchte mit Samen

Zwei bis drei Teelöffel dieser Mischung werden mit 1/4 l siedendem Wasser übergossen und zugedeckt etwa 10 bis 15 Minuten lang ausgezogen.

Nach dem Abseihen ist der Tee gebrauchsfertig.

Regelbeschwerden

Frauenmantel

Schafgarbe

Mönchspfeffer

Teemischung 1

Teemischung 2

Schmerzhafte Menstruation ist eine nicht zu selten vorkommende Erfahrung vieler Frauen. Wer dazu neigt, kann es auch mit einem Tee statt mit diversen Schmerztabletten versuchen.

Zu beachten ist jedoch, dass bei ungewöhnlichem Periodenverlauf ein Besuch beim Frauenarzt einer Selbstbehandlung vorzuziehen ist. Dies gilt auch für Entzündungsprozesse auf der Basis von Bakterien und Pilzen in der Scheide.
Bei Regelbeschwerden ohne organische Ursachen sind Heilpflanzen besonders sinnvoll.

Frauenmantel (Perlkraut), Alchemilla vulgaris L.: Der Frauenmanteltee (es wird die Pflanze ohne Wurzel verwendet) ist als Hausmittel gegen zu starke Monatsblutungen und Wechselbeschwerden, auch bei Weißfluss (Fluor Albus) jüngerer Frauen sehr gefragt. Einen schwach gehäuften Esslöffel des Krautes mit 1/4 l Wasser zum Sieden bringen, warm stellen und etwa 12 – 15 Minuten ziehen lassen, abseihen. Ein bis drei Tassen täglich trinken.

Auch die **Schafgarbe, Achillea millefolium L.,** ist eine Heilpflanze, die als »Kraut der Frauen« bezeichnet wird. Sie bessert die krampfartigen Unterleibsbeschwerden.

Neben entzündungswidrigen, krampfstillenden, blutungsstillenden Eigenschaften hat sie auch eine nierenanregende Wirkung durch das enthaltene Kalium. Äußerlich ist sie für Sitzbäder angezeigt und innerlich ist der Tee sehr hilfreich.

Für den Tee braucht man etwa 2 gehäufte Teelöffel Kraut oder Blüten, die man mit 150 ml kochendem Wasser übergießt und 10 Minuten ziehen lässt.

3-mal täglich eine Tasse Tee kurmäßig über mehrere Wochen trinken ist erfolgversprechend, wenn keine speziellen organischen Störungen dahinter stecken. Für das Schafgarbenbad braucht man etwa 100 g Kraut, die man mit 1 Liter kochendem Wasser übergießt. 20 Minuten ausziehen, abseihen und dem Badewasser zusetzen.

Gegen übermäßige Beschwerden bei der Monatsblutung lohnt es sich, einmal folgende Mischung auszuprobieren:

Weiße Taubnessel, Akazienblüten, Frauenmantel, Hirtentäschel, Zinnkraut, Johanniskraut, Schafgarbe, Vogelknöterich zu gleichen Teilen. Etwa 2 Teelöffel mit siedendem Wasser (ca.

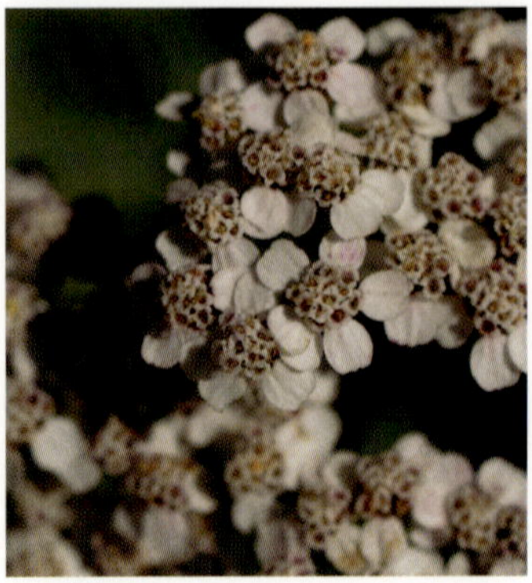

Schafgarbe

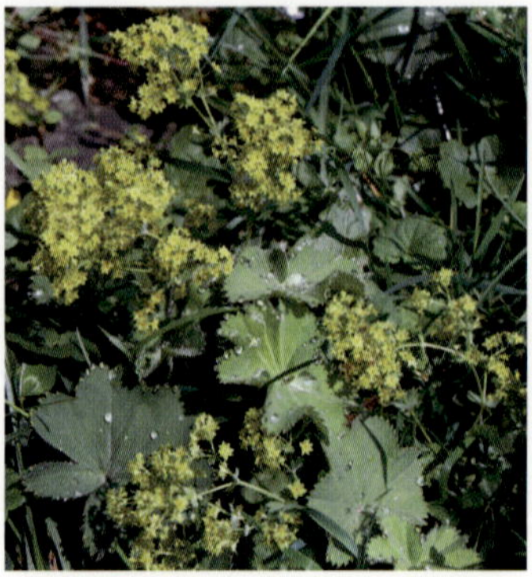

Frauenmantel

150 ml) übergießen und 10 Minuten ziehen lassen, abseihen.

Als Extrakt stehen die Früchte des **Mönchspfeffers** zur Verfügung, die hormonähnliche Eigenschaften haben, ohne jedoch als Hormone zu wirken. Alle diese naturheilkundlichen Hilfen sollten aber immer mit dem behandelnden Arzt abgestimmt werden.

Teemischung 1

Eine weitere Mischung bei **Menstruationsbeschwerden:**

30 g Löwenzahnwurzel,
je 15 g Bitterklee und Schafgarbenkraut und
8 g Kalmuswurzel

2 Teelöffel der Mischung übergießt man mit 150 ml heißem Wasser und lässt den Tee 15 Minuten ziehen.

Teemischung 2

bei **krampfartigen Beschwerden:**

Eichenrinde,
Hirtentäschelkraut,
Schafgarbenwurzel und
Tormentillwurzel
zu gleichen Teilen

1 Esslöffel mit einer Tasse Wasser abkochen und auf den Tag verteilt schluckweise trinken.

Schlafstörungen

Nerventee

Kräuterkissen

Den Vorteil einer nebenwirkungsarmen, verträglichen und doch wirksamen Behandlung haben Arzneipflanzenzubereitungen gegenüber chemisch-synthetischen Schlafmittel allemal. Allerdings tritt ihre Wirkung nicht sofort und keulenartig ein, sondern baut sich erst über 1 – 2 Wochen auf. Man spricht in diesem Zusammenhang von der schlafanstoßenden Wirkung der Pflanzen. Ein weiterer Vorteil ist, dass der natürliche Schlafablauf nicht verändert wird und der Schlaf daher erquickt.

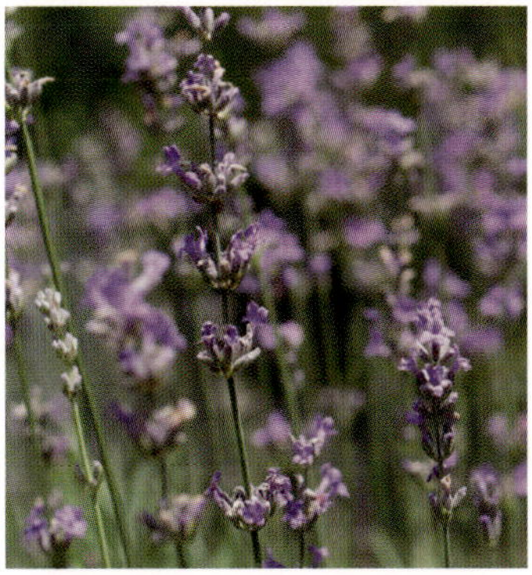

Lavendel

Nerventee

unreife, offene Orangenblüte,
Lavendel,
Melisse,
Rosmarin,
Johanniskraut,
Passionsblume,
Ehrenpreis, Hopfen
zu gleichen Teilen

1 bis 2 gehäufte Esslöffel mit 1/4 l siedendem Wasser überbrühen, einmal kurz aufkochen, 10 Minuten zugedeckt ziehen lassen, abseihen.

Zweimal täglich oder nur abends 1 Tasse trinken. Allenfalls mit Honig süßen.

Die Nervosität und die davon ausgehende Schlaflosigkeit sind zum Hauptübel unserer Zeit geworden! Wenn es der Arzt für notwendig befindet, werden dagegen so genannte Psychopharmaka bzw. Schlafmittel verordnet.
In allen anderen Fällen soll danach getrachtet werden, mit natürlichen und durchwegs unschädlichen pflanzlichen Mitteln das Auslangen zu finden.

Der oben angeführte **Nerventee** mit Bestandteilen, die schon Pfarrer Kneipp empfohlen hat, bewirkt eine natürliche

Beruhigung, ohne tagsüber unangenehm schläfrig zu machen und bringt einen gesunden Schlaf in der Nacht.

Das klassische **Kräuterkissen** – das Schlafkissen (Nachfahre der einst mit Kräutern gefüllten Matratzen und Polster) – wirkt vor allem bei Einschlafstörungen, Kopfschmerzen, Migräne und Nervosität: Die in den Heilkräutern des Kissens enthaltenen ätherischen Öle lösen sich durch die Körperwärme und entfalten über die Atemwege ihre Wirkung.

Kräuterkissen gibt es fertig im Handel, sie können aber auch selbst angefertigt werden: Man füllt einen kleinen Baumwoll- oder Leinensack mit Hopfen-, Lavendel-, Orangen- und Kamillenblüten sowie Pfefferminze, Melisse und Thymian.

Dieses Kissen erleichtert das Einschlafen und lindert Nervosität.

Schwitzen, übermäßiges

Salbei

Kamille

Ackerschachtelhalm

Walnuss

Eichenrinde

Weidenrinde

Hier ist das eng umgrenzte Schwitzen gemeint, wie es z. B. in Achselhöhlen, bzw. auf Fuß- oder Handflächen auftritt. Mit aufzutragenden Mitteln die Aluminiumchloridsalze enthalten, oder durch Bäder mit Arzneipflanzen, lassen sich die überaktiven Schweissdrüsen in ihrer Aktivität bremsen.

Auch Teeanwendungen und die Einnahme von Extrakten haben sich als erfolgreich erwiesen. In hartnäckigen und schweren Fälle kann die Injektion eines Nervengiftes (Botulinustoxin) eine mehrmonatige Besserung bringen. Dann muss sie wiederholt werden.

Die bekannteste Heilpflanze gegen übermäßiges Schwitzen ist der **Salbei.** Er wird äußerlich für Waschungen und innerlich als Tee angewendet. Salbei hat eine desinfizierende Wirkung, d. h. er hilft bei übermäßigem Schwitzen nicht nur die Schweißproduktion zu senken, sondern wirkt auch antibakteriell und daher geruchsmindernd.

Für den Tee werden 2 bis 3 Teelöffel getrockneter Salbei mit 1/4 Liter Wasser übergossen und 15 Minuten ausgezogen. Magenempfindliche Menschen vertragen den Tee nicht gut. Salbei gibt es auch in homöopathischer Dosierung in Verdünnungen, man nimmt mehrmals am Tag einige Tropfen davon.

Weitere Heilpflanzen, die für Waschungen und als Badezusatz bei übermäßigem Schwitzen empfehlenswert sind:

Kamille, Ackerschachtelhalm, Walnuss, Eichenrinde und **Weidenrinde.**

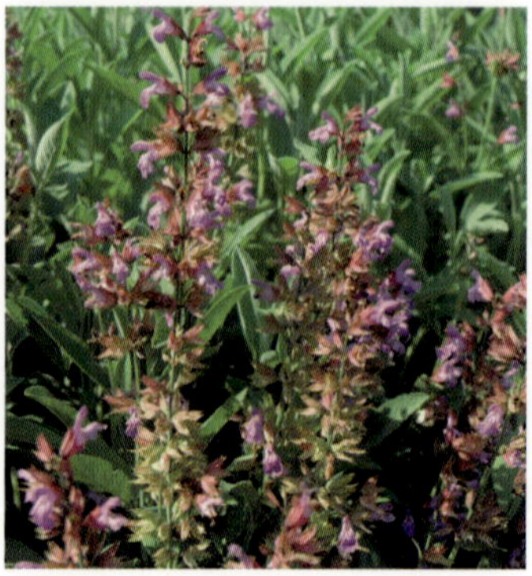

Salbei

Venenprobleme

Rosskastanie

Rotes Weinlaub

Steinklee

Mäusedorn

Asiatisches Tigerkraut

Buchweizenkraut

Venentee

Sie umfassen müde schwere Beine, Schwellungen, Spannungsgefühl und Schmerzen. Solange die Haut am Unterschenkel und in der Knöchelregion normal aussieht, können die genannten Arzneipflanzen ohne Bedenken eingesetzt werden. Andernfalls sollte ein Hautarzt kontaktiert werden.

Unabhängig davon wird angeraten so genannte Kompressionsstrümpfe zu tragen, die über den erzeugten Druck den Rückfluss von venösem Blut aus den Beinen zum Herzen beschleunigen, Beschwerdelinderung bringen und Komplikationen vorbeugen.

Die **Rosskastanie** wird in standardisierter Zubereitung in verschiedenen Präparaten gegen Stauungen in den Venen, mit der Neigung zu Schwellungen und Entzündungen innerlich und äußerlich angewendet.

Äußerlich sind Rosskastanienpräparate so anzuwenden, dass man morgens die Beine herzwärts mit der Salbe einreibt, auf keinen aber Fall massiert. Gleichzeitig wird morgens und abends ein Rosskastanienpräparat innerlich gegeben.

Das **Rote Weinlaub** (Folium vitis viniferae) hat eine nachgewiesene venenabdichtende Wirkung, bei einer täglichen Tagesdosis von 360 mg des Extraktes. Der Steinklee, auch Honigklee genannt, fördert ebenfalls den venösen Rückstrom und wird vor allem in Teemischungen angewendet.

Die Zierpflanze **Mäusedorn** (Ruscus aculeatus), ein im Mittelmeergebiet, Südtirol und in der Südschweiz weit verbreitetes Liliengewächs, hat eine ausgezeichnete gefäßabdichtende und auch entzündungshemmende Wirkung.

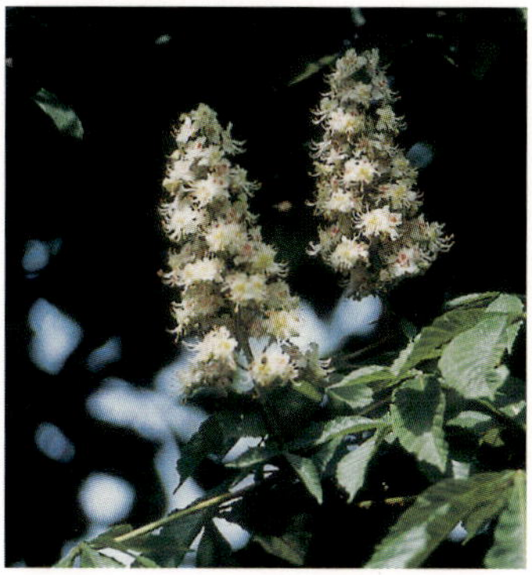

Rosskastanie

Venentee

Hamamelisrinde,
Ringelblume,
Rosmarin,
Waldmeister,
Johanniskraut,
Steinklee,
Raute
zu gleichen Teilen

1 Esslöffel dieser Mischung wird mit einer Schale heißem Wasser übergossen, 15 Minuten ziehen gelassen, abgeseiht und dreimal täglich getrunken.

Es wird als Tinktur oder in Teemischungen verwendet. Äußerlich hervorragend wirkt auch Centella asiatica, das **asiatische Tigerkraut,** welches in den Tropengebieten Indiens, Laos, Ceylons, Südamerikas und Südafrikas heimisch ist. Nicht nur bei Venenentzündungen, sondern schlechthin bei allen Wunden wirkt die Centella-Salbe durch Förderung der Durchblutung und beschleunigte Bildung des Granulationsgewebes, daher ist sie auch bei Brandwunden angezeigt. Als Heiltee hat sich in letzter Zeit das **Buchweizenkraut** (Herba Fagopyri) bewährt, das vor allem durch seinen Rutingehalt die Elastizität der Gefäßwände fördert und die Kapillarbrüchigkeit der Gefäße verhindert. Es kommt als Fagorutintee in den Handel.

Diese pflanzlichen Venenmittel werden recht unterschiedlich diskutiert. Von mancher Seite wird Ihnen jegliche Wirkung abgesprochen.

Sicherlich kann man damit keine universelle Therapie betreiben und darf keine Heilung des Venenleidens erwarten. Aber die Abdichtung der Venenwand und damit verbunden eine Verminderung der Abgabe von Flüssigkeit ins Gewebe ist eindeutig belegt.

Das bedeutet eine wesentliche Minderung des für die/den Kranken sehr unangenehmen Spannungsschmerzes und das allein rechtfertigt den Einsatz von Heilpflanzen, zumal sie kaum Nebenwirkungen haben und es keinen anderweitigen Ersatz gibt.

Verstauchungen

Arnika

Beinwell

Kältepackungen

Kohlwickel

Verstauchungen werden durch unmittelbare Kühlung, dem Anlegen eines Druckverbandes und der nachfolgenden Behandlung mit verschiedenen äußerlichen anzuwendenden Mitteln therapiert.
Eine Reihe von Heilpflanzen hat sich dabei als nützlich erwiesen.

Bei Verstauchungen kann man **Arnika-Tinktur** auf das verletzte Gelenk auftragen; desgleichen hat sich die **Beinwellsalbe** aus der Apotheke gut bewährt.

Neben den **Kältepackungen** bekommt man in der Apotheke auch zahlreiche **Sportgele,** die kühlend, abschwellend und schmerzlindernd wirken.

Ein altes Hausmittel bei geschwollenen Gelenken ist der **Kohlwickel** – man walzt große Kohlblätter, aus denen man die harten Blattteile herausgeschnitten hat, bis Saft austritt. Die so vorbereiteten Blätter wickelt man um das Gelenk und befestigt das Ganze mit einem Wickel.

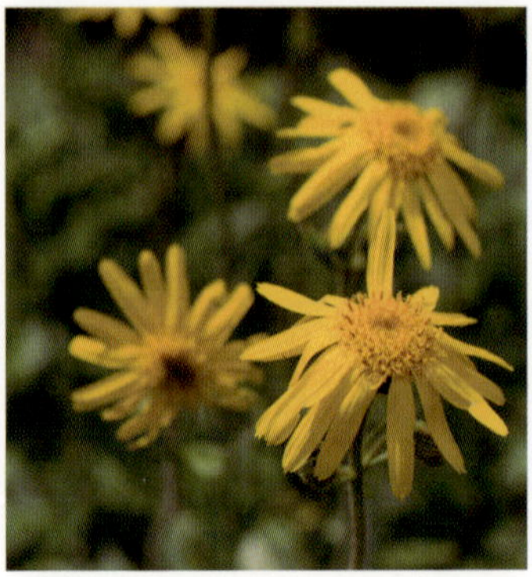

Arnika

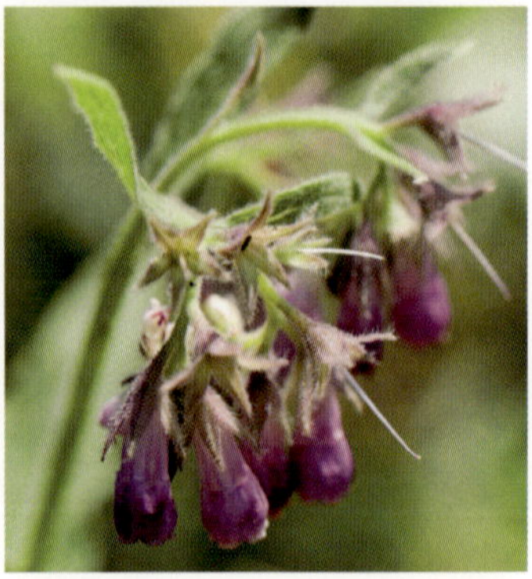

Beinwell

Verstopfung

Faulbaum

Sennesblätter und -früchte

Lein (Flachs)

Die Stuhlgangfrequenz ist individuell unterschiedlich und reicht von 1-mal täglich bis 2- bis 3-mal wöchentlich.

Man soll also nicht beunruhigt sein, wenn es ein nicht zum gewohnten Zeitpunkt „funktioniert".

Es gibt mehrere Gründe, um Abführmittel anzuwenden: ist der Stuhl zu hart kann es bei Hämorrhoiden zu Schmerzen beim Toilettenbesuch kommen, das starke Pressen beim Stuhlgang kann ebenfalls unerwünscht sein und schließlich kann die Passagezeit durch den Magen-Darmtrakt so verlangsamt sein, dass man sie mit einem Mittel beschleunigen will.

Abführtees nehmen unter den so genannten „Laxantien" einen bewährten Platz ein.

Faulbaum (Schwarzerle), Frangula alnus Mill.: Der bis zu sechs Meter hohe Strauch gehört zu den Kreuzdorngewächsen. Verwendet wird die Rinde, allerdings erst nach einjähriger Trockenzeit, denn frisch genossen erzeugt sie Brechreiz.

Einen Teelöffel geschnittene Rinde mit 1/4 l kaltem Wasser kurz aufkochen und abseihen.

Oder: Die Rinde 12 Stunden lang in kaltem Wasser unter mehrmaligem Umrühren ausziehen lassen und dann abseihen. Lauwarm vor dem Schlafengehen trinken.

Sennesblätter und Sennesfrüchte, Cassia senna L.: Verwendet werden die getrockneten Fiederblättchen (Blätter), bzw. die reifen, getrockneten Früchte. Abhängig von Größe und Gewicht des Patienten verwendet man einen halben bis gehäuften Teelöffel der getrockneten Blätter bzw. Früchte auf 1/4 Liter Wasser für den Kaltansatz.

Der Tee wird am besten morgens angesetzt und am Abend getrunken. Nach etwa 8 – 10 Stunden setzt die erwünschte Wirkung ein.

Da Faulbaumrinde, Sennesblätter und -früchte sowie Aloe und Rhabarber auf den Dickdarm wirken (für Schwangere und Stillende werden sie nicht empfohlen), sollen diese – wie alle Abführmittel – nur als »Nothelfer« und nicht ständig verwendet werden. Für Frühjahrs- und Herbstkur-Teemischungen sollte man auf Zusätze von anthrachinonhaltigen Kräutern verzichten, da diese Kuren länger als drei Wochen dauern und dann die nachteiligen Folgen auch im Gemisch schon spürbar sind.

Lein (Flachs), Linum usitatissimum L.: Als Mittel gegen chronische Verstopfung sind die öl- und schleimhaltigen Samen mit ihrem großen Quellvermögen interessant. Leinsamen vermehrt das Volumen des Darmes, der dadurch ausgelöste Dehnungsreiz animiert die Peristaltik (Eigenbewegung des Darmes) und Stockendes gerät wieder in Gang.

Allerdings: Geduld ist nötig! Leinsamen zerquetschen oder grob mahlen, aber nicht einweichen – er soll erst im Darm quellen.

Mit Fruchtmus oder Honig vermischt (auch mit Milchzucker 1:1) ist die Wirkung noch nachhaltiger. Morgens und abends jeweils mindestens zwei Esslöffel voll. Dazu 1/2 Liter Flüssigkeit trinken.

Wechselbeschwerden

Traubensilberkerze

Maca-Wurzel

Mönchspfeffer

Frauen- und Wechseltee

Teemischung 1

Teemischung 2

Sobald die Eierstöcke zwischen 45 und 55 Jahren die Produktion der weiblichen Geschlechtshormone verringern und schließlich ganz einstellen, treten die so genannten Wechselbeschwerden auf. Diese Periode bis zum Übergang in die Menopause ist von Hitzegefühl, Wallungen, psychischer Instabilität und Schlafstörungen begleitet.

Zur allgemeinen Linderung der Beschwerden sei die Rezeptur für folgenden **Frauen- und Wechseltee** angeführt:

30 g Hopfen, je 15 g Frauenmantel, Taubnesselblüten, Gänsefingerkraut, Johanniskraut, Mönchspfeffer.
1 Esslöffel Teemischung wird mit einer Tasse heißem Wasser übergossen, 10 Minuten ziehen gelassen, abgeseiht und bei Bedarf dreimal täglich eine Schale Tee getrunken.

Es stehen zur Bekämpfung auch moderne Phytotherapeutika zur Verfügung, die helfen, den Östrogenausfall zu kompensieren.

Die Wurzel der **Traubensilberkerze** enthält Triterpenglykoside, die eine östrogenähnliche Wirkung ohne Einfluss auf das Brustdrüsengewebe entfalten.

Der **Mönchspfeffer** wird ebenfalls bei Wechselbeschwerden eingesetzt. Die Wirkstoffe helfen, die körpereigene Progesteronbildung anzuregen und sind daher sowohl gegen Beschwerden des prämenstruellen Syndroms als auch zur Behandlung von Wechselbeschwerden hilfreich. Beide kommen als Trockenextrakt in zahlreichen Handelspräparaten vor.

Auch die **Maca-Wurzel** enthält eine Vielzahl von z. T. hormonähnlichen Substanzen und wird seit Jahrtausenden in der Volksmedizin verwendet.

Teemischung 1

Mit der folgenden Teemischung können die Beschwerden der Wechseljahre langfristig erträglich gestaltet werden, wenn diese Heilkräuter allein oder ergänzend zur ärztlichen Therapie Verwendung finden:

Taubnessel, Schlehdorn
Frauenmantel, Hirtentäschel
Ackerschachtelhalm
Johanniskraut
Schafgarbe
Vogelknöterich
zu gleichen Teilen

1 gehäuften Esslöffel dieser Mischung mit 1/4 l siedendem Wasser überbrühen, 10 Minuten zugedeckt ziehen lassen. Zweimal täglich eine Tasse trinken.

Teemischung 2

Je 1,5 g Pfingstrosen,
Sandelholz
je 4 g Birken, Pfefferminze,
Odermennig,
Hirtentäschel
je 5 g Bärentraubenblätter,
Süßholz,
Hauhechel, Sarsaparillawurz
11 g Baldrian

1 Esslöffel Tee mit einer Tasse heißem Wasser übergießen, kurz aufkochen, 10 Minuten ziehen lassen, abseihen und zwei- bis dreimal täglich eine Schale Tee trinken.

Zahnprobleme

Zitronenmelisse
Pfefferminze
Majoranöl
Schafgarbe
Leinsamen
Gewürznelke
Plantago
Salbei
Blutwurz
Myrrhe

Dass bei Zahnschmerzen der Weg zum Arzt unumgänglich ist, braucht nicht extra betont zu werden. Allerdings muss man die Zeit bis dahin überbrücken. Und da stehen verschiedene Heilpflanzen zur Verfügung: **Zitronenmelisse** (Aufguss), **Pfefferminze** und **Majoranöl** (einige Tropfen direkt auf den schmerzenden Zahn) sowie **Schafgarbe** (einige Blätter kauen) sind ebenfalls wirkungsvolle Maßnahmen. Auch das **Leinsamensäckchen** heiß an die Wange gelegt, mildert den Zahnschmerz.

Gewürznelke: Ist reich an ätherischen Ölen, die eine stark schmerzlindernde Wirkung haben (eines der stärksten Mittel gegen Schmerzen, das in der Natur vorkommt). Einen kleinen (!) Tropfen des Öls auf ein Zündhölzchen mit Watte (oder Wattestäbchen) und ganz genau den schmerzenden Zahn betupfen – nur den Zahn. Hilft es, dann nur wiederholen, wenn der Schmerz zurückkehrt.

Oder: eine Gewürznelke neben dem schmerzenden Zahn platzieren, das nimmt den Schmerz ebenso. Ehestmöglich ist an eine Sanierung des Zahnes zu denken, denn nur den Schmerz über einige Zeit mit der Nelke zu unterdrücken, ändert nichts am Zahnschaden.

Plantago: Der Breitwegerich wächst als Unkraut überall in Europa, wo nicht gerade Beton oder Asphalt die Lande zieren. Mit einem Blatt den schmerzenden Zahn reiben, wodurch sich schnell Erleichterung einstellen wird. Zieht der Schmerz ins Ohr, soll ein zusammengerolltes, ins Ohr gestecktes Blatt lindernd wirken. Symptome: Scharfe, bohrende, stechende Schmerzen vor allem im Oberkiefer, zum Auge ausstrahlend, kalte Luft und starke Wärme verschlechtern. Reichlich Speichelfluss.

Vor allem drei Heilkräuter versprechen bei Schleimhaut- und Zahnfleischproblemen Linderung: Zunächst der **Salbeitee** zur Spülung, wobei die Mischung mit Kamille noch zielführender ist. Auch **Blutwurz** als Gurgel- und Spülmittel lindert Beschwerden im Mund- und Rachenbereich und Entzündungen der Mandeln. Wirkungsvoll ist auch die in Apotheken erhältliche Tinktur. Die dritte im Bunde ist die **Myrrhe,** die zwar bei weitem nicht so gut schmeckt, wie sie riecht, aber als Spülung (einige Tropfen Tinktur mit Wasser verdünnt) oder mehrmals täglich direkt eingerieben (ein Tropfen Tinktur genügt) hervorragend wirkt. Auch Einpinseln hilft. Vereint mit Blutwurz ist Myrrhe unschlagbar! Viele Zahnprothesenträger schwören bei entzündeten Druckstellen darauf (Blutwurztee und etwa zehn Tropfen Myrrhentinktur).

Salbei, Salvia officinalis L.: Bei diesem im Mittelmeergebiet heimischen, bei uns kultivierten Halbstrauch sind die Blätter interessant. Die darin enthaltenen ätherischen Öle, Gerb- und Bitterstoffe haben eine günstige Wirkung auf Entzündungen im Mund- und Rachenraum. Zwei gehäufte Teelöffel der Salbei-Kamillenmischung mit 1/4 l kochendem Wasser übergießen. Nach etwa 15 Minuten abseihen.

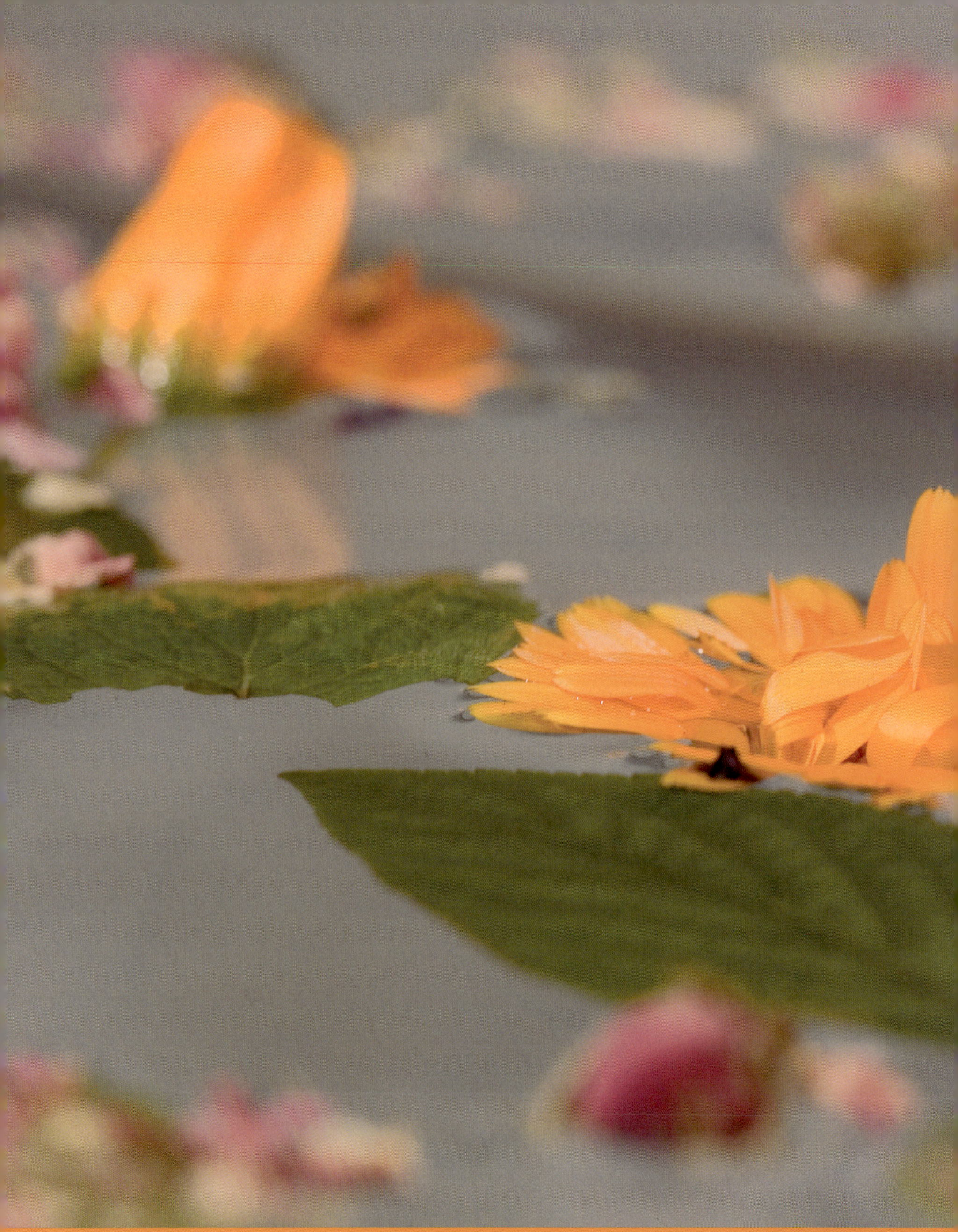

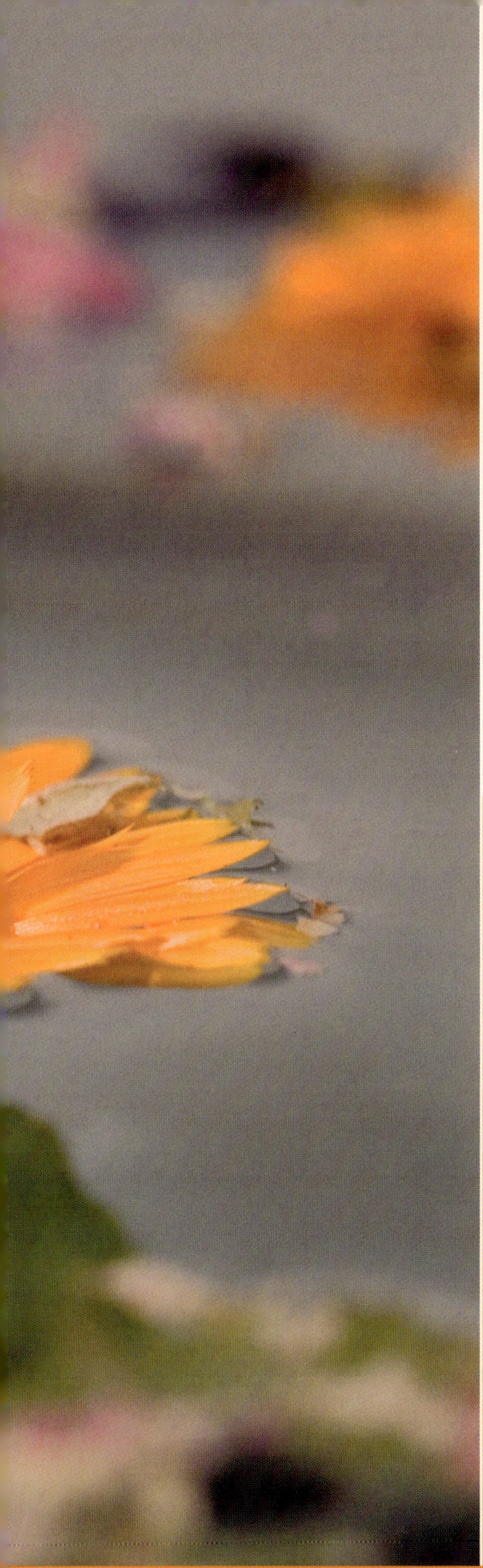

Wellness mit Kräutern

Wellness und Wohlbefinden – mit Hilfe von Kräutern. Heilpflanzen verhelfen uns zu schöner Haut, glänzendem Haar und allgemeinem Wohlbefinden.

Badevergnügen mit selbst gemachtem Kräutertee

Für alle, die originelle Natur-Kosmetik für den kleinen Geldbeutel mit Zutaten, die in jeder Küche oder Hausapotheke zu finden sind, herstellen möchten. Zwei bis drei Teebeutel Kräutertee entweder direkt ins Badewasser geben oder mit heißem Wasser übergießen und dann (Beutel oder hergestellten Tee) direkt in die Badewanne geben und einfach drin lassen, bis das Wasser eingelaufen ist.

Ihrer Fantasie sind keine Grenzen gesetzt. Aber auch hier gilt, langsam ausprobieren, weil insbesondere der in einigen Tees enthaltende Thymian reizend wirken kann. Für Kinder sollten auch Badetees nur sehr vorsichtig verwendet werden.

Säuglinge und Kleinkinder bis zum zweiten Lebensjahr sollte man nicht stark riechenden Bädern oder Einreibungen mit Salben, Balsamen etc. aussetzen, weil es wegen der noch unreifen Atemfunktionen zu einer reflektorischen Atembehinderung kommen kann!

Natürlich haben solche Teebäder längst nicht die Wirkung, wie ätherische Öle in industriell hergestellten Badezusätzen.

Dafür sind sie aber in fast jedem Haushalt vorhanden, oder man kann sie in der Drogerie oder Apotheke besorgen und es tut einfach gut, sein Badewasser ein wenig mit gesundheitsfördernden Zutaten aufzuwerten.

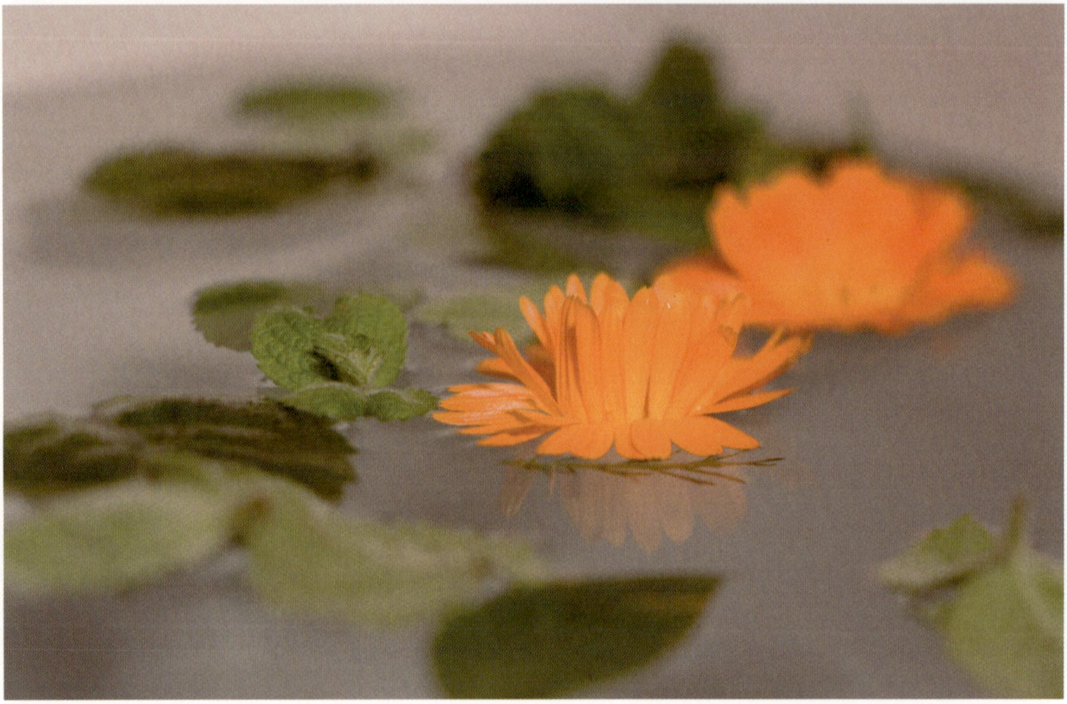

Traummännlein-Kräuterbad

- *je 20 g Himbeerblätter, Zitronenmelisse und Hopfen*
- *10 g Malvenblüten*
- *3 l Wasser*
- *10 Tropfen ätherisches Zitronenmelissenöl*

Aus Himbeerblättern, Zitronenmelisse, Hopfen und Malvenblüten mit dem Wasser einen starken Tee zubereiten.

Noch heiß mit dem Zitronenmelissenöl in die Wanne zum Badewasser geben und fertig ist ein Entspannungsbad, nach dem Sie wunderbar schlafen können.

Echtes Melissenöl ist extrem teuer, weil in den Melissenblättern nur so wenig davon vorkommt (durchschnittlich nur 0,5 %).

Man kann aber auf die erwähnte günstigere und für diesen Zweck ebenso geeignete Alternative umsteigen.

Wohlfühltipps

- Ein paar Spritzer Rosenwasser (aus der Apotheke oder selbst hergestellt) in das Badewasser geben.
  Zusätzlich echte Rosenblüten und einige Tropfen ätherisches Rosenöl im Badewasser steigern das Wohlbefinden und regen die Sinne an. Einige Kerzen am Wannenrand anzünden und fertig ist ein Entspannungsbad zum Träumen.
- Für zarte Haut eignet sich auch hervorragend Molke. 1 Liter Molke ins Badewasser geben – das macht samtzarte Haut.
- 2 Tassen Meersalz im Badewasser wirken wie ein Ganzkörperpeeling und glätten zudem noch die Haut.
- Besonders weiche Haut bekommt man, wenn man 5 Esslöffel Bienenhonig und 5 Esslöffel Olivenöl ins Badewasser gibt.
- Auch bei Erkältungen hilft ein heißes Bad. Ein paar Tropfen japanisches Minzöl (aus der Apotheke) zugeben. Höchstens 10 Minuten in der Wanne bleiben! Danach warm einpacken und eine halbe Stunde ruhen.

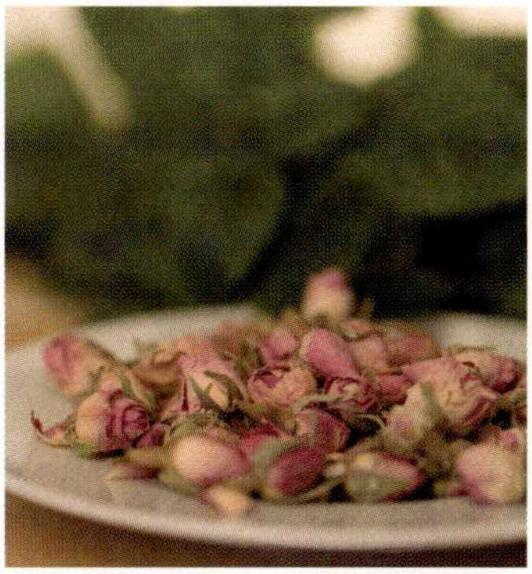

Getrocknete Rosenblüten

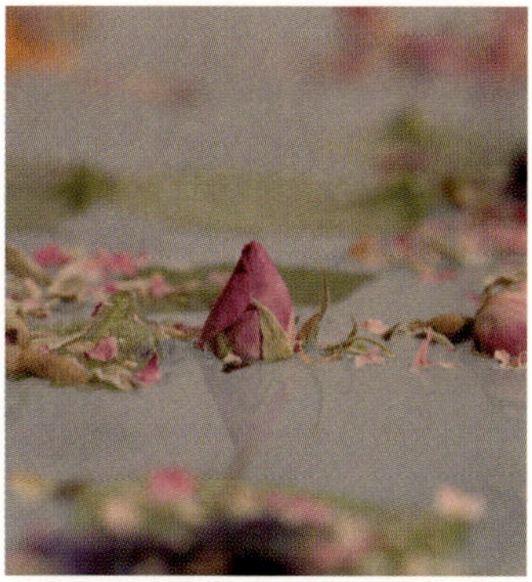

Rosenblütenbad

Baden wie Cleopatra – Milchbäder

Schon Cleopatra wusste, dass Milch und Milchprodukte dem Körper nicht nur von innen Schönheit und Wohlbefinden geben. Durch ihre einzigartige Zusammensetzung reinigt und pflegt das Naturprodukt Milch die Haut auf natürliche und besonders schonende Weise. Durch die wertvollen Inhaltsstoffe wird die Haut wieder zart und geschmeidig. Die Buttermilch hat ebenfalls Inhaltsstoffe, die unserer Haut sehr gut tun.

Buttermilch ist eigentlich ein Nebenprodukt der Buttergewinnung. Aus diesem Grund ist sie eher fettarm, hat aber einen großen Anteil an Kalzium, Aminosäuren und Lecithin.

Ein Buttermilchbad versorgt die Haut mit Feuchtigkeit, ist rückfettend, also besonders zu empfehlen bei sehr trockener Haut, und regt die Regenerierung der Hautzellen an.

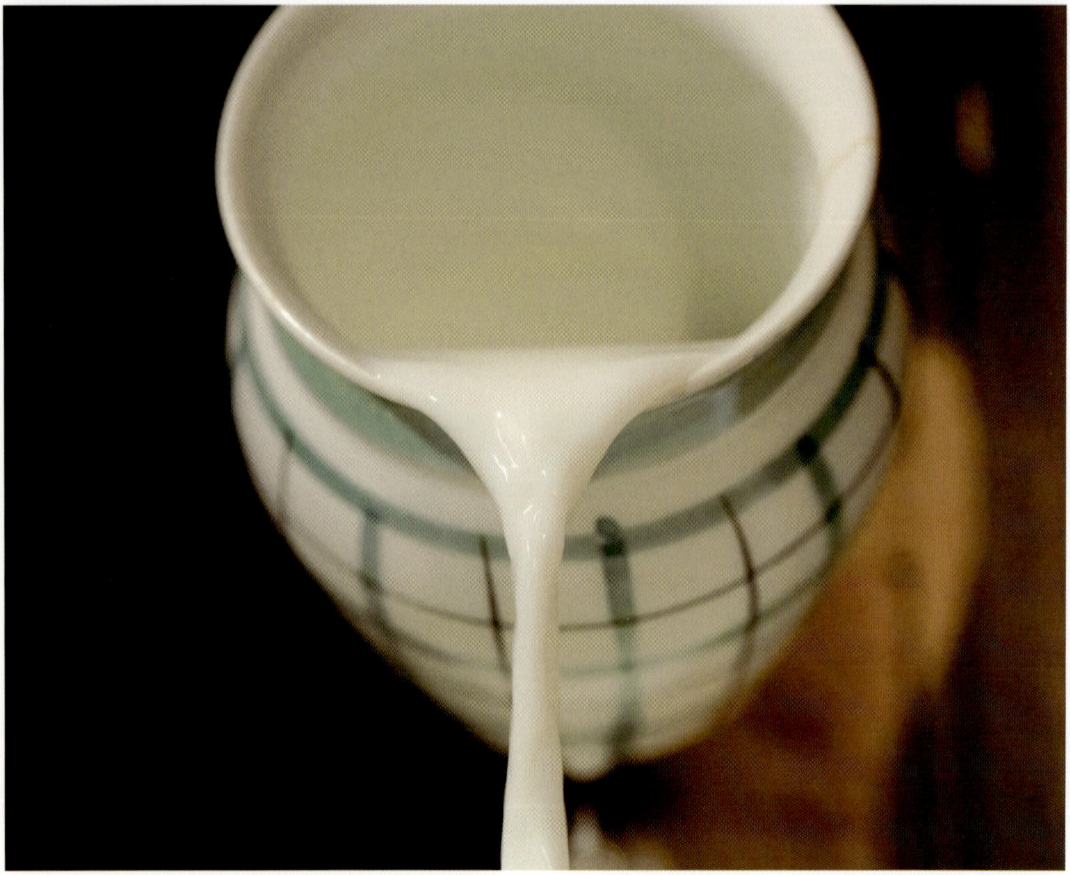

Nach dem Sonnenbad – Buttermilch-Bad mit Zitrone

- *3 l Buttermilch*
- *200 ml frisch gepresster Zitronensaft*

Buttermilch mit Zitronensaft dem Badewasser beimengen – gut durchmischen.

Dieses Milchbad eignet sich besonders für sonnengestresste, gerötete Haut. Durch die wertvollen Inhaltsstoffe wird sie sich wieder schnell regenerieren.

Honig-Milch-Schaumbad mit Sahne

- *1/2 l Schlagobers (-sahne)*
- *4 EL Honig*
- *1 l Milch*

Schlagobers, Honig und Milch ins Badewasser gießen und gut durchmischen.

Wenn Sie sehr trockene und strapazierte Haut haben, können Sie sich mit diesem Schaumbad verwöhnen.

Die wertvollen Inhaltsstoffe, Aminosäuren, Mineralstoffe, fettlösliche Vitamine, die über die Haut aufgenommen werden, und der hohe Fettanteil geben der Haut wieder Kraft und regenerieren den Fett- und Feuchtigkeitshaushalt.

Naturreines Buttermilch-Bad für samtweiche Haut

- *3 l Buttermilch*
- *4 EL Honig*

Die Buttermilch wird zum Badewasser in die Wanne gegossen, Honig beimengen und fest durchrühren.

Schönes Haar mit Kräutern

Selbst gemachtes Shampoo ist nicht dickflüssig und schäumt nicht so wie das aus dem Drogeriemarkt, aber Duft und Wirkung von selbst gemachtem Haarshampoo sind unumstritten. Als Kur nach dem Waschen soll man reinen Apfelessig verdünnt als Festiger auftragen. Außerdem entfernt es Seifen- und Shampoorückstände und macht das Haar wunderbar glänzend. Keine Angst – der Apfelessig-Duft verschwindet beim Trocknen.

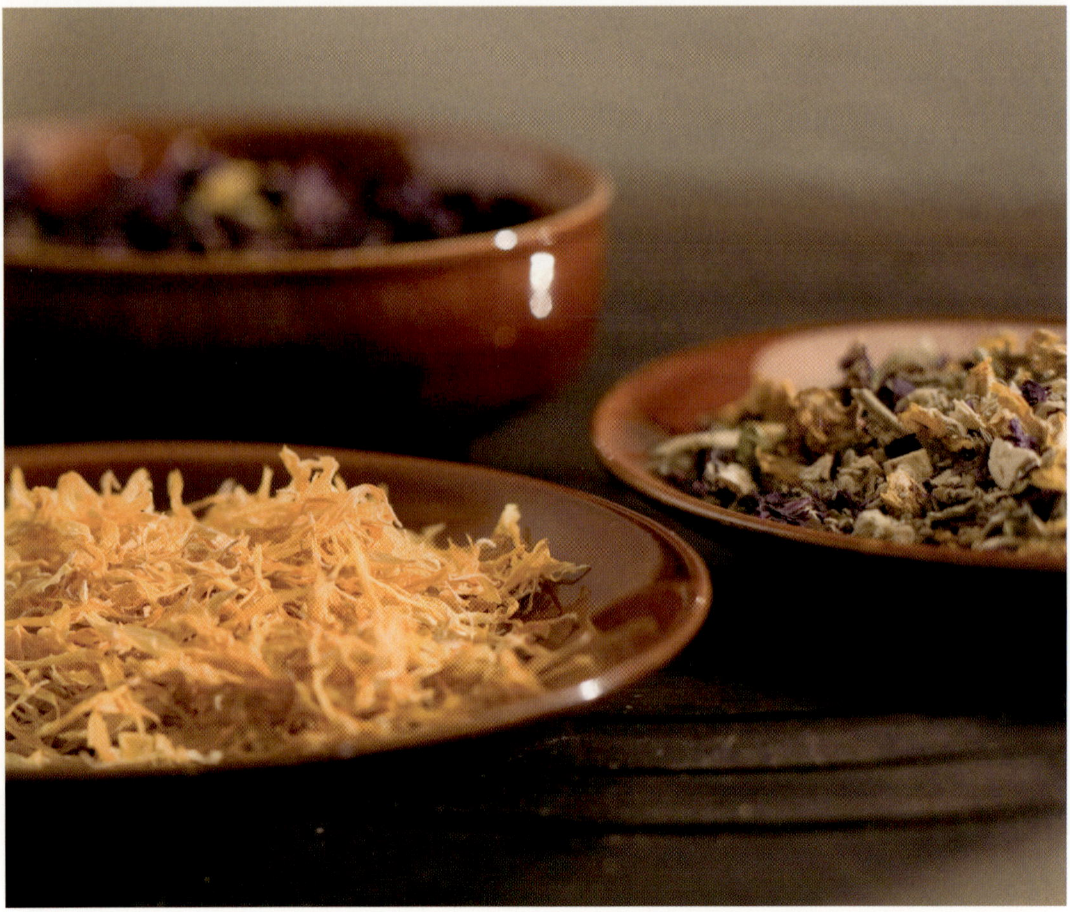

Honig-Glanzkur mit Propolis für trockenes Haar

- *4 TL Bienenhonig*
- *1/4 l lauwarmes Wasser*
- *3 Tropfen Propolis-Tinktur (aus der Apotheke)*
- *1 Schuss Apfel- oder Weinessig*

Der Honig wird im warmen Wasser aufgelöst und sobald er vollkommen gelöst ist, gibt man die Propolis-Tinktur und den Spritzer Obst-Essig dazu.

Das festigende Honigbad wird sanft in die Kopfhaut und ins Haar einmassiert. 5 Minuten einwirken lassen und mit viel lauwarmem Wasser ausspülen. Es verleiht dem Haar herrlichen Glanz, gute Griffigkeit und Fülle. Nach der Honigbadbehandlung lässt sich das Haar leicht legen und föhnen sowie locker frisieren.

Honig-Glanz-Festiger

- *1 EL Bienenhonig*
- *1 Spritzer Obstessig*

Bienenhonig in 1/4 Liter lauwarmem Wasser auflösen, gut verrühren und einen Spritzer Obstessig hinzufügen. Das Honigbad mit einer Sprühflasche auf den Haaren gleichmäßig verteilen und sanft einmassieren. Nicht ausspülen.

Mildes Kamillenshampoo für hell- bis dunkelblondes Haar

- *1/2 l destilliertes Wasser*
- *6 EL Kamillenblüten (15 Minuten zugedeckt ziehen lassen)*
- *60 g weiße Schmierseife oder Silberseife (aus der Apotheke)*
- *15 g Pottasche*
- *50 g Alkohol (optimal wäre 70%iger Alkohol)*

Bringen Sie zuerst das destillierte Wasser in einem hochrandigen Topf zum Kochen. Kamillenblüten zufügen und 15 Minuten zugedeckt ziehen lassen. Dann lösen Sie die weiße Schmierseife darin auf und fügen die Pottasche hinzu. 35 Minuten leicht kochen lassen, wobei sich die Flüssigkeitsmenge etwas reduzieren wird. Abkühlen lassen.

Nun wird der Alkohol in der Shampoogrundlage gelöst. Dies dient in erster Linie zur Neutralisierung der Schmierseife.

Dieses Shampoo können Sie anstatt mit Kamille auch mit Ringelblume, Rosmarin oder mit der altbewährten Brennnessel herstellen. Ihrer Kreativität sind hier keine Grenzen gesetzt und Sie erhalten ein Haarshampoo, das man garantiert nirgends kaufen kann.

Die hohe Kunst des Seifensiedens

Das Herstellen von Seife hat eine uralte und viele Generationen überdauernde Tradition. Doch während die ersten richtigen Seifen, den alten Aufzeichnungen nach so etwa im 8. Jahrhundert fabriziert wurden, noch so aggressiv waren, dass sie den Säuremantel der Haut ruinierten und garantiert so manche Socke beim Waschen durchlöcherten, gibt es heute eine Vielzahl von hochwertigen Seifen, deren zarte Schäume unsere Haut nicht nur reinigen, sondern auch wohltuend pflegen. Besonders die wertvollen Pflanzenölzusätze sind es, die daraus ein sinnliches Badevergnügen machen. Wenn jemand wirklich seine eigene Seife herstellen will, dann sollte er dabei Sicherheitsbrillen (in jedem Baumarkt erhältlich) und Gummihandschuhe als Schutzmaßnahme tragen.

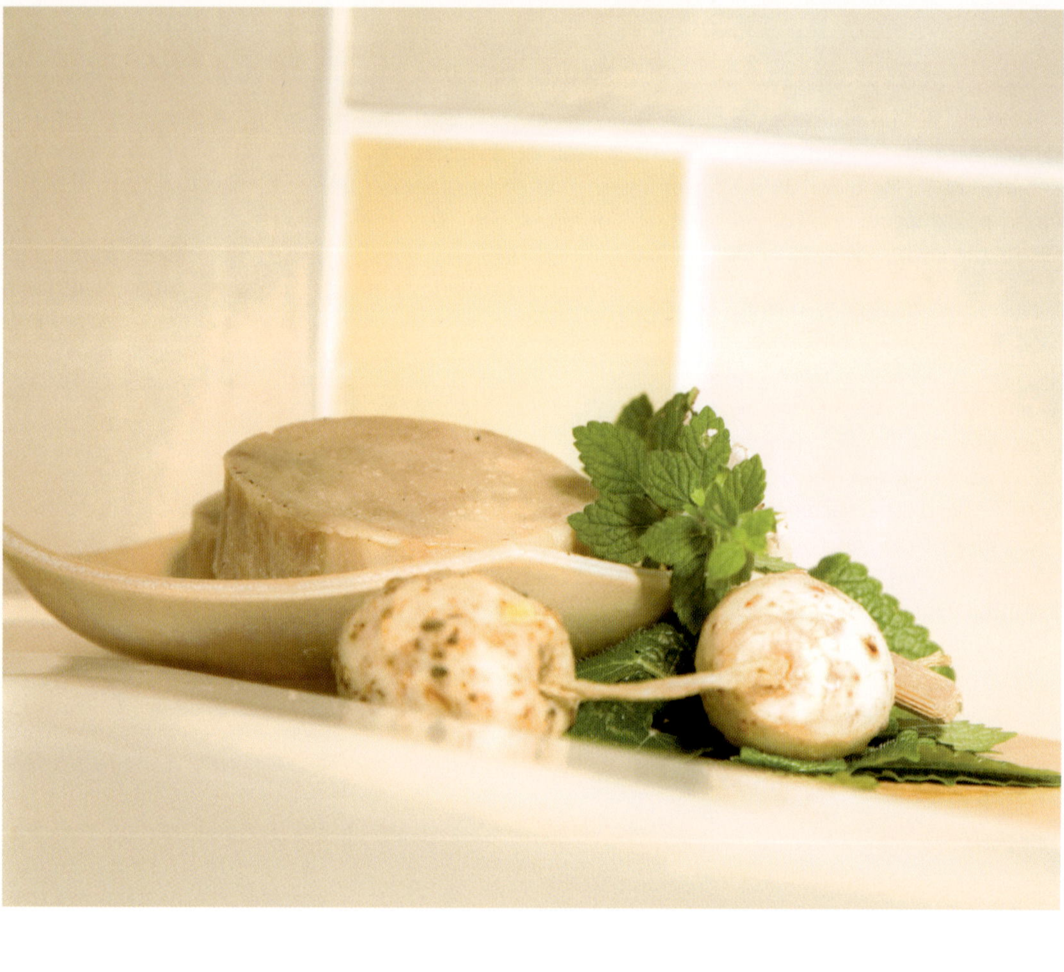

Einfache Grundseife, kleine Menge

- *124 g NaOH (Natronlaugenplättchen)*
- *270 g destilliertes Wasser*
  400 g Margarine
- *200 g Kokosöl*
  300 g Rapsöl
  20 – 30 ml ätherisches Öl nach Wunsch

Aus NaOH und kaltem Wasser unter Berücksichtigung der Sicherheitsregeln die Lauge herstellen und auf Zimmertemperatur abkühlen lassen. Margarine und Kokosöl zum Schmelzen bringen, Rapsöl dazugießen und auf ca. 36 – 40 °C (gerade noch handwarm) temperieren.

Die Lauge zum Öl gießen und die Mischung mit Hilfe von Rührlöffel und Stabmixer andicken. Falls gewünscht, das ätherische Öl dazugeben und gut untermischen. In die vorbereitete Form füllen, zudecken und ordentlich isolieren. Nach 24 Stunden bzw. sobald die Seife ausgekühlt ist, herausnehmen, schneiden und 4 Wochen trocknen und nachreifen lassen.

Eine sehr preiswerte, feste Seife, die auch ganz guten Schaum gibt. Durch Zugabe verschiedener ätherischer Öle, Kräuter usw. beliebig variierbar.

Vorsicht: Bei so kleinen Mengen ist eine exakt arbeitende, grammgenaue Digitalwaage (oder eine Briefwaage) besonders zum Auswiegen des NaOH unbedingt notwendig!

Schnelle Kräuterseife für Gestresste

- *250 g fertige Olivenölseife aus dem Drogerie-Markt oder dem Reformhaus*
- *100 ml Tee aus je 1 EL Melissenblättern, Ringelblumen-, Lavendel-, Rosen- und Kamillenblüten*
- *Saft einer halben Zitrone*
- *2 EL Mandelöl oder Olivenöl (im Notfall)*
- *5 Tropfen ätherisches Öl, z. B. von Minze oder Lavendel*

Die Olivenölseife mit einer Küchenreibe fein reiben.

Die Flocken werden mit Kräutertee und Zitronensaft (damit die Seife für die Weiterverarbeitung schön weich wird) leicht erwärmt.

Nun werden das Mandelöl und die ätherischen Öle untergemischt und fest durchgeknetet. Die Seife kann man nun in Formen gießen oder ganz einfach Seifenkugeln formen, mit Folie abdecken.
Nach dem Trocknen können Risse entstehen, die mit Wasser geglättet werden.
Nach einem Tag ist die Seife gut durchgehärtet. Nun kann sie z. B. in Seidenpapier gewickelt werden. Dann sollte die Seife noch ca. 3 Wochen ruhen.

Diese Auswahl an Kräutern wirkt reinigend und wundheilend, außerdem strafft und beruhigt sie gereizte Haut.

Erfrischend und entzündungshemmend sind z. B. Seifen mit Minze, Salbei, Farnkraut und Lavendel.

Seife mit Kamillenblütenöl hilft bei Akne und Hautentzündungen, Kaffeepulver in der Seife killt unangenehme Zwiebelgerüche an den Händen, Hafermehl wirkt als sanftes Peelingmittel.

Seifen aus Rohstoffen herzustellen ist etwas aufwändiger, unter Einhaltung einiger Regeln ganz einfach – Ihrer Kreativität sind keine Grenzen gesetzt.

Die Basis bilden Natronlaugenplättchen (NaOH) aus der Apotheke, Kräuter entweder in Form von ätherischen Ölen oder getrockneten Kräuterteilen sowie Pflanzenöl.

Besonders milde Olivenölseife, geruchsneutral

- *113 g NaOH (Natriumhydroxid aus der Apotheke)*
- *280 g destilliertes Wasser 900 g Olivenöl*

Aus NaOH und kaltem Wasser unter Berücksichtigung der auf der Packung stehenden Sicherheitsregeln (sehr wichtig!!) die Lauge herstellen und auf Zimmertemperatur abkühlen lassen.

Das Olivenöl sanft erwärmen, ca. 30 °C sind ausreichend. Die Lauge zum Öl gießen und die Mischung mit Hilfe von Rührlöffel und Stabmixer andicken.

Die richtige Konsistenz hat die Seifenmasse, wenn sie aussieht wie noch warme Puddingcreme.

Nun in die vorbereitete Form füllen, zudecken und gut mit einem alten Handtuch abdecken – echte Seifensieder nennen diesen Vorgang »die Seife isolieren«.

Wenn die Seife ausgekühlt und fest genug ist (das kann bei einer reinen Olivenölseife auch 2 Tage oder länger dauern!), herausnehmen, schneiden und mindestens 6, besser 8 bis 10 Wochen trocknen und reifen lassen.

Diese Olivenölseife ist eine gute Seife aus wenigen Zutaten – einfacher geht es eigentlich gar nicht. Dafür gibt's auch keinen besonders großporigen Schaum, wie wir es von den Industrieseifen gewöhnt sind, und sehr mild ist diese Seife obendrein.

Sie kann auch ohne weiteres für Babys oder einfach fürs Gesicht verwendet werden. Je nach Farbe des Olivenöls wird die Seife cremefarben bis grünstichig.

Gewöhnliche Waschbällchen oder Zitronenwaschbällchen

- *2 Zitronen*
- *180 – 200 ml Wasser*
- *900 g Seifenraspel*
- *450 g Stärke*
- *Zitronenessenz (ätherisches Zitronenöl, etwa 20 ml)*

Zitronen waschen, in Stücke schneiden und mit dem Wasser kochen lassen. Abseihen. Seifenraspel, Stärke, Zitronenwasser und ätherisches Zitronenöl miteinander verkneten, zu Kugeln formen und trocknen lassen.

Cremewaschbälle

- *1.000 g Seife*
- *150 g Stärke*
- *Wasser oder Rosenwasser*

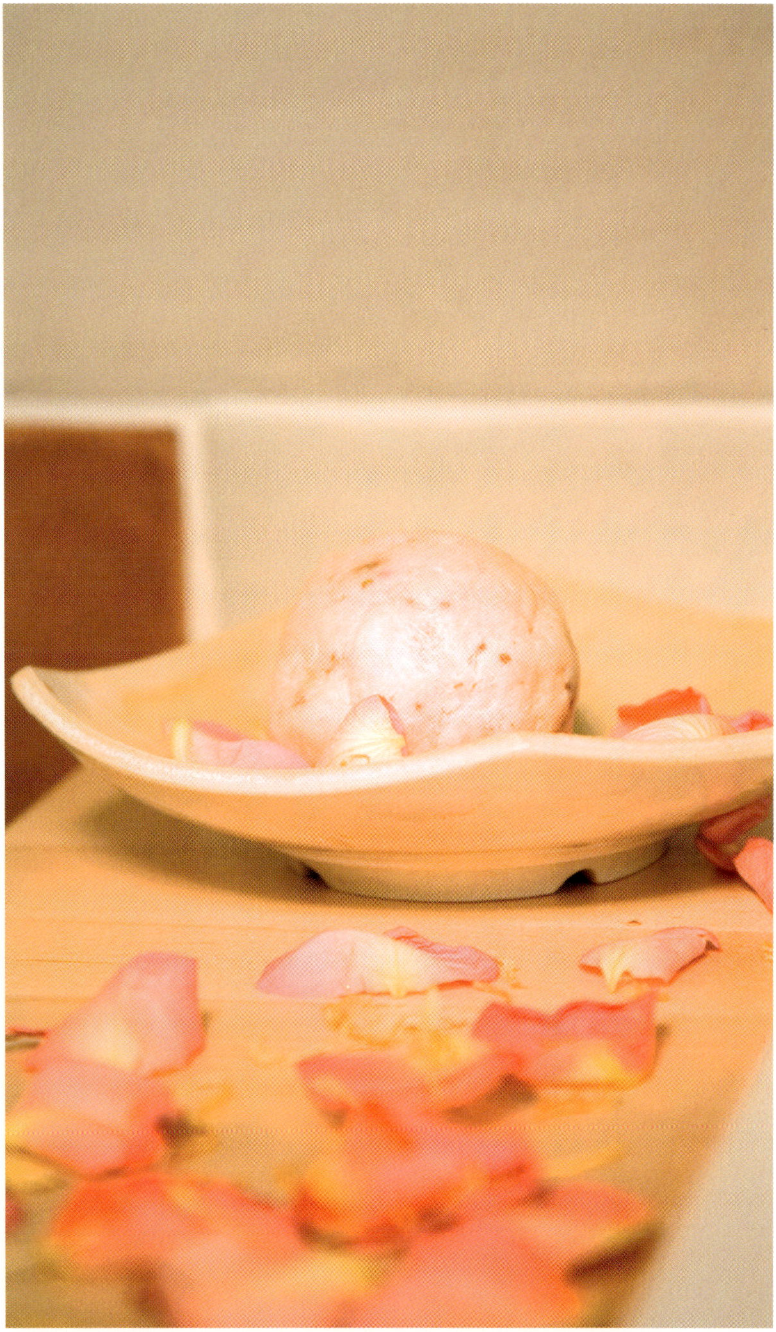

Seife raspeln, zusammen mit der Stärke und dem (erwärmten) Rosenwasser verkneten (so viel Wasser verwenden, dass eine dickbreiige Masse entsteht!), nach Wunsch parfümieren und zu Kugeln formen.

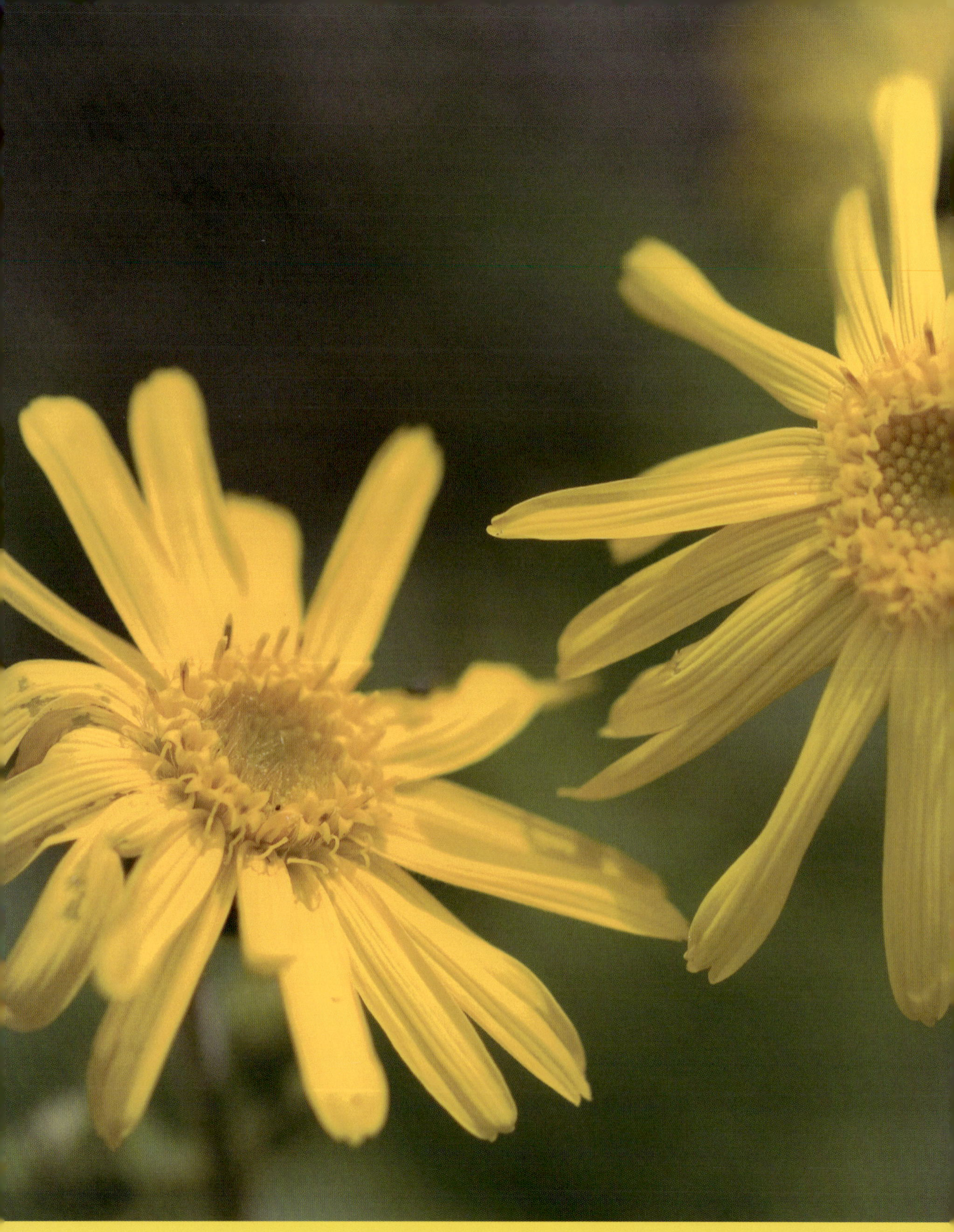

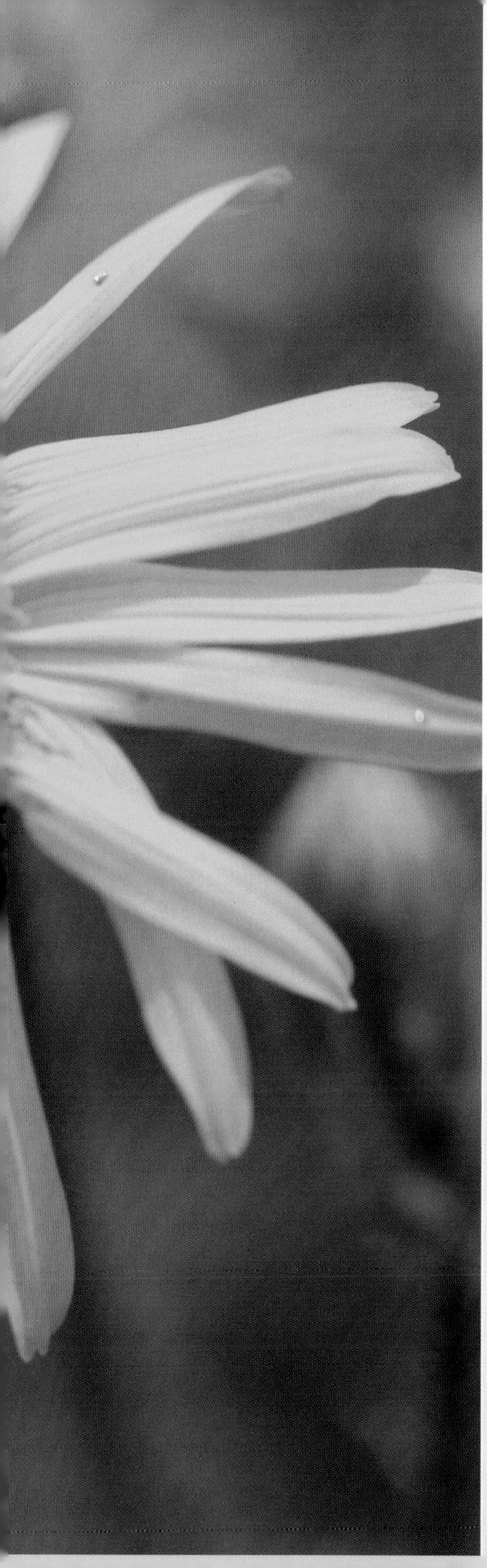

Die besten Schönheitskräuter

Tees und Kräutermischungen für innerliche und äußerliche Anwendung werden schon seit vielen, vielen Jahrhunderten – eigentlich seit Menschengedenken – benutzt. Aber auch Fett, Bienenwachs oder Pflanzenöle verhelfen zu schöner Haut.

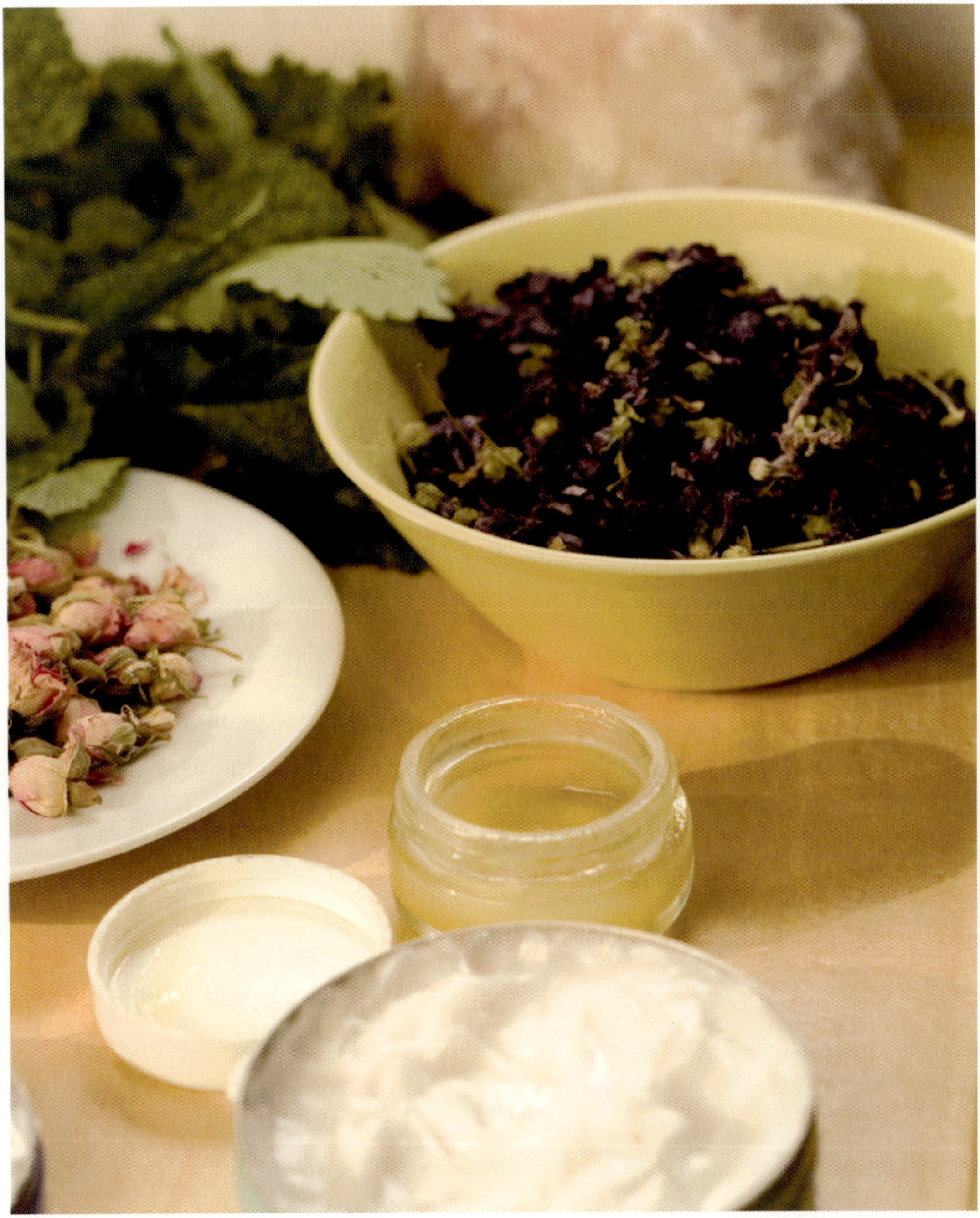

Tees und Kräutermischungen für innerliche und äußerliche Anwendung werden schon seit vielen, vielen Jahrhunderten – eigentlich seit Menschengedenken benutzt.

Genauso verhält es sich mit Pflanzenextrakten, die mit Wachs und Fett verarbeitet und aufgetragen werden. Cremen und Salben, nicht in so einer Qualität wie heute, gab es nachweislich schon bei den alten Ägyptern. Schon damals wusste man, dass Fett, Bienenwachs oder Pflanzenöl das wichtigste Transportmittel der Wirkstoffe in die Haut ist.

Wer ganz sicher sein will, dass seine Pflegemittel auf ganz natürlicher Basis hergestellt sind, kann sich seine Kosmetikserie selbst herstellen.

Wichtig ist auf alle Fälle, dass man seine Kosmetikkräuter weitab von befahrenen Straßen erntet. Heute kann man sich auch nahezu alle Zutaten in der Apotheke oder im Reformhaus besorgen. Hier kann man sicher sein, dass die verkauften Kräuter auf jeden Fall aus kontrolliertem Anbau stammen und auf Verunreinigung durch Schwermetalle und Pestizide kontrolliert sind.

Naturkosmetik aus Kartoffeln, Karotten oder Gurken? Ja, denn diese Gemüsesorten sind nicht nur in der Küche vielseitig verwendbar, sondern auch in der Naturkosmetik von großem Wert.

Für die Aufbewahrung kann man sich Salbentiegel aus Kunststoff oder Glasflaschen in der Apotheke besorgen. Um die Haltbarkeit zu erhöhen und Verunreinigungen zu vermeiden, sollte man die produzierte Menge lieber in mehrere kleine Gefäße statt einem großen Behältnis abfüllen. Es fehlen ja die Konservierungsmittel.

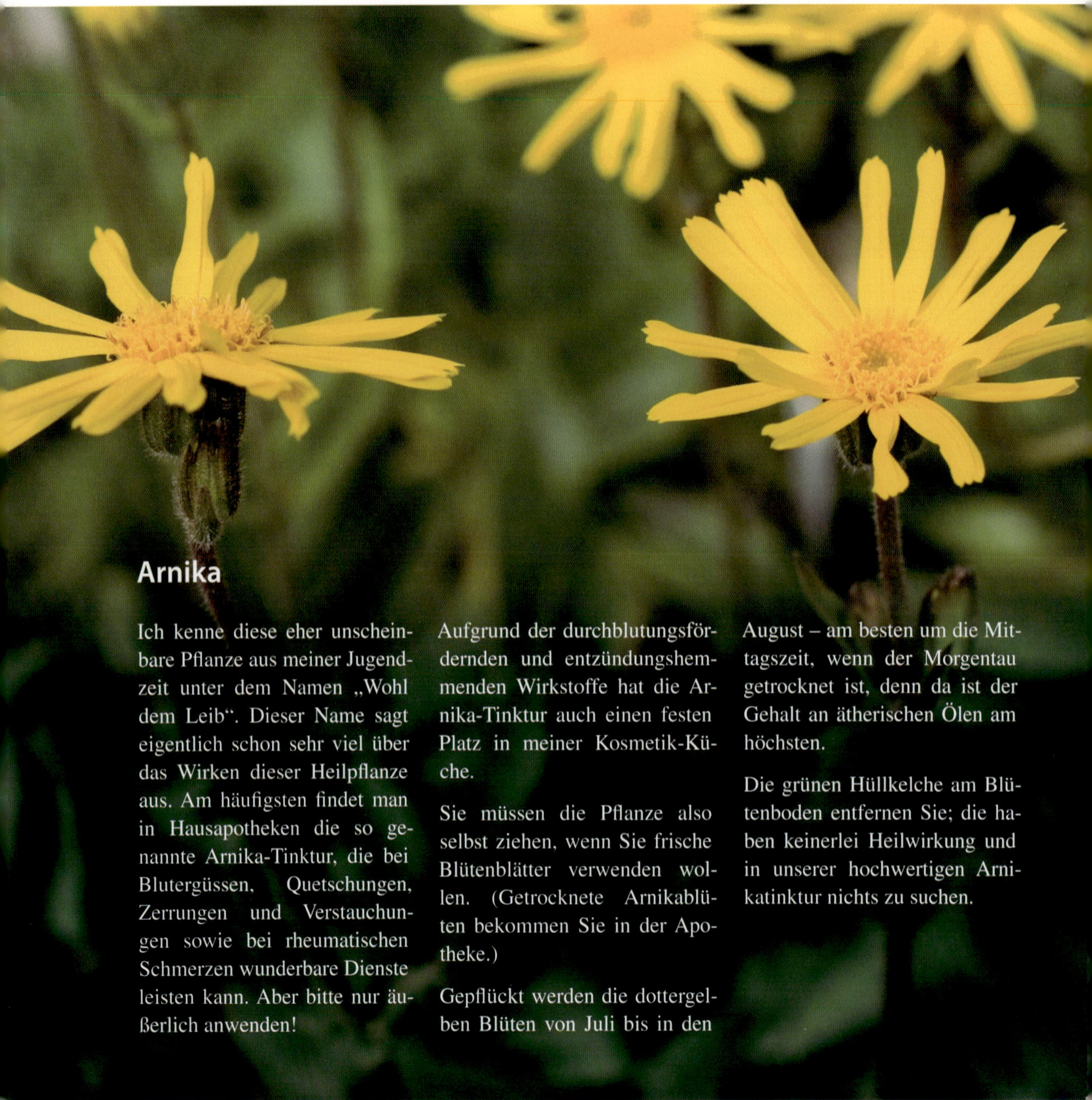

Arnika

Ich kenne diese eher unscheinbare Pflanze aus meiner Jugendzeit unter dem Namen „Wohl dem Leib“. Dieser Name sagt eigentlich schon sehr viel über das Wirken dieser Heilpflanze aus. Am häufigsten findet man in Hausapotheken die so genannte Arnika-Tinktur, die bei Blutergüssen, Quetschungen, Zerrungen und Verstauchungen sowie bei rheumatischen Schmerzen wunderbare Dienste leisten kann. Aber bitte nur äußerlich anwenden!

Aufgrund der durchblutungsfördernden und entzündungshemmenden Wirkstoffe hat die Arnika-Tinktur auch einen festen Platz in meiner Kosmetik-Küche.

Sie müssen die Pflanze also selbst ziehen, wenn Sie frische Blütenblätter verwenden wollen. (Getrocknete Arnikablüten bekommen Sie in der Apotheke.)

Gepflückt werden die dottergelben Blüten von Juli bis in den August – am besten um die Mittagszeit, wenn der Morgentau getrocknet ist, denn da ist der Gehalt an ätherischen Ölen am höchsten.

Die grünen Hüllkelche am Blütenboden entfernen Sie; die haben keinerlei Heilwirkung und in unserer hochwertigen Arnikatinktur nichts zu suchen.

Arnika-Tinktur

- *1 Hand voll Arnikablüten*
- *1/2 l Obstbrand oder Korn*

Arnikablüten in ein Einmachglas füllen und den Obstbrand oder Korn dazugießen. Das Glas dicht verschließen, damit sich der Alkohol nicht verflüchtigt und acht Tage an die Sonne stellen.

Danach wird die Flüssigkeit fein abgefiltert und in eine braune Medizinflasche gefüllt.

Arnika-Gesichtsdampfbad

Dafür wird eine Hand voll Blüten mit kochendem Wasser übergossen. Ein großes Handtuch über den Kopf und mit dem Gesicht so dicht wie möglich an die dampfende Flüssigkeit! Es macht die Haut zart und verleiht Ihrem Teint eine gesunde rosige Farbe. Empfehlenswert bei unreiner Haut.

Anschließend eine Arnika-Reinigungsmilch für die gründliche Nachreinigung und Entfernung der Unreinheiten. So kann sich der pH-Wert der Haut wieder regenerieren.

Arnika-Reinigungsmilch

- *15 g Lanolin*
- *4 g Alkohol (aus der Apotheke)*
- *35 g Vasilinöl*
- *4 g Tween 80 (Emulgator – damit sich Wasser und Öl verbinden!)*
- *60 g Arnikablütentee, hergestellt mit destilliertem Wasser*
- *18 Tropfen Arnikatinktur*

Lanolin, Wollwachsalkohol, Vasilinöl und das Tween 80 werden in einem Wasserbad geschmolzen. Nun den noch lauwarmen Arnikatee und die Tinktur langsam, aber kräftig einrühren. Solange die Masse noch warm ist, wird sie eher dünnflüssig sein. Nach etwas längerem Rühren und Abkühlen wird sie dickflüssig und kann in eine dunkle Flasche abgefüllt werden.

Tragen Sie die Reinigungsmilch großzügig auf Gesicht und Hals auf. Mit viel lauwarmem Wasser abspülen. Einmal wöchentlich reicht vollkommen aus.

Ich habe in der Vergangenheit häufig festgestellt, dass die meisten Haarspülungen aus Pflanzenteilen für blondes Haar nicht geeignet sind, denn die Struktur von blondem Haar ist oftmals zu fein und etwas anders aufgebaut als dunkles. Ein Aufguss aus Arnikablüten hingegen ist besonders wohltuend speziell für blondes Haar – vor allem, wenn es leicht nachfettet.

Arnikablüten-Aufguss

- *1 Hand voll frischer oder getrockneter Arnikablüten*
- *1/2 l abgekochtes Wasser*

Übergießen Sie die Arnikablüten mit kochendem Wasser, 1 1/2 Stunden zugedeckt ziehen lassen und anschließend alles durch einen Kaffeefilter fein abseihen. Nach dem Waschen spülen Sie Ihr Haar mit der Flüssigkeit und massieren Sie diese gleichzeitig in die Kopfhaut ein. Das kräftigt Kopfhaut und Haare und verleiht einen wunderbaren Glanz.

Arnika-Ölauszug

- *10 g getrocknete Arnika-Blütenblätter*
- *0,2 l hochwertiges Sonnenblumen- oder Olivenöl*

Arnikablüten in eine helle Flasche geben. Dann Sonnenblumen- oder Olivenöl darauf gießen.

Die Flasche fest verschließen und für 6 Wochen an einem hellen sonnigen Platz (Fensterbank – aber nicht in die pralle Sonne stellen) ziehen lassen. Einmal täglich gut durchschütteln. Anschließend sauber abfiltern und in eine saubere, dunkle Glasflasche füllen und dunkel aufbewahren.

Die Haltbarkeit von selbst gemachtem Arnikaöl beträgt ca. 6 Monate.

Mit der Tinktur und dem Ölauszug können Sie nun wunderbare Naturkosmetik-Produkte herstellen. Empfehlenswert, vor allem für gestresste, müde und trockene Haut, ist die Arnika-Pflegeserie.

Arnika-Gesichtsmaske

- *3 EL Arnikaöl*
- *1 Eigelb*
- *1 Spritzer Zitronensaft*

Wie bei der herkömmlichen Speisemayonnaise rühren Sie tröpfchenweise drei Esslöffel des Ölauszugs in das Ei – Ölauszug und Ei sollten die gleiche Temperatur haben. Ein Spritzer Zitronensaft kommt dazu – fertig.

Mit einem Pinsel wird die Packung auf das Gesicht aufgetragen. Nach ca. 45 Minuten das Gesicht mit reichlich lauwarmem Wasser gründlich abwaschen.

Arnika-Massageöl – für alle Massage-Fans

- *Arnika-Ölauszug*
- *Olivenöl*
- *Mandelöl*
  zu gleichen Teilen

Die Zutaten gut vermischen.

Diese drei Öle werden durch das Einmassieren ausgezeichnet aufgenommen.

Sport-Creme gegen Muskelkater und sportbedingte Gelenkprobleme

- *40 g Lanolin (Wollfett)*
- *1 EL Ringelblumenöl*
- *40 g Arnikablütentee, hergestellt mit destilliertem Wasser*
- *3 Tropfen Arnikatinktur*

Lanolin wird mit Ringelblumenöl im Wasserbad verflüssigt. Arnikablütentee und Arnikatinktur kräftig unterrühren. Sofort in Cremetiegel abfüllen und unverschlossen auskühlen lassen.

Tragen Sie die Sportcreme großzügig dreimal täglich auf die schmerzende Stelle auf – vorsichtig einmassieren. Nach dem Einmassieren unbedingt den Fuß oder den Arm eine halbe Stunde ruhen lassen.

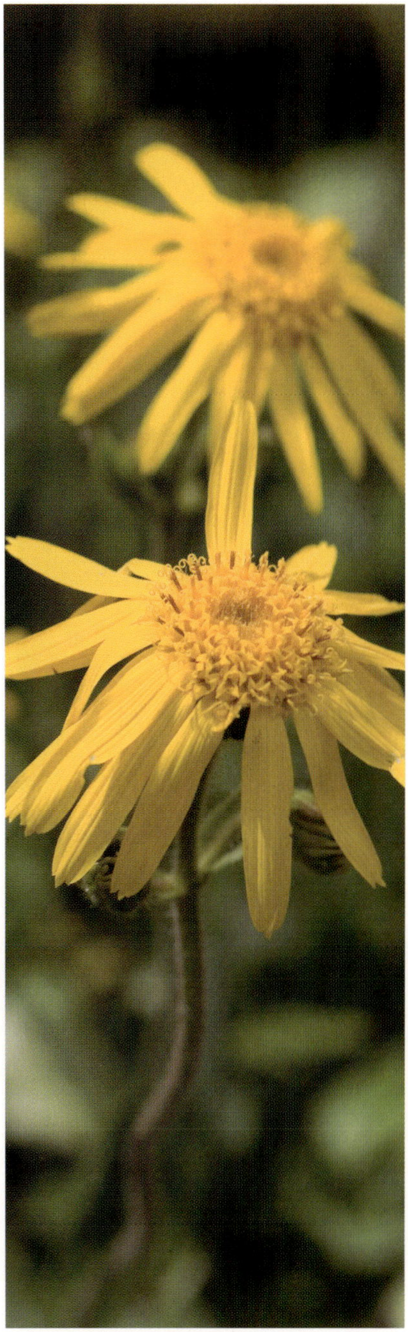

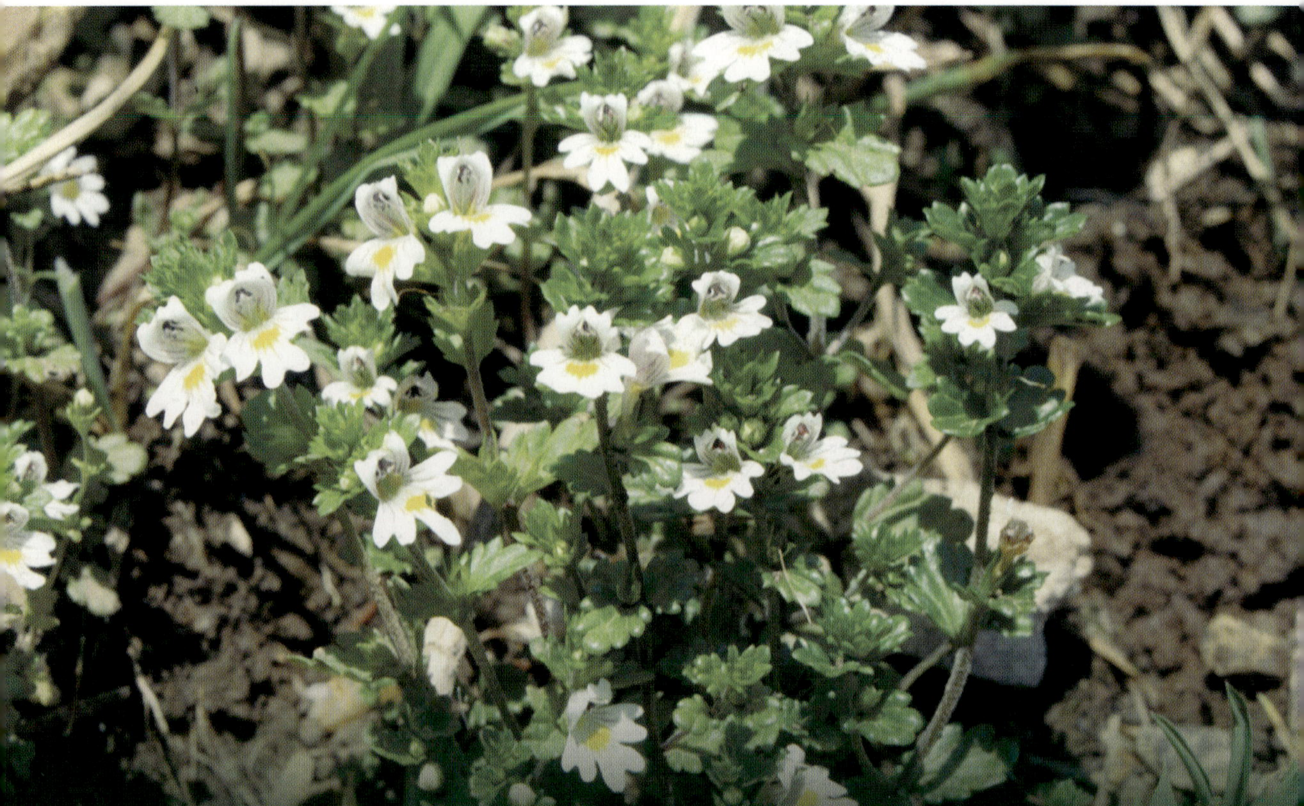

Augentrost

Im Volksmund wurde der Augentrost früher oft unhöflicherweise als „Schmarotzer“ benannt – zu Recht; denn er ist tatsächlich ein so genannter Halbschmarotzer.
Er zieht einen Teil seiner benötigten Nährstoffe aus den Wurzeln anderer Gräser und Kräuter, die einfach frech angezapft werden.
Er ist ein Geheimtipp bei Augenentzündungen. Für eine wirkungsvolle Kompresse lässt man einen Teelöffel des getrockneten Krauts in 1/4 l Wasser 5 – 7 Minuten lang zugedeckt kochen.
Mit der auf Körpertemperatur abgekühlten, aber unverdünnten Flüssigkeit wäscht man sich mehrmals am Tag vorsichtig die entzündeten Augen aus. Wenn man Salz zusetzt, ist die Spülung der Tränenflüssigkeit ähnlich und wird besser vertragen.

Hildegard von Bingen meinte, dass eine Augenkompresse mit dem guten alten Augentrost über Nacht eingewirkt am nächsten Morgen die große Liebe sehen lässt ...

Luxuriöse Augenkompresse

- *1 EL Augentrost*
- *1/4 l Wasser*
- *1 EL Bienenhonig*

Augentrost in heißem Wasser bis zu 7 Minuten ziehen lassen, einen Löffel Bienenhonig dazugeben. Damit tun Sie auch etwas gegen die kleinen Fältchen, die irgendwann einmal an den Augen aufzutauchen pflegen.

Augentrost-Augenkühl-Kompresse

- *20 g Augentrostkraut (getrocknet)*
- *1/2 l heißes Wasser*

Augentrostkraut mit heißem Wasser übergießen und zugedeckt 15 Minuten ziehen lassen. Den Augentrost-Tee sauber abfiltern, in einen Eiswürfelbehälter füllen und einfrieren. Mit einem Eiswürfelchen in kreisförmigen Bewegungen um die Augen streichen. Die schmelzende Flüssigkeit nicht abtrocknen, sondern einziehen lassen. Danach mit Augentrost-Creme eincremen.

Augentrost-Ölauszug

- *1 EL getrockneter Augentrost*
- *1/8 l reines Olivenöl*

Augentrost in einer hellen Flasche mit Olivenöl übergießen und 5 – 6 Wochen an einem hellen Ort ziehen lassen. Danach sauber abseihen und in dunklen Flaschen lagern.

Augentrost-Creme

- *100 g Ringelblumenöl, 5 g Augentrostkraut, getrocknet, 5 g Wollfett*
- *10 g reines Bienenwachs*

Das Ringelblumenöl wird leicht erwärmt. Das Augentrostkraut beifügen und 15 Minuten bei ganz schwacher Hitze zugedeckt ziehen lassen. Abseihen und in dem warmen Öl das Bienenwachs und das Wollfett zum Schmelzen bringen. Sofort in Tiegel abfüllen und ohne Deckel auskühlen lassen.

Pflegende Augentrost-Wimpernpaste

- *2 g Kakaobutter*
- *5 g Augentrostöl*
- *1/4 EL Lanolin*

Kakaobutter, Augentrostöl und Lanolin im Wasserbad schmelzen und anschließend auf Körpertemperatur abkühlen lassen.

Die Paste rasch auftragen und 30 Minuten einwirken lassen. Die Wimpernpaste sorgt für glänzende, kräftige Wimpern und macht sie widerstandsfähig.

Nach der Wimpernpflege können Sie die Augen, besonders, wenn Sie unter Krähenfüßen, Tränensäcken oder ganz einfach nur unter Lachfältchen unter den Augen leiden, mit einer pflegenden und straffenden Augentrost-Creme verwöhnen. Sie wird vor dem Schlafengehen großzügig aufgetragen und kann die ganze Nacht wirken.

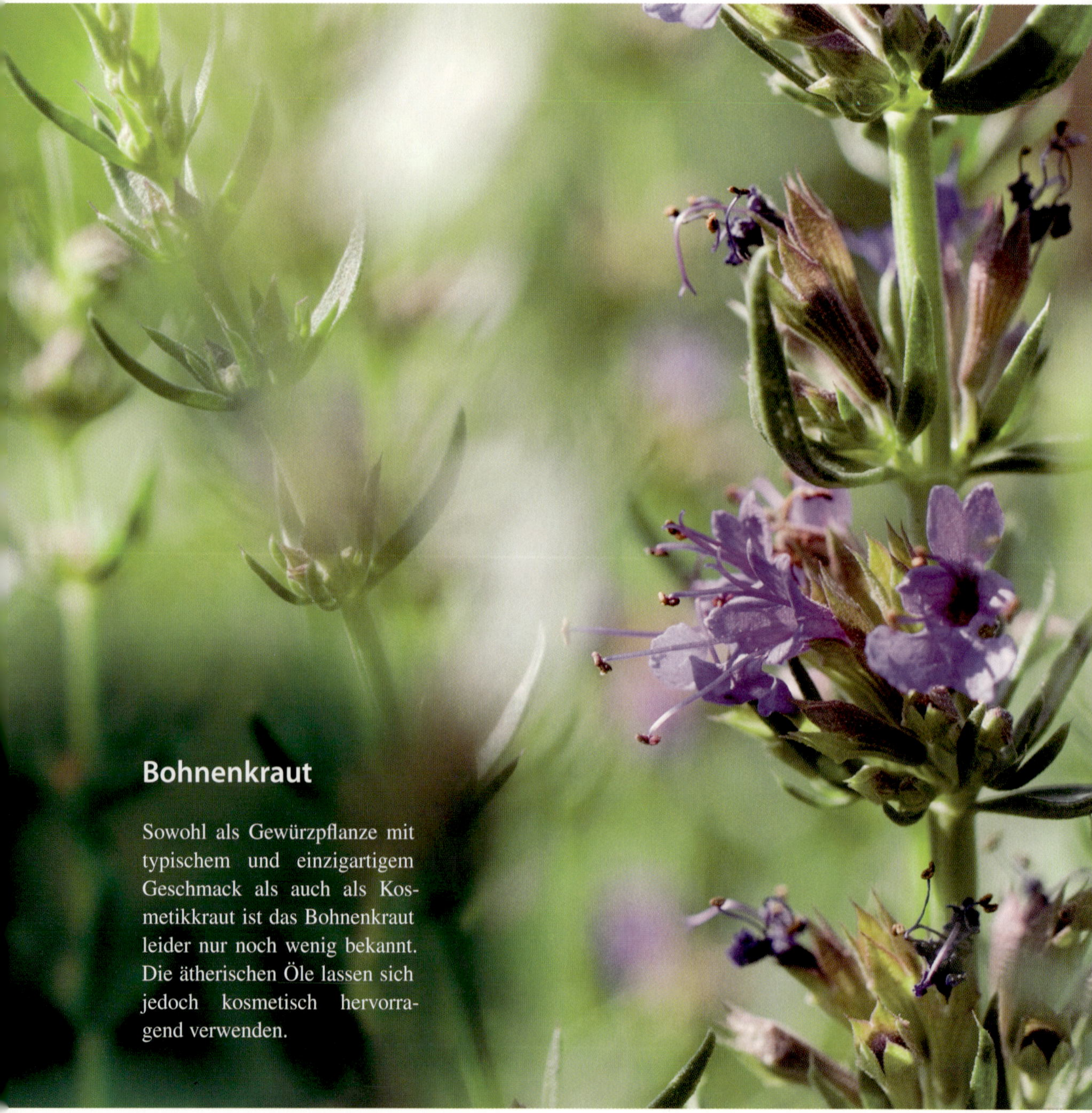

Bohnenkraut

Sowohl als Gewürzpflanze mit typischem und einzigartigem Geschmack als auch als Kosmetikkraut ist das Bohnenkraut leider nur noch wenig bekannt. Die ätherischen Öle lassen sich jedoch kosmetisch hervorragend verwenden.

Bohnenkraut-Öl

- *1 Hand voll Bohnenkraut*
- *1 l Olivenöl*

Bohnenkraut in ein weites, helles Gefäß geben und mit Olivenöl bedecken. Sechs Wochen an einem hellen Ort ausziehen lassen. Danach abfiltern und in Flaschen füllen.

Das Bohnenkraut ist auch ein „Liebeskraut":

Liebestrank

- *2 Hand voll frischer Bohnenkrautblätter*
- *1 l guter Sherry*
- *1 Hand voll Rosenblüten*

Bohnenkrautblätter mit Sherry bedecken und 10 Tage ziehen lassen. Dann sauber filtern, Rosenblüten hinzugeben und nochmals 2 Wochen ziehen lassen. Abfiltern, in kleine Fläschchen füllen und dunkel lagern.

Rachel Border, Wales – England 1842

Bohnenkraut-Reinigungsmilch für reifere Haut

Durch die ätherischen Öle des Bohnenkrauts ist die mild nach Minze duftende Reinigungsmilch eine wahre Wohltat für „reifere" Haut. Nach dem Waschen großzügig auf Gesicht, Hals und Dekolleté auftragen, 5 Minuten einwirken lassen und mit warmem Wasser gründlich abspülen.

- *5 g reines Bienenwachs*
- *25 g Bohnenkraut-Öl*
- *3 g Wollfett (aus der Apotheke)*
- *20 g Bohnenkrauttee*
- *einige Körnchen Kampfer (aus der Apotheke)*
- *2 Tropfen reines ätherisches Pfefferminzöl*

Im Wasserbad werden die ersten 3 Zutaten bei nicht zu hoher Temperatur geschmolzen. Den Kräutertee, Kampfer und das ätherische Öl kräftig umrühren und umgehend in Cremetiegel abfüllen.

Eine Kompresse gegen müde und gestresste Haut

- *1 EL frisches Bohnenkraut oder 1/2 EL des getrockneten Krautes*
- *1/4 l Wasser*

Das Bohnenkraut mit dem heißen Wasser übergießen und 4 Minuten zugedeckt ziehen lassen. Abseihen und als Kompresse auf das Gesicht legen.

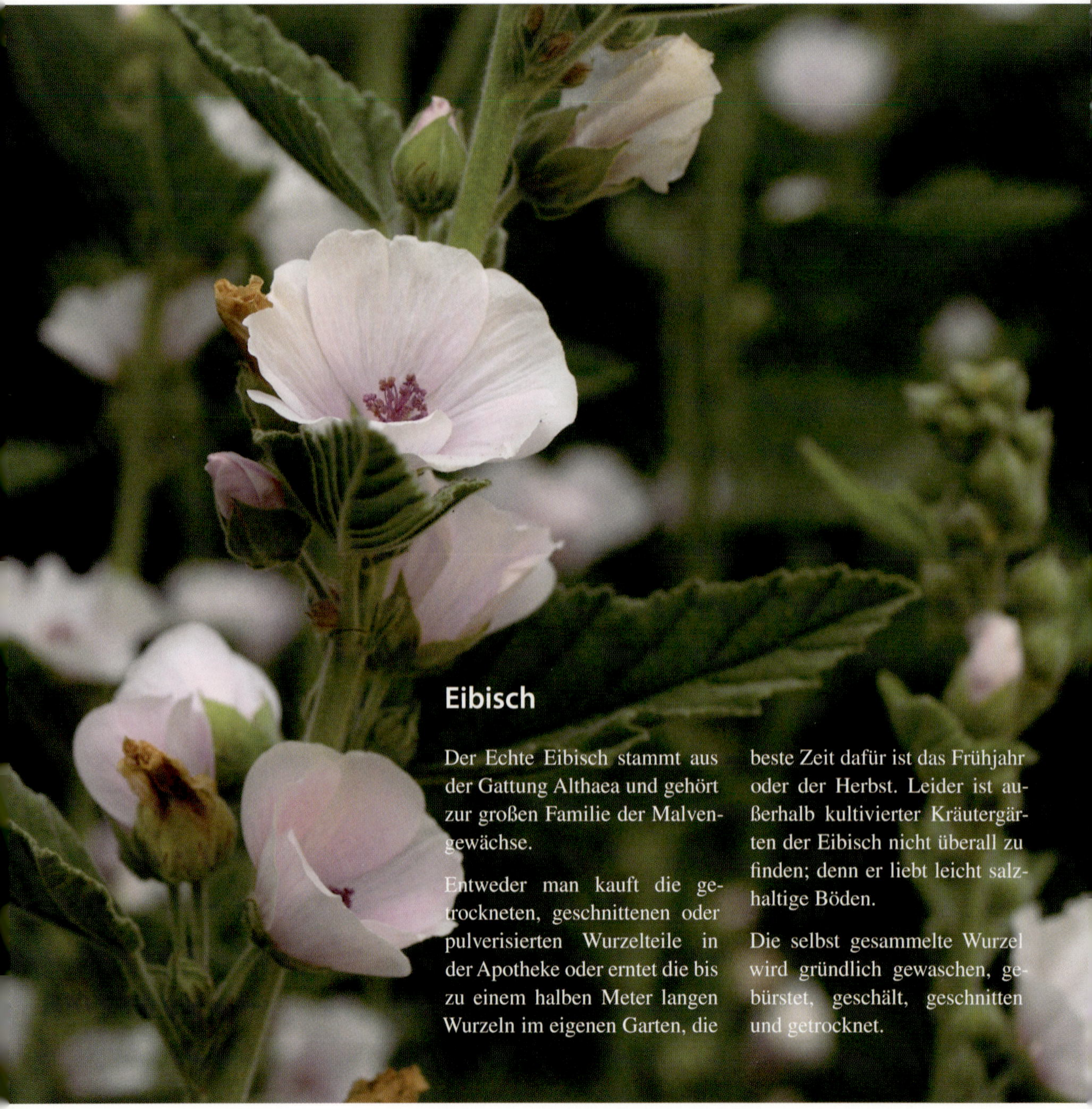

Eibisch

Der Echte Eibisch stammt aus der Gattung Althaea und gehört zur großen Familie der Malvengewächse.

Entweder man kauft die getrockneten, geschnittenen oder pulverisierten Wurzelteile in der Apotheke oder erntet die bis zu einem halben Meter langen Wurzeln im eigenen Garten, die beste Zeit dafür ist das Frühjahr oder der Herbst. Leider ist außerhalb kultivierter Kräutergärten der Eibisch nicht überall zu finden; denn er liebt leicht salzhaltige Böden.

Die selbst gesammelte Wurzel wird gründlich gewaschen, gebürstet, geschält, geschnitten und getrocknet.

Pflegende Maske

- *3 EL Eibischwurzel-Pulver*
- *lauwarme Milch*
- *1/2 Tasse Haferflocken*
- *1 EL Bienenhonig*

Verrühren Sie das Eibisch-Pulver mit der lauwarmen Milch und den Haferflocken zu einem zähen Brei. Geben Sie zum Schluss einen Esslöffel Bienenhonig dazu.

Diese Masse mit einem dicken Pinsel auf das gesamte Gesicht auftragen – erschrecken Sie nicht, die Masse klebt ein wenig – und sollte eine Stunde einwirken, bevor Sie die Haut mit viel warmem Wasser abspülen können.

Mindestens einmal in der Woche anwenden und Sie werden in kürzester Zeit wunderbar zarte rosige Haut haben.

Pflege-Gel

- *2 EL pulverisierte Eibischwurzel*
- *je 1 EL Melissen- und Johanniskrautblüten*
- *0,2 l destilliertes Wasser*
- *2 EL Ringelblumen-Tinktur*

Geben Sie Eibischwurzel, Melissen- und Johanniskrautblüten in ein Gefäß und übergießen Sie das mit 0,2 l destilliertem Wasser!

Decken Sie das Gefäß ab und lassen Sie es 12 Stunden an einem warmen, sonnigen Ort ziehen. Das ergibt eine dickliche, breiige Flüssigkeit, die nach der Ruhezeit sauber abgefiltert wird. Anschließend die Ringelblumen-Tinktur dazumischen.

Geben Sie etwas davon auf einen Wattebausch und reiben Sie damit Ihr Gesicht mit kreisförmigen Bewegungen ab!

Das Gel wirkt entspannend und ist zur Pflege von trockener, müder und reifer Haut äußerst wirksam. Sie können es auch nach dem Bad als Körperlotion verwenden.

Gurke

Die Gurke ähnlich unserer heutigen Salatgurke gibt es schon seit über dreitausend Jahren, wobei die Wildform aber für unsere heutigen Verhältnisse alles andere als ein Essgenuss war. Im Laufe der Zeit wurde sie immer wieder veredelt und als leckeres Gartengemüse angebaut.

Aber nicht nur der Magen und die Geschmacksnerven lieben die Gurke, auch unsere Haut genießt die Wirkstoffe der Gurke und ihrer bitteren Schale, die Schwefel, Vitamine und Schleimstoffe enthält. Alles zusammen in einer Creme verpackt glättet und strafft.

Werfen Sie also die Gurkenschalen vom Salat nicht leichtsinnig auf den Kompost; sondern reiben Sie mit der hellen Innenseite Ihr Gesicht vorher ausgiebig ab!

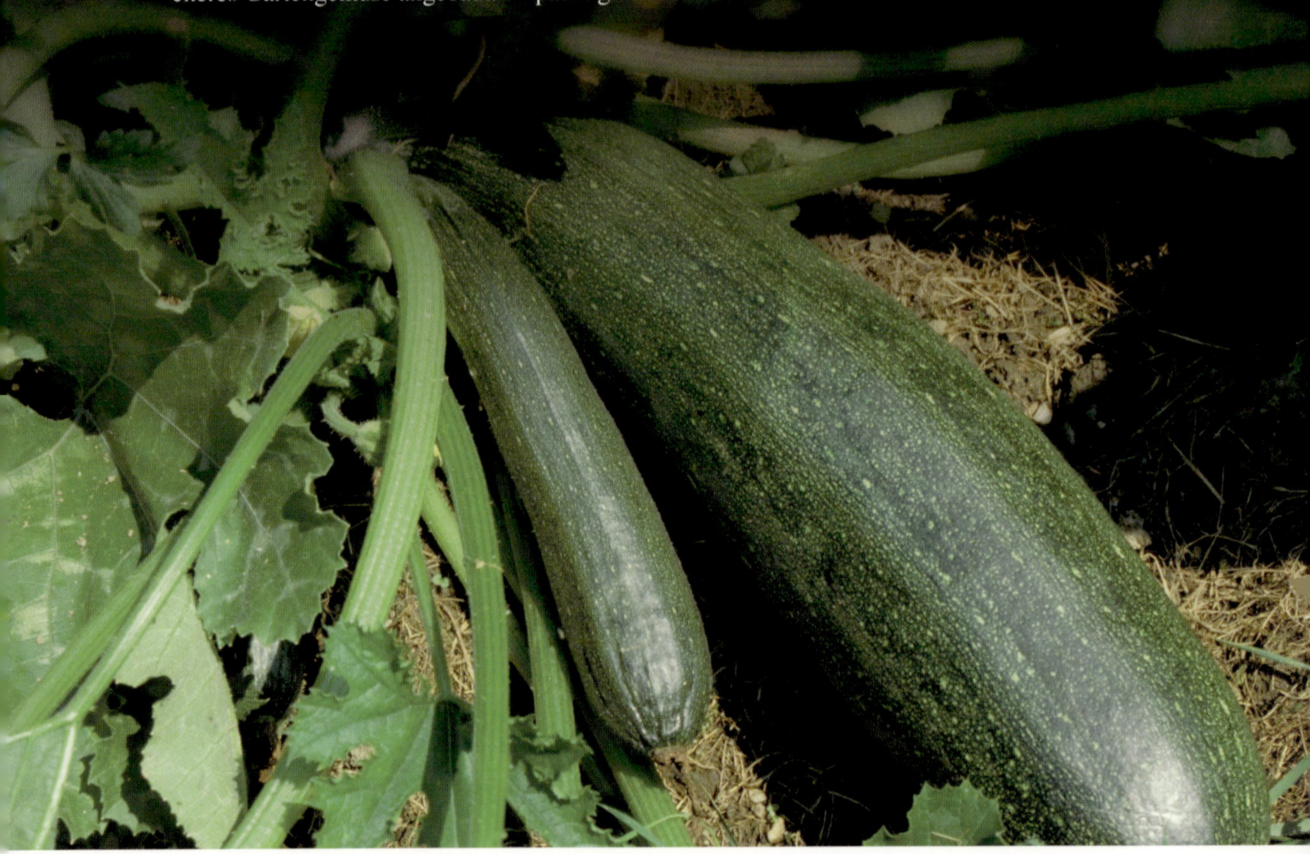

Gurkenmaske

Für Entspannung pur sorgt die Gurkenmaske. Reiben Sie eine halbe Gurke fein. Dann mit einem Eiweiß und einem Spritzer Zitronensaft sowie einem Teelöffel Haferflocken gut vermischen.

Auch zwei Teile Gurkenbrei mit einem Teil fettem Jogurt (3,5 %) wirken pflegend auf die Haut. Am schnellsten geht es, wenn Sie frische Gurkenscheiben vom noch nicht fertig angerichteten Salat abzweigen und auf die Gesichtshaut legen.

Eine viertel bis eine halbe Stunde soll die Gurke wirken. Besonders wohltuend sind frische Gurkenscheiben für die Augenregion.

Sehr wohltuende Gurken-Kurpackung

Eine frische Salatgurke schälen und in dünne Scheiben schneiden. Die Gurkenscheiben auf Gesicht und Hals verteilen und eine feuchte, lauwarme Kompresse darüberlegen.

Diese Gurken-Kurpackung etwa 20 Minuten einwirken lassen. Die Inhaltsstoffe der Gurke verfeinern das Hautbild und verkleinern die Poren.

Gurken-Kamillen-Wasser zum Nachreinigen

- *30 g Gurkensaft*
- *30 g Kamillentee*
- *20 g Hamameliswasser (aus der Apotheke)*

Die Gurke wird sauber gewaschen und mit der Schale fein gehobelt. Zugedeckt stehen lassen – nach ca. 1 1/2 Stunden filtern Sie den nun entstandenen Gurkensaft ab. Mit Kamillentee und Hamameliswasser vermischen und in kleine Fläschchen füllen.

Gurken-Pflegecreme

- *2 g Kakaobutter*
- *1 EL Wollfett (Lanolin)*
- *35 g Ringelblumenöl*
- *30 g destilliertes Wasser*
- *30 g Gurkensaft einer frischen Gurke*
- *1 Tropfen 100 % reines ätherisches Öl nach Wunsch*

Kakaobutter, Wollfett und Ringelblumenöl werden nicht zu heiß geschmolzen. Das destillierte Wasser unter ständigem Rühren untermischen. Ebenso den Gurkensaft und das ätherische Öl. Rühren, bis die Crememasse etwas erkaltet ist. In Cremetiegel abfüllen – und fertig ist eine wunderbare naturreine hautstraffende, porenreinigende Gesichtscreme, die gekühlt aufbewahrt einige Monate haltbar ist.

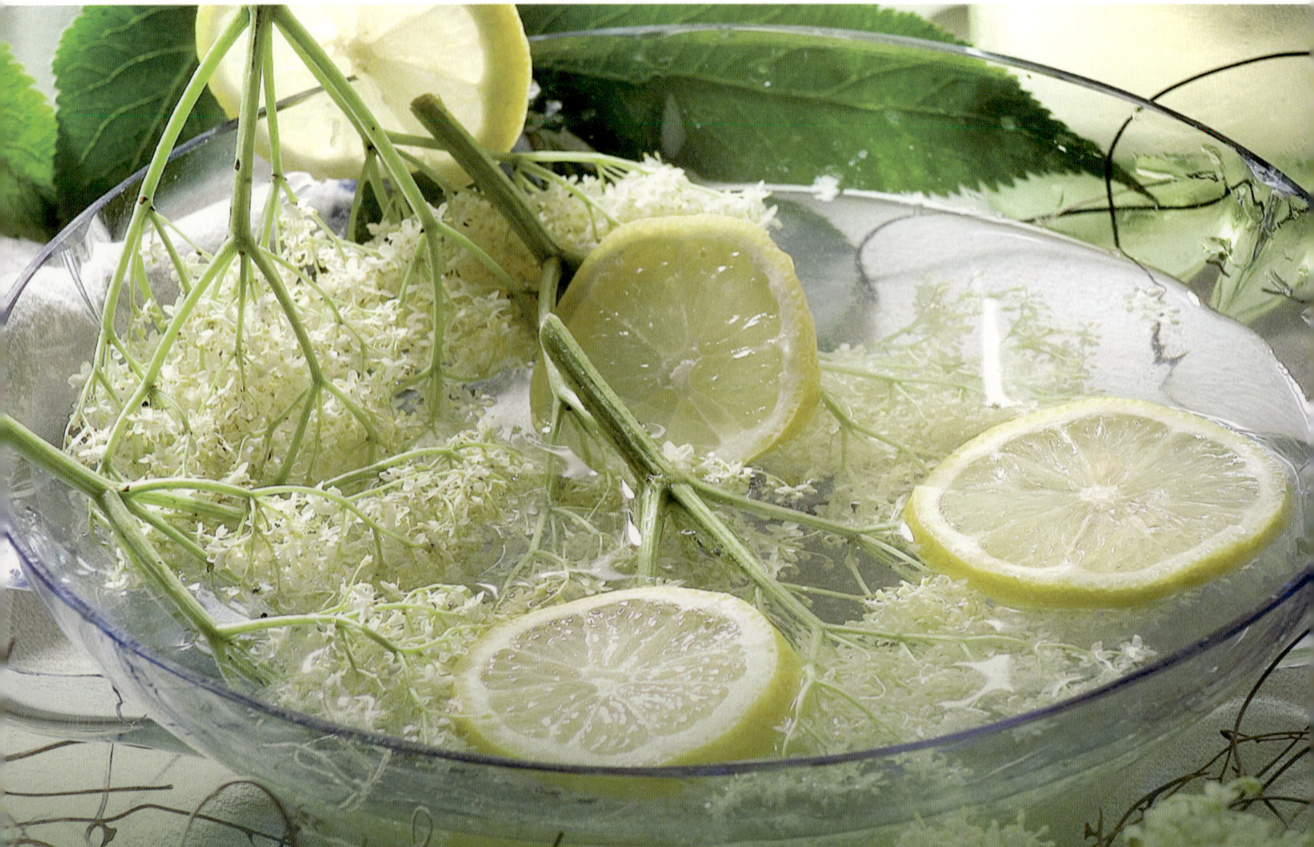

Holunder – auch eine Wohltat für unsere Schönheit

Der Holunder ist eine ungemein vielseitige Pflanze. Den Saft der Beeren benutzte man zum Beispiel auch, um Leinen für Kleidung schwarz zu färben. Den gleichen Dienst tat er den Frauen, die ihr Haar nachschwärzen wollten – Haarefärben hat also schon eine lange Tradition.

In der Pflanzenkosmetik begnügt man sich mit den Blüten. Die Gerbstoffe, Öle und Schleimstoffe reinigen die Haut.

Wenn Sie so Mitte bis Ende Mai an einem Waldrand spazieren gehen, können Sie Ihren Jahresvorrat an Holunderblüten ernten, die für die Weiterverarbeitung getrocknet werden.

Wenn Sie keine Möglichkeit haben, Holunderblüten zu pflücken, bekommen Sie diese auch in der Apotheke.

Gesichtswasser

- *250 g Holunderblüten*
- *100 ml destilliertes Wasser*
- *Saft einer Zitrone*

Holunderblüten mit kochendem Wasser übergießen und den Topf abdecken. Nach 24 Stunden durch einen Kaffeefilter abseihen und den Saft einer Zitrone dazugeben.

Damit wird das Gesicht täglich sanft betupft. Dieses Gesichtswasser verwendeten schon im Mittelalter besser betuchte Frauen.

Gesichtsdampfbad

Geben Sie eine Hand voll Holunderblüten in kochendes Wasser. Wenn der Wasserdampf eine für Sie angenehme Wärme hat, halten Sie Ihr Gesicht darüber und bedecken Sie alles mit einem großen Handtuch. Das Dampfbad wirkt positiv auf die Haut.

Holunderblüten-Creme

- *100 g Olivenöl – noch besser wäre angesetztes Ringelblumenöl*
- *3 Blütenstände des Holunders*
- *10 g Bienenwachs*
- *20 g Wollfett (Lanolin aus der Apotheke)*
- *2 Tropfen Propolis-Tinktur*

Die Holunderblüten werden in ein Weithalsglas gefüllt und mit dem Olivenöl bedeckt. Fest verschließen und 4 Wochen an einem sonnigen Platz ruhen lassen. Danach sauber abseihen.

Für die Creme Holunderöl, Bienenwachs und Wollfett in einem Topf zum Schmelzen bringen. Bitte darauf achten, dass die Zutaten nur schmelzen – also nicht zu heiß werden lassen!

Vom Herd nehmen und etwas auskühlen lassen. Propolis-Tropfen untermischen, in saubere Tiegel abfüllen. Propolis-Tropfen fügen wir deshalb bei, da sie antiseptisch und desinfizierend wirken.

Bei rissigen oder rauen Händen, bei gereizter oder gestresster fleckiger Haut gibt es nichts Besseres als eine Holundercreme.

Holunder-Sahne – so verwöhnen Sie Ihr Gesicht

- *40 g Olivenöl*
- *40 g Schlagobers (-sahne)*
- *20 g Wollfett (Lanolin)*
- *4 g Bienenwachs*
- *4 g Kakaobutter*
- *40 g Holunderblütentee*
- *1 Tropfen echtes Rosenöl*

Die ersten 4 Zutaten werden im Wasserbad geschmolzen, bitte darauf achten, dass die ölige Masse nicht zu heiß wird. Unter kräftigem Rühren, am besten mit einem Mixstab, den Holunderblütentee, das Rosenöl und das Schlagobers unterrühren.

Wenn Ihre Haut trocken ist und spannt, hilft eine frisch gerührte Holunder-Sahne hervorragend, sie macht die Haut weich, geschmeidig und verbessert das Hautbild sichtbar.

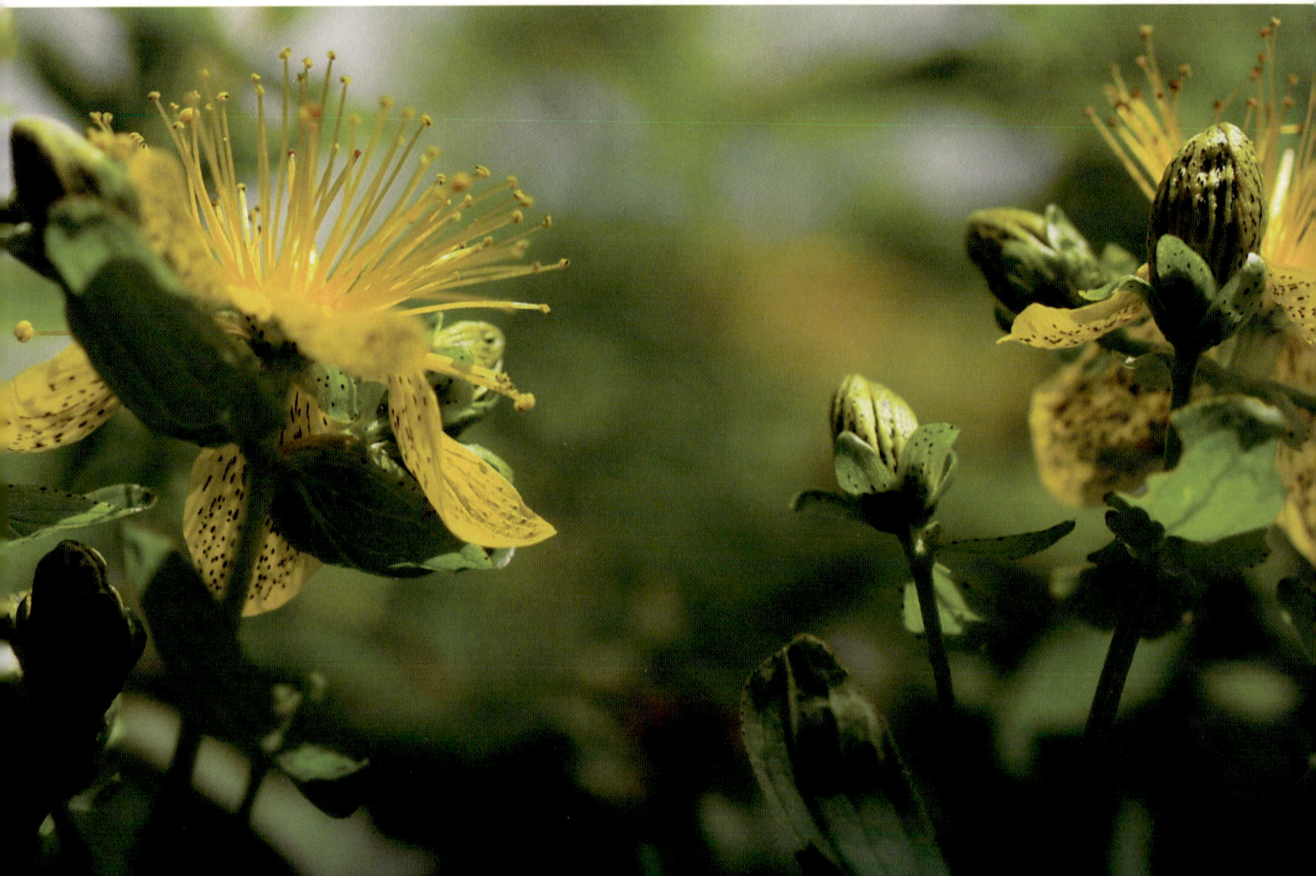

Johanniskraut

Im 16. und 17. Jahrhundert wurde das Johanniskraut zum Beispiel zum Räuchern benutzt, um das Böse, Krankheit und mancherorts sogar den Teufel auszutreiben. Der Teufel höchstpersönlich soll es nämlich – einer anderen Legende nach – auch gewesen sein, der die Pflanze gegen sich aufbrachte: Er stach sie aus Zorn um eine entkommene Seele mit seinen Krallen, bis ihre Blätter ganz durchlöchert waren. Die Punkte auf den gelben Blütenblättern sind aber genau genommen keine Löcher, sondern winzige Öldrüsen, in denen die wirksamen Stoffe stecken, welche die Pflanze so nützlich machen und in ihnen steckt auch die tiefrote Farbe, die das Johanniskrautöl unverwechselbar macht. Wegen der roten Farbe wurde der Saft der Pflanze auch oftmals als „Blut Jesu Christi" bezeichnet.

Johanniskraut-Öl

- *1 Hand voll Johanniskrautblüten*
- *100 ml Olivenöl – noch besser angesetztes Ringelblumenöl*

Die Johanniskrautblüten werden in ein Weithalsglas gefüllt und mit dem Olivenöl bedeckt. Fest verschließen und 4 Wochen an einem sonnigen Platz ruhen lassen. Danach sauber abseihen.

Johanniskrautbad

- *250 g frisches Johanniskraut*
- *2 l kochendes Wasser*

Übergießen Sie das Johanniskraut mit zwei Litern kochendem Wasser und lassen es eine halbe Stunde ziehen. Danach abseihen und ins Badewasser geben. Nach einem entspannenden Johanniskraut-Bad werden Sie von der aufheiternden Wirkung des Krautes überzeugt sein.

Gesichtspackung

- *2 EL Johanniskrautöl*
- *1 Eigelb*
- *1 Spritzer Zitronensaft*

Johanniskrautöl mit dem Eigelb und dem Zitronensaft zu einer Mayonnaise verrühren. Mit einem Pinsel auftragen und nach einer halben Stunde mit lauwarmem Wasser abwaschen.

Diese Packung kann man auftragen, so oft man will, auch der Hauttyp spielt keine Rolle. Jede Haut mag Johanniskraut.

Gesichtsdampfbad

- *1 Hand voll getrockneter Johanniskrautblüten und -blätter*
- *kochendes Wasser*

Johanniskrautblüten und -blätter mit kochendem Wasser übergießen und 10 Minuten zugedeckt ziehen lassen. Das Gesichtsdampfbad hat ähnliche Wirkung wie die Gesichtspackung.

Gesichtskompresse

- *1 EL Johanniskraut*
- *1/4 l heißes Wasser*

Johanniskraut mit heißem Wasser übergießen und zugedeckt 10 Minuten stehen lassen. Abseihen und auf Körpertemperatur auskühlen lassen. Nun ein Baumwolltuch mit dem Kräutertee tränken und auf das Gesicht legen.

Diese Kompresse ist für gestresste, gerötete und unreine Haut gut. Ganz wichtig ist auch, dass Sie sich für so eine wohltuende Wellness- und Schönheitsbehandlung mindestens eine halbe Stunde Auszeit vom Stress des Alltags nehmen und die Kompresse auf einer Couch liegend genießen, vielleicht gute Musik hören ...

Und wenn es Ihnen nicht so gut geht, holen Sie sich ganz einfach die Sonne ins Badezimmer mit einem wohltuenden Johanniskrautbad.

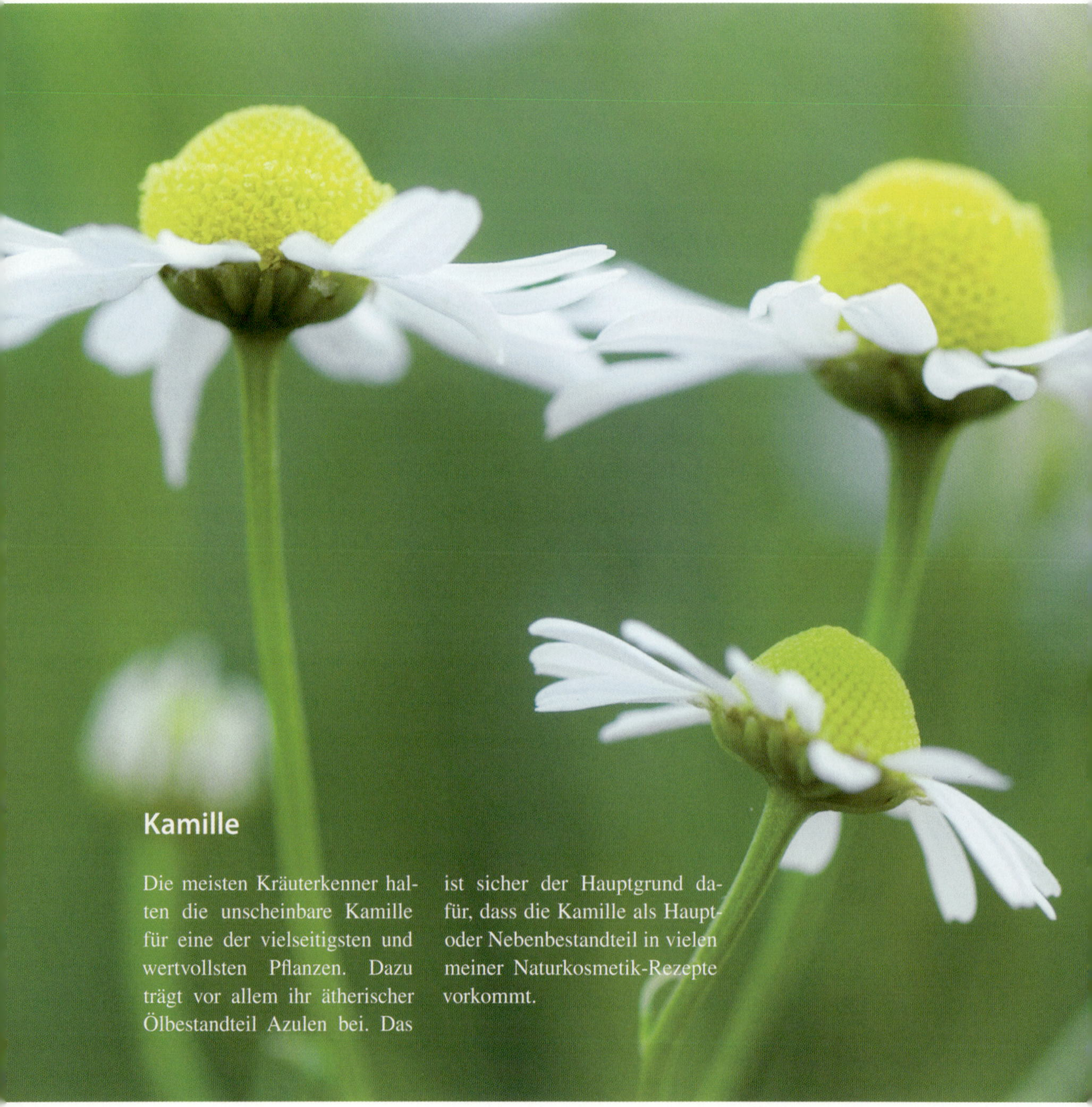

Kamille

Die meisten Kräuterkenner halten die unscheinbare Kamille für eine der vielseitigsten und wertvollsten Pflanzen. Dazu trägt vor allem ihr ätherischer Ölbestandteil Azulen bei. Das ist sicher der Hauptgrund dafür, dass die Kamille als Haupt- oder Nebenbestandteil in vielen meiner Naturkosmetik-Rezepte vorkommt.

Gesichtsdampfbad

- *Kamillenblüten*
- *Wasser*

Die Kamillenblüten mit kochendem Wasser übergießen und auf eine verträgliche Temperatur abkühlen lassen. Dann mit einem Handtuch über dem Kopf dazusetzen.

Die Wirkstoffe der Kamille sind bei Hautunreinheiten wie Mitessern und Pickeln sehr hilfreich. Durch den Kamillendampf öffnen sich die Poren, sodass die Wirkstoffe porentief eindringen können.

Kamillenbad

Ihre Haut freut sich auch garantiert über ein Kamillenbad. Zwei Hand voll der Blüten werden – in einem alten Strumpf – ins Badewasser gelegt. Sogar rissige Haut an den Händen wird wieder geschmeidig und weich. Besonders wohltuend für die Haut ist es, wenn Sie dem Badewasser noch 1/2 l Buttermilch und 2 EL Honig beifügen.

Kamillen-Kompresse

- *1 Hand voll Kamillenblüten*
- *1/4 l kochendes Wasser*

Übergießen Sie die Kamillenblüten mit kochendem Wasser. Etwas abkühlen lassen und durch einen Kaffeefilter sauber abseihen.

Danach müssen Sie die Flüssigkeit nochmals etwas erhitzen und ein Tuch damit tränken. Die Kompresse hat die gleiche wohltuende Wirkung wie das Kamillen-Dampfbad. Dieses Hausmittel hilft auch hervorragend bei leichten Halsfalten.

Nach der porentiefen Reinigung durch das Kamillen-Gesichtsdampfbad zum Klären – besonders für unreine Haut – selbst gemachtes Kamillen-Gesichtswasser.

Kamillen-Tinktur

- *10 g Kamillenblüten*
- *100 g 70%iger Alkohol (mindestens)*

Die Blüten werden in einer hellen Flasche in Alkohol angesetzt und vier Wochen lang an einen warmen und hellen Platz gestellt. Einmal täglich kräftig durchschütteln.

Wenn Sie diese Kamillen-Tinktur erst einmal probiert haben, brauchen Sie ständig welche, denn sie hilft ausgezeichnet bei kleinen Verletzungen, eingerissenen Nagelbetten, Bläschen im Mund, Zahnfleischbluten und vielem mehr.

Kamillen-Gesichtswasser

- *2 EL Kamillenblüten*
- *1/2 EL Rosmarinblüten*
- *1/2 EL Thymian*
- *1/2 EL Salbeiblätter*
- *1/4 l heißes Wasser*
- *50 ml Korn oder Obstbrand*

Alle Zutaten mit heißem Wasser überbrühen und zugedeckt 15 Minuten ziehen lassen. Nach dem Abkühlen mit Korn oder Obstbrand in eine dunkle Flasche füllen und gut durchschütteln.

10 Tage an einem warmen Ort stehen lassen, danach sauber abfiltern, am besten durch einen Kaffeefilter, und zweimal täglich für Gesicht und Dekolleté anwenden.

Spezial-Kamillen-Ei-Packung

- *100 ml Weizenkeimöl*
- *5 g Kamillenblüten*
- *2 Eigelb*

Geben Sie die getrockneten Kamillenblüten in ein dunkles Gefäß und gießen Sie das Weizenkeimöl dazu. Lassen Sie das Ganze ca. 14 Tage an einem warmen Ort ziehen. Danach abseihen und das verbleibende Öl wieder in eine dunkle Flasche füllen.

Mischen Sie einen Esslöffel des Kamillenöls mit einem Eigelb, bei längerem Haar auch 2 Eigelben. Den Brei verteilen Sie großzügig in den Haarspitzen und lassen die Haarkur unter einer Alufolienhaube 20 Minuten einwirken. Die Kur ist eine wahre Wohltat für Problemhaar. Die Kamille ist darüber hinaus ein natürlicher Aufheller, wirkt aber in so schwacher Konzentration kaum. Zu erwähnen ist auch die pflegende Wirkung auf die Kopfhaut.

Reinigendes Gesichtsdampfbad mit Kamille

- *1 EL Kamillenblüten*
- *1 EL Melissenblätter*
- *1 l kochendes Wasser*
- *1 EL Apfelessig*

Kamillenblüten und Melissenblätter sowie einen Liter kochendes Wasser – versehen mit einem großzügigen Schuss Apfelessig – in eine Schale geben. Mehrere Minuten unter einem Handtuch darüber beugen und auf die Haut einwirken lassen.

Kamillen-Pflegecreme

- *100 g Olivenöl – noch besser wäre angesetztes Ringelblumenöl*
- *1 Hand voll Kamillenblüten*
- *10 g Bienenwachs*
- *20 g Wollfett (Lanolin aus der Apotheke)*
- *2 Tropfen Propolis-Tinktur*

Die Kamillenblüten werden in ein Weithalsglas gefüllt und mit dem Olivenöl bedeckt. Fest verschließen und 4 Wochen an einem sonnigen Platz ruhen lassen. Danach sauber abseihen.

Für die Creme das Kamillenöl, Bienenwachs und Wollfett in einem Topf zum Schmelzen bringen. Bitte darauf achten, dass die Zutaten nur schmelzen – also nicht zu heiß werden lassen.

Vom Herd nehmen und etwas auskühlen lassen. Propolis-Tinktur untermischen und in saubere Tiegel abfüllen.

Kamillen-Ölauszug

- *10 g Kamillenblüten*
- *200 g Olivenöl*

Kamillenblüten in Olivenöl einlegen. Nach drei Wochen Ruhezeit an einem warmen Platz können Sie den Ölauszug sauber abfiltern. Das funktioniert am besten mit einem Kaffeefilter. Pressen Sie die im Filter verbleibenden Blüten gut aus, denn beim Auspressen lösen sich noch wertvolle Inhaltsstoffe! Bei trockener oder schuppiger Kopfhaut zweimal wöchentlich anwenden. Das Öl eignet sich auch ausgezeichnet als Massageöl, bei schmerzenden Füßen sowie bei rauen oder entzündeten Hautstellen.

Kamillenöl

- *2 Hand voll getrockneter Kamillenblüten*
- *1 Hand voll getrockneter Ringelblumenblüten*
- *1 l Olivenöl*

Kamillenblüten, Ringelblumenblüten in eine helle, durchsichtige Flasche geben, 1 l Olivenöl darüber gießen und gut verschließen.

Bis die Blüten auf den Flaschengrund abgesunken sind, täglich durchschütteln. 6 Wochen bei Raumtemperatur ziehen lassen. Den Ansatz durch das Filterpapier eines Kaffeefilters gießen.

So kann man ohne größeren Aufwand ganz einfach ein ausgezeichnetes Wundheilmittel selbst herstellen und sogar zu Kamillencreme weiterverarbeiten.

Karotte

Der nahrhafte Saft ist – mit einem Tropfen Öl getrunken – nicht nur ein wirksamer Schutz für unser Immunsystem, vor allem in der nasskalten Winterzeit, sondern wirkt, als Gesichtswasser benutzt, belebend und erfrischend für die Haut.

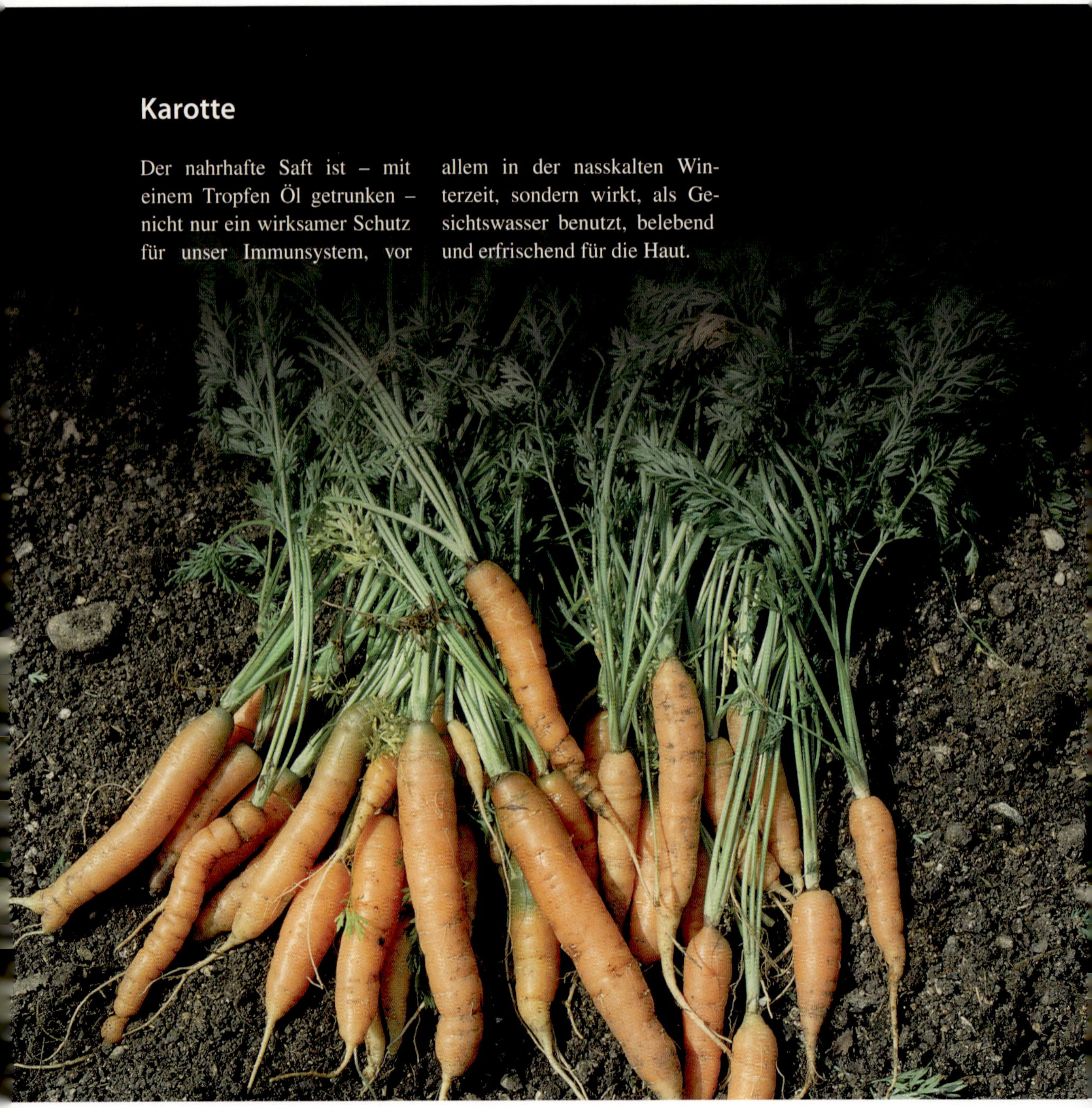

Gesichtspackung – für reife und müde wirkende Haut

- *1/8 l Karottensaft*
- *einige Tropfen Olivenöl*
- *1 Eigelb*

Karottensaft mit Olivenöl und Eigelb verrühren und großzügig auf das gereinigte Gesicht pinseln. Mindestens 15 Minuten einwirken lassen. Danach mit viel lauwarmem Wasser gründlich abwaschen.

Karotten-Haferflocken-Wohlfühlbad

Als Kosmetikprodukte noch nicht zu kaufen bzw. den reicheren Frauen vorbehalten waren, hing in fast jeder Badewanne ein Haferflocken-Säckchen. Und das hatte auch seinen guten Grund: Die Inhaltsstoffe der Haferflocken reinigen, erfrischen und beruhigen die Haut und machen sie wunderbar weich.

Wenn Sie jetzt noch die Raspel von 3 Karotten den Haferflocken (250 g reichen vollkommen) beimengen, erhalten Sie ein ausgezeichnetes Regenerationsbad.

Gesichtspackung für trockene Haut

- *1 Karotte, zerrieben*
- *1 TL Honig*
- *3 TL Schlagobers (-sahne)*

Die zerriebene Karotte mit Honig und Schlagobers verrühren. Großzügig auf die Haut auftragen und 15 Minuten einwirken lassen. Dann wird abwechselnd lauwarm und kalt abgespült.

Sonnenbraun mit der Karotte

Der Hauptinhaltsstoff „Karotin" ist in Nachbräunungsmitteln enthalten und lagert sich in die obersten Hautzellen ein. Dieser Farbstoff, der der Karotte ihre typische Farbe verleiht, färbt also die Haut. Aber Achtung diese „künstliche" Bräune schützt vor Sonnenbrand nicht!

Eine tägliche Gesichtsreinigung mit Karottensaft und einem Schuss Buttermilch im Mischverhältnis 1 : 1 tut nicht nur der Haut gut, sondern auch der frisch gebräunten Haut nach dem Urlaub: Sie können dann Ihre Urlaubsbräune viel länger genießen.

Karotten-Gesichtswasser

- *35 g frisch gepresster Karottensaft*
- *35 g destilliertes Wasser*
- *15 g Hamameliswasser*

Den frischen Karottensaft durch einen Kaffeefilter sauber abfiltern, mit den restlichen Zutaten verrühren und in eine Glasflasche füllen. Täglich zweimal anwenden. Das Gesichtswasser ist nicht lange haltbar und daher rasch zu verbrauchen.

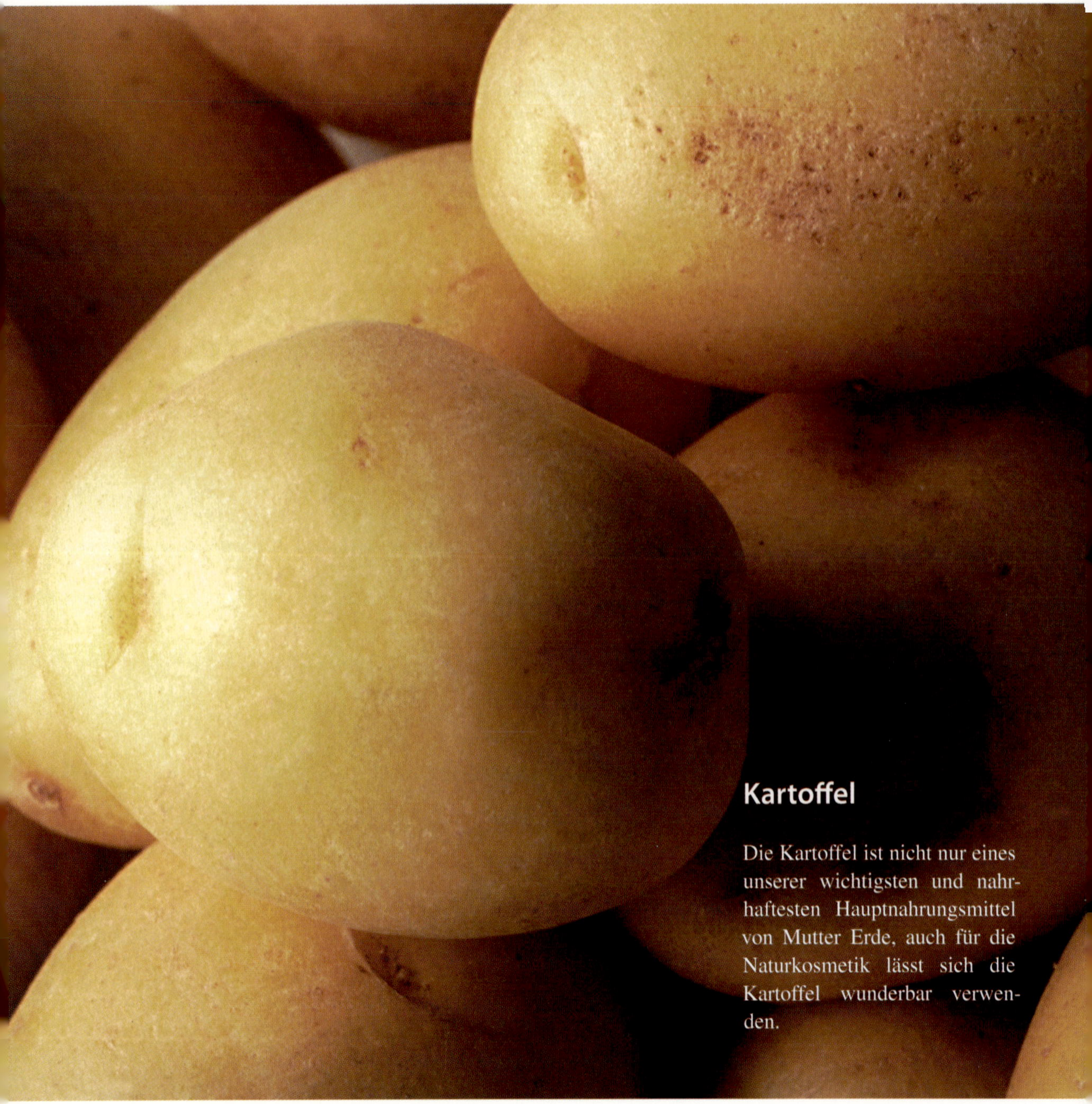

Kartoffel

Die Kartoffel ist nicht nur eines unserer wichtigsten und nahrhaftesten Hauptnahrungsmittel von Mutter Erde, auch für die Naturkosmetik lässt sich die Kartoffel wunderbar verwenden.

Anti-Falten-Hausmittel

- *1 rohe Kartoffel*
- *1 EL Buttermilch*
- *1 EL Honig*

Rohe Kartoffel reiben und mit Buttermilch und Honig vermischen. Auf die betreffenden Stellen auftragen, eine halbe Stunde einwirken lassen und danach mit viel lauwarmem Wasser abwaschen.

Kartoffel-Ölauszug

- *250 ml Olivenöl*
- *2 fein geriebene Kartoffeln*

Das Olivenöl leicht erwärmen (bitte nicht zu heiß, sonst werden es Pommes frites) und die Kartoffelraspel darin ca. 1 – 2 Minuten andünsten, damit das Wasser verdampft. Anschließend in ein helles Glas füllen und 10 Tage ziehen lassen. Sauber abseihen, in ein dunkles Fläschchen füllen.

Kartoffel-Gesichtspackung

- *6 EL gekochter Kartoffelbrei*
- *2 EL Olivenöl*
- *1 Spritzer Zitronensaft*
- *1 EL Bienenhonig*
- *2 EL Schlagobers (-sahne)*

Kartoffelbrei mit Olivenöl und Zitronensaft, der zusätzlich klärend wirkt, vermischen. Bienenhonig und Schlagobers beimengen, damit eine schöne weiche Masse entsteht. Diese Masse streichen Sie mit einem Pinsel auf die Hautfalten in Gesicht und Dekolleté und lassen sie eine halbe Stunde lang einwirken. Ein wahrer Genuss für gestresste Hautpartien.

Kartoffel-Balsam mit Lanolin

- *20 g naturreines Wollfett aus der Apotheke (Lanolin)*
- *6 g ungebleichtes Bienenwachs*
- *5 g Palmfett oder besser Kakaobutter*
- *25 g Kartoffel-Ölauszug*
- *35 g destilliertes Wasser*

Wollfett, Bienenwachs, Palmfett und der Kartoffel-Ölauszug werden in einem feuerfesten Topf geschmolzen – bitte darauf achten, dass es nicht zu heiß wird. Inzwischen das destillierte Wasser ebenfalls etwas erwärmen (max. 60 °C!) und in die Fettbasis einrühren. Etwas erkalten lassen und in saubere Cremetiegel abfüllen. Fertig ist eine hochwirksame und wunderbare Hand-Nährcreme, die kühl gelagert bis zu einem Jahr haltbar ist.

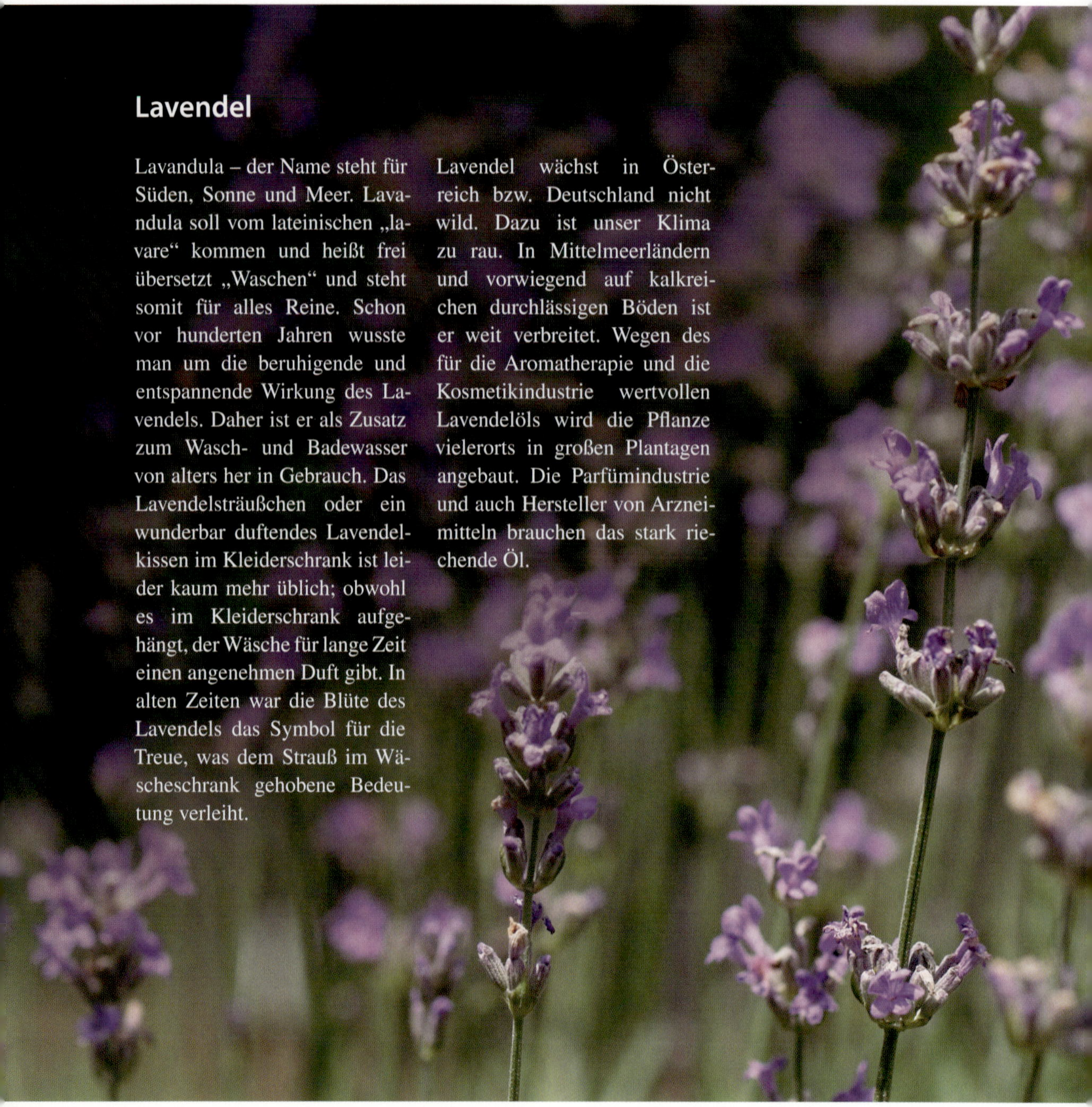

Lavendel

Lavandula – der Name steht für Süden, Sonne und Meer. Lavandula soll vom lateinischen „lavare" kommen und heißt frei übersetzt „Waschen" und steht somit für alles Reine. Schon vor hunderten Jahren wusste man um die beruhigende und entspannende Wirkung des Lavendels. Daher ist er als Zusatz zum Wasch- und Badewasser von alters her in Gebrauch. Das Lavendelsträußchen oder ein wunderbar duftendes Lavendelkissen im Kleiderschrank ist leider kaum mehr üblich; obwohl es im Kleiderschrank aufgehängt, der Wäsche für lange Zeit einen angenehmen Duft gibt. In alten Zeiten war die Blüte des Lavendels das Symbol für die Treue, was dem Strauß im Wäscheschrank gehobene Bedeutung verleiht.

Lavendel wächst in Österreich bzw. Deutschland nicht wild. Dazu ist unser Klima zu rau. In Mittelmeerländern und vorwiegend auf kalkreichen durchlässigen Böden ist er weit verbreitet. Wegen des für die Aromatherapie und die Kosmetikindustrie wertvollen Lavendelöls wird die Pflanze vielerorts in großen Plantagen angebaut. Die Parfümindustrie und auch Hersteller von Arzneimitteln brauchen das stark riechende Öl.

Wellnessbad mit Lavendel

- *1 Hand voll getrockneter Lavendelblüten*
- *1 Hand voll getrockneter Minzeblätter*

Lavendelblüten- und Minzeblätter in einen Waschhandschuh füllen und in die Wanne hängen – dieses Bad ist eine Wohltat für Geist und Körper.

Lavendel-Haarspülung

- *1 EL Lavendelblüten*
- *1/4 l kochendes Wasser*

Lavendelblüten mit kochendem Wasser überbrühen und 10 Minuten ziehen lassen, abseihen und ins letzte Spülwasser nach dem Haarewaschen geben.

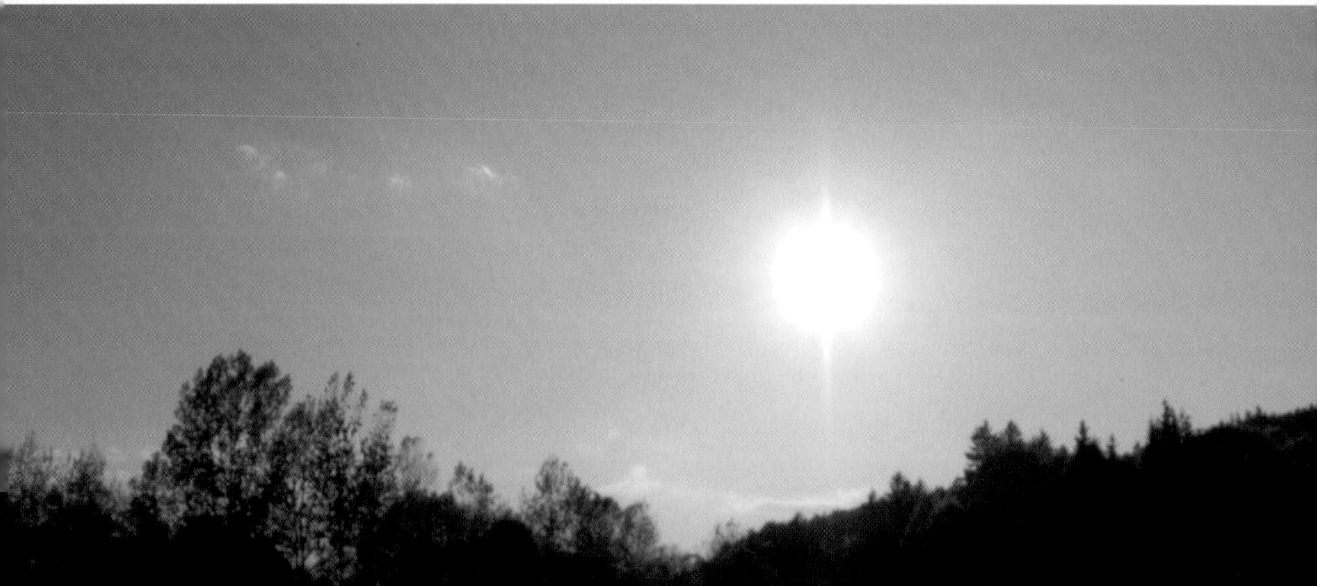

Löwenzahn

Jeder kennt ihn, den Löwenzahn. Wohl jedes Kind hat schon einmal die Früchte der „Pusteblume" weggeblasen.

Für naturkosmetische Zwecke wird seit alters der beim Abschneiden des Stängels austretende Milchsaft benutzt, um Furunkel, Karbunkel, Räude (Krätze), Flechten und viele Hautkrankheiten einzudämmen.

Mitte April bis Anfang Mai kann man seinen Jahresvorrat an Löwenzahnblüten sammeln.

Der Löwenzahn wirkt wohltuend auf unsere Verdauung, denn der wirksamste Bestandteil sind Bitterstoffe, die sowohl im gesamten Kraut, also in Stängeln und Blättern, als auch in der Wurzel vorhanden sind.

Darum empfehle ich bei meinen Kräuterwanderungen auch immer die ganze Pflanze zu verwenden, denn die vielen zusätzlichen Vitamine, Flavonoide, Saponine und Gerbstoffe sind vor allem harntreibend und regen Leber und Nieren zu verstärkter Tätigkeit an.

Aus diesem Grund wird der Löwenzahn auch gerne bei Frühjahrs- und Herbstkuren zur Entschlackung verwendet.

Löwenzahnwasser wurde schon im Mittelalter zur Schönheitspflege eingesetzt:

„Die Weiber pflegen sich mit diesem Wasser zu waschen, in Hoffnung ein klares Antlitz zu erlangen, und die rothen Purpeln oder Finnen auszutilgen. Ferners dienet es wider die rothe Augen und deren Flecken, bisweilen etliche Tröpflein darein geträuft."

Löwenzahn-Haarspülung

- *1 Hand voll Löwenzahnblüten*
- *1/4 l kochendes Wasser*

Löwenzahnblüten mit kochendem Wasser übergießen. Das Wasser soll die Blüten gerade bedecken. Abkühlen lassen und abseihen. Betupfen Sie Ihre Haut regelmäßig mit dieser Flüssigkeit!

Besonders blonde Haare werden diese Sonderpflege mit wunderbar goldigem Glanz danken. Ob trockenes, sprödes oder fettiges Haar – Löwenzahn hilft, auch wunderbar bei Schuppen und trockener Kopfhaut.

Löwenzahn-Erfrischungskompresse

- *1 Hand voll frischer Löwenzahnblätter*
- *1/4 l kochendes Wasser*

Löwenzahnblätter klein hacken und mit kochendem Wasser übergießen, bis sie gerade bedeckt sind. Fünf Minuten zugedeckt ziehen lassen.

Tränken Sie mit der heißen Flüssigkeit ein Tuch und legen Sie es sich übers Gesicht. Wird das Tuch kalt, nutzt es nichts mehr; die Hitze ist wichtig.

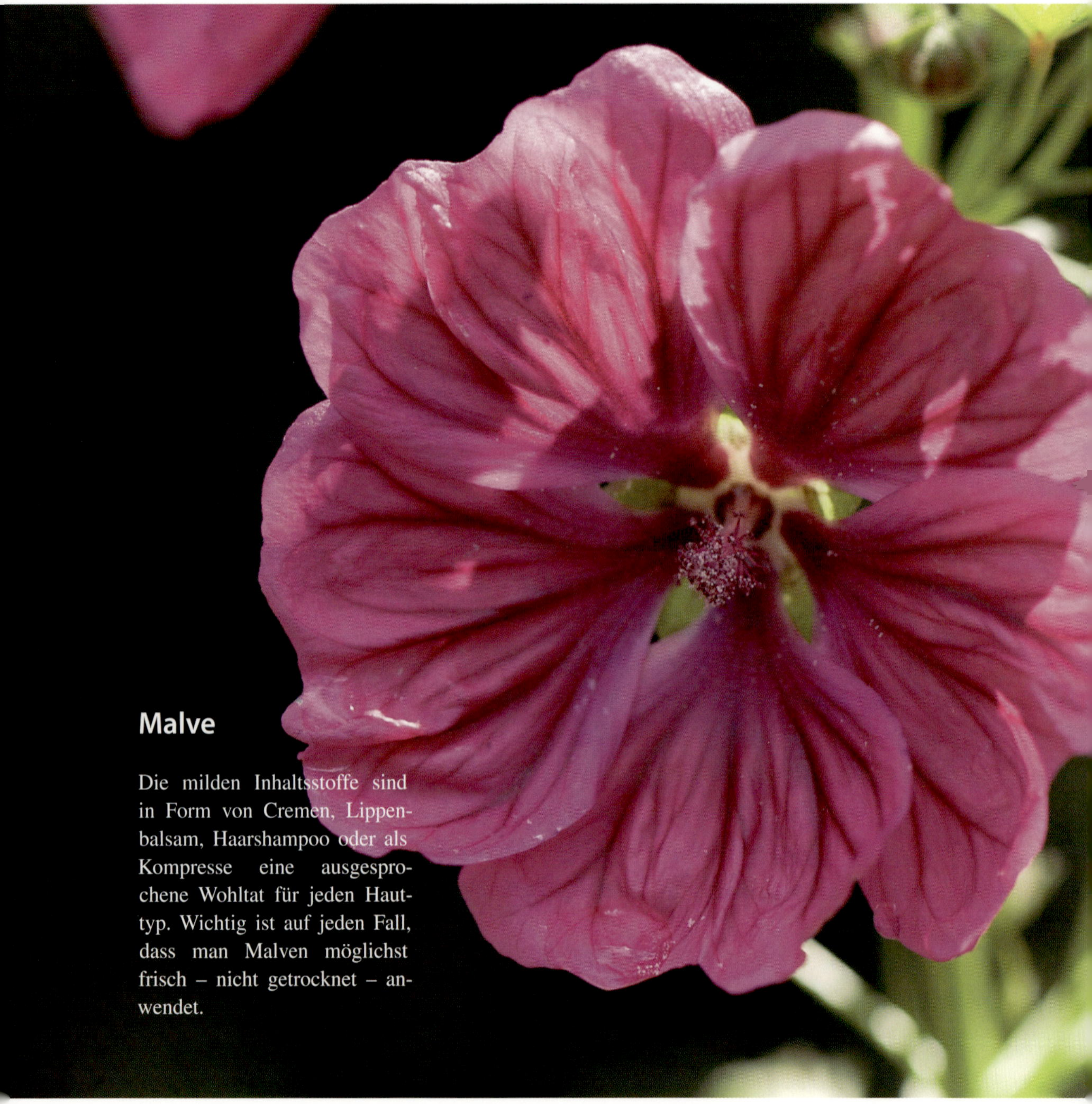

Malve

Die milden Inhaltsstoffe sind in Form von Cremen, Lippenbalsam, Haarshampoo oder als Kompresse eine ausgesprochene Wohltat für jeden Hauttyp. Wichtig ist auf jeden Fall, dass man Malven möglichst frisch – nicht getrocknet – anwendet.

Malvenblüten-Kompresse

- *1 Hand voll Malvenblüten (oder einen Teebeutel aus dem Reformhaus)*
- *1 Tasse kochendes Wasser*
- *1 EL Bienenhonig*

Übergießen Sie einen Beutel Malventee mit 50 ml kochendem Wasser. Lassen Sie den „Schönheitstee" etwas ziehen und rühren Sie Bienenhonig mit ein! Mit der breiigen Flüssigkeit tränken Sie ein Tuch und legen es sich auf die Haut. 15 Minuten soll die Entspannungs-Kompresse einwirken.

Malvenblüten-Bad

- *2 Hand voll getrockneter Malvenblütenblätter*
- *250 g Meersalz*

Malvenblütenblätter in ein Stoffsäckchen geben und das Badewasser darüber laufen lassen! Das Meersalz dazugeben. Je nach der Malvenart haben Sie nun blau oder rot gefärbtes Wasser. So ein Bad tut Ihnen und Ihrer Haut auf jeden Fall gut. Malvenblüten sind nicht nur eine Wohltat für die Haare, sondern auch für die Seele. Aber hinterher sollten Sie sich eincremen – des Salzes wegen.

Malven-Spülung

- *2 EL getrocknete Malvenblüten*
- *1 EL getrocknete Malvenwurzel*
- *1/4 l Wasser*

Malvenblüten und Malvenwurzel 15 Minuten kochen. Lassen Sie die Spülung abkühlen, bevor Sie abseihen! Diese Flüssigkeit nehmen Sie nach dem Haarewaschen als letzten Spüldurchgang.
Eine Malven-Spülung ist gut für angegriffenes oder sprödes Haar (allerdings nur für dunkles Haar!).

Malven-Lippenbalsam

- *2 EL getrocknete Malvenblüten*
- *100 ml Olivenöl*
- *10 g Bienenwachs*

Malvenblüten für 4 Wochen in Olivenöl ansetzen. Nach der »Ausziehzeit« abseihen und in einem kleinen Topf erwärmen. Bienenwachs darin schmelzen (nicht zu heiß werden lassen!), in Tiegel füllen und nach dem Erkalten gut verschließen.

Pflegendes Malven-Körperöl

- *3 Teile getrocknete Malvenblüten*
- *1 Teil getrocknete Malvenblätter*
- *kaltgepresstes Olivenöl*

Ein Glasgefäß zur Hälfte mit Malvenblüten und Malvenblättern befüllen. Darauf gießt man kaltgepresstes Olivenöl. Zwei Wochen an einen sonnigen Platz stellen, danach abfiltern und in Fläschchen füllen.

Malvenöl ist ein wunderbar mildes und sanft pflegendes Körperöl für jeden Hauttyp, das auch wunderbar bei leichten Ausschlägen und Ekzemen hilft. Für ein erstklassiges Massageöl ätherisches Rosenöl (3 Tropfen auf 100 ml) dazugeben.

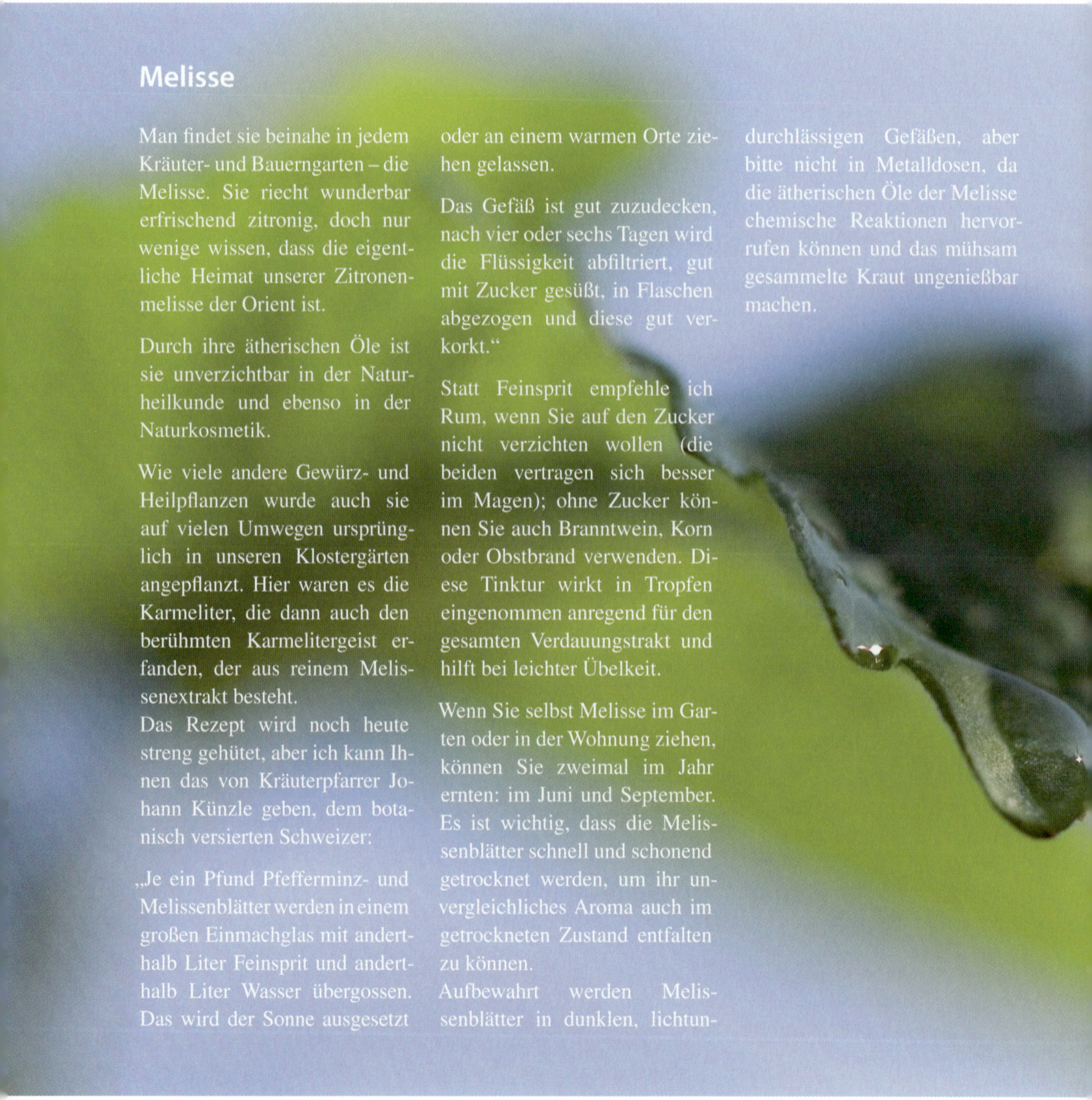

Melisse

Man findet sie beinahe in jedem Kräuter- und Bauerngarten – die Melisse. Sie riecht wunderbar erfrischend zitronig, doch nur wenige wissen, dass die eigentliche Heimat unserer Zitronenmelisse der Orient ist.

Durch ihre ätherischen Öle ist sie unverzichtbar in der Naturheilkunde und ebenso in der Naturkosmetik.

Wie viele andere Gewürz- und Heilpflanzen wurde auch sie auf vielen Umwegen ursprünglich in unseren Klostergärten angepflanzt. Hier waren es die Karmeliter, die dann auch den berühmten Karmelitergeist erfanden, der aus reinem Melissenextrakt besteht.
Das Rezept wird noch heute streng gehütet, aber ich kann Ihnen das von Kräuterpfarrer Johann Künzle geben, dem botanisch versierten Schweizer:

„Je ein Pfund Pfefferminz- und Melissenblätter werden in einem großen Einmachglas mit anderthalb Liter Feinsprit und anderthalb Liter Wasser übergossen. Das wird der Sonne ausgesetzt oder an einem warmen Orte ziehen gelassen.

Das Gefäß ist gut zuzudecken, nach vier oder sechs Tagen wird die Flüssigkeit abfiltriert, gut mit Zucker gesüßt, in Flaschen abgezogen und diese gut verkorkt."

Statt Feinsprit empfehle ich Rum, wenn Sie auf den Zucker nicht verzichten wollen (die beiden vertragen sich besser im Magen); ohne Zucker können Sie auch Branntwein, Korn oder Obstbrand verwenden. Diese Tinktur wirkt in Tropfen eingenommen anregend für den gesamten Verdauungstrakt und hilft bei leichter Übelkeit.

Wenn Sie selbst Melisse im Garten oder in der Wohnung ziehen, können Sie zweimal im Jahr ernten: im Juni und September. Es ist wichtig, dass die Melissenblätter schnell und schonend getrocknet werden, um ihr unvergleichliches Aroma auch im getrockneten Zustand entfalten zu können.
Aufbewahrt werden Melissenblätter in dunklen, lichtundurchlässigen Gefäßen, aber bitte nicht in Metalldosen, da die ätherischen Öle der Melisse chemische Reaktionen hervorrufen können und das mühsam gesammelte Kraut ungenießbar machen.

Melissen-Bad

- *150 g Melissenblätter*
- *1/2 Tasse Bienenhonig*
- *1/2 Tasse Buttermilch*

Geben Sie die Melisse – in einen Seidenstrumpf oder Waschhandschuh gepackt – in die Badewanne und lassen Sie die Wanne volllaufen! Und nun kommt noch das sprichwörtliche „i-Tüpfelchen" für die Haut: Bienenhonig und Buttermilch.

Ein Kräuterbad mit Zitronenmelisse ist ein unvergleichbares Wellness-Erlebnis. Das hilft bei gestressten Nerven, beruhigt und entspannt. Gehen Sie am besten nachher gleich zu Bett!

Melissen-Gesichtstee gegen Hautunreinheiten

- *2 TL frische oder getrocknete Melissenblätter*
- *1/4 l kochendes Wasser*

Melissenblätter mit kochendem Wasser übergießen. 15 Minuten zugedeckt ziehen lassen!
Abgekühlt und mit 2 Tropfen Propolis hilft er auch gegen die Lippenbläschen, die durch Viren von Herpes simplex („Fieberblasen") entstehen.

Melissen-Nachtcreme

- *50 g in Olivenöl angesetztes Zitronenmelissenöl*
- *5 g Bienenwachs*
- *5 g Kakaobutter*
- *11 g Wollfett (Lanolin)*
- *40 g destilliertes Wasser*
- *1 Tropfen Melissenöl*

Das Zitronenmelissen-Olivenöl mit Bienenwachs, Kakaobutter und Wollfett schmelzen, destilliertes Wasser und Melissenöl beimengen. Gut durchrühren, bis die Masse etwas eingedickt ist. Anschließend in Cremetiegel abfüllen. Gekühlt ist die Melissen-Nachtcreme einige Monate haltbar.

Melissen-Öl

- *2 EL getrocknete Melissenblätter*
- *0,1 l Olivenöl*

Die Melisse mit dem Olivenöl übergießen. Drei Wochen an einem warmen Platz stehen lassen und einmal täglich gut durchschütteln. Danach sauber abfiltern und in eine dunkle Flasche füllen.

Melissen-Haarshampoo

- *1 EL Melissen-Ölauszug*
- *50 g Melissen-Tinktur*
- *1 Hand voll Melissenblätter*
- *50 g weiße Schmierseife*
- *10 g Pottasche*
- *Wasserzugabe (destilliertes Wasser) lt. Zubereitungs-Beschreibung*

Ölauszug in der Melissen-Tinktur auflösen. Danach Melissenblätter mit 1/4 l kochendem Wasser übergießen und zugedeckt 1 Stunde ziehen lassen. In einem weiteren 1/4 l kochendem Wasser lösen Sie die Schmierseife auf und geben die Pottasche dazu. Eine halbe Stunde lang leicht kochen lassen! Dann die Schmierseifenlösung mit der Mischung aus Melissenöl und -tinktur vermischen.

Melissen-Tinktur

- *10 g Melissenblätter*
- *100 g 70 %iger Alkohol (mindestens)*

Die Blätter werden in einer hellen Flasche in Alkohol angesetzt und vier Wochen lang an einen warmen und hellen Platz gestellt. Einmal täglich kräftig durchschütteln.

Petersilie

Dass die Petersilie wunderbar schmeckt, wussten schon die Kelten. Auch bei den Mönchen im Mittelalter stand sie als Gewürz, aber auch für vielerlei Hausmittelchen hoch im Kurs.

Einem alten Volksglauben nach sollte sie auch nur dort gedeihen, wo die Frau im Haus das Sagen hat. Es sollte sich auch Unglück in der Liebe einstellen, wenn man von Petersilie träumte.

Die Petersilie hat aber nicht nur würzende Eigenschaften, sondern sie wirkt auch harntreibend, entzündungshemmend und herzstärkend. Sie enthält auch einen nicht unbeachtlichen Anteil an Vitamin A, dem so genannten „Schönheitsvitamin“.

Mit Petersilie können Sie unreiner Haut, Pickel und Mitessern den Kampf ansagen, indem Sie mit frischer oder getrockneter Petersilie ein Gesichtsdampfbad herstellen.

Auch eine Kompresse mit Petersilie – eine Hand voll davon wird mit kochendem Wasser übergossen – hilft.

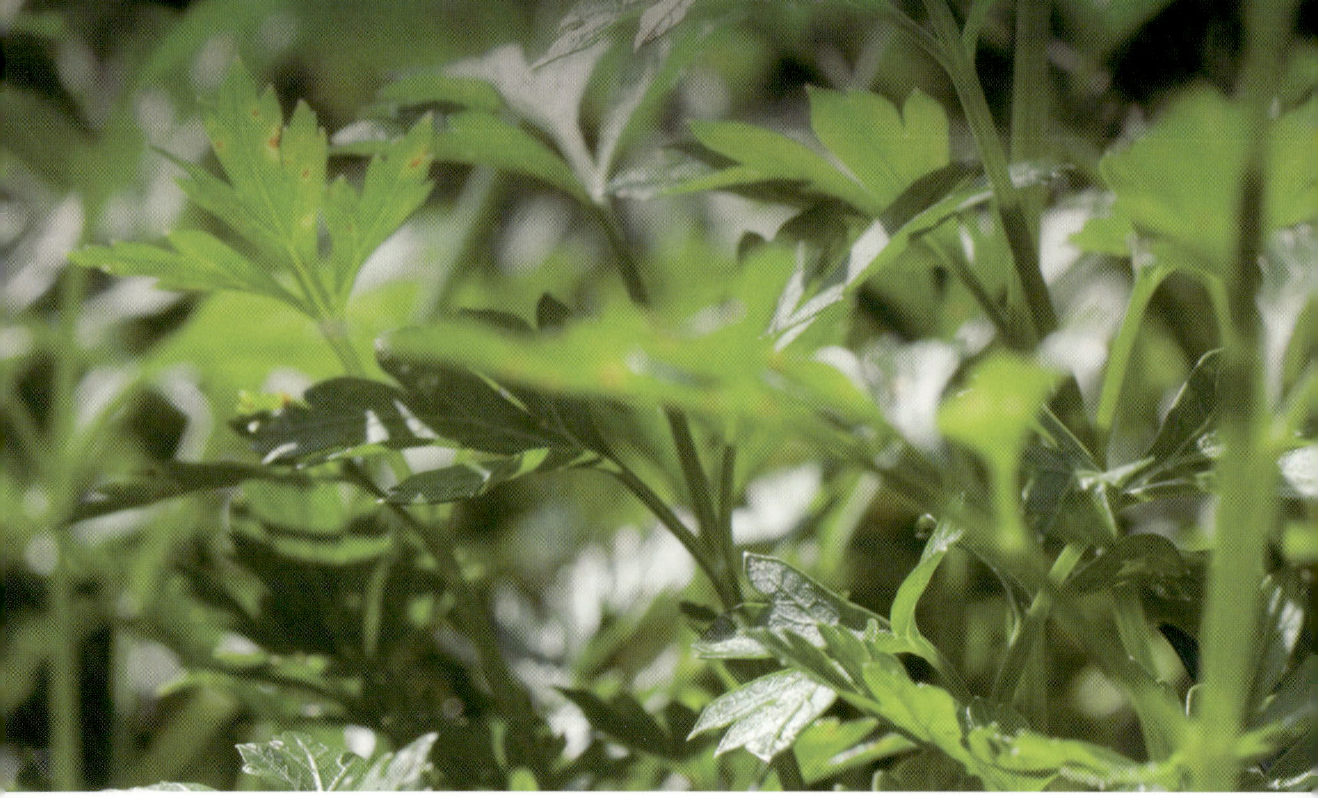

Anti-Falten-Kur für den Hals

- *3/4 l Milch*
- *2 Hand voll frische Petersilie*

Milch erwärmen (nicht kochen!) und die Petersilie damit übergießen. Nach ein paar Minuten abseihen. Tauchen Sie ein Handtuch in die Petersilienmilch und wickeln es sich für 1 1/2 Stunden um den Hals. Anschließend wird der Hals mit selbst hergestellter Petersilien-Anti-Falten-Creme dick eingecremt.

Petersilien-Anti-Falten-Creme

- *70 g Wollwachs*
- *40 g Bienenwachs*
- *150 ml Ringelblumenöl*
- *150 ml Petersilienabsud*

Wollwachs und Bienenwachs langsam im Wasserbad schmelzen – bitte auf keinen Fall zu heiß werden lassen! Dann das Ringelblumenöl vorsichtig unterrühren.

Etwas abkühlen lassen, den Petersilienabsud dazugeben und mit einem Mixstab vorsichtig verrühren. Anschließend in saubere Tiegel füllen.

Petersilien-Seife

- *100 g naturreine Olivenölseife (Drogerie oder Reformhaus)*
- *5 EL Petersilie*
- *200 ml kochendes Wasser*
- *1 EL Haferflocken*

Olivenölseife fein reiben. 5 EL Petersilie mit 200 ml kochendem Wasser übergießen und 15 Minuten ziehen lassen. Abseihen. Die Seife mit dem Petersilientee im Wasserbad erwärmen, bis sie geschmolzen ist.

Wenn die Masse dickflüssig geschmolzen ist, Haferflocken beimengen, die einen zarten Peeling-Effekt haben.

Fest durchkneten und auf Handwärme abkühlen lassen. Jetzt werden kleine Kugeln geformt, die nach 24 Stunden Trocknungsruhezeit fertig für den Gebrauch sind.

Diese besonders milde und klärende Seife eignet sich hervorragend zur Pflege von empfindlicher Haut, beugt Hautunreinheiten und übermäßiger Faltenbildung vor.

Pfefferminze

Alle Minzearten, und das sind grob geschätzt ungefähr um die 200 verschiedensten Minzen mit unterschiedlichen Düften und Farben, sind eigentlich in allen gemäßigten Klimazonen der Erde heimisch.

Das Aroma zerriebener Minzeblätter ist unverkennbar. Geerntet wird die Pflanze kurz vor dem Blühen an einem Tag mit möglichst starker Sonnenstrahlung. Dann ist der Gehalt an Menthol am größten.

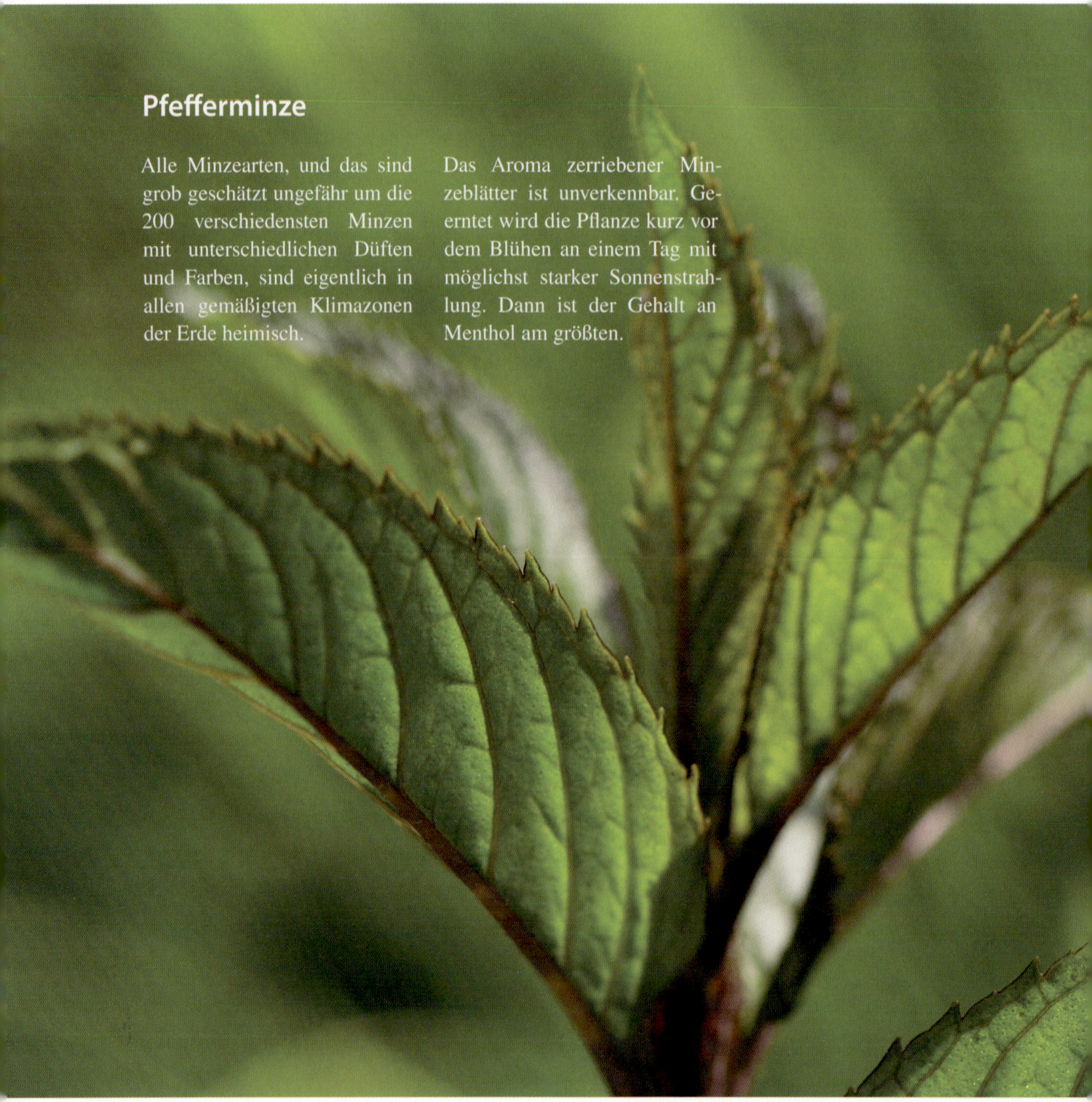

Minzlotion

- *10 g Kakaobutter*
- *5 g Bienenwachs*
- *50 ml Jojobaöl*
- *50 ml Distelöl*
- *70 ml destilliertes Wasser*
- *30 ml Pfefferminztee*
- *3 Tropfen Eukalyptusöl*

Kakaobutter, Bienenwachs und die Pflanzenöle leicht erwärmen. Nach dem Schmelzen des Bienenwachses löffelweise den Minzetee und anschließend das destillierte Wasser und das Eukalyptusöl kräftig einrühren. In Tiegel füllen und abkühlen lassen.

Nach dem Auftragen der Lotion mit klärendem Gesichtswasser für fettige, unreine und großporige Haut, das wir ebenfalls mit Hilfe der Pfefferminze herstellen, fertig reinigen.

Pfefferminz-Bad

Baden in Pfefferminze erfrischt und pflegt ebenfalls unreine und gereizte Haut. Geben Sie in einen Waschhandschuh 4 Hände voll frischer Pfefferminzblätter und legen ihn in das heiße Badewasser. Als Krönung können Sie noch etwas Buttermilch ins Badewasser geben.

Gesichtswasser

- *2 gehäufte EL getrocknete oder*
- *4 EL frische Pfefferminzblätter*
- *1/2 l Wasser*
- *1/2 l Apfelessig*
- *4 EL destilliertes Wasser*

Pfefferminze zwei Minuten lang zugedeckt kochen, abseihen und den „Tee" mit dem Apfelessig vermischen. Nach 2 Ruhetagen, in dem die Heilkräfte „ausgezogen" werden, strecken Sie das Ganze mit destilliertem Wasser.

Pfefferminztinktur

- *10 g zerriebene, getrocknete Pfefferminzblätter*
- *100 g Korn oder guter Obstbrand*

Die Pfefferminzblätter in einer hellen Flasche in Korn oder Obstbrand ansetzen. Nach vier bis sechs Wochen an einem warmen Plätzchen wird die Tinktur sauber abgeseiht und in dunkle Fläschchen gefüllt.

Bei Kopfschmerzen und leichter Migräne reiben Sie sich damit dreimal täglich leicht die Schläfen ein.

Gesichtsdampfbad

Nehmen Sie vor der Anwendung des Pfefferminz-Pflegeöls noch ein Gesichtsdampfbad – eine Hand voll Pfefferminze übergießen Sie mit kochendem Wasser –, so haben Sie eine komplette hautklärende Kur.

Pfefferminz-Pflegeöl

- *1 Hand voll Pfefferminze*
- *1 EL Bienenhonig*
- *1 l Olivenöl*

Pfefferminze und Bienenhonig in ein helles Gefäß geben und mit Olivenöl übergießen. Gut verschlossen an einem warmen Ort 2 Wochen ziehen lassen. Abfiltern, gut ausdrücken und in eine dunkle Flasche füllen.

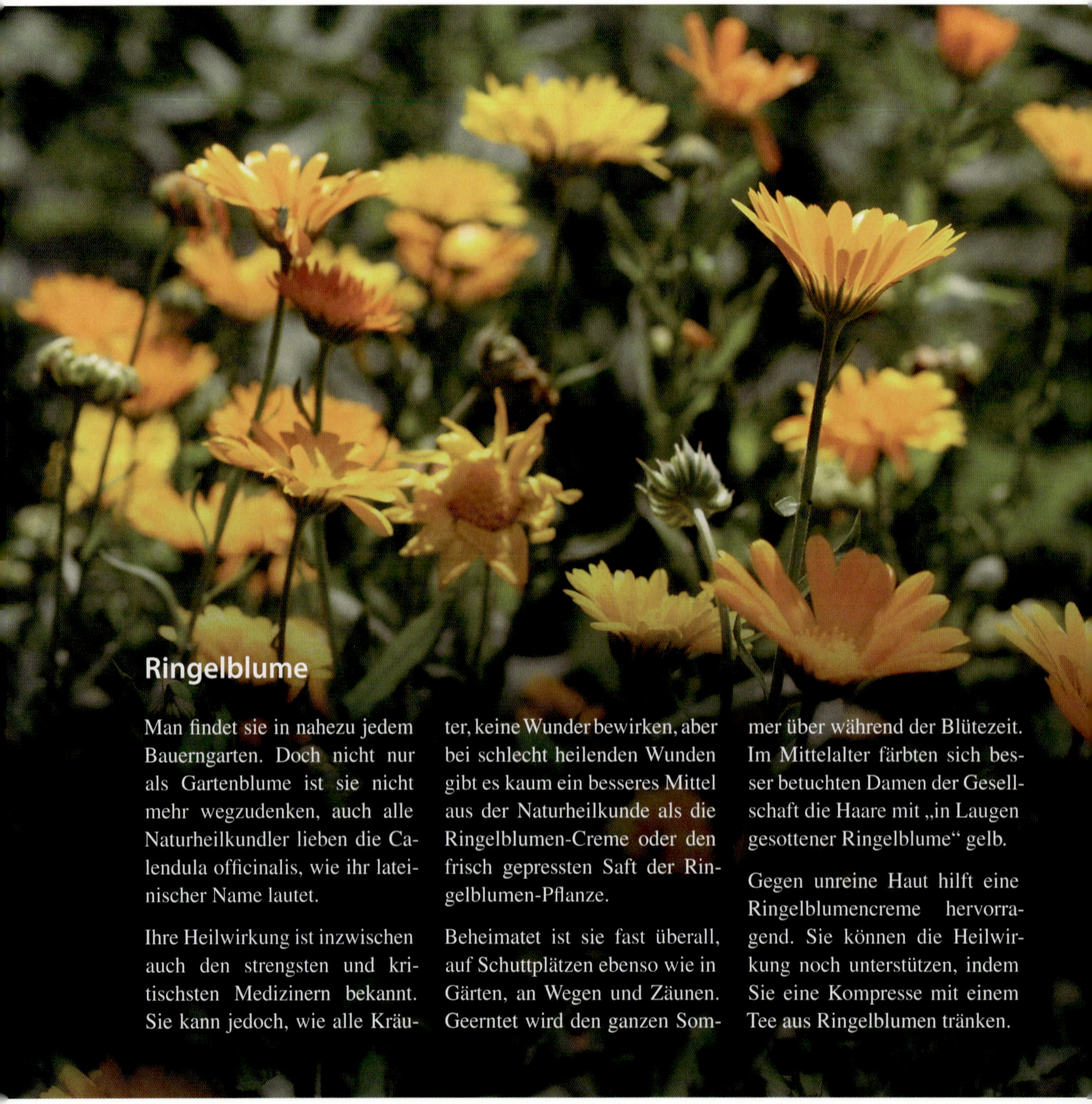

Ringelblume

Man findet sie in nahezu jedem Bauerngarten. Doch nicht nur als Gartenblume ist sie nicht mehr wegzudenken, auch alle Naturheilkundler lieben die Calendula officinalis, wie ihr lateinischer Name lautet.

Ihre Heilwirkung ist inzwischen auch den strengsten und kritischsten Medizinern bekannt. Sie kann jedoch, wie alle Kräuter, keine Wunder bewirken, aber bei schlecht heilenden Wunden gibt es kaum ein besseres Mittel aus der Naturheilkunde als die Ringelblumen-Creme oder den frisch gepressten Saft der Ringelblumen-Pflanze.

Beheimatet ist sie fast überall, auf Schuttplätzen ebenso wie in Gärten, an Wegen und Zäunen. Geerntet wird den ganzen Sommer über während der Blütezeit. Im Mittelalter färbten sich besser betuchten Damen der Gesellschaft die Haare mit „in Laugen gesottener Ringelblume" gelb.

Gegen unreine Haut hilft eine Ringelblumencreme hervorragend. Sie können die Heilwirkung noch unterstützen, indem Sie eine Kompresse mit einem Tee aus Ringelblumen tränken.

Ringelblumen-Tinktur

- *1 Hand voll Ringelblumen-Blüten*
- *1/2 l Korn oder Obstbrand*

Sie setzen eine Hand voll der Blüten in einem halben Liter Korn oder Obstbrand an. Nach 4 Wochen „Ausziehzeit" an einem warmen Platz ist die Tinktur fertig. Hilft gegen Warzen und Hühneraugen!

Ringelblumensalbe

- *2 EL Ringelblumenblüten oder -blütenblätter*
- *200 ml gutes Pflanzenöl (am besten kaltgepresstes Sonnenblumen- oder Olivenöl)*
- *40 g reines Bienenwachs*
- *1/2 TL Propolis-Tinktur*

Blüten oder Blütenblätter im Pflanzenöl erwärmen – bitte nicht zu heiß werden lassen.

Sobald sich kleine Bläschen bilden, von der Kochstelle nehmen und über Nacht stehen lassen. Am nächsten Tag erneut erwärmen und anschließend abfiltern. Bienenwachs zugeben und schmelzen lassen. Dabei häufig umrühren. Bevor die Masse fest wird, Propolis-Tinktur einrühren.

In kleine Töpfchen abfüllen. Die Salbe ist auch ungekühlt mindestens ein Jahr haltbar.

Ringelblumen-Ölauszug

- *10 g Ringelblumenblüten*
- *200 g Olivenöl*

Ringelblumenblüten in Olivenöl einlegen. Nach drei Wochen Ruhezeit an einem warmen Platz können Sie den Ölauszug sauber abfiltern. Das funktioniert am besten mit einem Kaffeefilter. Pressen Sie die im Filter verbleibenden Blüten gut aus, denn beim Auspressen lösen sich noch wertvolle Inhaltsstoffe!

Sinnbild der Liebe und Vollkommenheit – die Rose

Wunderschöne Rosengärten zur Zucht der dornigen Sträucher gab es nachweislich schon vor über 3.000 Jahren, waren jedoch den wohlhabenden Bürgern und Adeligen vorbehalten. In beinahe jedem Garten findet man heute Rosen und Rosensträucher in den verschiedensten Ausführungen und Wuchsformen.

Sollte sich die Gelegenheit ergeben, dass Ihnen ein Verehrer einen Rosenstrauß schenkt, so warten Sie keinesfalls, bis die Blumen verwelkt sind! Frische oder getrocknete Rosenblütenblätter sind gut für jeden Hauttyp und somit ein wertvoller Rohstoff für unsere selbst gemachte Naturkosmetik.

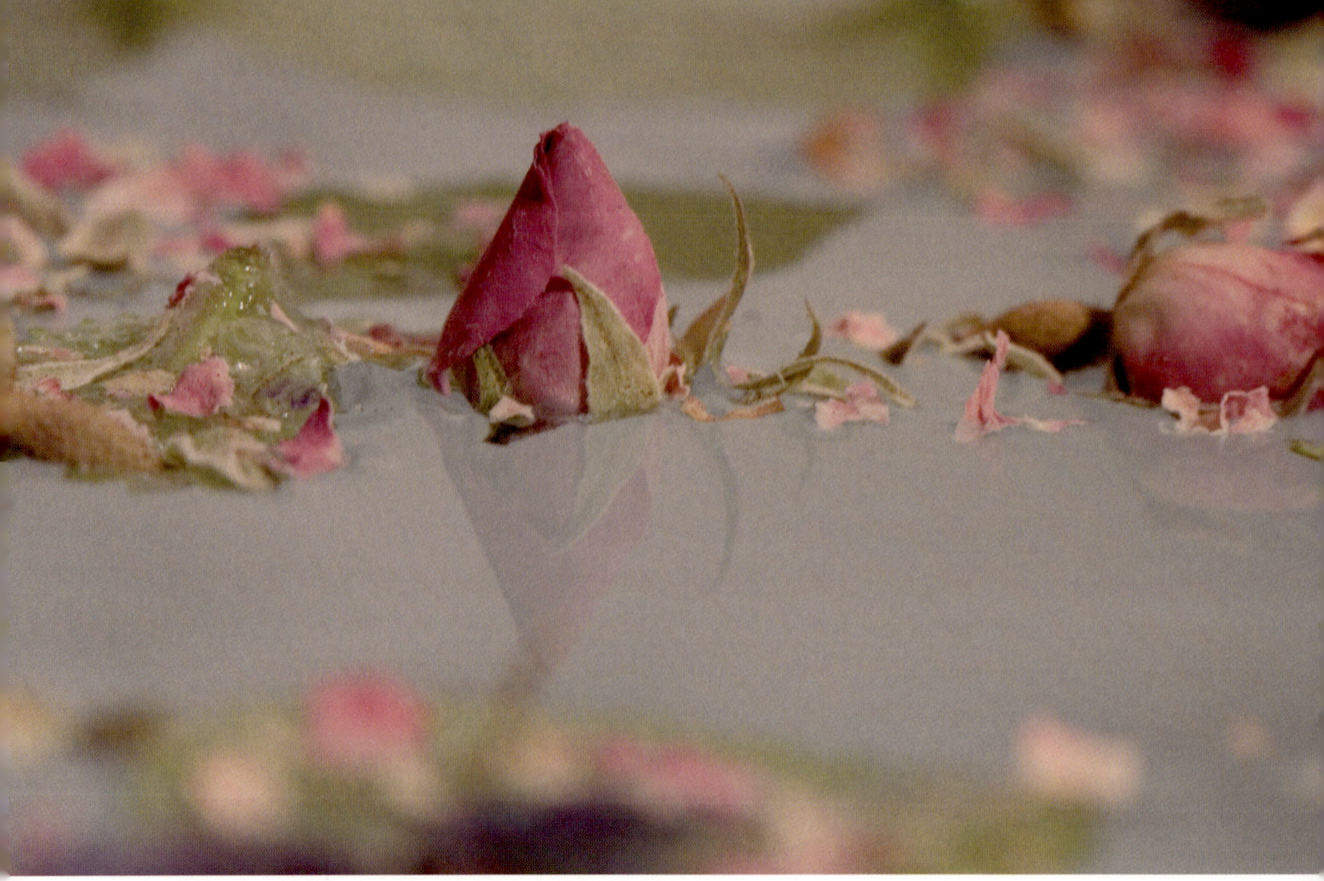

Rosenblüten-Bad

- *1 Hand voll frischer Rosenblüten*
- *4 Tropfen Rosenöl*

Die Rosenblüten, am besten sind die Blüten englischer Duftrosen, in ein dünnes Seidensäckchen geben und zusätzlich 4 Tropfen echtes Rosenöl ins Badewasser! Das ist Wellness pur – auch für Geist und Seele.

Gesichtsdampfbad

- *2 Tassen frische Rosenblüten*
- *1 l kochendes Wasser*

Übergießen Sie die Blätter mit kochendem Wasser. 10 Minuten zugedeckt ziehen lassen. Abkühlen und dann nochmals leicht erwärmen.

15 Minuten unter dem Dampfbad lassen Ihre Gesichtshaut jugendlicher und rosig aussehen.

Das berühmte Rosenwasser ist eine Lösung kostbaren Rosenöls in destilliertem Wasser. Es eignet sich gut als mildes Gesichtswasser bei schlaffer Haut. Aber auch gesunde Haut freut sich darüber. Leider ist echtes Rosenöl sehr teuer: Für ein Kilo Rosenöl müssen 3 Tonnen Rosenblütenblätter ausgepresst werden.

Rosenblüten-Creme

- *2 EL Blüten oder Blütenblätter*
- *200 ml gutes Pflanzenöl (am besten kaltgepresstes Sonnenblumen- oder Olivenöl)*
- *40 g reines Bienenwachs*

Blüten oder Blütenblätter langsam in Pflanzenöl erwärmen – bitte nicht zu heiß werden lassen. Sobald sich kleine Bläschen bilden, von der Kochstelle nehmen und über Nacht stehen lassen. Am anderen Tag erneut erwärmen und anschließend abfiltern.

Bienenwachs zugeben und schmelzen lassen. Dabei häufig umrühren, bevor die Masse fest wird. In kleine Töpfchen abfüllen.

Die Salbe ist auch ungekühlt mindestens ein Jahr haltbar.

Die Rosenblüten-Creme reguliert und pflegt leicht fettende Haut, fördert die Durchblutung und verleiht einen rosigen Schimmer. Die verwendeten Blütenblätter stammen von Wildrosen, den so genannten Hagebutten, oder von den Duftrosen aus dem eigenen Garten. Zum Grundrezept kommt noch 1 Tropfen ätherisches Rosenöl aus der Apotheke.

Augenfältchenöl

- *100 ml süßes Mandelöl (aus der Apotheke)*
- *10 g Lanolin (aus der Apotheke)*
- *30 g Olivenöl*
- *5 g getrocknete Duftrosenblüten*
- *3 Tropfen echtes Rosenöl (aus der Apotheke)*

Mandelöl und Lanolin in einem Topf schmelzen. Bitte unbedingt darauf achten, dass die Mischung nicht zu heiß wird – lauwarm reicht! Anschließend Olivenöl und Duftrosenblüten hinzufügen. Nun der Mischung echtes Rosenöl beimengen, nochmals kurz umrühren und dann in kleine saubere Fläschchen füllen.

Körperöl aus Rosenblüten

- *2 Tassen frische Rosenblütenblätter*
- *100 ml süßes Mandelöl (aus der Apotheke)*

Rosenblütenblätter mit Mandelöl übergießen. Die Blätter müssen

Rosmarin

Für alle Liebhaber und Genießer der mediterranen Küche ist der Rosmarin ein absolutes Muss. Ich kann mir kein Fischgericht ohne dieses großartige Gewürz mit dem „besonderen“ Aroma vorstellen.

Schon die Griechen wussten um die Wirkung des Rosmarins. Und weil er schon damals als so genanntes Frauenkraut bekannt war und er tatsächlich Frauen viel Gutes tun kann, weihten sie ihn Aphrodite, der Göttin der Schönheit und der Liebe.

Aber nicht nur für die Naturheilkunde auch für die Parfüm- und Seifenindustrie werden die ätherischen Öle des Rosmarins gerne verwendet.

Ein Rohstoff für unsere selbst gemachte Rosmarin-Kosmetikserie ist die Rosmarin-Tinktur. Wir benötigen Sie für Haarshampoos, Seifen, Cremen usw.

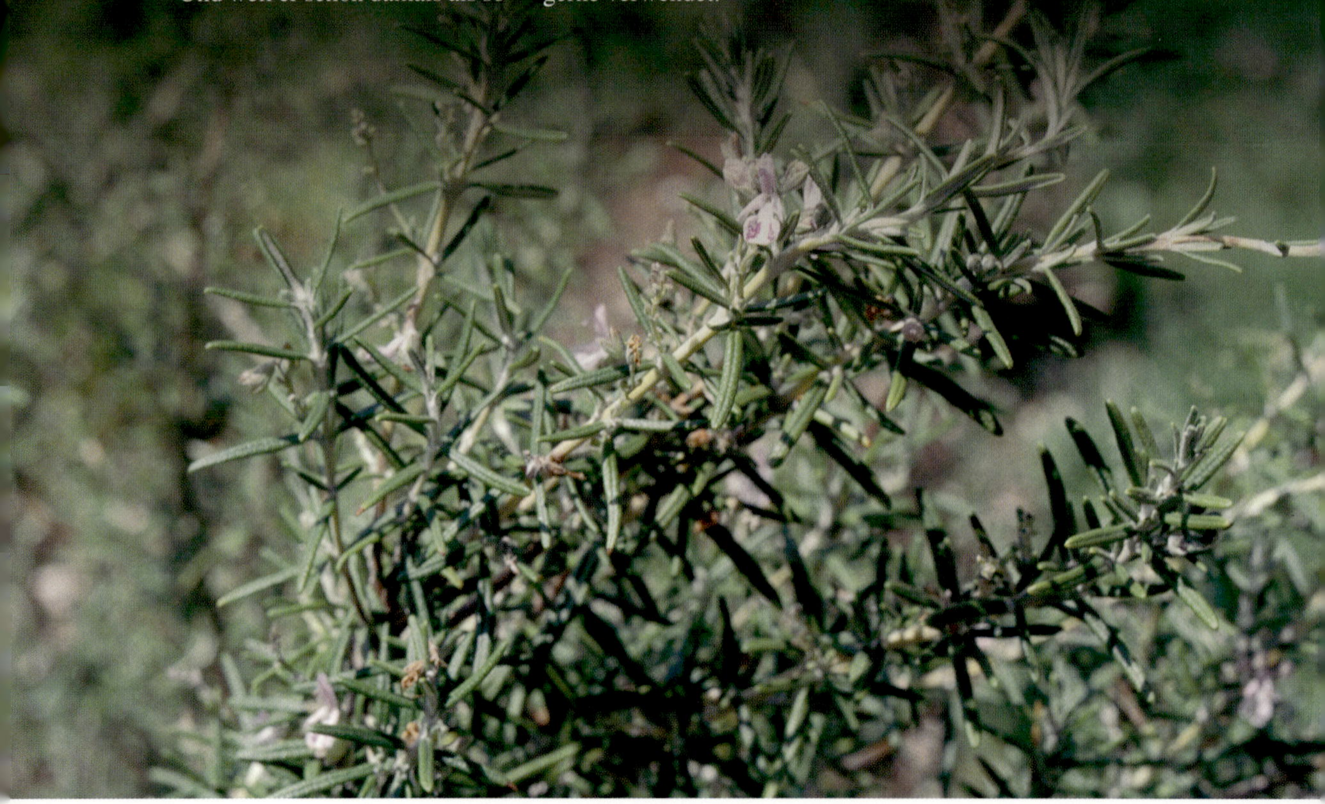

Rosmarin-Tinktur

- *50 g Rosmarin*
- *250 ml Obstbrand oder Korn*

Rosmarin in Obstbrand oder Korn ansetzen und vier Wochen gut verschlossen warm und dunkel reifen lassen. Abgefiltert wird die Tinktur durch einen Kaffeefilter.

Diese selbst gemachte Rosmarin-Tinktur ist ein gutes Hausmittel zum Einreiben der Beine bei schlechter Durchblutung.

Eine Wohltat für Ihre Kopfhaut – Rosmarin-Haarshampoo

- *1 Hand voll Rosmarin*
- *1/4 l destilliertes Wasser*
- *50 g weiße Schmierseife*
- *1/2 l destilliertes Wasser*
- *10 g Pottasche*
- *50 g Rosmarin-Tinktur*
- *1/2 TL Rosmarinöl (aus der Apotheke)*

Rosmarin mit 1/4 l kochendem destilliertem Wasser übergießen. Zugedeckt drei Stunden stehen lassen. Nun die Schmierseife in 1/2 l destilliertem Wasser auflösen, Pottasche dazugeben und die Mischung zum Kochen bringen. Nach 30 Minuten den Topf vom Feuer nehmen und die Masse abkühlen lassen. Nun muss die Rosmarin-Abkochung dazu. Dann lösen Sie einen halben Teelöffel Rosmarinöl in 50 Gramm Ihrer Rosmarin-Tinktur und geben es dazu. Gut durchschütteln!

Dieses Shampoo ist bei fettigem Haar und bei Schuppen sehr wirksam. Es steigert die Durchblutung der Kopfhaut und erfrischt den ganzen Menschen.

Rosmarin-Ei-Packung

- *100 ml Olivenöl*
- *50 g Rosmarin*
- *2 Eigelb*

Die Herstellung wird genau wie bei der Kamille-Ei-Packung vorgenommen. Selbstverständlich können Sie statt des Olivenöls auch Weizenkeimöl oder ein anderes hochwertiges Pflanzenöl Ihrer Wahl verwenden.

Rosmarin zusammen mit Olivenöl verströmt einen wunderbaren Duft, der so richtig an Urlaub erinnert. Ganz egal, welches Öl Sie verwenden, für trockene, strapazierte Haare ist diese Behandlung bestens geeignet.

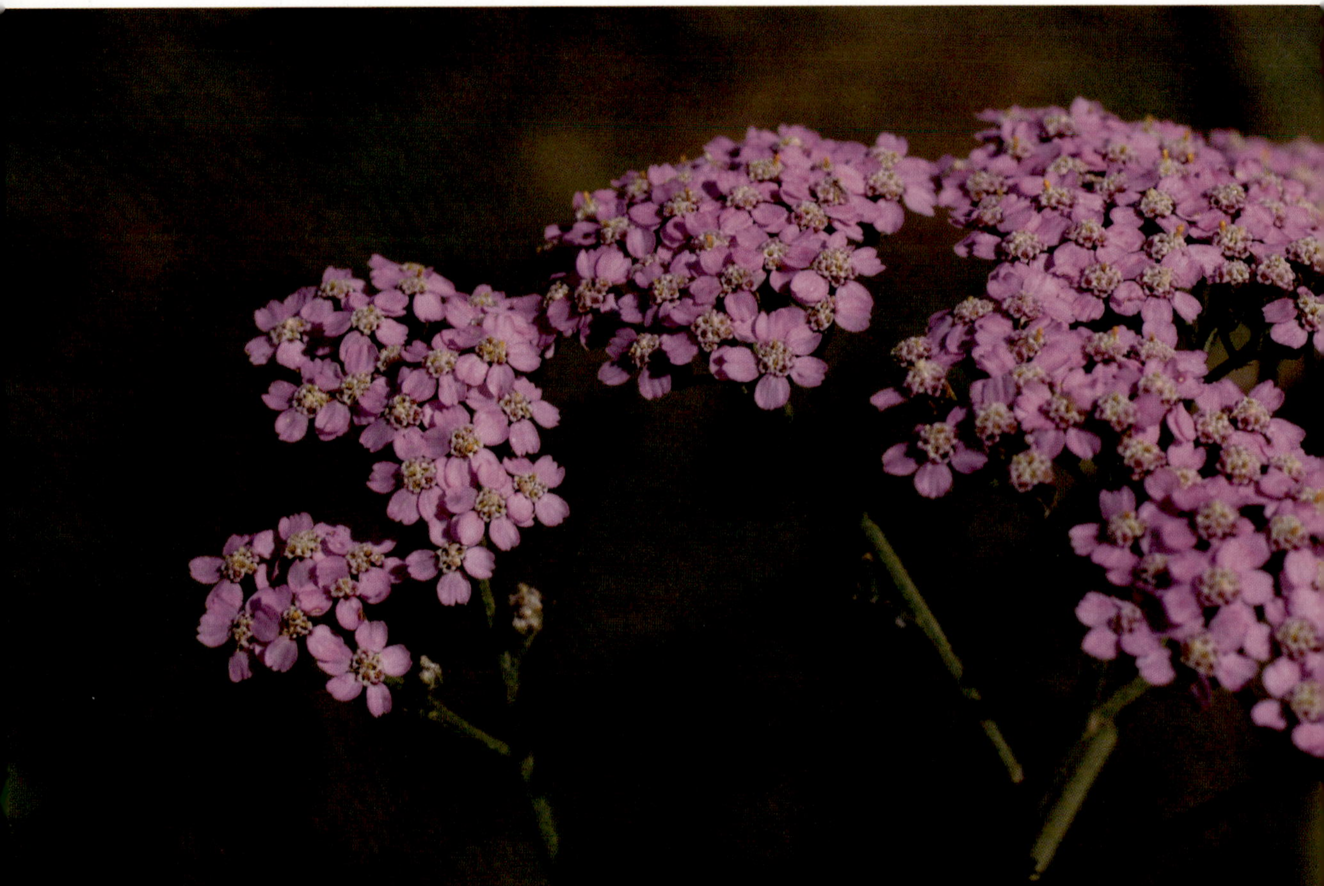

Schafgarbe

„Schafgarb im Leib tut wohl jedem Weib."

Wer sich mit den Inhaltsstoffen der Schafgarbe schon einmal auseinandergesetzt hat, weiß, dass ein Tee aus Schafgarbe bei einer Vielzahl von Frauenbeschwerden hilft.

Das Wort „Garbe" kommt vom althochdeutschen „garvan" und heißt so viel wie „heilen". Als Hausmittel für kleinere Wunden in Form einer Creme leistet sie ausgezeichnete Dienste.

Die Schafgarbe ist eine der ausdauerndsten Pflanzen unter den Kräutern und wächst in zartem Weiß bis hin zu einem kräftigen Rosa fast überall. Das blühende Kraut wird im Juli und August gesammelt.

Aber auch für die Naturkosmetik kann man die Schafgarbe nutzen.

Pflegendes Gesichtsdampfbad

- *1 Hand voll Schafgarbeblüten*
- *1/4 l kochendes Wasser*

Schafgarbeblüten mit kochendem Wasser übergießen und den „Schönheitstee" 15 Minuten zugedeckt ziehen lassen!

Die reinigende Wirkung wird gesteigert, wenn Sie nach dem Dampfbad mit dem Kräutertee ein Baumwolltuch tränken und es wie eine Kompresse für 1/2 Stunde auf Ihr Gesicht legen.

Schafgarben-Bad für aufgesprungene und rissige Hände

- *4 TL Schafgarbeblüten*
- *3 EL Buttermilch*
- *1/2 l kochendes Wasser*

Schafgarbeblüten und Buttermilch mit kochendem Wasser übergießen. 10 Minuten zugedeckt ziehen lassen, abseihen und die Hände in dem auf handwarme Temperatur abgekühlten Handbad für 15 Minuten eintauchen.

Die Schafgarbe kann man auch für ein Voll- oder Sitzbad wundervoll nutzen. Aber dann sollten es auf jeden Fall nur die Blüten sein. Sie geben 2 Hand voll in einen alten Strumpf oder einen Waschhandschuh und legen ihn ins einlaufende Badewasser.

Wenn Sie öfter mit Schafgarbe baden, wird die reifere Haut gekräftigt und Hautentzündungen sowie Unterleibsbeschwerden werden gemildert.

Sonnenblume

Wenn man es ganz genau nimmt, stammt die „Sommersonne“ aus Nordamerika, von wo sie mit Seefahrern rein zufällig und unbeabsichtigt in Futtermitteln und Getreide beinahe die ganze Welt bereiste und mit ihren wunderschönen Blüten eroberte.

Die Blüten folgen dem Lauf der Sonne und diese Energie wird in den Kernen gespeichert – und das sehr zu unserem Nutzen.
Die Sonnenblumenkerne sind nicht nur für die Speiseöl-Gewinnung interessant, sie enthalten auch einen nicht geringen Anteil an Lecithin und Vitaminen. Sie können sich damit eine hochwertige Reinigungspackung für jeden Hauttyp herstellen.

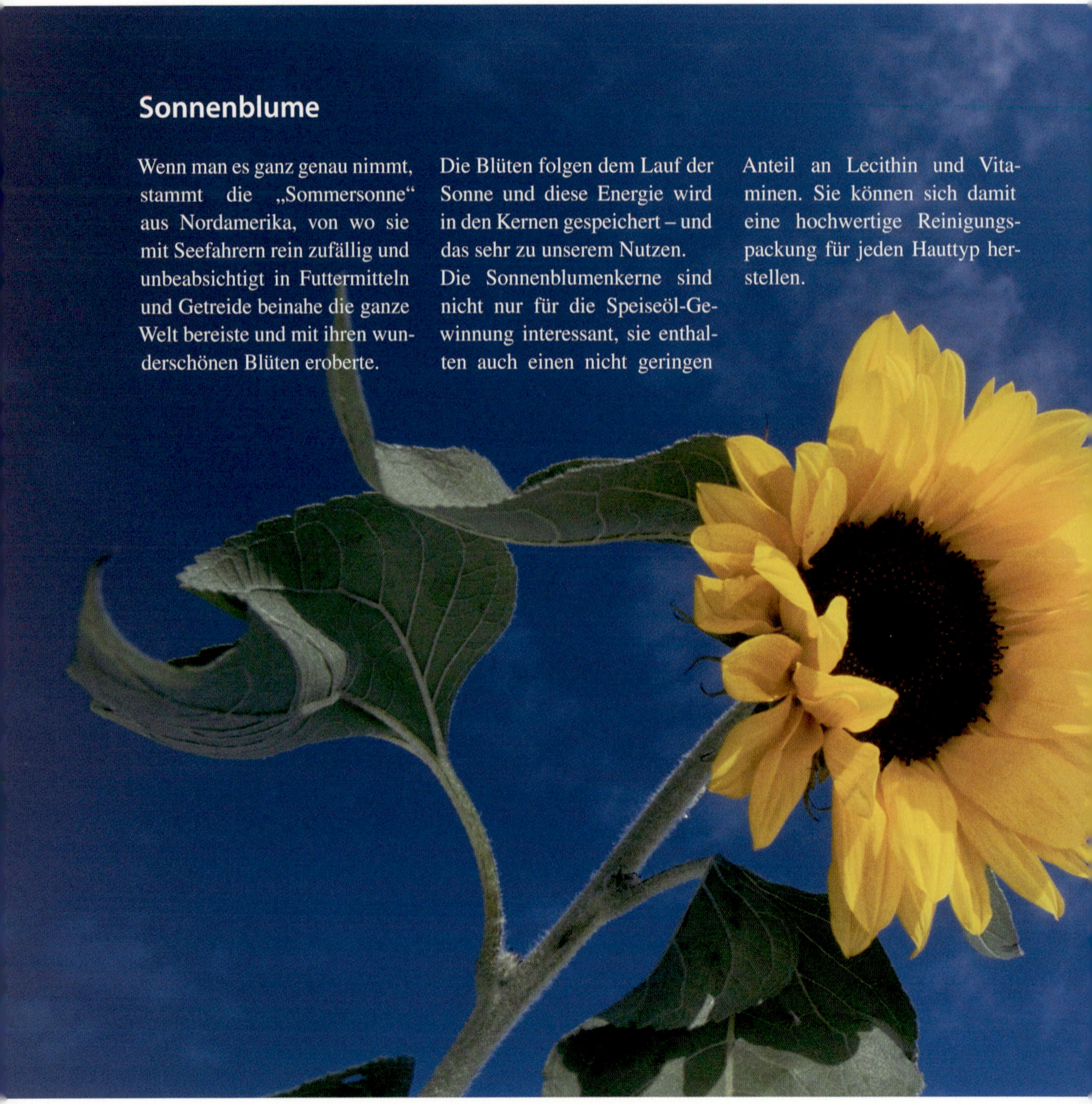

Reinigungspackung

- *1 Hand voll frisch gemahlener Sonnenblumenkerne*
- *2 TL Honig*
- *etwas warmes Wasser*
- *1 TL Olivenöl*
- *1 TL Schlagobers (-sahne)*

Den Honig in etwas warmem Wasser auflösen, Olivenöl und Schlagobers dazugeben und mit den gemahlenen Kernen zu einer streichfähigen Paste vermischen.

Eine halbe Stunde auf dem gesamten Gesichts- und Halsbereich einwirken lassen und anschließend mit viel lauwarmem Wasser abspülen.

Sonnenblumen-Pflegecreme

- *2 EL Sonnenblumenblüten oder -blütenblätter*
- *200 ml gutes Sonnenblumenöl*
- *20 g Lanolin (aus der Apotheke)*
- *40 g reines Bienenwachs*
- *5 Tropfen Propolis-Tinktur*

Blüten oder Blütenblätter langsam in Sonnenblumenöl erwärmen – bitte nicht zu heiß werden lassen. Sobald sich kleine Bläschen bilden, von der Kochstelle nehmen und über Nacht stehen lassen. Am nächsten Tag erneut erwärmen und anschließend abfiltern.

Lanolin und Bienenwachs im sauber gefilterten Öl schmelzen lassen. Dabei häufig umrühren. Bevor die Masse fest wird, 5 Tropfen Propolis-Tinktur einrühren.

In kleine Töpfchen abfüllen. Die Salbe ist auch ungekühlt mindestens ein Jahr haltbar.

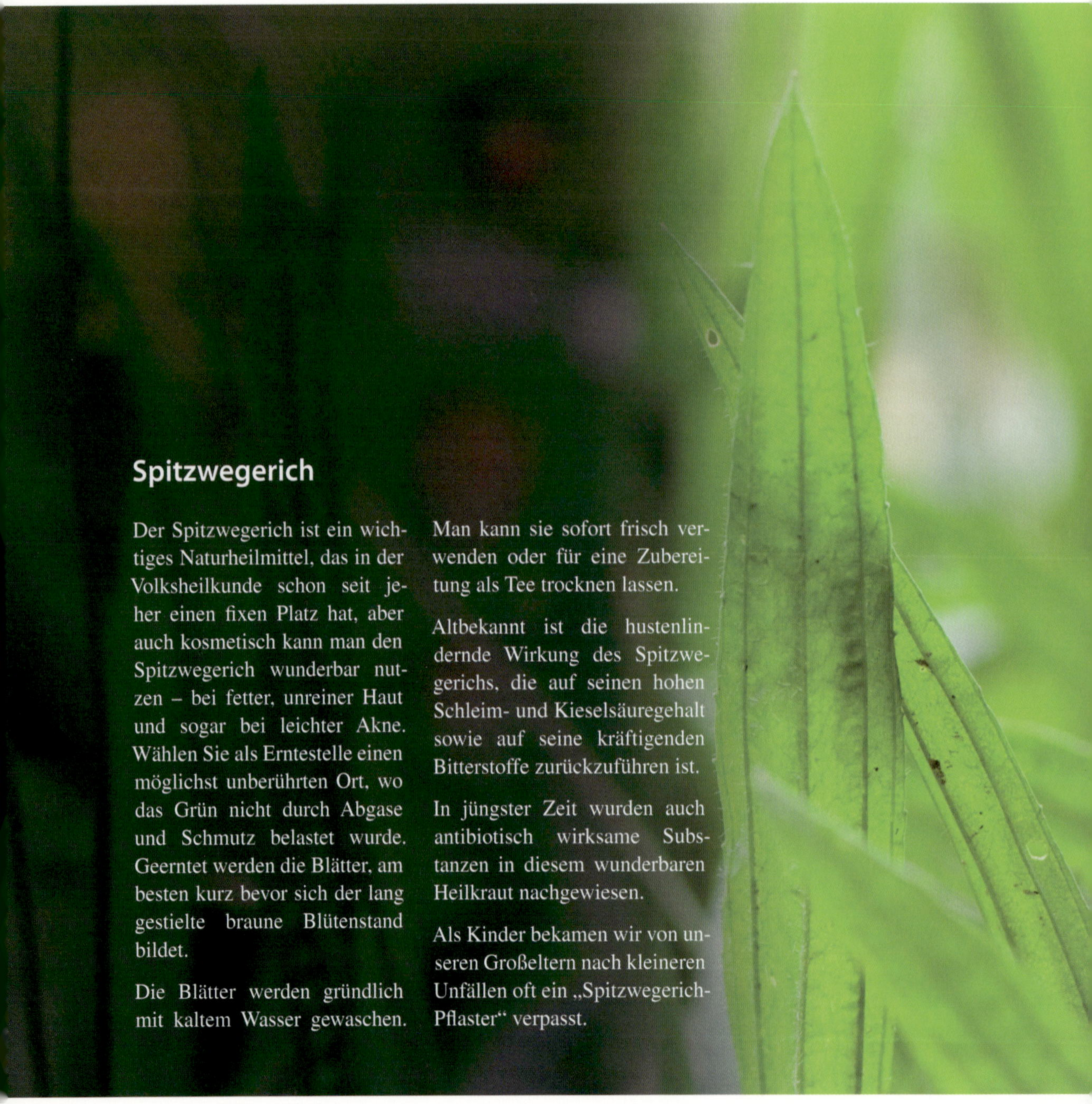

Spitzwegerich

Der Spitzwegerich ist ein wichtiges Naturheilmittel, das in der Volksheilkunde schon seit jeher einen fixen Platz hat, aber auch kosmetisch kann man den Spitzwegerich wunderbar nutzen – bei fetter, unreiner Haut und sogar bei leichter Akne. Wählen Sie als Erntestelle einen möglichst unberührten Ort, wo das Grün nicht durch Abgase und Schmutz belastet wurde. Geerntet werden die Blätter, am besten kurz bevor sich der lang gestielte braune Blütenstand bildet.

Die Blätter werden gründlich mit kaltem Wasser gewaschen. Man kann sie sofort frisch verwenden oder für eine Zubereitung als Tee trocknen lassen.

Altbekannt ist die hustenlindernde Wirkung des Spitzwegerichs, die auf seinen hohen Schleim- und Kieselsäuregehalt sowie auf seine kräftigenden Bitterstoffe zurückzuführen ist.

In jüngster Zeit wurden auch antibiotisch wirksame Substanzen in diesem wunderbaren Heilkraut nachgewiesen.

Als Kinder bekamen wir von unseren Großeltern nach kleineren Unfällen oft ein „Spitzwegerich-Pflaster“ verpasst.

Spitzwegerich-Gesichtskompresse

Eine Gesichtskompresse mit Spitzwegerich öffnet die Poren und dient der Reinigung und Desinfektion.

- *1 Hand voll frischer Spitzwegerichblätter*
- *1/4 l kochendes Wasser*

Blätter mit kochendem Wasser übergießen und 15 Minuten zugedeckt ziehen lassen. Wenn der Kräutertee auf Handwärme abgekühlt ist, ein Baumwolltuch damit tränken.

Für eine komplette Spitzwegerich-Pflegeserie benötigen wir noch ein Gesichtswasser und eine Spitzwegerich-Pflegecreme, welche die Wirkung der Kompresse unterstützen.

Gesichtswasser

- *1 Hand voll Spitzwegerichblätter*
- *1/2 l Wasser*

Spitzwegerichblätter mit kochendem Wasser übergießen und zugedeckt 1 Stunde ziehen lassen. Danach mit einem Wattebausch die Problemzonen im Gesicht vorsichtig reinigen.

Spitzwegerich-Pflegecreme

- *2 EL Spitzwegerichblätter*
- *200 ml gutes Olivenöl*
- *20 g Lanolin (aus der Apotheke)*
- *40 g reines Bienenwachs*
- *5 Tropfen Propolis-Tinktur*

Spitzwegerichblätter langsam in Olivenöl erwärmen – bitte nicht zu heiß werden lassen. Sobald sich kleine Bläschen bilden, von der Kochstelle nehmen und über Nacht stehen lassen. Am anderen Tag erneut erwärmen und anschließend abfiltern.

Lanolin und Bienenwachs im sauber gefilterten Öl schmelzen lassen. Dabei häufig umrühren. Bevor die Masse fest wird, 5 Tropfen Propolis-Tinktur einrühren.

In kleine Töpfchen abfüllen. Die Salbe ist auch ungekühlt mindestens ein Jahr haltbar.

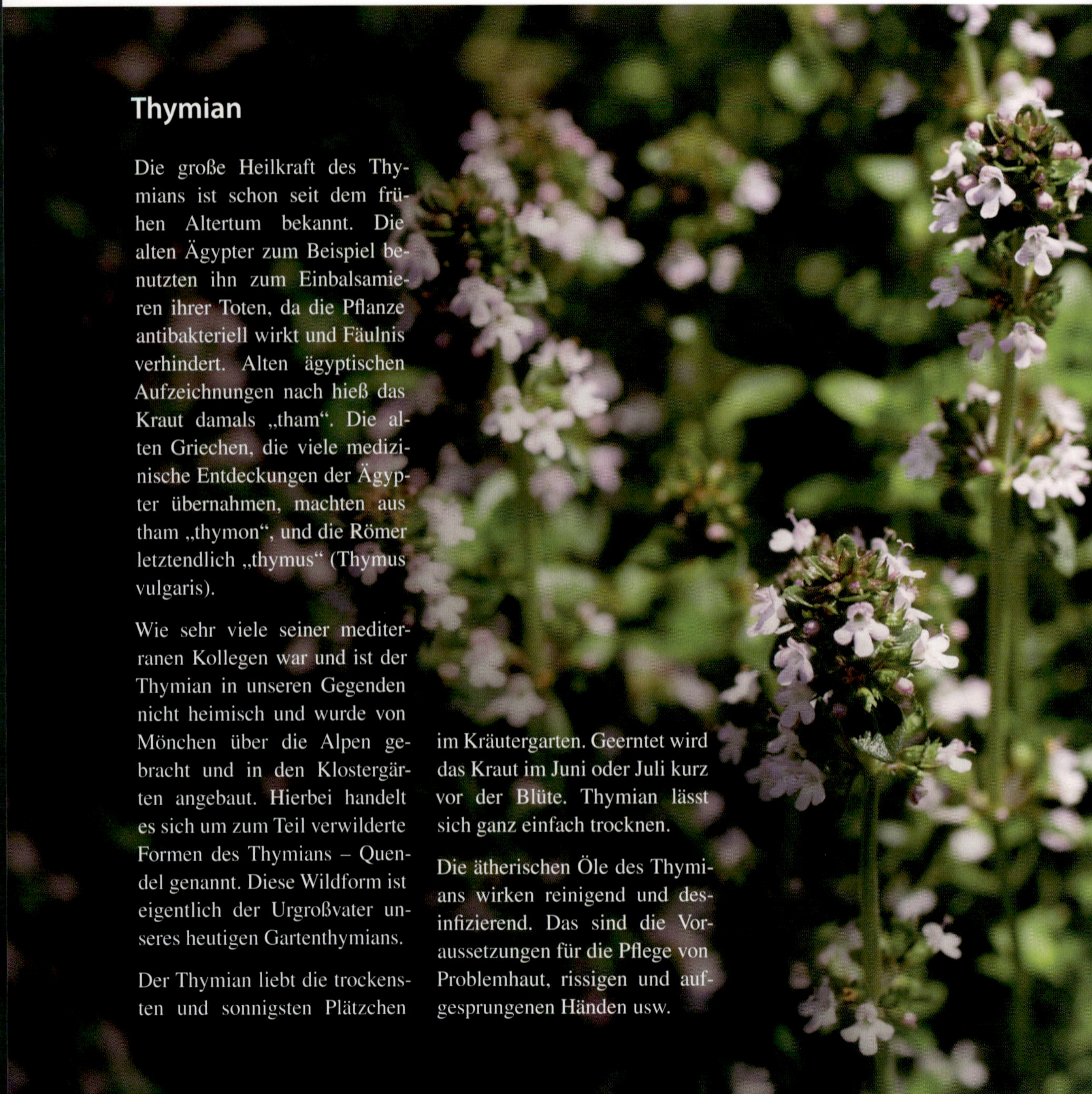

Thymian

Die große Heilkraft des Thymians ist schon seit dem frühen Altertum bekannt. Die alten Ägypter zum Beispiel benutzten ihn zum Einbalsamieren ihrer Toten, da die Pflanze antibakteriell wirkt und Fäulnis verhindert. Alten ägyptischen Aufzeichnungen nach hieß das Kraut damals „tham". Die alten Griechen, die viele medizinische Entdeckungen der Ägypter übernahmen, machten aus tham „thymon", und die Römer letztendlich „thymus" (Thymus vulgaris).

Wie sehr viele seiner mediterranen Kollegen war und ist der Thymian in unseren Gegenden nicht heimisch und wurde von Mönchen über die Alpen gebracht und in den Klostergärten angebaut. Hierbei handelt es sich um zum Teil verwilderte Formen des Thymians – Quendel genannt. Diese Wildform ist eigentlich der Urgroßvater unseres heutigen Gartenthymians.

Der Thymian liebt die trockensten und sonnigsten Plätzchen im Kräutergarten. Geerntet wird das Kraut im Juni oder Juli kurz vor der Blüte. Thymian lässt sich ganz einfach trocknen.

Die ätherischen Öle des Thymians wirken reinigend und desinfizierend. Das sind die Voraussetzungen für die Pflege von Problemhaut, rissigen und aufgesprungenen Händen usw.

Thymian-Aufguss

- *1 Hand voll Thymian*
- *1 l kochendes Wasser*
- *1 Messerspitze Alaun (aus der Apotheke)*

Thymian mit kochendem Wasser übergießen und über Nacht zugedeckt ruhen lassen. Am nächsten Tag abseihen, erwärmen (bitte nicht zu heiß werden lassen!) und Alaun dazugeben. Die Wirkstoffe des Alauns helfen gegen feuchte Hände. Lassen Sie den „Schönheitstee für Ihre Hände" nochmals 15 Minuten ziehen.

Nun die Hände 15 Minuten darin baden. Anschließend abtrocknen und mit Kartoffelcreme (siehe Kartoffel!) dick eincremen. Innerhalb einer Woche werden Sie wunderbar weiche Hände haben, vorausgesetzt Sie machen einmal täglich das Thymian-Handbad.

Thymian-Ölauszug

- *2 EL getrocknete Thymianblätter*
- *0,1 l Olivenöl*

Die Thymianblätter mit dem Olivenöl übergießen. Drei Wochen an einem warmen Platz stehen lassen und einmal täglich gut durchschütteln. Danach sauber abfiltern und in eine dunkle Flasche füllen.

Pickelcreme-Rezept

- *50 g Zinkpaste (aus der Apotheke)*
- *2 TL Heilerde (aus der Apotheke)*
- *4 Tropfen Thymian-Ölauszug*
- *2 Tropfen Propolis-Tinktur*

Die Basis für diese Creme ist die so genannte „pasta zinci mollis" – eine Zinkpaste.

Zinkpaste im Wasserbad erwärmen. Auch hier gilt – nicht zu heiß werden lassen!

Ist die Salbengrundlage schön flüssig, mit einem Mixer oder Schneebesen Heilerde dazurühren. So lange rühren, bis sich die Salbengrundlage mit der Heilerde zu einer cremigen Substanz verbunden hat. Nun werden noch der Thymian-Ölauszug und Propolis-Tinktur beigemengt.

Wacholder

Die europäische Küche weiß schon seit vielen Generationen um die würzende, heilende Wirkung des Wacholders. Mit Wacholder gewürztes Sauerkraut tut den Verdauungsorganen Gutes und hilft dem Magen bei der Arbeit. Bei vielen Menschen wirkt bei Appetitlosigkeit schon alleine der leicht harzige Duft.

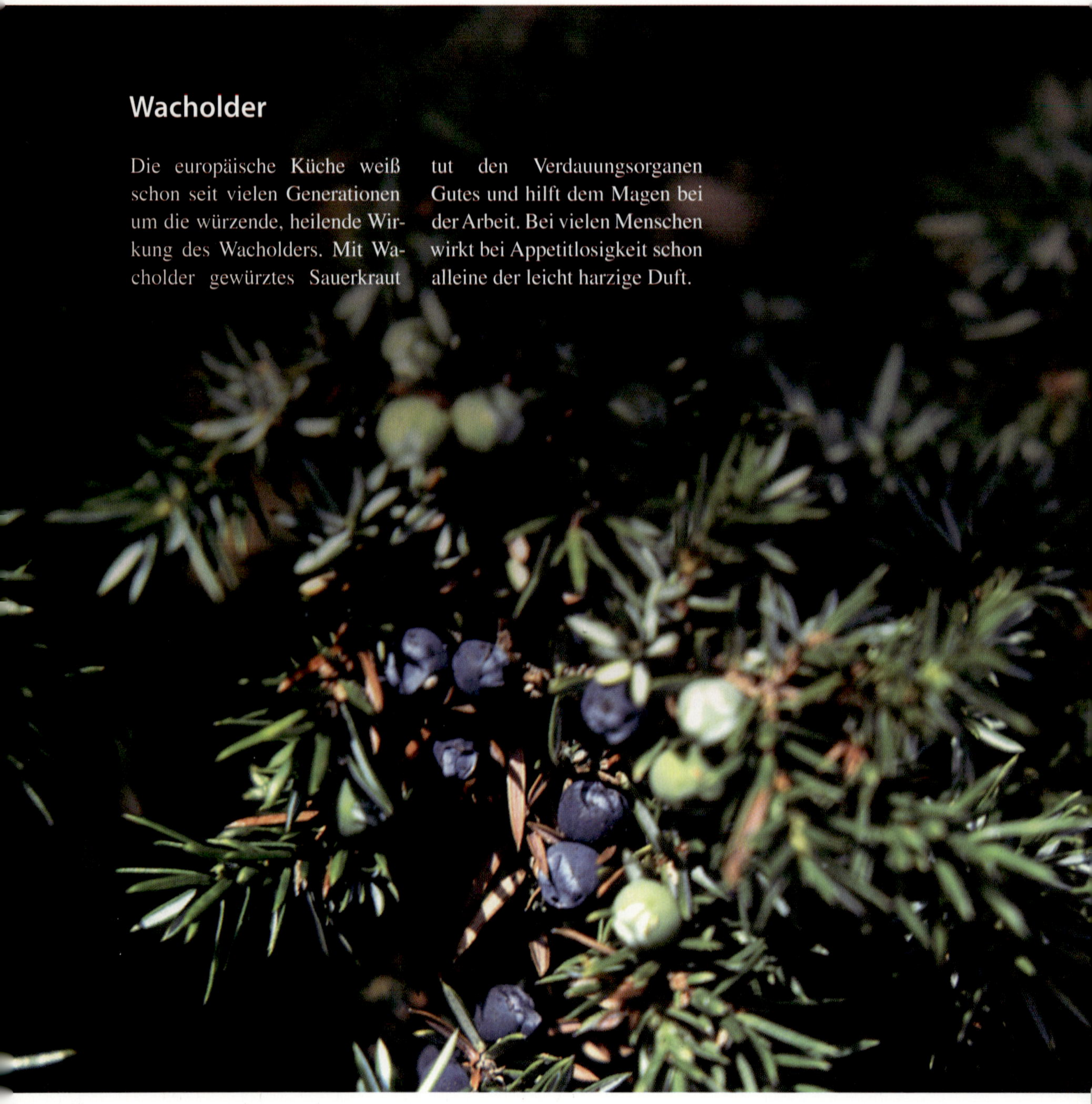

Pflegespülung für dunkles Haar

- *2 EL Wacholderbeeren*
- *1/4 l kochendes Wasser*

Wacholderbeeren zerquetschen und mit kochendem Wasser übergießen. Nach 10 Minuten abseihen.

Wacholder-Zitronen-Bad gegen unreine Haut

- *1 kleine Hand voll Wacholderbeeren*
- *1 l Wasser*
- *1/2 l Obstessig*
- *Saft von 3 Zitronen*

Wacholderbeeren 10 Minuten lang zugedeckt kochen. Nach dem Abkühlen die Flüssigkeit abseihen, Obstessig verdünnen und mit dem Zitronensaft ins Badewasser geben.

Es hilft nicht nur bei unreiner Haut, sondern ist zudem eine Erfrischungskur für reifere Haut.

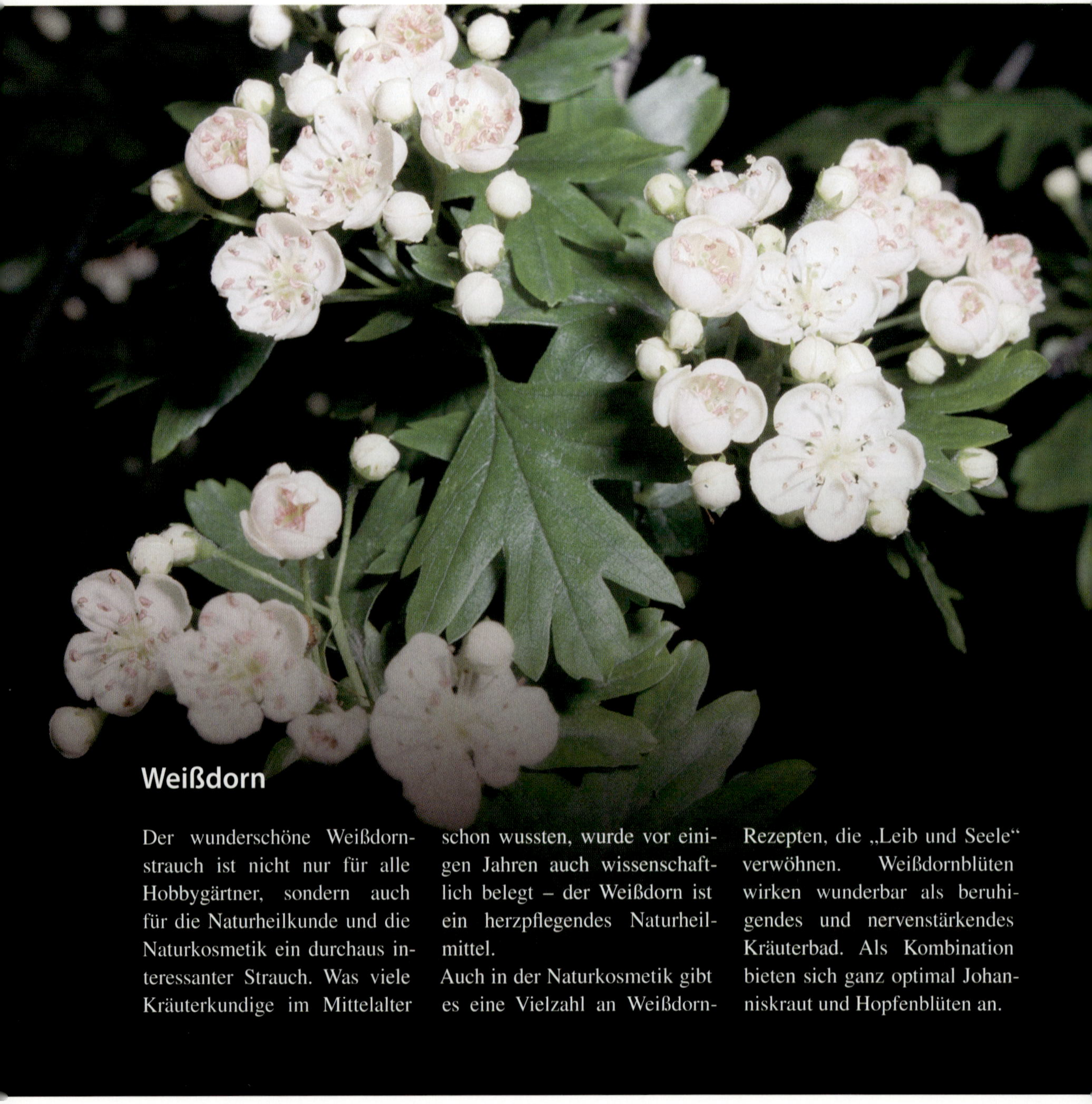

Weißdorn

Der wunderschöne Weißdornstrauch ist nicht nur für alle Hobbygärtner, sondern auch für die Naturheilkunde und die Naturkosmetik ein durchaus interessanter Strauch. Was viele Kräuterkundige im Mittelalter schon wussten, wurde vor einigen Jahren auch wissenschaftlich belegt – der Weißdorn ist ein herzpflegendes Naturheilmittel.

Auch in der Naturkosmetik gibt es eine Vielzahl an Weißdorn-Rezepten, die „Leib und Seele“ verwöhnen. Weißdornblüten wirken wunderbar als beruhigendes und nervenstärkendes Kräuterbad. Als Kombination bieten sich ganz optimal Johanniskraut und Hopfenblüten an.

Einschlafbad

- *je 150 g Hopfen-, Johanniskraut- und Weißdornblüten*
- *1 l kochendes Wasser*
- *3 EL Honig*
- *5 Tropfen Rosenöl*

Hopfen-, Johanniskraut- und Weißdornblüten werden mit kochendem Wasser überbrüht – zugedeckt 20 Minuten ziehen lassen. Die etwas abgekühlte Abkochung mit Honig und Rosenöl ins Badewasser geben.

Haarspülung: Tee vor dem Filtern etwas auskühlen lassen. Die Spülung zeigt bei trockenem, sprödem, als auch bei fettigem und schuppigen Haar gute Erfolge. Die Kopfhaut wird angeregt.

Honig-Weißdorn-Maske für spröde Lippen

Raue und rissige Lippen werden wieder glatt, wenn man sie dick mit einer 1 : 1 Honig-Weißdorntee-Mischung bestreicht. Nach 10 Minuten mit viel lauwarmem Wasser abwischen. Ablecken? Lieber nicht, denn gerade das häufige Befeuchten der Lippen mit der Zunge fördert im Winter das Austrocknen der zarten Lippenhaut.

Durchblutungsfördernde Weißdorn-Seife

- *250 g Olivenölseife*
- *100 ml Tee aus 6 EL getrockneten Weißdornblüten*
- *Saft einer halben Zitrone*
- *3 EL Mandelöl*
- *5 Tropfen ätherisches Öl von Minze oder Lavendel*

Die Olivenölseife fein reiben. Die Flocken mit dem Weißdorntee und dem Zitronensaft erhitzen, bis sie weitgehend geschmolzen sind – danach wieder etwas abkühlen lassen.

Das Mandelöl und die ätherischen Öle vorsichtig untermischen. Nun kann die Seife in Formen gegossen werden. Wichtig: Mit Frischhaltefolie abdecken, damit sich keine Risse bilden!

Nach 24 Stunden aus der Form nehmen und in Seidenpapier wickeln und noch weitere 6 Wochen ruhen lassen.

Weißdorn-Tinktur

- *8 g Weißdornblüten*
- *100 g 70 %iger Alkohol*

Weißdornblüten mit Alkohol ansetzen. Das Gemisch dunkel und warm 6 Wochen lang ruhen lassen, abseihen! Diese Tinktur auf ein lauwarmes Tuch geträufelt und auf die Stirn gelegt, hilft bei Stresskopfschmerz. Auch an die Schläfen getupft hilft sie schon. Mit Weißdorn-Tinktur können Sie sich bei Stress etwas Ruhe und Entspannung verschaffen.

Weißdorn-Rosmarin-Fußbad

Ein paar Tropfen genügen, um das mit 250 g Meersalz angereicherte Fußbad zu einem tollen „Wärmebad“ zu machen. Rosmarin und Weißdorn sorgen für eine verstärkte Durchblutung der Füße und geben somit kalten Füßen keine Chance.

- *einige Tropfen Weißdornöl*
- *einige Tropfen Rosmarinöl*
- *2 EL Bienenhonig, Meersalz*

Die ätherischen Öle nicht pur ins Badewasser geben. Die Öle immer mit 2 EL Bienenhonig und dem Meersalz mischen, bevor man es in das Fußbad gibt.

Zitrone

Die eigentliche Herkunft der Zitrone ist nicht so richtig bekannt, zwischenzeitlich ist sie auf der ganzen Erde bekannt. Sie blüht das ganze Jahr über wunderschön und ist einer der wenigen Sträucher, die gleichzeitig Blüten und Früchte tragen. Die Frucht hat einen sehr hohen Gehalt an Vitamin C und Zitronensäure.

Die Zitrone kann aber nicht nur erfrischen, sie ist auch ein ungemein vielseitiges Schönheitsmittel!

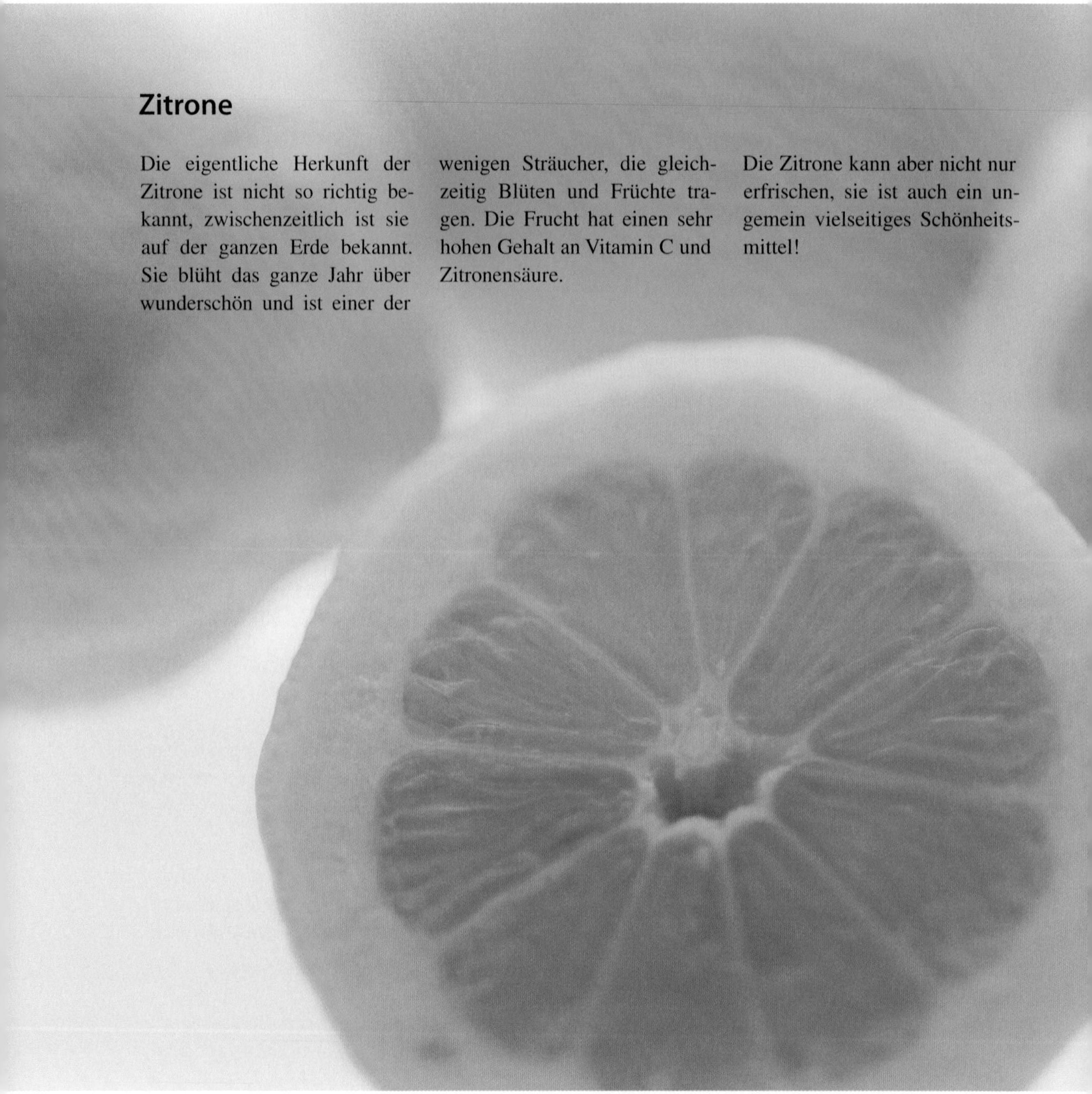

Baden Sie doch mal in Zitronensaft! – Zitronenbad

- *1/2 kg Zitronen (ungespritzt)*
- *1/4 l Buttermilch oder Schlagobers (-sahne)*

Früchte in Scheiben schneiden, mit kochendem Wasser übergießen und einige Stunden ziehen lassen. Dann geben Sie die Flüssigkeit mit Buttermilch oder Schlagobers ins Badewasser. Ein unvergleichlich erfrischender Badegenuss, der gestresster Haut wohl tut!

Ziehen Sie die Schalen zweier unbehandelter Zitronen hauchdünn ab und legen diese mindestens 2 Wochen lang in Weinessig. Massieren Sie damit Ihre müden Füße oder reiben Sie sich nach dem Bad ein! Das macht munter und keine Angst, der Essigduft verflüchtigt sich beim Einmassieren.

Zitronensaft ist auch ein Geheimrezept gegen Mundgeruch. Etwas Zitronensaft ins Gurgel-Wasser und dreimal täglich spülen! Gelbe Zähne? Kein Problem für die Zitrone. Reiben Sie die Zähne kräftig mit der weißen Innenseite der Schalen ab.

Auch Falten, Hautflecken, Sommersprossen, Warzen, Hühneraugen und müde Füße sind kein Problem. Einfach mit einer halbierten Zitrone einreiben oder Zitronenscheiben auf die betroffenen Partien auflegen. Rissige Ellenbogen? Stützen Sie in ausgepresste Zitronenhälften. Selbst rissige Hände werden glatt, wenn man sie mit Zitronenschalen abreibt.

Zitronen-Schälkur gegen Pickel und Mitesser

- *1 Zitrone (ungespritzt)*
- *2 EL Olivenöl*

Zitrone heiß waschen, abtrocknen und die Schale fein reiben. Die Schalenstückchen zwei Tage an einem warmen, luftigen Ort (nicht in der prallen Sonne!) trocknen lassen. Danach mit Olivenöl eine Paste herstellen, die kreisförmig im Gesicht einmassiert wird.

Die Gesichtshaut darf sich leicht röten – das fördert zusätzlich die Durchblutung.

Reinigungspackung

- *Saft einer halben Zitrone*
- *1 Eigelb*
- *1 TL Honig*

Zitronensaft vorsichtig mit dem Eigelb und Honig verrühren.

Zitronenöl zur täglichen Hautreinigung

- *Saft einer kleinen Zitrone*
- *5 EL Olivenöl*

Zitronensaft mit Olivenöl vermischen. In ein Fläschchen füllen und gut schütteln.

Mit einem Wattebausch auf Gesicht und Halspartie auftragen und kurz einwirken lassen. Mit viel warmem Wasser abwaschen und mit einer guten, selbst gemachten Creme dick eincremen.

Reinigungsmaske mit Peelingeffekt

- *10 g gemahlener Mohn*
- *etwas lauwarme Buttermilch*
- *1 EL Honig*
- *1 TL Zitronensaft*

Mohn mit lauwarmer Buttermilch, Honig und Zitronensaft vermischen. Das ergibt eine Reinigungsmaske mit Peelingeffekt bei fettiger und sehr unreiner Haut.

Egal, für welche Gesichtspackung Sie sich entschieden haben, beide sollten nach spätestens 15 Minuten mit viel lauwarmem Wasser abgewaschen werden.

Zitronen-Gesichtsmaske gegen Falten

- *1 Eigelb*
- *1 EL Jojobaöl*
- *1 EL Zitronensaft*

Die Zutaten zu einer gleichmäßigen Masse verrühren. Die ölige Maske mit einem Pinsel auf das Gesicht auftragen. Nach 20 Minuten Einwirkzeit mit reichlich Wasser abwaschen.

Am besten auftragen, nachdem die Haut porentief gereinigt wurde.

Zum Nachreinigen – Zitrusfruchtlotion

- *10 g Kakaobutter*
- *5 g Bienenwachs*
- *50 ml Distelöl*
- *50 ml Mandel*
- *100 ml destilliertes Wasser*
- *3 Tropfen Zitronenöl*
- *3 Tropfen Orangenöl*

Kakaobutter, Bienenwachs, Distelöl und Mandelöl leicht erwärmen, gerade so, dass das Bienenwachs schmilzt. Nun löffelweise destilliertes Wasser, Zitronenöl und Orangenöl einrühren. Kräftig rühren, bis die Masse nur noch lauwarm ist. Danach in Tiegel einfüllen und sofort verschließen.

Für wunderschön glänzendes und gesundes Haar: Zitronen-Bier-Pflegepackung

- *2 Eigelb*
- *1/2 Tasse Bier*
- *Saft einer Zitrone*

Eigelbe mit dem Bier zu einem glatten Brei verrühren. Nun unter kräftigem Rühren die Zitrone einrühren und 10 Minuten ziehen lassen.

Anschließend verteilen Sie das Ganze im Haar. Besonders strapaziertes Haar mit brechenden Spitzen wird Ihnen eine regelmäßige Anwendung danken. Ihr Haar bekommt schon in kurzer Zeit wieder neue Kraft.

Nagelpflege mit Zitronen

- *Saft einer Zitrone*
- *1 EL Schmierseife*
- *1/4 l Wasser*

Zitronensaft, Schmierseife und Wasser vermischen und dann die Fingerspitzen darin eintauchen. Ca. 10 Minuten einwirken lassen. Die Haut wird weich und die Nagelsubstanz gestärkt.

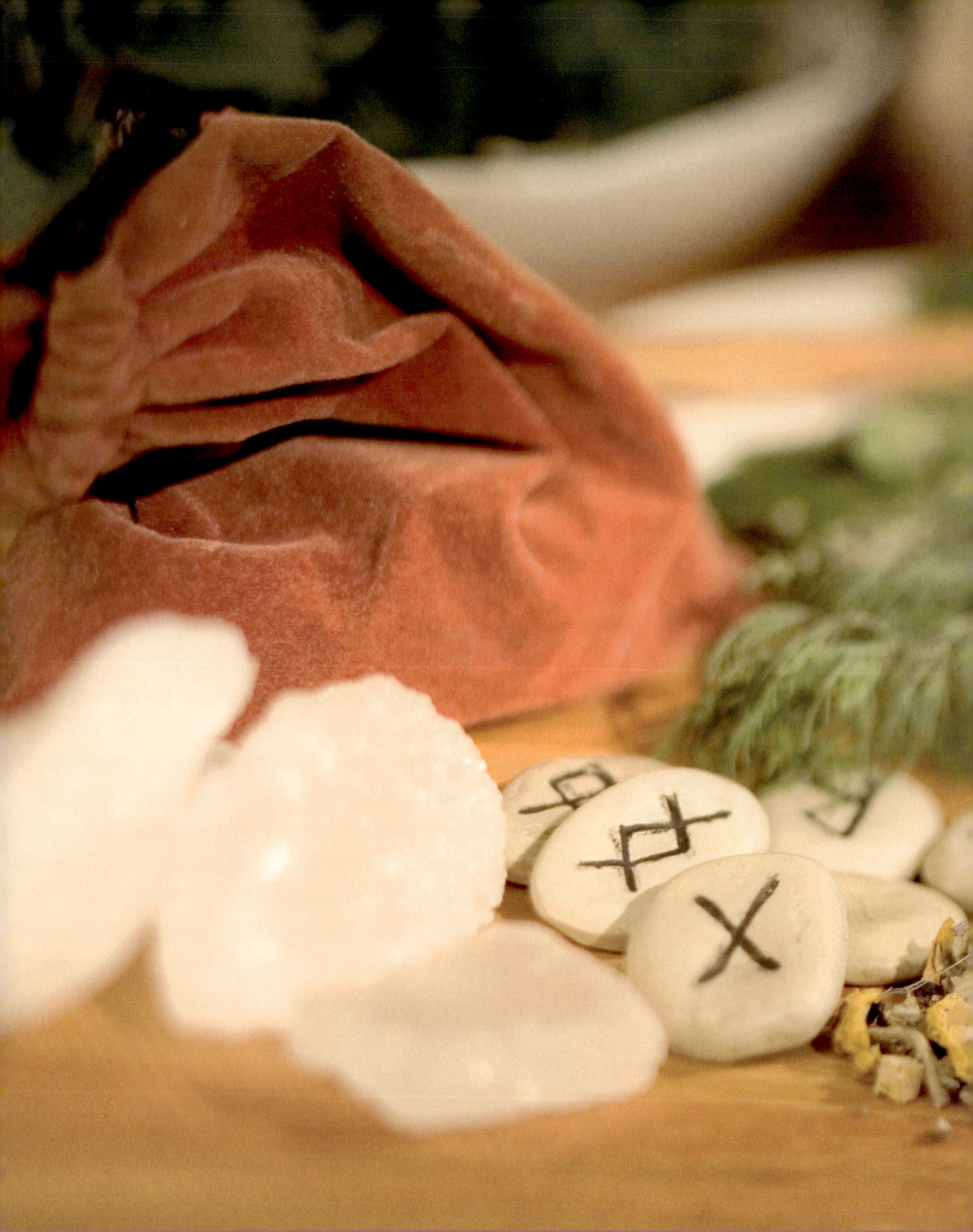

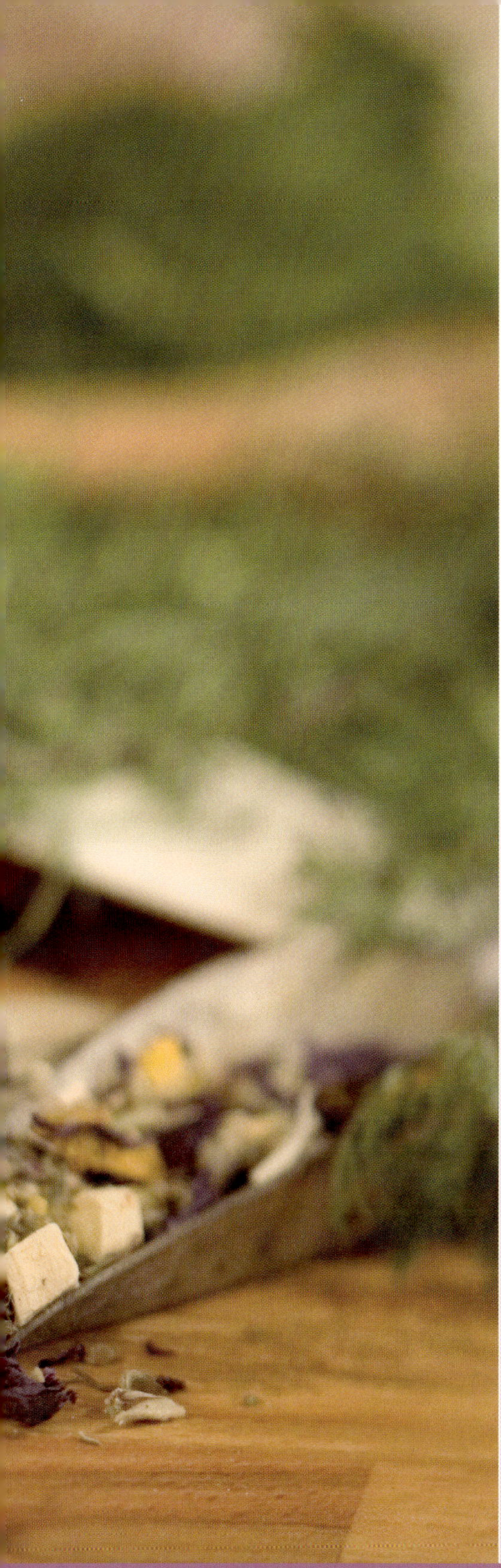

Kräuterzauber – Zauberkräuter

Der würzig süße Duft von Alraune,
Lavendel, Salbei, Bohnenkraut und Pfeffer
durchtränkt die Luft –
Zutaten für einen Liebeszauber …

Im Garten der Liebes- und Zauberkräuter

Vollmond. Dichte Nebelschwaden umhüllen eine einsame Waldlichtung. Grünlicher Dunst steigt aus einem großen Kupferkessel und hüllt die Lichtung und die Nacht in ein geheimnisvolles Licht.

Der würzig süße Duft von Alraune, Lavendel, Salbei, Bohnenkraut und Pfeffer durchtränkt die Luft – Zutaten für einen Liebeszauber ...

Wer jetzt glaubt, wir befinden uns im Mittelalter, wo Hexen mit magischen Elixieren mystische Zauber beschwörten, Flugsalben und Liebestränke mixten, der irrt, denn in fast jedem Garten findet man viele verborgene Zauberkräuter – heute zwar nicht mehr, um Liebestränke zu brauen, sondern nur deshalb, um sich an der überlieferten Tradition und an der wunderschönen Farbenpracht zu erfreuen.

Nach dieser alten Weisheit lassen moderne „Kräuterhexen" die Bedeutung ihres alten Wissens wieder aufleben. Zahlreiche Bücher mit Hexenwissen für den Hausgebrauch sind der-

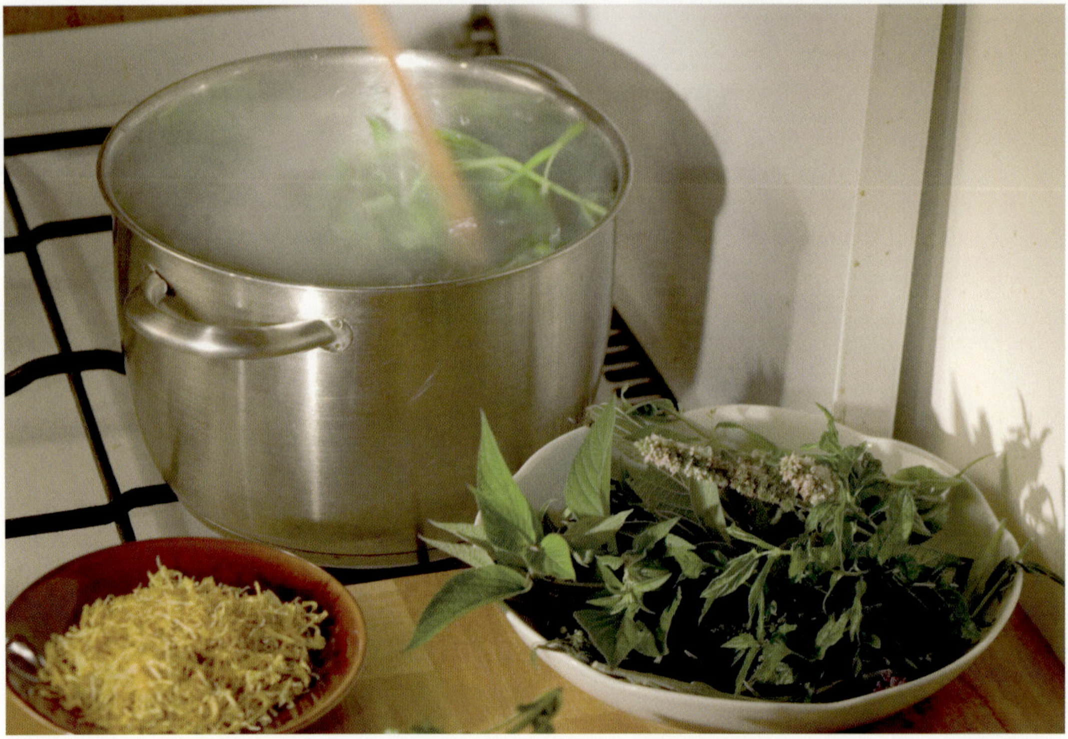

»In den Pflanzen liegt die ganze Kraft der Welt.
Derjenige, der ihre geheimen Fähigkeiten kennt, ist allmächtig.«

zeit auf dem Markt und geben so manche überlieferte Weisheit preis, wobei man den Inhalt der einen oder anderen nicht immer zu ernst nehmen darf.
Eines ist sicher: Pflanzen, die alten Geschichten nach vor Jahrhunderten von Zauberern und Kräuterhexen verwendet wurden, um in verborgene Welten einzutauchen, halten Einzug in unsere Gärten und bestimmen einen neuen Trend.

Allen voran die unscheinbare und doch wunderschöne **Alraune.**

Kaum eine Zauberpflanze ist sagenumwobener als sie. In alten Büchern steht, wer ihre Wurzeln besitzt, soll die Liebe finden sowie stetes Glück, Reichtum und ewiges Leben erlangen. Markerschütterndes, ja sogar todbringendes Geschrei soll jedoch denjenigen bestrafen, der sie ausgräbt. Um dieser Qual zu entgehen, schickte man zum Ausgraben einen alten schwarzen Hund.

Die Alraune hat aber schon aufgrund der Form ihrer Wurzeln etwas sehr Mystisches und Geheimnisvolles an sich.

Das **Bilsenkraut,** ob in gelb oder schwarz, war in der Zeit des Mittelalters nicht minder populär.

So sollte es hellseherische Kräfte verleihen und wurde als dämonenabwehrendes Räuchermittel sogar in Kirchen eingesetzt.

Das gelbe Bilsenkraut war eines der Hauptbestandteile von Flug- und Liebessalben.

Unsere moderne Wissenschaft hat dagegen herausgefunden, dass das Bilsenkraut wegen seiner psychisch wirkenden Inhaltsstoffe Hyoscyamin und Scopolamin als Rauschmittel und Traumtee Verbreitung fand.

Es ist auch nicht selten, dass in scheinbar Unscheinbarem die größte Wirkung steckt.

Ein gutes Beispiel ist die **Brennnessel** (ihr Samen soll angeblich feurig in der Liebe machen) oder das **Gänseblümchen** (es spendet Trost in schweren Tagen, wenn man sich einige Blütenköpfchen in seinen Kopfpolster einnäht, das garantiert schöne Träume und lässt die Sorgen schneller vergehen).

Der berühmteste Vertreter ist aber auf jeden Fall der **Löwenzahn,** der schon den kleinsten Kindern wohlbekannt ist.

Er wird vielerorts auch Sau- oder Pusteblume genannt und kann als Orakel verborgene Geheimnisse an den Tag bringen.

Auf keinen Fall fehlen durften in einem »echten« Kräuterhexengarten magische Symbole.

Kreisförmige Beete und Wege standen für Beständigkeit, denn hier konzentrierten sich die Kräfte auf das Wesentliche – nämlich die Heilkraft der Kräuter.

Dreieckige Formen dagegen standen für Bodenständigkeit und Realitätssinn. Spiralenformen wie etwa eine Kräuterspirale vermittelten gesammelte Energie.

Auch wenn man darüber schmunzeln mag, in vielen alten Bauerngärten werden diese Symbole bei der Einteilung der Beete seit Generationen berücksichtigt und selbstverständlich findet sich das eine oder andere Symbol auch in meinen Kräuterhexengärten wieder.

Mystische Pflanzenbeispiele für jeden Hausgarten

Ich habe dieses Kapitel mit einem Augenzwinkern geschrieben, aber die auf den folgenden Seiten angeführten Pflanzenbeispiele sind wunderbar blühende Gestaltungsideen für Ihren Kräuter- und Blumengarten – selbstverständlich mit einem Schuss Tradition und einer kleinen Portion Mystik.

Schutzpflanzen

Bei meinen Recherchen fand ich in einem alten Buch aus dem 18. Jahrhundert Aufzeichnungen, nach denen es eine Vielzahl von Kräutern gibt, die im Volksglauben so genannte „Schutzgeister" besitzen.

Eines der bekanntesten davon ist das Johanniskraut. Es schützt Haus und Hof mit seinen Bewohnern vor Unheil. Am 15. August, dem Marienfeiertag, wird ein Johanniskraut-Kranz gebunden und über der Stalltür bzw. über der Eingangstür zum Wohnhaus angebracht.

Der **Beifuß** – an der ersten Treppe zum Haus gepflanzt – soll Hass und Neid abwehren und die **Schafgarbe** gilt als einer der bekanntesten Schutzpatrone für Tiere.

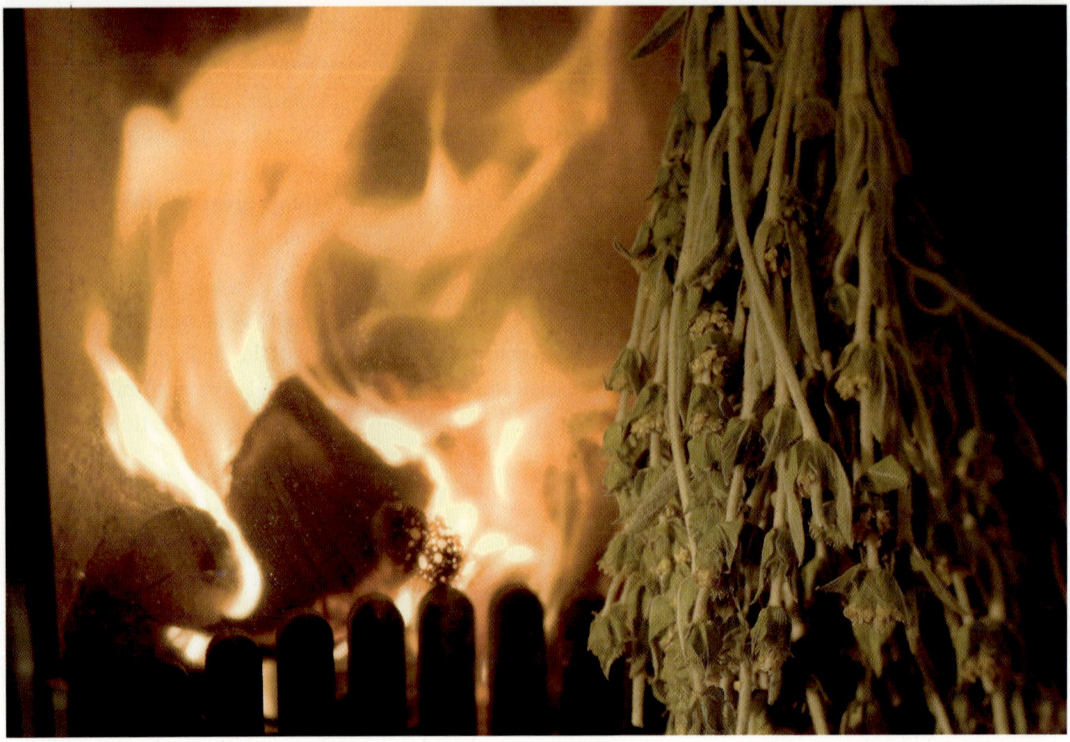

Pflanzen für Glück und Erfolg

Diese Pflanzenkombination dürfte eigentlich in keinem Kräutergarten fehlen, denn der **Thymian** zieht das Glück ins Haus, die Kraft der **Sonnenblume** sorgt für gutes Gelingen in allen Lebensbereichen und der **Rosmarin** ist der Garant für steten Reichtum.

Liebestränke zur Gewinnung eines geliebten Menschen, Kräuter, die Energie und mentale Stärke in sich vereinen, Kräutermischungen zur Abwehr von „bösen Geistern“ – schon vor vielen, vielen Jahrhunderten hat man einer ganzen Reihe von Kräutern mystische Kräfte zugesprochen.

Lernen Sie auf den folgenden Seiten die „zauberhafte“ Seite unserer heimischen Kräuter kennen, tauchen Sie ein in die Welt von traditionellem Aberglauben, Mythos und Legenden, die unseren Vorfahren aus dem noch eher unaufgeklärten Mittelalter halfen, ihre Schicksale mit alten Traditionen und einem Schuss Mystik zu verstehen.

Einige dieser uralten Bräuche finden wir noch heute in unseren seit Generationen überlieferten Traditionen wieder. So wird z. B. am Palmsonntag ein Palmbuschen gebunden, der – am Palmsonntag geweiht – Glück, Gesundheit für Mensch und Tier, reiche Ernte in Garten und Feld bescheren soll. Ein richtiger Palmbuschen besteht aus 7 Kräutern und Strauchästen.

Früher hängte man am Vorabend zum 1. Mai, der so genannten Walpurgis-Nacht, Kränze aus Gundelreben über Türrahmen, Fenster und Betten, um dem bösen Zauber von Hexen zu entgehen. Auch der Fenchel war gut gegen Hexen. Am Vorabend der Sonnwende (23. Juni) wurden die Samen in die Schlüssellöcher der Haustür gedrückt, damit nichts Böses ins Haus dringen konnte.

Kleinen Kindern wurde nach der Geburt eine Blüte der Ringelblume in die Hand gedrückt, um nur Sonnenschein im Herzen zu wahren.

Sogar der altbewährte **Gartensalbei** gehörte zu den beliebtesten und – wenn man alten Aufzeichnungen glauben darf – wirksamsten Liebeskräutern. Während drei Vollmondnächten getrocknete und in einem Mörser zu Pulver zerkleinerte Blätter, auf denen vorher mit einem kleinen Lindenästchen der Name des Liebsten geritzt wurde, sollten die beiden in ewigem Glück zusammenführen. Am sichersten sollte die ganze Sache funktionieren, wenn das Salbeipulver zusätzlich noch unter das Essen des Angebeteten gemischt wurde.

Eines der geheimnisvollsten Kräuter ist der **Rosmarin.** Er wurde ganz nah mit Leben und Tod in Verbindung gebracht. Bei Ritualen rund um den Tod eines geliebten Menschen kam der Rosmarin zum Einsatz. Es gab auch den Brauch, dass junge Mädchen am Vorabend zur Sonnwende eine Tonschüssel mit Mehl unter einen Rosmarinstrauch stellten – am nächsten Morgen waren die Initialen des zukünftigen Ehemannes im Mehl zu erkennen. Und in manchen Regionen des Südens reicht man den Hochzeitsgästen heute noch kleine Rosmarin-Sträußchen als Willkommensgruß.

Kräuterernte nach allen Künsten der Mystik

Nach alten Aufzeichnungen hatten manche Kräuter die größte Wirkung, wenn sie zu gewissen Phasen des Mondes geerntet wurden. Der beste Zeitpunkt für die Ernte war die einsetzende Abenddämmerung vor den ersten Vollmondnächten. Auch rund um die Ernte selbst gab es die seltsamsten Bräuche.
Alle Kräuter, außer Liebstöckel und Petersilie, durfte man mit der linken Hand ernten. Sollte bei der Ernte ein Kraut auf den Boden fallen, durfte man es auf keinen Fall aufheben, da in dem Moment, in dem das Kraut den Boden berührte, seine Heilwirkung wieder in die Erde zurückging.

Wenn alles nach bestimmten Riten geerntet wurde, trocknete man die Kräuter, damit man auch im Winter von den Vorräten zehren konnte.

Es wurden Duftpolster hergestellt oder duftende Lavendelbüschel im Raum aufgehängt, um die oftmals etwas leidende Hygiene im Haus zu übertünchen. Aber es wurden auch Duftwässerchen, Tees usw. nach den jeweiligen, leider oftmals streng gehüteten Hausrezepten hergestellt.
Besonders einfallsreich waren die Menschen zur Zeit der großen Pestplage. Es wurden Tinkturen, Kräutertees und vor allem so genannte Pest-Kerzen mit ätherischen Kräuterölen hergestellt, um der Seuche Herr zu werden. Der Erfolg dieser Rezepturen ließ aber oftmals mehr als zu wünschen übrig.

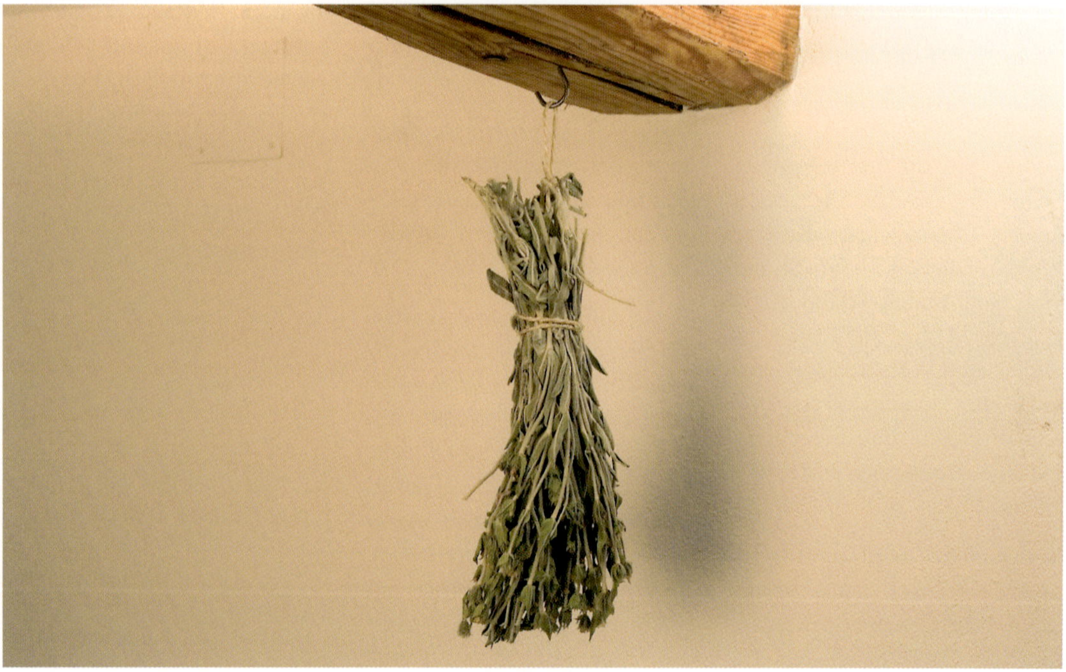

Uralte »magische« Kräuterrezepte

Extra wirksamer Liebestrank für widerspenstige Männer

- *250 g Walderdbeeren*
- *250 g schwarze Johannisbeeren*
- *150 ml Wodka*
- *100 ml Quittensaft*
- *100 ml Birnensaft*
- *5 Tropfen Orangenblütenextrakt*

Das Wichtigste an dieser Rezeptur ist, dass sie unbedingt bei zunehmendem Mond hergestellt wird.

Die Früchte vorsichtig vermischen und den Alkohol und die Fruchtsäfte sowie das Orangenblütenextrakt untermischen. Gekühlt servieren.

Tee zur Entfaltung festsitzender Frühlingsgefühle

- *2 EL frisches Bohnenkraut*
- *4 EL geriebene Petersilienwurzel*
- *2 EL Sellerieblätter, klein gehackt*
- *2 EL frischer Brennnesselsamen*
- *2 EL Späne des tropisch-amerikanischen Guajakholzes*
- *2 EL Späne des Fenchelholzbaumes*

1 EL der Mischung wird in eine große Tasse gefüllt und mit heißem Wasser übergossen.

Mindestens 5 – 9 Minuten ziehen lassen, abgießen und schon kann es losgehen. Mann oder Frau trinkt mindestens täglich 2 große Tassen von diesem Tee.

Nach 2 Wochen sollten sich die Frühlingsgefühle voll entfaltet haben.

Salat der Liebe

- *300 g Blattsalat*
- *etwas Brunnenkresse*
- *2 Avocados*
- *1 EL Zitronensaft*
- *2 EL frisches Bohnenkraut*
- *1 EL frisches Petersilienkraut*
- *1 EL fein gehackte Sellerieblätter*

Für die Soße:

- *3 EL Weißweinessig*
- *1 TL Liebstöckel*
- *1 Prise Muskat*
- *Salz, Pfeffer*
- *5 EL feinstes Olivenöl*

Die gewaschenen Salatblätter und die Brunnenkresse auf zwei Tellern verteilen. Avocados vierteln, fächerartig aufschneiden, mit Zitronensaft beträufeln, Kräuter darüberstreuen und je zwei Avocadofächer am Tellerrand arrangieren.

Essig und Gewürze zusammen verquirlen, das Öl unterrühren, Soße über den Salat geben und genießen.

Uralte »magische« Kräuterrezepte

Liebeslikör

- *2 Vanilleschoten*
- *4 Zimtstangen*
- *30 g Thymianblätter*
- *Saft von 2 unbehandelten Zitronen*
- *10 g Koriander*
- *10 g Macisblüte*
- *2 l Kornbrand*
- *200 g Honig*

Die Vanilleschoten längs aufschneiden. Alle Zutaten 2 Wochen lang im Kornbrand an einem hellen Ort ziehen lassen.

Abgießen durch ein Sieb, mit 1 l kaltem Wasser verdünnen. Honig einrühren und nochmals 2 Wochen ziehen lassen.

Diesen Likör sollte man in romantischen Stunden gemeinsam genießen.

»Geheimrezept« für brennende Sehnsucht

- *90 g gekochte, junge Brennnesselblätter*
- *20 g fein gehackte Zwiebeln*
- *170 g gekochte, passierte Kartoffeln*
- *1 Ei*
- *70 g Mehl*
- *1 EL Salz*

Alle Zutaten werden rasch zu einem festen Teig verarbeitet, Nockerln formen und im Salzwasser kochen, bis sie an der Oberfläche schwimmen.

Schmecken ausgezeichnet mit Parmesan überbacken.

Für besonders schwierige Fälle – Liebessüppchen

- *300 g Karotten*
- *1 Zwiebel*
- *2 EL Butter*
- *400 ml Gemüsebrühe*
- *2 EL frisches Bohnenkraut*
- *1 EL fein gehackte Selleriebblätter*
- *1 walnussgroßes Stück Ingwer*
- *Salz, Pfeffer*
- *1 – 2 EL Crème fraîche*

Karotten und Zwiebel schälen und klein würfeln. Butter erhitzen, Gemüse darin andünsten.

Mit Brühe aufgießen, Kräuter dazugeben und 15 Minuten weich kochen.

Die Suppe fein pürieren und nochmals erwärmen. Den geschälten Ingwer fein reiben und ebenfalls in die Suppe geben.

Mit Salz und Pfeffer abschmecken und auf 2 Teller verteilen. Mit einem Löffel Crème fraîche garnieren.

Uralte »magische« Kräuterrezepte

Liebeskekse mit Rosenblüten und Lavendel

- *100 g Butter*
- *50 g Kristall- oder Rosenzucker*
- *1 Ei*
- *70 g Mehl*
- *je 1 TL Lavendel- und Rosenblüten*

Butter, Zucker und Ei werden schaumig gerührt. Gesiebtes Mehl, Lavendel- und Rosenblüten dazugeben – einige Rosenblüten für die Dekoration zurücklegen. Alles schnell zu einem glatten Teig verkneten und diesen auf einem mit Mehl bestäubten Brett ausrollen.

Die Liebeskekse funktionieren nur, wenn Sie Herzformen ausstechen und die restlichen Knospen darauf streuen.

Auf einem gefetteten Blech bei 160 °C backen, bis die Herzen goldgelb sind. Auf einem Rost auskühlen lassen. Mit Rosen- oder Lavendelzucker bestreuen.

Liebestee für schwierige Fälle

- *10 g Salbei*
- *8 g Bohnenkraut*
- *5 g Minze*
- *5 g Duftrosenblätter*
- *1/4 l heißes Wasser*
- *1 TL Honig*

Zutaten mit 1/4 Liter heißem Wasser übergießen und 5 – 8 Minuten ziehen lassen. Erst danach mit dem Honig süßen.

Liebestraumbad (ein Rezept aus dem 17. Jahrhundert)

- *5 EL Robinienhonig*
- *5 Tropfen Rosmarinessenz*
- *5 Tropfen Wacholderessenz*
- *5 Tropfen Bohnenkrautessenz*
- *10 Tropfen Rosenöl*

Alle Zutaten gut verrühren und im Badewasser verteilen.

Bei Anwendung im Badewasser fördert dieses Bad ein entspannendes Liebesspiel mit anschließendem geruhsamem Schlaf.

Uralte »magische« Kräuterrezepte

Duftbad der Aphrodite

- *250 ml Buttermilch*
- *100 ml Sahne*
- *1 Tropfen Essenz der tropischen Röhrenkassie (aus Südamerika)*
- *5 Tropfen Jasminessenz*
- *5 Tropfen Rosenöl*
- *5 Tropfen Muskatellersalbei-Essenz*
- *1 Hand voll Duftrosenblüten*

Alle Zutaten vorsichtig miteinander vermischen.

Das Duftbad der Aphrodite nach der Herstellung ins Badewasser geben und 30 Minuten darin baden. Sorgt für samtweiche Haut und wirkt aufgrund der ätherischen Öle leicht aphrodisierend.

Ganz einfach selbst gemacht – Liebesparfum der Venus

- *25 ml Jojobaöl*
- *Ätherische Öle:*

  5 Tropfen Linaloeholz (aus Südamerika)

  5 Tropfen Vanille

  3 Tropfen Rose

  3 Tropfen Veilchen

Das Jojobaöl wird vorsichtig mit den ätherischen Ölen vermischt und in ein kleines dunkles Fläschchen gefüllt. Kräftig durchschütteln und wie ein Parfum auf die Haut auftragen – riecht sehr gut.

Bitte verwenden Sie nur naturreine ätherische Öle von ausgezeichneter Qualität.

Mit dem Liebesparfum der Venus duften Sie verführerisch, wenn Sie zu einem Rendezvous oder auf eine Party gehen.

Einen Versuch wert – Schmuseöl

- *125 ml bestes Olivenöl*
- *30 ml Mandelöl*
- *20 Tropfen Geraniumöl*
- *5 Tropfen Rosenöl*
- *5 Tropfen Jasminöl*

Die Öle werden vorsichtig miteinander vermischt und ca. 10 Minuten leicht verrührt. In eine dunkle Flasche füllen und 1 Woche ziehen lassen.

Uralte »magische« Kräuterrezepte

Zauber-Räucher-Kräutermischung – erotisch und anregend

- *3 g Weihrauch*
- *5 g Myrrhe*
- *3 Patschuliblätter*
- *1 Salbeiblatt*

Die Zutaten vorsichtig miteinander mischen, dabei keine Blätter beschädigen. Einen Teelöffel dieser Mischung auf die durchgeglühte Kohle geben. Der Duft der Patschuliblätter ist jedoch nicht jedermanns Sache.

Liebestrunk mit einem Schuss Magie

- *1/4 l Maraschinolikör*
- *1 mit dem Likör verquirltes Eigelb*
- *1/4 l Schlagobers (-sahne)*
- *1/4 l Kognak*
- *etwas Selleriesaft*
- *einige Blätter des Bohnenkrautes*

Alle Zutaten vermengen und eisgekühlt servieren. Als Dekoration mit einigen Bohnenkrautblättern anrichten.

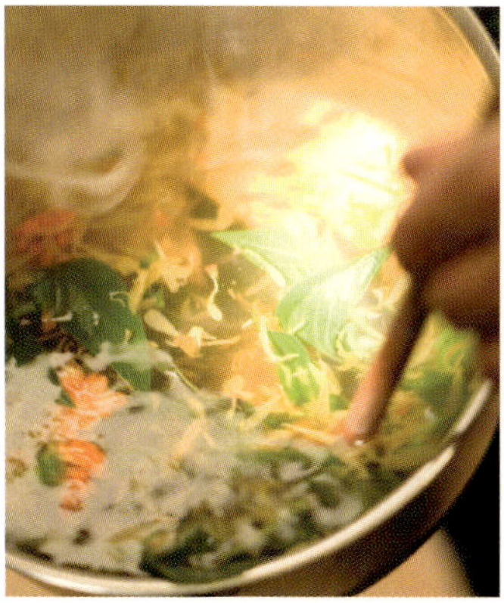

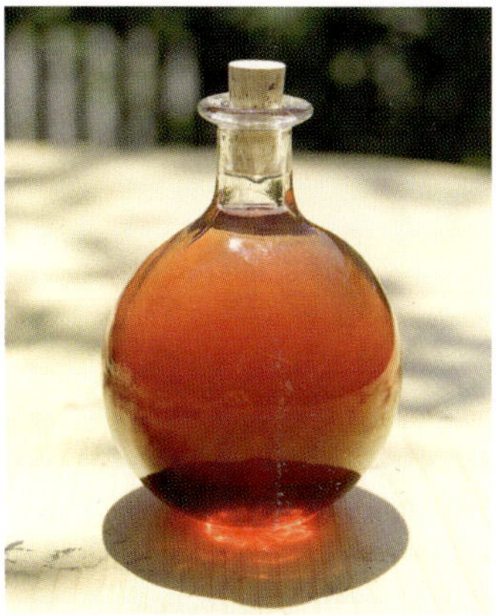

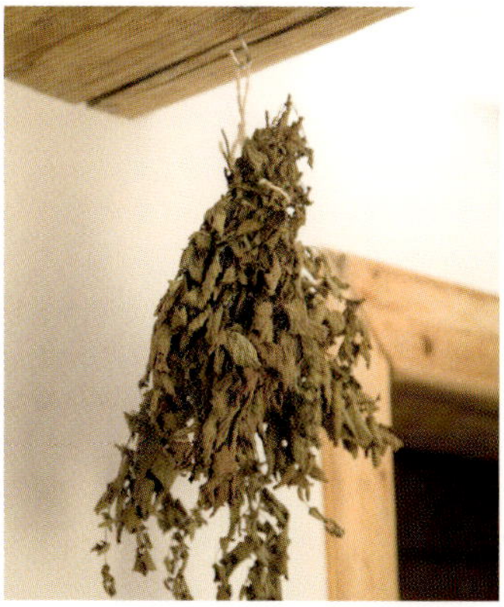

Liebeszauber-Pflanzen für Ihren Garten

Es gibt sie tatsächlich – so richtige Liebeskräuter. Die ätherischen Öle dieser Kräuter wirken auf Geist und Seele anregend und leicht aphrodisierend.
Eine Pflanzenkombination aus Lavendel, Ringelblumen und Salbei wirkt – wunderbar duftend – anscheinend bei Liebes- und Herzensangelegenheiten und ist auch als Terrassenbepflanzung äußerst dekorativ.

Ringelblumen begünstigen einen Neubeginn,
Salbei lindert Liebeskummer und
Lavendelblüten ebnen den Weg zum ersehnten Glück.

Früher war man davon überzeugt, dass zum Beispiel der Knoblauch böse Geister von Leib und Seele abhalte und vor Infektionen und vielen Krankheiten schütze.

Die moderne Wissenschaft hat längst herausgefunden, dass der Knoblauch aufgrund seiner Inhaltsstoffe tatsächlich antibakteriell wirkt und mit der durch zu viel Knoblauchkonsum entstehenden Ausdünstung kann man sicher „böse Geister“ abhalten.

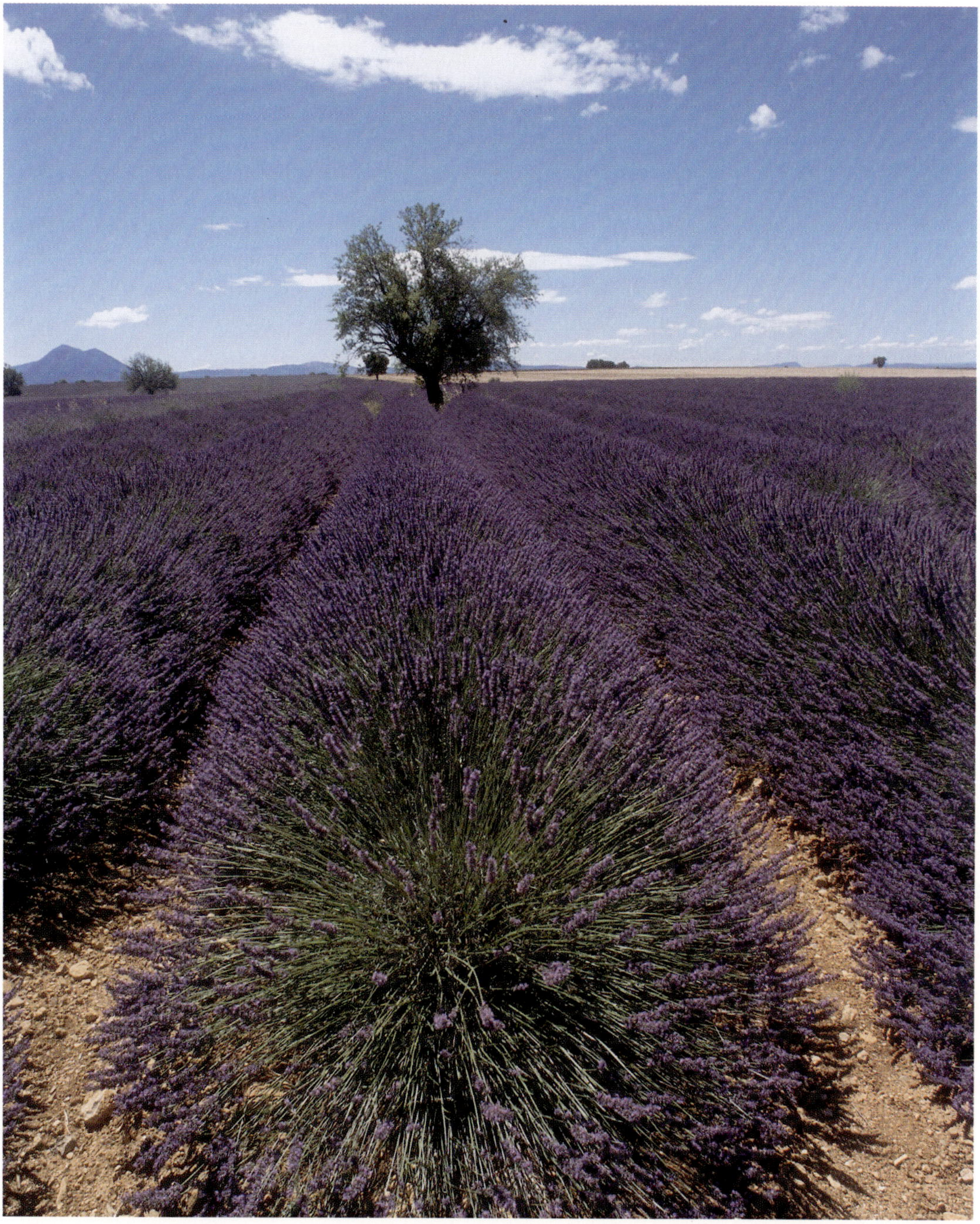

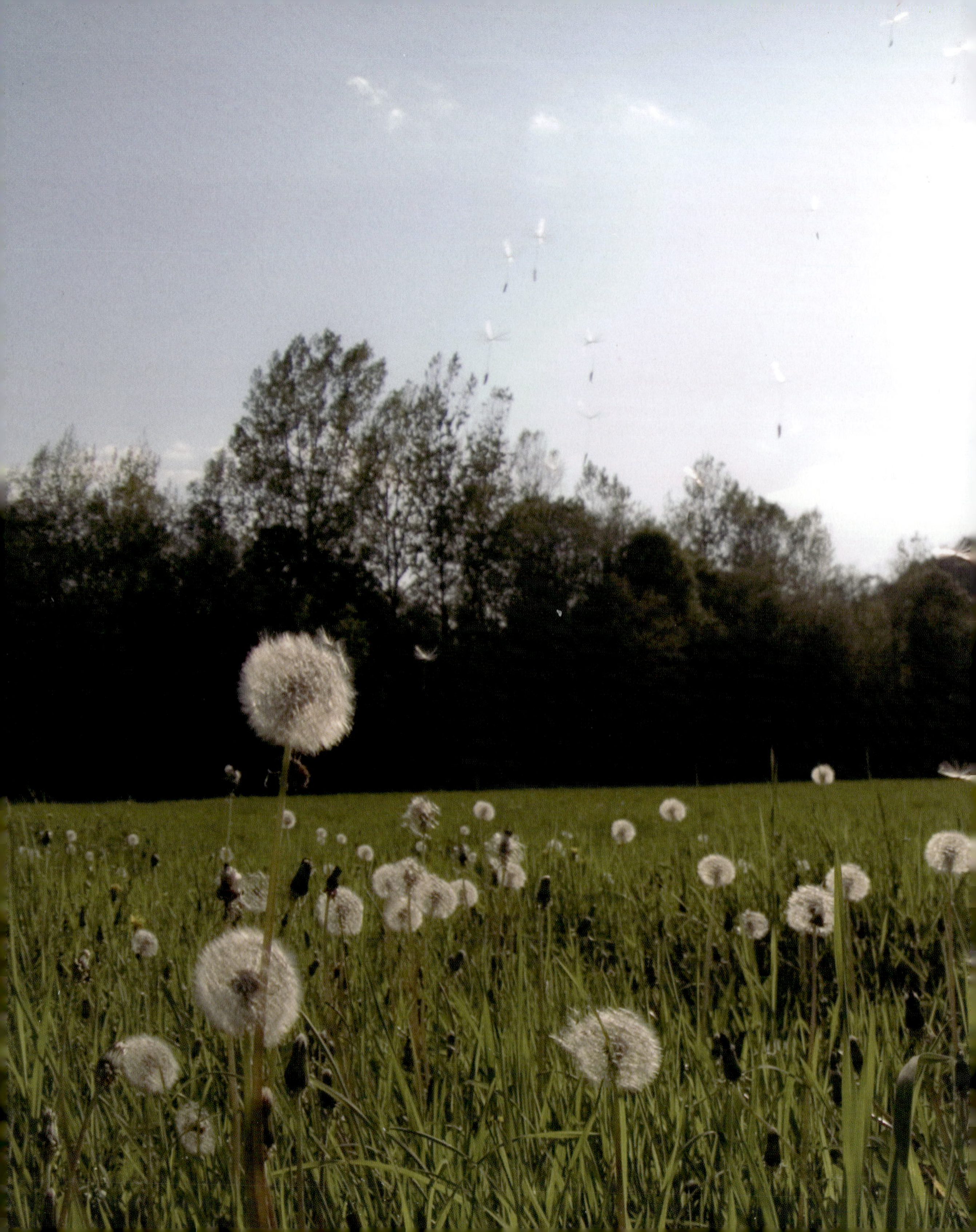